中文翻译版

创伤外科手术技术图谱

Atlas of Surgical Techniques in Trauma

原书第2版

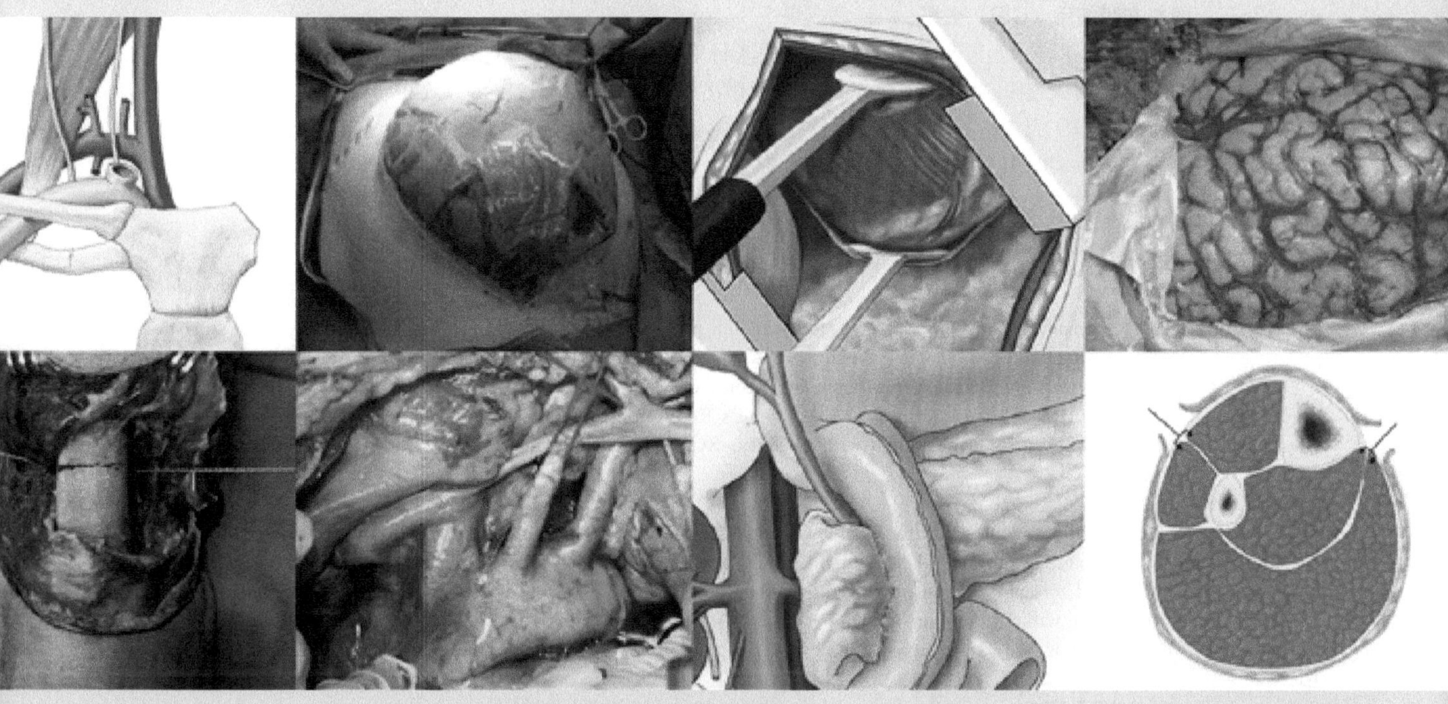

主　编〔美〕季米特里奥斯·德梅特里亚德斯（Demetrios Demetriades）

〔美〕凯尼奇·伊纳伯（Kenji Inaba）

〔美〕乔治·C. 维尔马霍斯（George C. Velmahos）

主　译　曹　钰　张连阳　桑锡光

主　审　赵晓东　于学忠

科学出版社

北　京

图字：01－2021－3250

内 容 简 介

本书由多名美国著名高校具有资深临床经验的外科专家编著，为第 2 版，按照人体解剖结构分为 11 个部分，共 49 章。主要介绍了各部位损伤常规手术的外科解剖、基本原则、显露范围、治疗措施、提示与陷阱。每个术式从皮肤切开到关闭切口，包含多处图片细节，且皆有详细的图解说明。将急诊外科及创伤外科中的各种常见术式以直观而又细致的方式呈现在读者面前。本书共配有 900 余幅高清图，皆来自真实人体标本。

本书可作为急诊科、创伤外科医师手术的重要参考工具书，尤其是面对非本专业创伤救治时，帮助外科医师抓住手术要点，提高手术效率和救治成功率。

图书在版编目（CIP）数据

创伤外科手术技术图谱：原书第2版 / (美) 季米特里奥斯 • 德梅特里亚德斯 (Demetrios Demetriades) 等主编；曹钰, 张连阳, 桑锡光主译. -- 北京：科学出版社, 2025.3. -- ISBN 978-7-03-081037-3

Ⅰ. R64-64

中国国家版本馆CIP数据核字第2025D1X753号

责任编辑：王海燕 / 责任校对：张　娟
责任印制：师艳茹 / 封面设计：牛　君

科 学 出 版 社 出版
北京东黄城根北街 16 号
邮政编码：100717
http://www.sciencep.com

北京中科印刷有限公司印刷
科学出版社发行　各地新华书店经销

*

2025 年 3 月第　一　版　开本：889 × 1194　1/16
2025 年 3 月第一次印刷　印张：21 1/4
字数：600 000

定价：318.00 元

（如有印装质量问题，我社负责调换）

译者名单

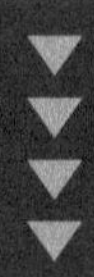

主　　译 曹　钰　张连阳　桑锡光

主　　审 赵晓东　于学忠

副 主 译 周毅武　朱长举

译　　者（按姓氏笔画排序）

王　楠　空军军医大学唐都医院
王革非　中国人民解放军东部战区总医院
王智渊　四川大学华西医院
冯　丽　四川大学华西医院
吕　林　四川大学华西医院
朱　丹　四川大学华西医院
朱长举　郑州大学第一附属医院
刘　冬　陆军军医大学陆军特色医学中心（大坪医院）
刘伯夫　四川大学华西医院
孙士锦　陆军军医大学陆军特色医学中心（大坪医院）
李　阳　陆军军医大学陆军特色医学中心（大坪医院）
肖仁举　深圳市坪山区人民医院
何亚荣　四川大学华西医院
张连阳　陆军军医大学陆军特色医学中心（大坪医院）
张画羽　陆军军医大学陆军特色医学中心（大坪医院）
张海宏　四川大学华西医院
张燕姿　四川大学华西医院
陈海鸣　南昌大学第一附属医院
罗　丹　四川大学华西医院
周毅武　四川大学华西医院
孟晓彦　四川大学华西医院
胡　旭　四川大学华西医院
胥伶杰　四川大学华西医院
秦　溱　四川大学华西医院
高宏光　四川大学华西医院
唐时元　四川大学华西医院
桑锡光　山东大学齐鲁医院

曹　钰　四川大学华西医院
章桂喜　香港大学深圳医院
蒋耀文　四川大学华西医院
韩　健　陆军军医大学陆军特色医学中心（大坪医院）
程　涛　四川大学华西医院
谭嘉鑫　陆军军医大学陆军特色医学中心（大坪医院）
戴睿武　中国人民解放军西部战区总医院

翻译助理　田　睿　四川大学
马静涵　四川大学

主编简介

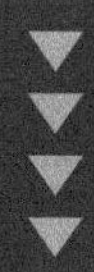

Demetrios Demetriades
美国外科医师学会会员
美国南加州大学外科教授
洛杉矶南加州大学医学中心创伤、急诊外科和外科重症科主任

Kenji Inaba
美国外科医师学会和加拿大皇家外科医师协会会员
美国南加州大学外科教授
洛杉矶南加州医学院副主席兼住院医师主任

George C. Velmahos
美国外科医师学会会员
美国哈佛医学院 John E. Burke 荣誉教授
麻省总医院创伤、急诊外科和外科重症科主任

编者名单

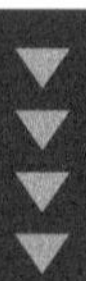

James Bardes, MD
Trauma Fellow and Instructor in Surgery, University of Southern California; Los Angeles County and University of Southern California Medical Center, Los Angeles, CA, USA

Elizabeth R. Benjamin, MD, PhD, FACS
Associate Professor of Clinical Surgery, Division of Trauma, Emergency Surgery, and Surgical Critical Care, Los Angeles County and University of Southern California Medical Center, Los Angeles, CA, USA

Charles D. Best, MD, FACS
Associate Professor of Urology and Surgery, University of Southern California; Chief of Surgery, Grays Harbor Community Hospital, Aberdeen, WA, USA

Sigita Cahoon, MD, MPH, FACOG
Assistant Professor of Clinical Obstetrics and Gynecology, University of Southern California; Los Angeles County and University of Southern California Medical Center, Los Angeles, CA, USA

Vincent Chong, MD, MS
Trauma and Critical Care Fellow, Division of Trauma, Emergency Surgery, and Surgical Critical Care, Los Angeles County and University of Southern California Medical Center, Los Angeles, CA, USA

Marcia Ciccone, MD
Assistant Professor of Clinical Obstetrics and Gynecology, University of Southern California; Los Angeles County and University of Southern California Medical Center, Los Angeles, CA, USA

Damon Clark, MD
Assistant Professor of Surgery, University of Southern California; Department of Trauma, Emergency Surgery, and Surgical Intensive Care, Los Angeles County and University of Southern California Medical Center, Los Angeles, CA, USA

Demetrios Demetriades, MD, PhD, FACS
Professor of Surgery, University of Southern California; Director of Trauma, Emergency Surgery, and Surgical Intensive Care Unit, Los Angeles County and University of Southern California Medical Center, Los Angeles, CA, USA

Leo R. Doumanian, MD
Associate Professor of Clinical Urology, Keck School of Medicine of USC, USC Institute of Urology, Los Angeles, CA, USA

Matthew J. Forestiere, MD
Trauma Fellow and Clinical Instructor in Surgery, Division of Trauma, Emergency Surgery, and Surgical Critical Care, Los Angeles County and University of Southern California Medical Center, Los Angeles, CA, USA

Warren Garner, MD, MS, FACS
Director LAC+USC Burn Center; Professor of Surgery, University of Southern California, Los Angeles, CA, USA

Rondi Gelbard, MD, FACS
Assistant Professor of Surgery, Emory University School of Medicine; Associate Medical Director, Surgical Intensive Care Unit; Associate Program Director, Surgical Critical Care Fellowship; Emory Department of Surgery at Grady Memorial Hospital, Atlanta, GA, USA

Justin Gillenwater, MD, MS
Assistant Professor, Plastic and Reconstructive Surgery, University of Southern California; Co-Director, LAC+USC Regional Burn Center, Los Angeles, CA, USA

Daniel Grabo, MD, FACS
Associate Professor of Surgery, West Virginia University, Morgantown, WV, USA

Peter Gruen, MD
Associate Professor of Neurosurgery, University of Southern California; Associate Medical Director, Critical Care, Los Angeles County and University of Southern California Medical Center, Los Angeles, CA, USA

Peter M. Hammer, MD, FACS
Assistant Professor of Surgery, Indiana University School of Medicine; Associate Trauma Medical Director, Indiana University Health Methodist Hospital, Indianapolis, IN, USA

Kenji Inaba, MD
Professor of Surgery, University of Southern California; Vice Chair and Residency Director, Los Angeles County and University of Southern Medical Center, Los Angeles, CA, USA

Emilie Joos, MD, FRCSC, FACS
Clinical Assistant Professor, Trauma and Acute Care Surgery Fellowship Program Director, Department of Surgery, University of British Columbia, Vancouver, BC, Canada

Mark J. Kaplan, MD, FACS
Clinical Professor of Surgery, Kimmel School Medicine, Thomas Jefferson University; Associate Chairman Surgery, Einstein Medical Center Philadelphia; Chairman, Division of Trauma, Surgical Critical Care, and Acute Care Surgery, Einstein Medical Center, Philadelphia, PA, USA

Jessica A. Keeley, MD
Trauma Fellow, Division of Trauma, Emergency Surgery, and Surgical Critical Care, Los Angeles County and University of Southern California Medical Center, Los Angeles, CA, USA

Anthony W. Kim, MD, MS, FACS
Jeffrey P. Smith Endowed Chair in Surgery, Professor of Clinical Surgery, Chief, Division of Thoracic Surgery, Keck School of Medicine, The University of Southern California, Los Angeles, CA, USA

Edward Kwon, MD, FACS
Trauma Surgery and Surgical Critical Care, St. Francis Medical Center, Lynwood, CA, USA

Lydia Lam, MD, FACS
Assistant Professor of Clinical Surgery and Emergency Medicine, Associate Program Director, Surgical Critical Care Fellowship, LAC+USC Medical Center, Los Angeles, CA, USA

Jackson Lee, MD
Associate Professor of Clinical Orthopedics, Keck School of Medicine of University of Southern California; Service Chief, Orthopedics, LAC+USC Medical Center, Los Angeles, CA, USA

Meghan Lewis, MD, FACS
Assistant Professor of Surgery, University of Southern California; Associate Director, Surgical Intensive Care Unit, Los Angeles County and University of Southern California Medical Center, Los Angeles, CA, USA

Bryan Love, MD
Trauma Fellow and Clinical Instructor, Division of Trauma, Emergency Surgery, and Surgical Critical Care, Los Angeles County and University of Southern California Medical Center, Los Angeles, CA, USA

Gregory A. Magee, MD, MSc
Assistant Professor of Surgery, Division of Vascular Surgery and Endovascular Therapy, Keck Medical Center, University of Southern California, Los Angeles, CA, USA

Kazuhide Matsushima, MD, FACS
Assistant Professor of Clinical Surgery, University of Southern California; Division of Acute Care Surgery, LAC+USC Medical Center, Los Angeles, CA, USA

Brian Mecklenburg, MD
Anesthesiologist/Intensivist, Commander US Navy; Instructor, Navy Trauma Training Center, USA

Laila I. Muderspach, MD
Professor, Department of Obstetrics and Gynecology, Keck School of Medicine of University of Southern California, Los Angeles, CA, USA

Nick A. Nash, MD, FACS
Associate Professor of Surgery, Director of Surgical Critical Care, University of Louisville, Louisville, KY, USA

Eric Pagenkopf, MD
Captain (Retired), US Navy, USA

Caroline Park, MD
Trauma and Critical Care Fellow, Division of Trauma, Emergency Surgery, and Surgical Critical Care, Los Angeles County and University of Southern California Medical Center, Los Angeles, CA, USA

Travis M. Polk, MD, FACS
Assistant Professor of Clinical Surgery, Division of Trauma, Emergency Surgery and Surgical Critical Care, University of Southern California; Director, Navy Trauma Training Center, LAC+USC Medical Center; Commander, US Navy, Los Angeles, CA, USA

Vincent L. Rowe, MD, FACS
Professor of Surgery, Division of Vascular Surgery and Endovascular Therapy, Keck School of Medicine of University of Southern California, Los Angeles, CA, USA

Morgan Schellenberg, MD, MPH, FRCSC
Assistant Professor of Surgery, University of Southern California; Division of Trauma and Surgical Critical Care, Los Angeles County and University of Southern California Medical Center, Los Angeles, CA, USA

Lisa L. Schlitzkus, MD, FACS
Assistant Professor of Surgery, University of Nebraska Medical Center; Trauma Medical Director, Nebraska Medicine, Omaha, NE, USA

Jennifer A. Smith, MD, FACS
Assistant Professor of Surgery, David Geffen School of Medicine at UCLA; Associate Chief of Trauma, Acute Care Surgery, and Surgical Critical Care, Harbor-UCLA Medical Center, Los Angeles, CA, USA

Aaron Strumwasser, MD, MSc, FACS
Assistant Professor of Clinical Surgery, Division of Trauma, Acute Care Surgery, and Surgical Critical Care, Los Angeles County and University of Southern California Medical Center, Los Angeles, CA, USA

Matthew D. Tadlock, MD, FACS
Assistant Professor of Surgery, Uniformed Services University of the Health Sciences; Head, Acute Care Surgery, Department of Surgery, Naval Medical Center San Diego, San Diego, CA, USA; Commander, Medical Corps, US Navy, USA

Peep Talving, MD, PhD, FACS
Professor of Surgery, University of Tartu; Director, Acute Care Surgery, North Estonia Medical Center, Tallinn, Estonia

Pedro G. Teixeira, MD, FACS, FSVS
Associate Professor of Surgery, Department of Surgery and Perioperative Care, Dell Medical School, University of Texas at Austin, Austin, TX, USA

Stephen Varga, MD, FACS
Assistant Professor of Surgery, University of Maryland; Director of Physician Education, R Adams Cowley Shock Trauma Center, University of Maryland Medical Center, Baltimore, MD, USA

George C. Velmahos, MD, PhD, MSEd
John F. Burke Professor of Surgery, Harvard Medical School; Chief of Trauma, Emergency Surgery, and Surgical Critical Care, Massachusetts General Hospital, Boston, MA, USA

Kelly Vogt, MD, MSc, FRCSC
Assistant Professor of Surgery, Western University; Associate Medical Director-Trauma Program, London Health Sciences Centre, London, ON, Canada

Zachary D. Warriner, MD
Trauma Fellow and Clinical Instructor in Surgery, Division of Trauma, Emergency Surgery, and Surgical Critical Care, Los Angeles County and University of Southern California Medical Center, Los Angeles, CA, USA

Paul Wisniewski, MD
Assistant Professor of Clinical Surgery, Division of Trauma, Emergency Surgery, and Surgical Critical Care, University of Southern California; Commander, US Navy, Los Angeles, CA, USA

Gabriel Zada, MD, MS, FAANS, FACS
Associate Professor of Neurosurgery, University of Southern California, Los Angeles, CA, USA

译者前言

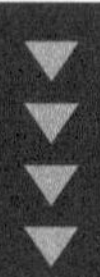

创伤是当今世界各国普遍面临和亟待解决的重大公共卫生问题，其导致的残疾和死亡给社会、家庭都带来了沉重的负担。自 2008 年汶川地震以来，我国开展创伤救治的相关学科发展迅速，已初步构建起“中国模式”的创伤救治和学术交流平台，广泛开展创伤救治医师规范化培训。创伤救治医师需具备更广泛的、跨学科的知识和技能，兼备从头到足的手术技能，具备应急条件下，冷静且超强应变能力。如何使创伤外科医师或从事创伤急救的医师具备跨学科的紧急手术能力，一直是困扰这一学科发展的难题。

南加州大学外科学 Demetriades D. 教授、Inaba K. 教授和麻省总医院 Velmahos G. 教授于 2015 年编撰了 *Atlas of Surgical Techniques in Trauma* 一书，并于 2020 年更新第 2 版，本书为第 2 版中文翻译版。本书为参与临床创伤救治的医师提供了一部极具指导价值的创伤紧急手术工具书，甚至可以在手术室使用本书。

本书创造性地采用大量新鲜、持续灌注和机械通气状态的人体标本作为展示对象，确保 900 余张图片具备“活体”的感觉。根据解剖部位划分章节，按照手术步骤分解介绍，列举手术中常用的技巧和可能遇到的陷阱等。本书有助于指导创伤外科医师完成从切开皮肤到关闭切口的完整手术过程，促进创伤外科医师的快速成长。

本书翻译团队由四川大学华西医院、陆军军医大学陆军特色医学中心（大坪医院）、山东大学齐鲁医院等国内从事创伤医学、急诊医学、重症医学的专家和青年骨干组成。希望本书能帮助我国急诊医师、创伤医师、急诊外科医师理解创伤紧急救治的解剖学、病理生理学和手术学的精粹，为提升严重创伤的紧急救治水平贡献绵薄之力。

由于译者水平有限且本书涉及面极广，若译文中存在不妥之处，欢迎广大读者批评指正。

曹　钰

主任医师，博士生研究生导师

四川大学华西医院急诊科主任

中华医学会急诊医学分会副主任委员

中国医师协会急诊医师分会副会长

四川省医学会急诊医学专业委员会主任委员

四川省医师协会急诊医师分会主任委员

天府名医

献给我的父母，我的妻子 Elizabeth，我的女儿 Alexis 和 Stefanie，还有我的儿子 Nicholas。

D. Demetriades

献给我的父母、妻子 Susie 和儿子 Koji。

K. Inaba

献给激励我的人：我的父母，我的妻子和孩子。

G. C. Velmahos

原著序

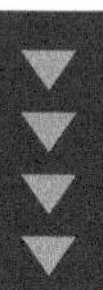

书卷如潮，更迭不息。16 世纪至今，在外科疾病管理中，解剖学书籍一直是专业外科探索的基础工具书。外科医师的创伤解剖学知识建立在需要暴露身体不同部位的基础上，这些知识很难通过传统的解剖学方法或择期手术学到。在钝性创伤中，子弹弹道或极端的能量转移会造成人体结构损害，这就需要非常规手术显露。选择正确的切口、深谙手术显露的解剖关系，熟知抵达损伤关键区域的路径与操作技巧，这通常是决定手术成败（甚至关乎生死）的关键所在，特别是当患者出血时。由 Demetriades、Inaba 和 Velmahos 合著的《创伤外科手术技术图谱》第 2 版填补了这一学科数十年来一直存在的空白。

该图谱从面对特殊解剖部位损伤时所需显露的部位和相关解剖结构的角度出发，深入探讨创伤救治。针对每个部位，书中都以经典术语回顾外科解剖学知识，并使用血管注射显示尸体解剖结构，辅以非常清晰的照片，补充传统的解剖图谱。强调创伤或显露过程中解剖学相关要点。处理所有创伤的基本原则：合适的切口，强调逐层显露可能损伤、切开或结扎的解剖结构，以及手术的具体目标。

使用该图谱的读者能够在脑海中反复演练，想象出那些素未谋面的结构。参与尸体解剖有助于外科医师应对他们可能极少遇见的创伤。Demetrios Demetriades 博士及其合著者预见到这一挑战对创伤外科医师的重要性，并将这些知识呈现在一本精彩的著作中，它将造福未来的很多代人。

该图谱获奖的第 1 版被翻译成多种语言，在全球产生重大影响。毋庸置疑，第 2 版将会受到更广泛的欢迎。在医学教育日益注重效率的时代（用于诸如解剖学等经典学科的学习时间减少），对理解临床相关解剖学的需求从未如此迫切。

这是一本每位即将面临临床挑战的外科医师都不可或缺的宝典。珍藏一册，将这些美妙的照片和智慧原则铭记于心。当遇到这些创伤时，您会发现自己准备充分。您的患者将从这些必备知识中获益匪浅。

David B. Hoyt, MD, FACS

美国外科医师学会执行理事

致　谢

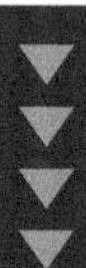

编者团队非常感谢科学插图画家 Alexis Demetriades 和 Michael Minneti 的大力协助，感谢新鲜组织解剖实验室在解剖与拍摄方面的大力支持。

原著前言

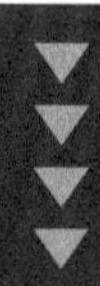

本书第 2 版为创伤外科医师在手术室提供一本实用的参考工具书。本图谱旨在快速呈现一个高度直观的概览，涵盖关键解剖结构、手术操作流程和其注意事项。我们相信，它将成为初学者、实操者及军医的良师益友，帮助他们快速回顾常见和罕见的手术操作流程。

图谱根据解剖部位划分章节。正文以条目形式呈现，简洁易读，包括实用外科解剖、基本原则、显露范围、治疗措施、提示与陷阱。书中收录的 900 余张高质量照片和插图均拍摄于美国南加州大学新鲜组织解剖实验室的新鲜、灌注并通气的人体标本。分步展示手术技巧，详尽的视觉细节有助于读者准确掌握每种手术的关键环节。

虽然这些手术代表广泛应用的治疗标准，但许多具体细节反映了编辑和作者们的理念，他们为每一章节贡献了自己独特的、丰富的真实世界临床经验。因此，接触并处理创伤组织时，可能存在不同的方法。当然，这里所描述的方法都被验证是行之有效的。因此，当外科医师去拯救亟待手术的创伤患者生命时，这些方法成为每位外科医师手中的技术宝库。

目 录

第八部分　上肢

第九部分　下肢

第十部分　骨科损伤控制

第十一部分　软组织

第一部分

创伤手术室

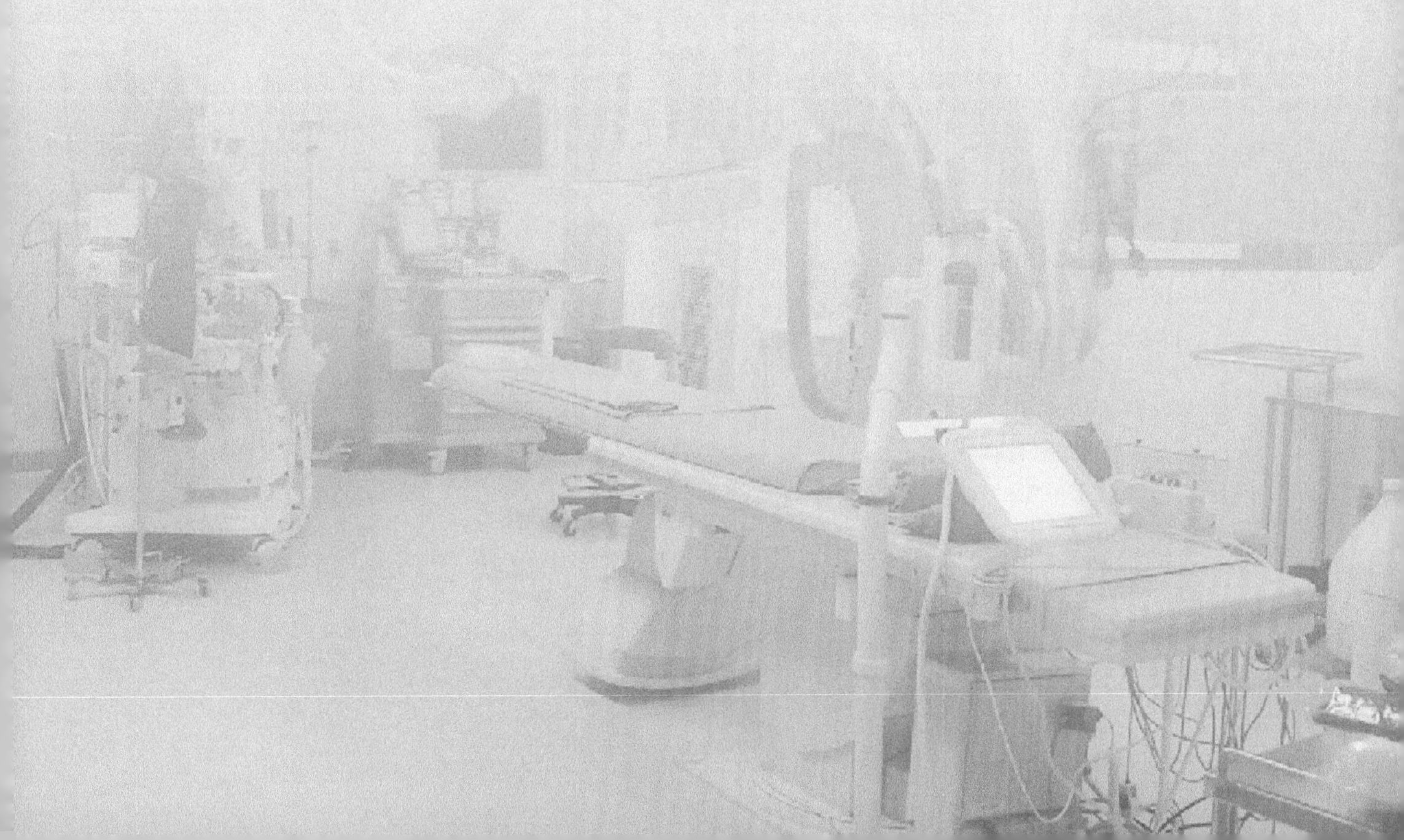

第1章 创伤手术室

Brian Mecklenburg, Lisa L. Schlitzkus, Kenji Inaba

一、基本原则

1. 创伤手术室应设计为毗邻急诊室、电梯和ICU的一间大型手术室（OR），以便于患者救治的后勤保障和减少转运。这间手术室可救治各种疑难复杂伤情患者（图1-1）。

2. 应制订多间手术室同时开展多台手术的应急预案，这些手术间距离应尽量近，以确保护理、麻醉医师交叉覆盖和外科团队监管。创伤手术室、复苏区、重症监护室、其他手术室、血库和实验室之间应建立直接通信线路。

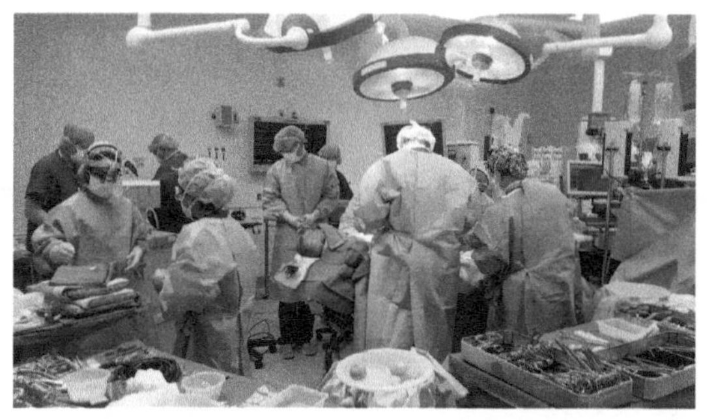

图1-1 创伤手术室应宽敞，可满足多手术团队同时开展手术。有多个大屏监护仪，以显示患者生命体征、影像学资料和实验室检查结果

3. 所有手术间都应当配备足够的顶灯和便携式头灯。

4. 配备多台监护仪显示患者影像学资料、生命体征和实验室检查结果，如血栓弹力图。

5. 杂交手术和介入团队可在杂交手术室熟练开展手术（图1-2）。

6. 设置专门的家属等候区，将家属引导到该区域以便于术后讨论。

二、设置和设备

1. 护理人员常规设置，从事创伤手术室设置、物资供应和常规工作，如大量输血，以减少工作交叉出错。

2. 应尽全力清点器械数量并确保最终计数正确，但在危及生命或损伤控制的情况下上述措施可能会延迟。此时，可使用嵌入射频识别装置的剖腹手术海绵。

3. 应常规配备以下物资

（1）可实施以下手术的器械包：剖腹手术、带气动胸骨锯的胸骨切开术、开胸术、紧急气道建立、截肢术和外周血管手术。

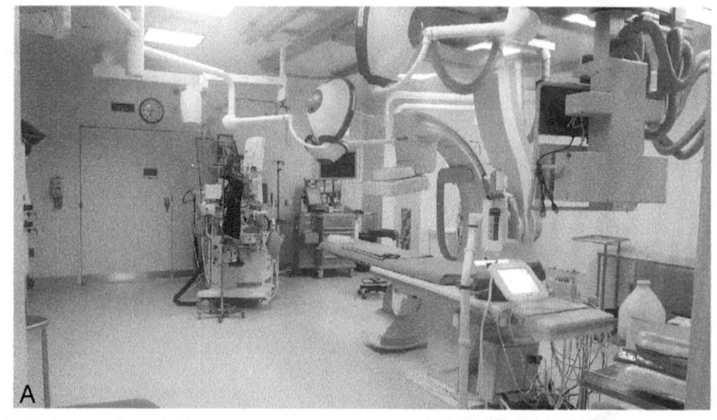

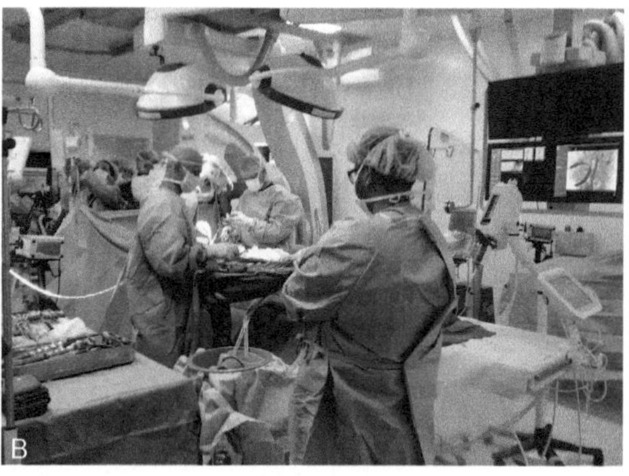

图1-2 A. 杂交手术室对严重多发伤患者的救治非常重要。无须将患者转移到放射科，外科手术团队和血管介入专家可以同时在手术室工作。B. 救治一例严重肝损伤和复杂性骨盆骨折的多发伤患者，同时实施损伤控制性手术和血管栓塞术

(2) 可供多种选择的血管分流器、导管、血管导管、胸导管、引流管、缝合器、局部止血剂、高级热切割装置和临时关腹耗材等。

(3) 标准缝合线，包括胸骨缝合线、血管缝合线、肝缝合线。

(4) 成人和儿童抢救车。

(5) 可提供经皮 / 经静脉 / 心肌内的起搏器。

(6) 大容量的吸引瓶及装置。

(7) 止血带。

(8) 气管内导管封堵器。

(9) 硬式乙状结肠镜、支气管镜、胃镜。

(10) 复苏性主动脉血管内球囊闭合术导管。

(11) 可在手术室立即使用的移动 X 线透视机和个人防护设备。

(12) 需要电热双极血管闭合系统（LigaSure 装置）。

三、保暖

1. 由于体表大面积显露，创伤患者容易出现低体温。

2. 手术室内的温度不宜过低。

3. 应使用强制空气加热器和加热毯。

4. 在任何时候，都应静脉输注经加热处理的液体。

5. 灌洗液也需加热处理。

四、输血

1. 患者到达急诊科后，应立即启动血型检测和抗体筛查。

2. 在急诊科和手术室，应能实施紧急输血（未交叉配型的 O 型或 O 型 + 浓缩红细胞，以及解冻的 AB 型或低抗体滴度血浆）。

3. 应配备快速输血装置。通过麻醉医师和手术室护理人员间的积极讨论，有助于确定医院使用的特定类型的快速输血装置 [例如，一级或者贝尔蒙特（Belmont）快速输血器]。

五、与麻醉医师团队沟通

1. 在手术中，与麻醉医师团队保持开放式沟通。若可能，直接与负责的首席麻醉医师沟通。尽早与所有团队成员，尤其是麻醉医师和手术室护士达成一致，告知您需要所有团队成员提供适当的信息以实现共享心智模型（图 1-3）。

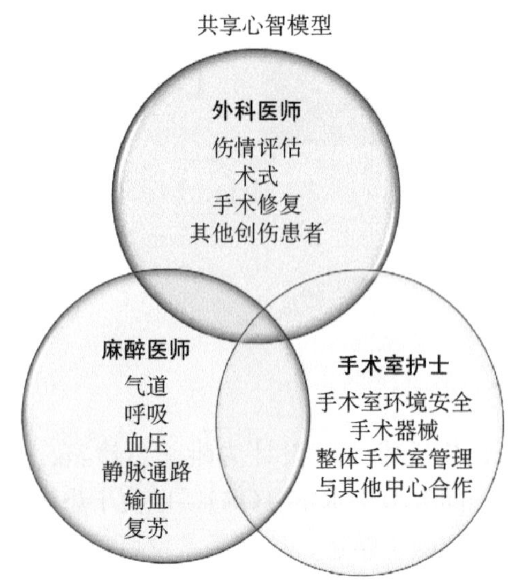

图 1-3　手术室是一个充满活力的地方，需要良好的沟通和团队合作，以帮助创伤患者获得最佳治疗效果。持续有效的沟通对于优化治疗至关重要

2. 虽然大型手术室可能会很快变得拥挤，但必须给麻醉团队留有足够的空间，以便他们能到达患者床旁，操作麻醉机和输血设备。麻醉医师还应时刻做好准备出入手术室，以便运送血液制品、实验标本和计划外的特殊设备（图 1-4）。

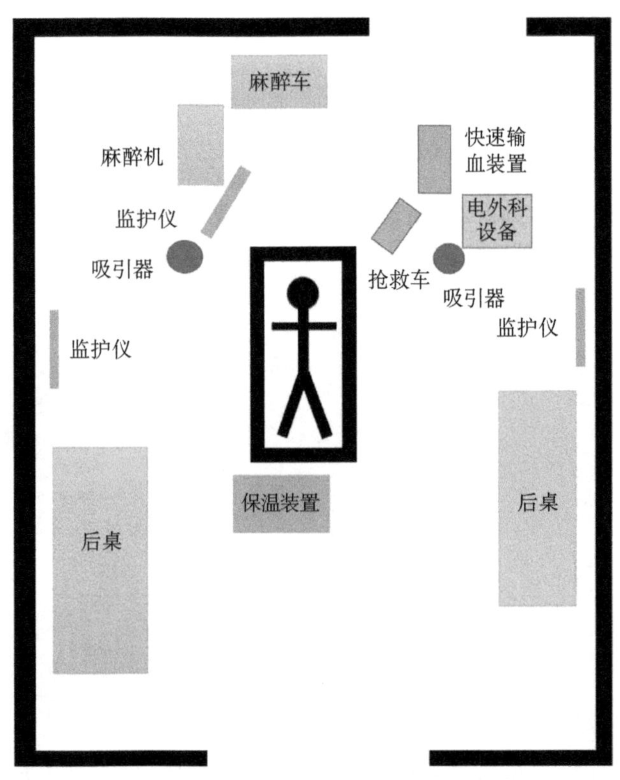

图 1-4　手术室团队、设备和物资的功能性设置的建议

3. 若时间允许，在手术开始之前，简要讨论现有血管通路并计划进一步的通路（例如，大口径颈内静脉、大口径锁骨下静脉、快速输液通路、大口径外周通路或者骨通路）。

4. 如果患者尚未气管插管，讨论血管通路和到目前为止所使用的血液制品，可能会防止麻醉诱导过程中出现严重的血流动力学不稳定，并可能有助于更快地建立血管通路并完成血液制品的输注。

5. 许多时候，外科医师可以在麻醉医师为患者做术前准备时（移动到手术台、安置监护仪，确定适当的生命支持措施等）建立静脉通路（锁骨下静脉或股静脉）。为尽快建立大口径通路和开始手术，也可以在手术区域内建立静脉通路。

6. 一旦手术开始，需持续保持开放式氛围，以便沟通术中复苏的具体情况，包括血液制品输注、血流动力学不稳定的程度及制定的手术计划（图 1-2）。

7. 如果麻醉医师团队在没有血管升压药的情况下难以维持足够的血压或灌注时，则在适当的时候，告知团队成员可采取填塞、手工压迫、主动脉交叉钳夹或 REBOA 以暂时减缓出血。这可为麻醉医师赢得输注血液制品的时间，而非依赖升压药维持循环灌注。

8. 经常需要其他医务人员协助完成血液制品的输注。同样，与整个手术团队进行简短的讨论能得到更多有用的人力资源。

9. 当血流动力学已基本得到控制时，短暂的停顿并与麻醉医师深入讨论，确保建立一个了解患者血流动力学状态和复苏进展的共享心智模型。

10. 手术结束后，与麻醉医师进行非正式的总结，有助于增强团队合作，改进术中复苏。

（何亚荣　罗　丹　曹　钰　译）

第二部分

急诊科复苏程序

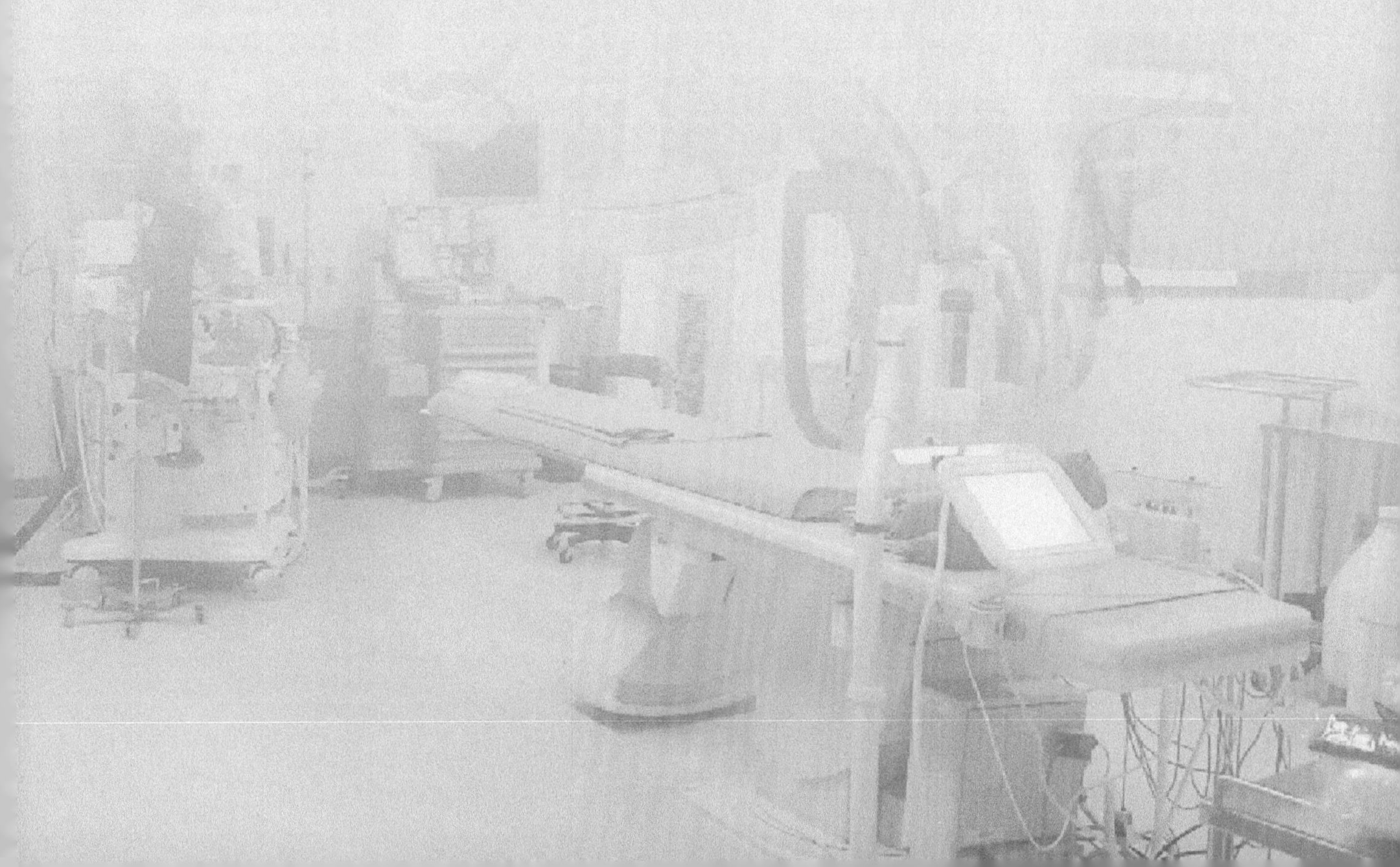

第2章 环甲膜切开术

Morgan Schellenberg, Paul Wisniewski, Travis M. Polk

一、外科解剖

1. 喉部的软骨和骨性结构包括舌骨、甲状软骨和环状软骨。气管始于环状软骨下方。

2. 舌骨、甲状软骨和气管软骨是拥有膜性后壁的不完整软骨环。相比之下，环状软骨是一个完整的环，是喉部肌肉和韧带的重要附着点。环状软骨通过支撑喉部开放来确保气道通畅。

3. 环甲膜位于甲状软骨和环状软骨之间的前方中线处。它位于皮肤的正下方，由此很容易直达气道。该膜上接甲状软骨，下接环状软骨，侧边与成对的环甲肌相邻。在成人，其高约 1cm，宽 2 ～ 3cm（图 2-1）。

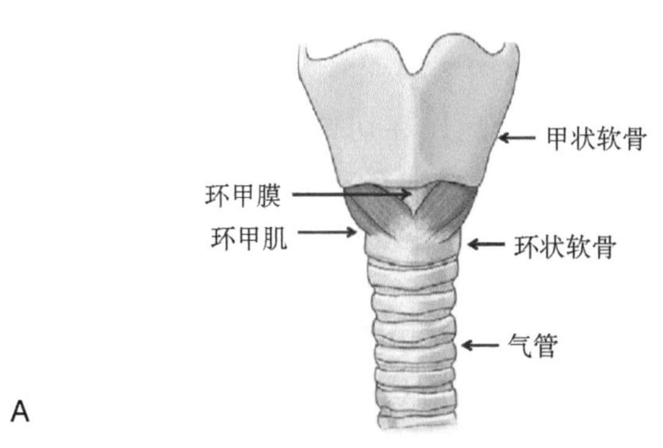

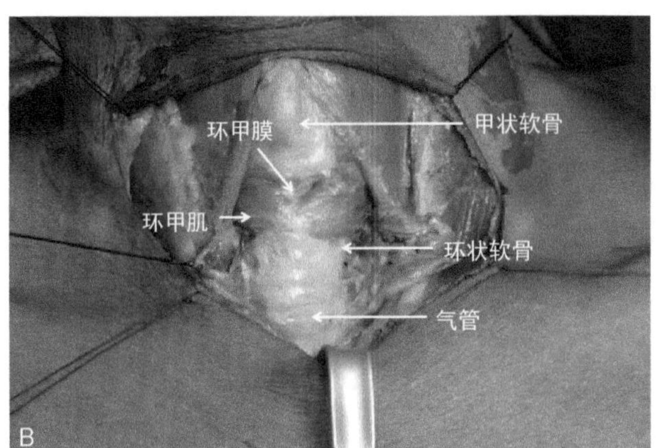

图 2-1　喉部解剖、环甲间隙解剖：环甲间隙由甲状软骨下缘和环状软骨上缘构成。它的部分侧边被环甲肌覆盖。成人环甲膜高约 1cm，宽 2 ～ 3cm

4. 声带被包裹在甲状软骨内，距环甲膜上缘约 1cm。

5. 环甲膜距胸骨上切迹约 4 指宽。

二、基本原则

1. 当尝试经口气管插管或气道急救技术，如喉罩（LMA）置入失败时，首选环甲膜切开术建立急诊外科气道。

2. 选择开放式气管切开还是经皮气管切开取决于个人偏好和经验。

3. 快速识别体表标志至关重要。在大多数患者中，很容易找到甲状腺切迹，或者至少在前中线可以触诊到。迅速触诊到甲状软骨的尾部，发现一个软性凹陷——环甲膜，这便是环甲膜切开术位置（图 2-2A）。

4. 某些患者的解剖结构模糊，如肥胖和颈部外伤的患者，特别是颈部有巨大血肿时。对于这些患者，四指法可快速、简便识别环甲膜位置。术者可将四指并拢置于患者颈部，小指置于患者的胸骨切迹上，示指所指部位即环甲膜，作为切口位置（图 2-2B）。

5. 儿童（12 岁以下）是环甲膜切开术的相对禁忌人群，因为儿童术后远期并发症，尤其是狭窄的发生率很高。若遇此类患者，首选经气管针头喷射通气。

6. 对气道损伤的患者应谨慎考虑行环甲膜切开术。可疑环甲膜远端气管断裂是该操作的禁忌证。

7. 常规不需要从环甲膜切开术转为气管切开术。

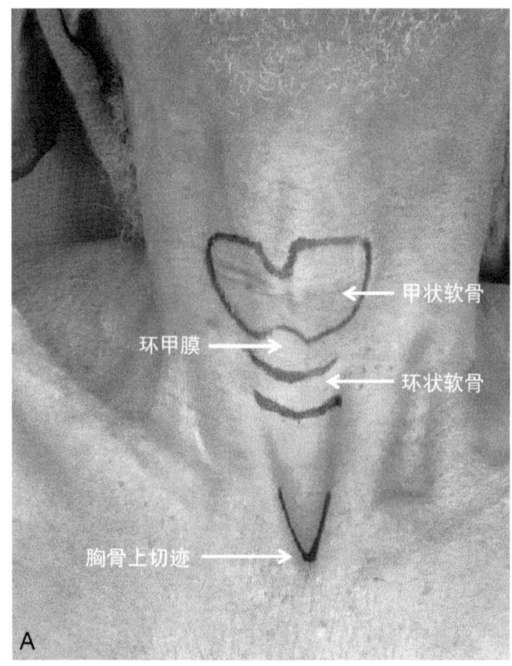

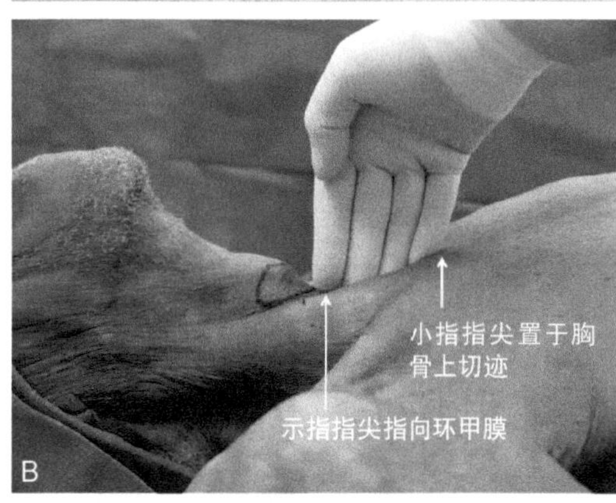

图 2-2　环甲膜切开术的体表标志

A. 环甲间隙的表面解剖。环甲间隙包括甲状软骨下缘和环状软骨上缘。成人环甲膜高约 1cm，宽 2 ～ 3cm。B. 识别环甲膜的四指法。随着手掌的伸展，小指指尖置于胸骨上切迹处，示指指尖触及环甲膜

三、特殊手术器械

1. 环甲膜切开器械包应包括气管导管与气管切开导管（6F）、手术刀、气管拉钩、森氏拉钩、凯里钳、巴姆剪和手术钳。另外，也可以使用市售的经皮环甲膜切开包（图 2-3）。

2. 还需准备吸引器、充足的照明和呼气末二氧化碳监测仪。

四、体位

如已确定患者颈椎无损伤，则应过伸颈部，使喉部前移，便于充分显露环甲膜。如果需注意保护颈椎，可以在颈部保持中立位时进行环甲膜切开术。

五、开放式环甲膜切开术

1. 按前述方法在环甲膜上做好标记，非优势手稳定喉部，示指和拇指牵拉环甲膜上的皮肤。

2. 在环甲膜上方做一长 3 ～ 4cm 的垂直皮肤切口。由于横向皮肤切口会损伤双侧颈前静脉导致出血，使术野模糊，手术复杂化，故首选垂直皮肤切口。对于操作经验丰富的医师而言，亦可选择横向切口（图 2-4）。

3. 切开皮肤后，在切口内确定环甲膜位置，然后用非优势手抓住喉部来固定气道（图 2-5）。

4. 持手术刀，横向切开环甲膜，并将切口向两侧扩大，延伸约 1cm 至整个环甲膜的宽度。沿环状软骨上缘切开环甲膜下部，避免损伤穿行环甲膜上半部的环甲动脉（图 2-6）。

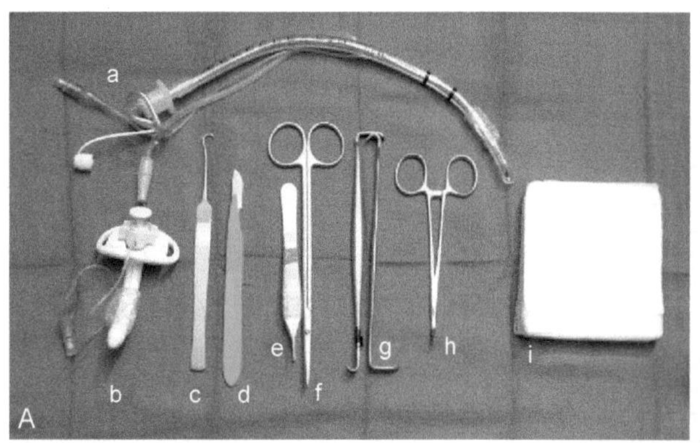

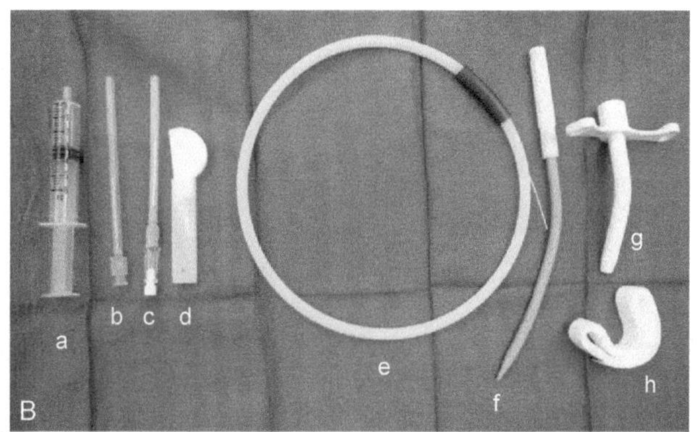

图 2-3　环甲膜切开术器械

A. 环甲膜切开术器械。a. 气管导管；b. 气管切开导管；c. 气管拉钩；d. 手术刀；e. 钳子；f. 巴姆剪；g. 森氏拉钩；h. 凯里钳；i. 4cm × 4cm 纱布。B. 经皮环甲膜切开术器械包。a. 注射器；b. 针头；c. 留置针；d. 手术刀；e. 导丝；f. 扩皮器；g. 环甲膜切开导管；h. 环甲膜切开导管固定系带

5. 在环甲膜切口的上端插入气管钩，将甲状软骨向头侧、上方牵拉。这一手法可固定气管，并打开环甲膜切口（图 2-7）。

6. 此时可将 Bougie 探条朝隆突方向插入气道。可预先将气管导管或气管切开导管套在 Bougie 探条上，直接插入气道内。除 Bougie 探条外，还可用气管切开导管的闭孔器代替。一旦进入气道，可插入内套管（图 2-8）。

7. 待将导管放入气道后，向气管导管气囊（CUFF 气囊）充 $10cm^3$ 空气。连接呼气末二氧化碳监测器、听诊双肺呼吸音，确认导管在气道内。

8. 用缝合线固定导管。如果插入的是气管切开导管，则将缝合线直接穿过气管切开器并系上气管系带。如果插入的是气管插管导管，则用缝线缠绕几圈后打结固定。随即进行通气（图 2-9）。

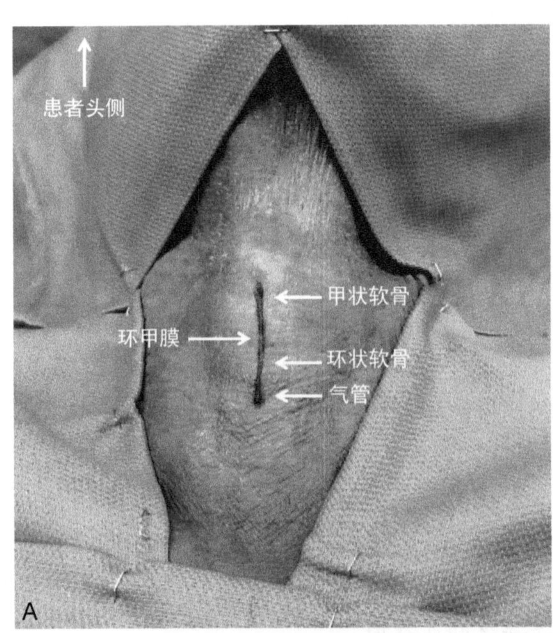

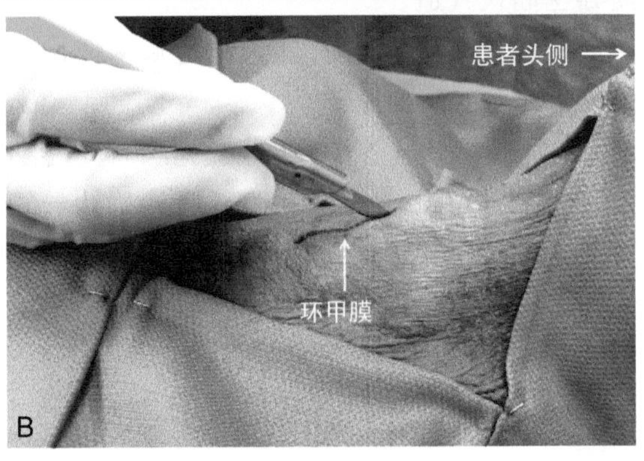

图 2-4　开放式环甲膜切开术：垂直皮肤切口。在颈部正中线垂直切开长 3 ～ 4cm 的皮肤切口，切口中心位于环甲膜正上方

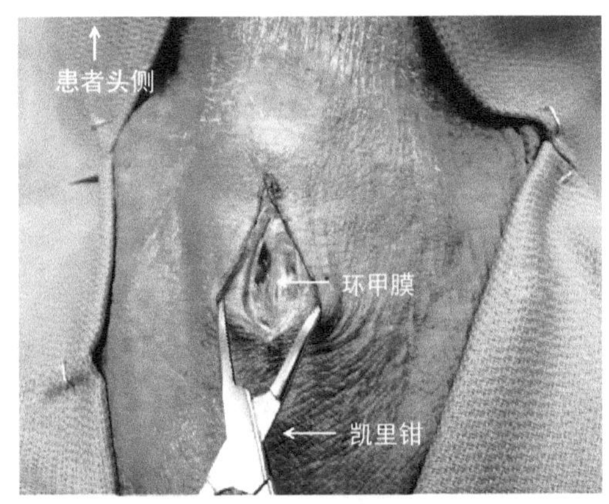

图 2-5　确定环甲膜。皮肤切口下确认环甲膜

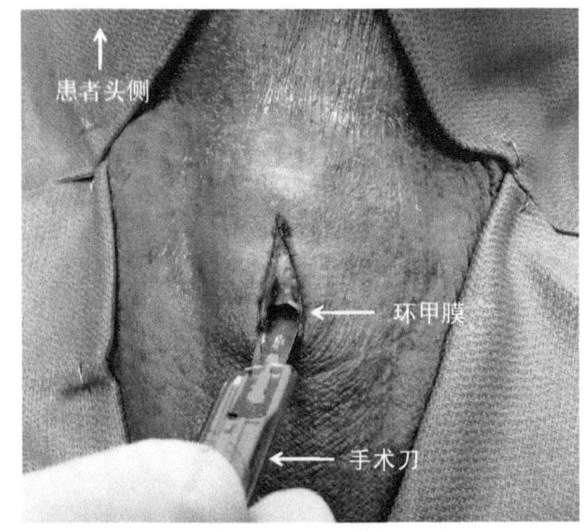

图 2-6　环甲膜切开

手术刀横向切开环甲膜，即环甲膜切开术

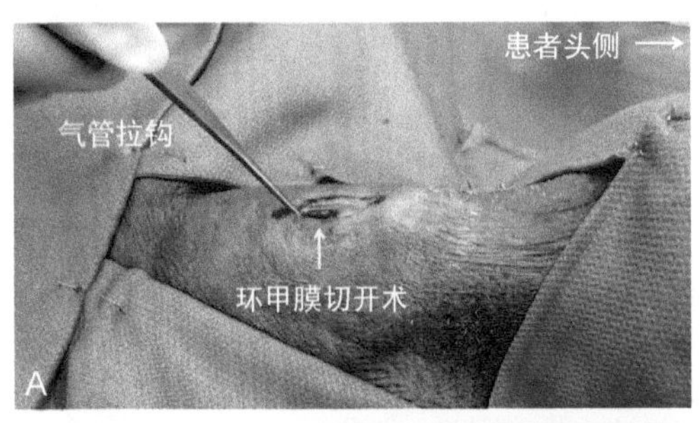

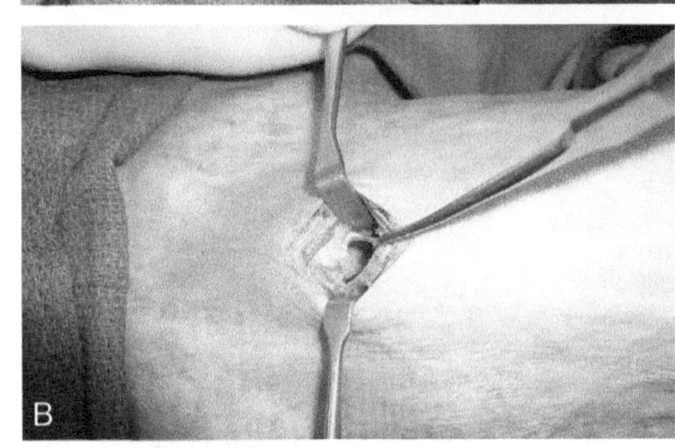

图 2-7　气管拉钩

A. 进入气管后，将气管拉钩放在甲状软骨的边缘，用力向上、头侧牵拉。亦可将气管拉钩放在环状软骨环上，向下、向患者胸部牵拉。B. 向上提起气管拉钩以固定气管，显露环甲膜切开术视野

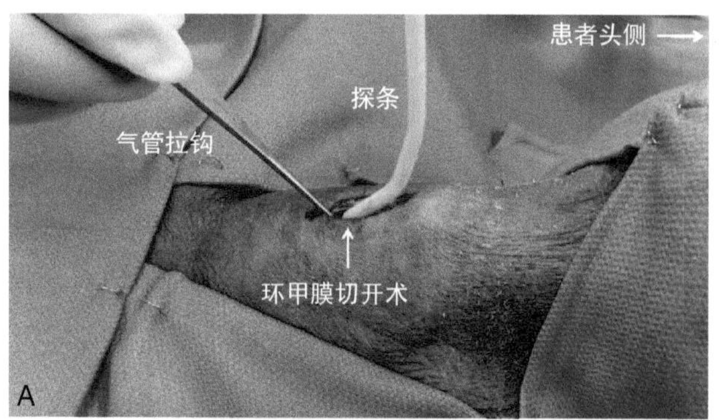

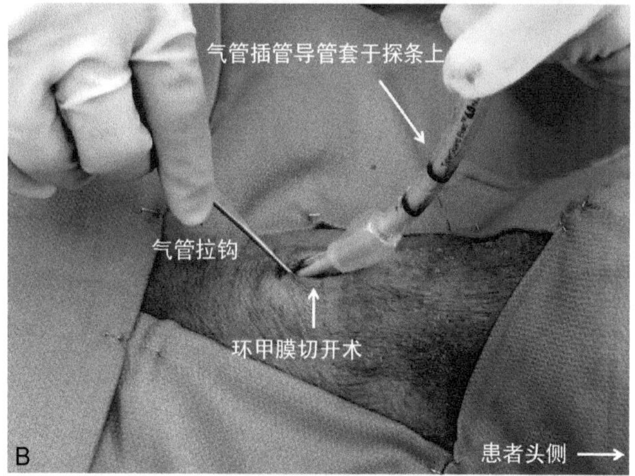

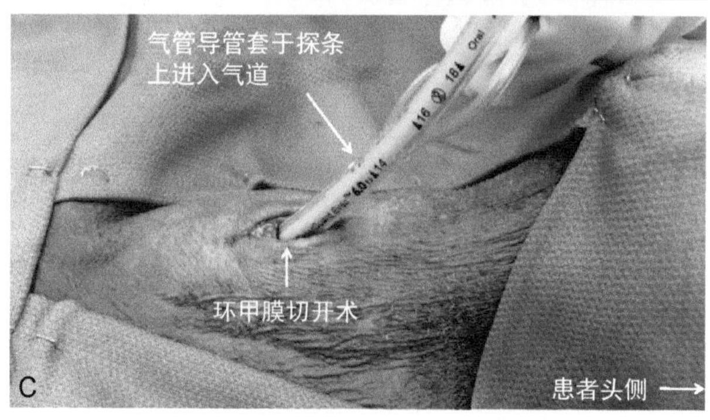

图 2-8　探条扩皮器和插管

A. 探条扩皮器通过环甲膜切口，朝气管隆突方向进入，以便导管进入气道；B、C. 预先将气管导管或气管切开导管套在探条上，然后通过环甲膜切口直接插入气道

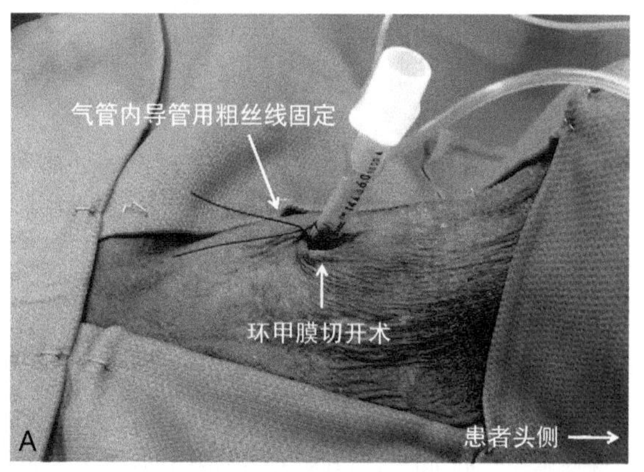

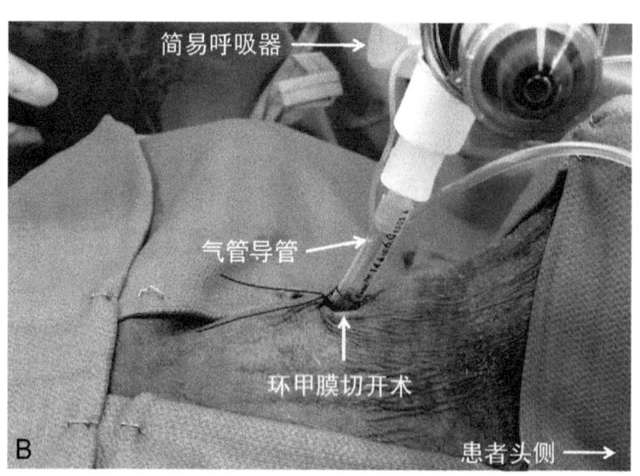

图 2-9　**在皮肤表面固定气管导管。用粗丝线缝合固定气管导管**

六、经皮环甲膜切开术

1. 通过胸骨上切迹、甲状软骨和环状软骨体表标志识别环甲间隙。对于颈部短而胖或有较大血肿的患者，可通过前述“四指法”确定环甲间隙。

2. 用非优势手的拇指与其他手指固定甲状软骨，在环甲间隙上方做一垂直皮肤切口，长 5 ～ 10mm。

3. 将带针头的留置导管连接于预充满生理盐水的注射器，与皮肤成 45° 角并指向隆突穿刺环甲膜，进入气道。

4. 进针过程中带负压，当听到明显的爆裂声，且回抽见注射器内出现气泡时，即认为进入气道。

5. 用非优势手固定住气道内带针头的留置导管，用优势手缓慢地将针头和注射器退出，然后将导丝沿套管穿过环甲膜送入气道（图 2-10）。

6. 将扩皮器预装到环甲膜切开导管内，然后沿皮导丝插入气道。

7. 待环甲膜切开导管插入气道后，取出扩皮器和导丝。

8. 向气管切开导管 CUFF 气囊充入 $10cm^3$ 空气，通过呼气末二氧化碳监测和胸部听诊确认导管在气道中，最后将导管固定在皮肤上（图 2-11）。

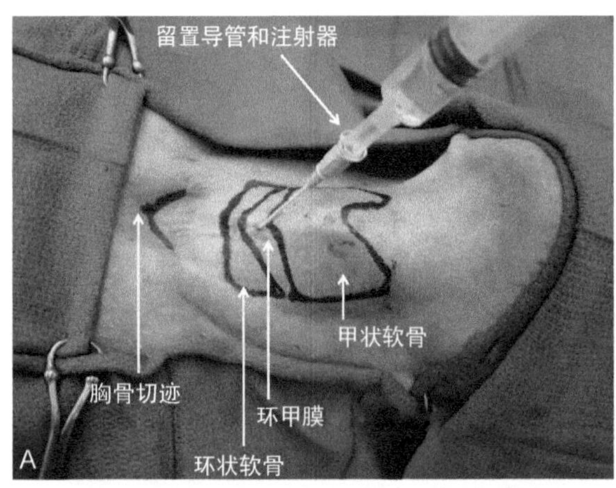

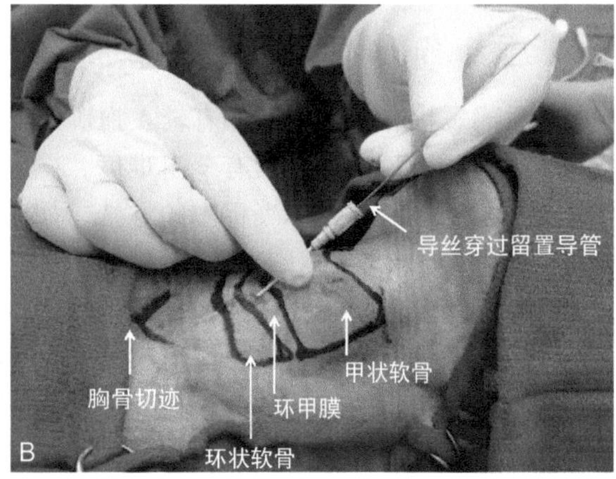

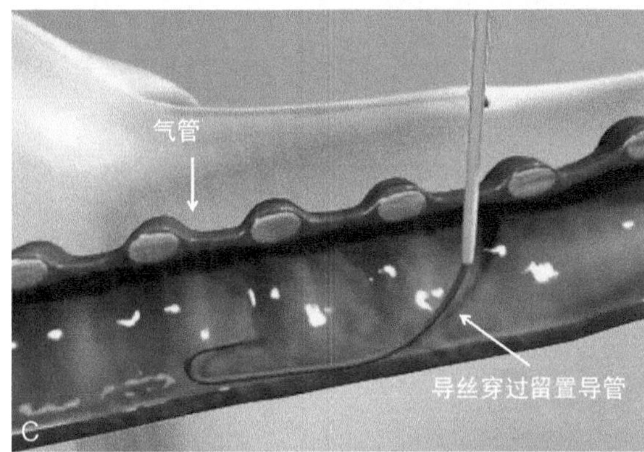

图 2-10　经皮环甲膜切开术

A. 针管与预充生理盐水的注射器相连，朝向隆突以 45° 角进行穿刺；B 和 C. 进入气管后，如阻力消失并可在注射器中查见气泡，即退出注射器，沿环甲膜内针管置入导丝

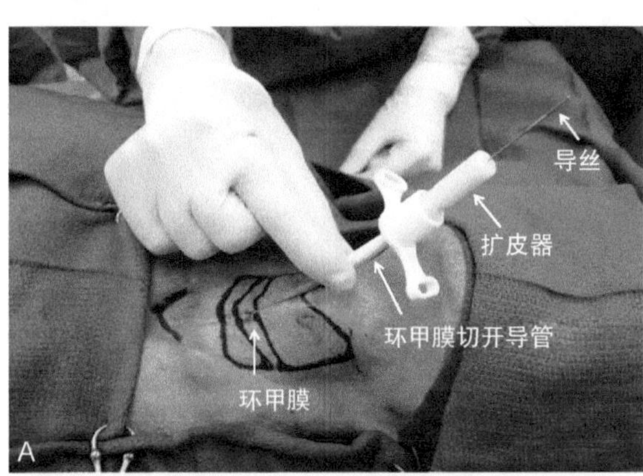

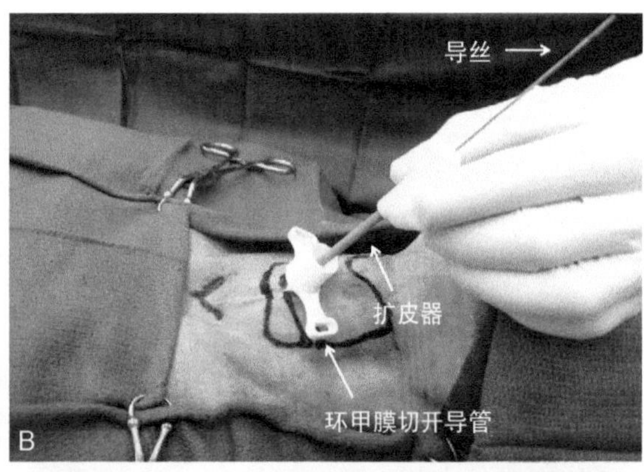

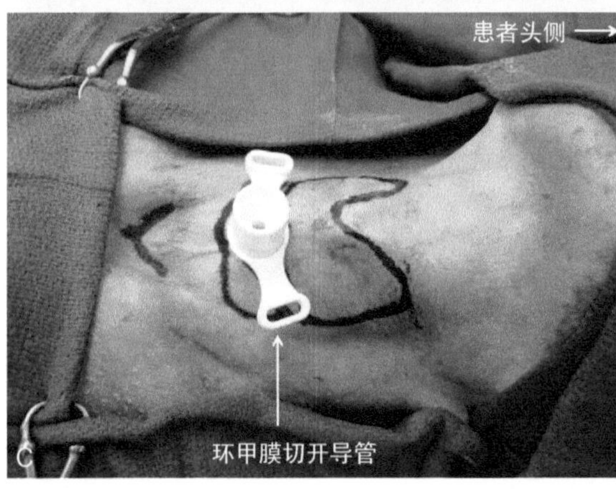

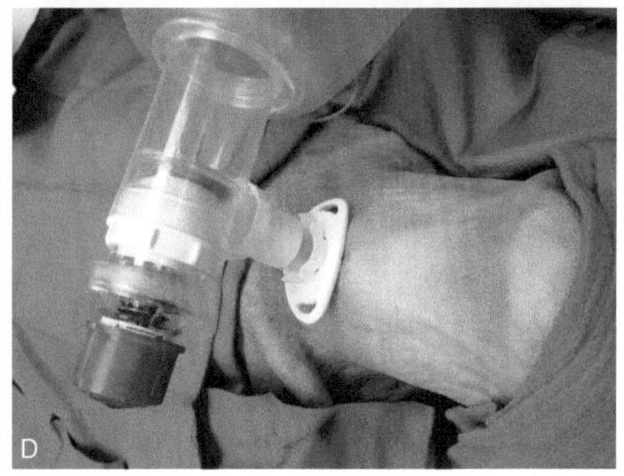

图 2-11　插入环甲膜切开导管

A. 预装，将环甲膜切开导管预装在扩皮器上，待导丝进入气道，即可沿导丝上的扩皮器将环甲膜切开，导管经环甲膜送入气道。B 和 C. 环甲膜切开导管就位，缓慢取出扩皮器和导丝。按照前述说明固定环甲膜切开导管。D. 朝隆突方向插入导管。通过呼气末二氧化碳确保气道导管位置准确

七、提示与陷阱

1. 对于颈部短粗的患者或颈部有较大血肿的患者来说，实施环甲膜切开术具有一定难度。熟悉喉部解剖结构和快速识别体表标志的方法，如四指技术，至关重要。

2. 当遇到肥胖患者或者解剖结构不清楚的患者，毫不犹豫地做大的皮肤切口。因为小的皮肤切口可能会阻碍环甲膜的识别和气管切开导管的插入。

3. 为避免损伤颈前静脉，首选纵向皮肤切口，优于横向皮肤切口，但环甲膜切口是横向的。

4. 皮肤切口应位于环甲膜的正上方。若切口过低，可能显露甲状腺峡部，导致其受损和（或）出血；切口过高，则可能误入甲状舌骨间隙或损伤声带。

5. 导管进入皮下组织而不是气道是严重的并发症。为避免上述情况，需在环状软骨下放置气管拉钩，并向头侧牵拉固定气管。如此，可直视下将探条插入气道。

6. 在环甲膜切开术困难的患者，如手术刀插入气道过深，或探条或扩皮器以前后方向插入而非向下朝隆突方向插入气道，可能并发气道后壁穿孔。

（王智渊　何亚荣　曹　钰　译）

第3章 胸腔闭式引流术

Demetrios Demetriades, Caroline Park

一、基本原则

1. 操作过程中，使用个人防护装备，并严格执行无菌操作。操作前可预防性使用一剂头孢唑林，无须其他预防性治疗。

2. 可使用切开或经皮扩张术放置胸腔引流管。

3. 切开或经皮置入胸腔引流管的位置相同，血胸或气胸的患者都在第 4 肋或第 5 肋间隙，男性乳头水平。

4. 对于所有大量血胸的患者，均应考虑使用自体血回输。

二、体位

患者取仰卧位，上臂外展 90°，肘关节完全伸直或者向头侧弯曲 90°（图 3-1A、B）。上臂内收内旋是次选体位，应避免采用（图 3-1C、D）。

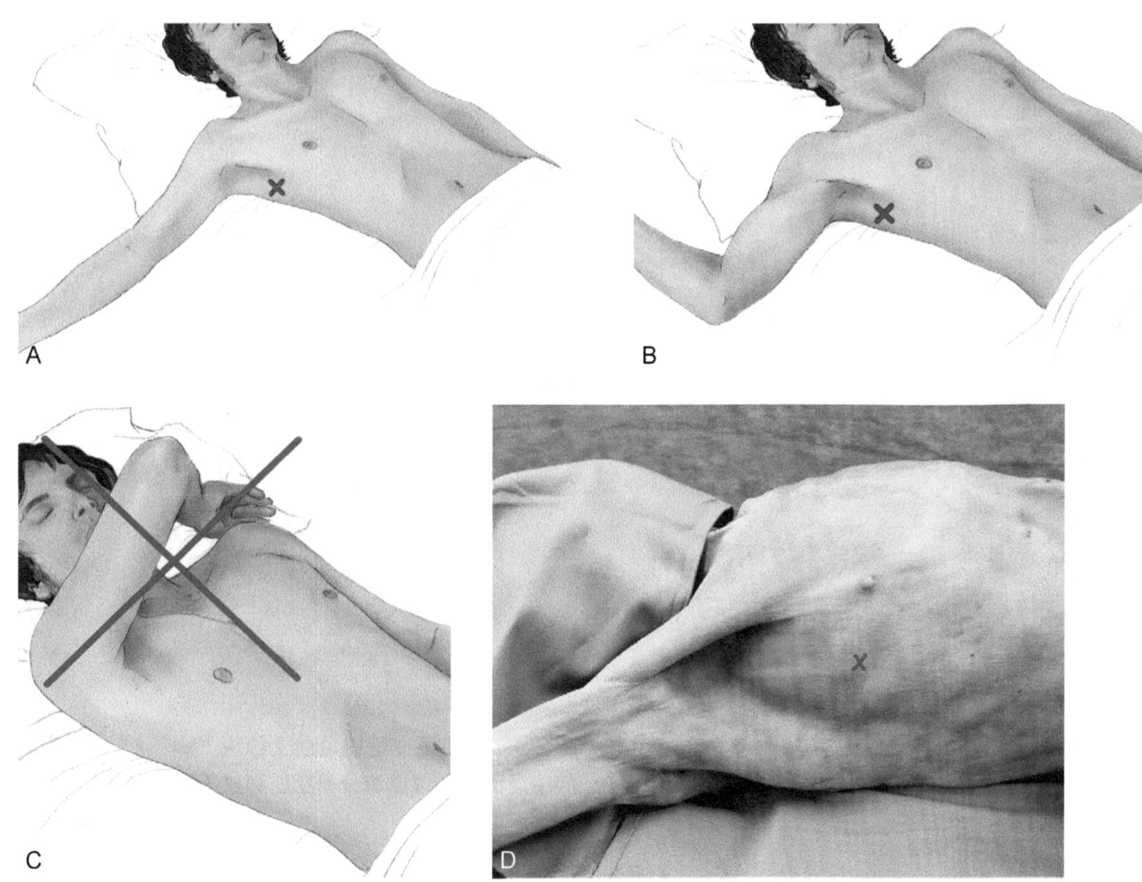

图 3-1 **患者仰卧位**

A. 上臂外展 90°，肘关节完全伸直；B. 向头侧弯曲 90°；C. 不建议采用上臂内收内旋；D. 穿刺部位应在腋中线第 4 肋或第 5 肋间隙，或略微高于乳头平面

三、置管位置

腋中线第 4 肋或第 5 肋间。体表标志：男性乳头平面或稍偏上水平，女性位于乳房下皱襞水平。在该处置管最佳，原因在于该位置的胸壁相对较薄，且远离膈肌，膈肌在呼气相易达到第 6 肋间。

四、操作技术

1. 成人胸腔闭式引流管通常选择 28 ～ 32F 的型号，更大号的引流管并无优势。儿科患者建议参照 Broselow 条带尺选择（图 3-2A、B）。

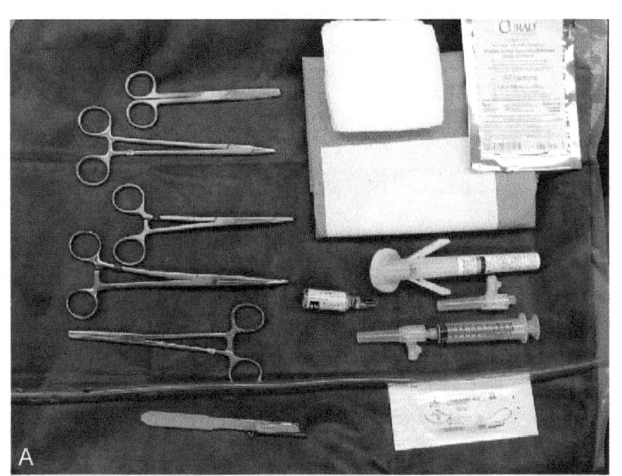

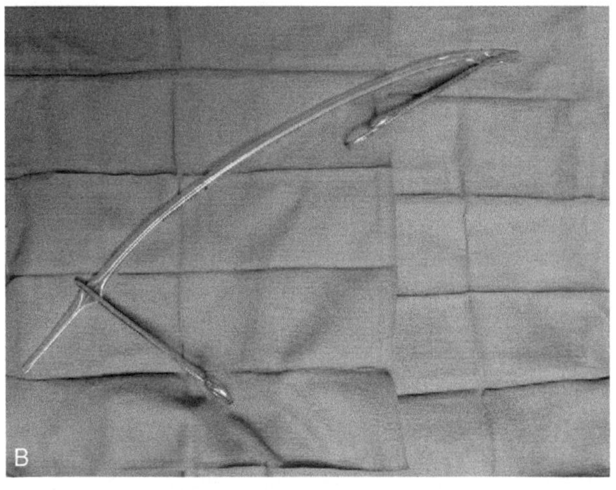

图 3-2 A. 胸腔引流管置管盘；B. 用血管钳插入顶端引流孔钳住引流管。夹闭引流管末端（左侧）以避免血液喷溅

2. 经皮肤、软组织、骨膜上缘，逐层进行局部麻醉后，切开长度 1.5 ～ 2cm、深达皮肤和皮下脂肪的切口（图 3-3）。

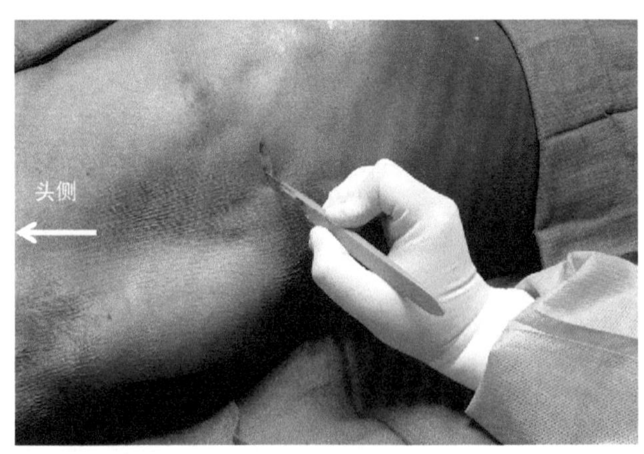

图 3-3 在腋中线第 4 肋或第 5 肋间隙做一长 1.5 ～ 2.0cm，深达皮肤及皮下脂肪的切口

3. 用凯里血管钳进入胸膜腔。切口应尽量贴近下肋上缘，以避免伤及肋间血管。进入胸膜腔时，控制力量，避免损伤胸腔内器官（图 3-4）。

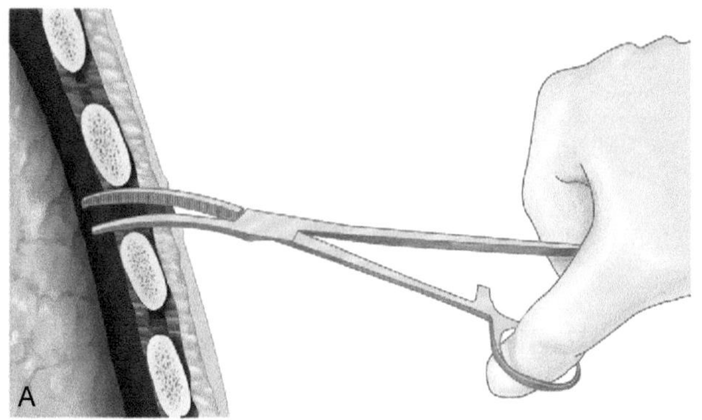

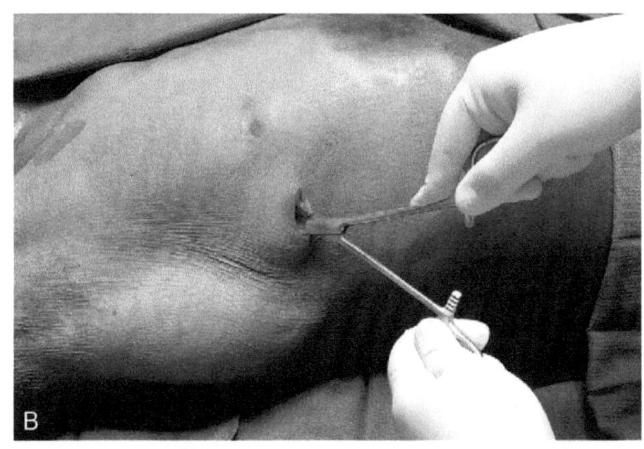

图 3-4 用凯里血管钳沿肋上缘进入胸膜腔。血管钳从胸腔中退出时，边退边分离脂肪和皮下组织

4. 不必通过皮下隧道放置引流管，该方法不仅疼痛，还无法减少脓胸或漏气的风险。

5. 将手指插入胸膜腔并旋转 360°，以评估胸膜腔粘连情况，避免引流管误入肺内（图 3-5）。

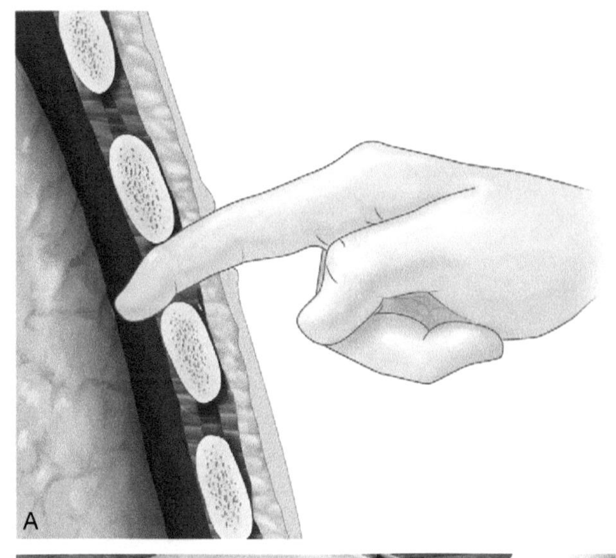

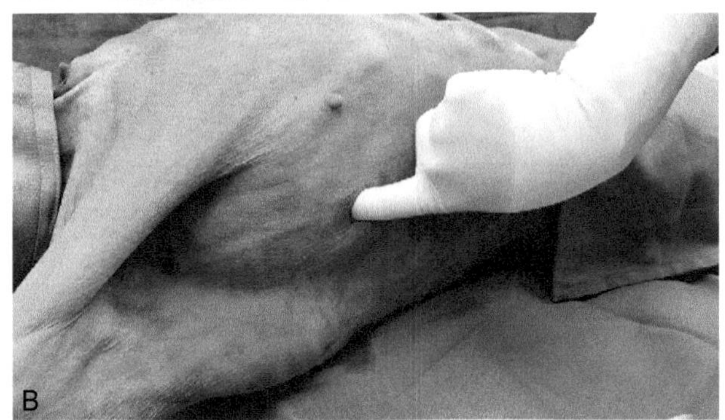

图 3-5　**指诊探查胸膜腔以排除粘连**

6. 用血管钳插入顶端引流孔钳住引流管，夹闭引流管末端可避免血液不受控制的引流。将引流管牢固地插入胸腔（图 3-6A、B）。一旦引流管进入胸腔，松开并退出血管钳。同时向肺尖、向后以扭转方式送入引流管。确保所有的引流孔都进入胸腔内。成人置管深度 8 ～ 10cm（图 3-6C、D）。

7. 当引流管到位后，将其旋转 360° 以避免打结。如果旋转不顺利，则轻轻回退引流管，再旋转。

8. 连接引流管末端到胸腔引流水封瓶，以 － 20cmH_2O 进行负压吸引。 鼓励患者坐位，仰卧或侧卧时咳嗽，以促进血液引流和肺复张。

9. 用 0 号缝合线固定引流管。如果皮肤切口过长，应绕引流管间断缝合切口。可以采用水平褥式缝合将缝合线留在引流管周围但不打结，用于拔除引流管时闭合伤口。最后用胶布将引流管固定在胸壁（图 3-7）。

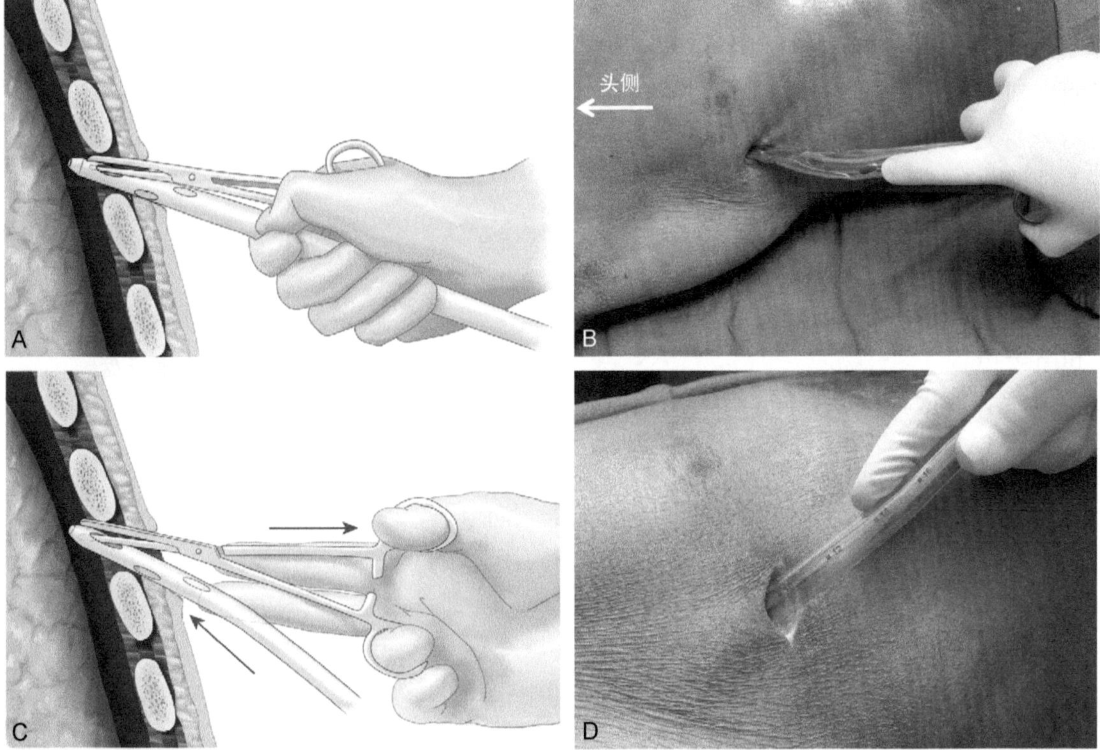

图 3-6　**A 和 B. 用血管钳插入顶端引流孔钳住引流管，用力将其送入胸腔；C. 当引流管尖进入胸腔时，松开并退出血管钳，同时朝向肺尖、向后旋转送入引流管；D. 引流管在位（对于正常体重的成年人，引流管插入深度不宜超过 8 ～ 10cm）**

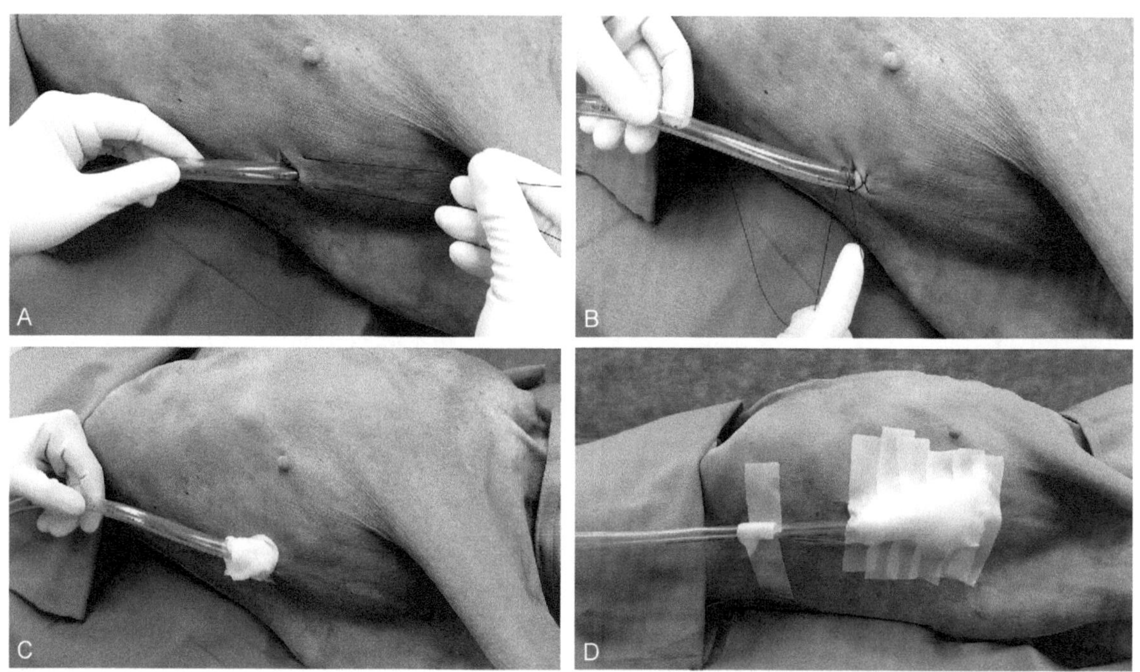

图 3-7　用 0 号缝合线固定引流管。可以采用水平褥式缝合将缝合线留在引流管周围但不打结，用于拔除引流管时闭合伤口。最后用胶布将引流管固定在胸壁

五、经皮胸穿技术

1. 经皮穿刺引流术比开放引流术疼痛感轻。

2. 局部浸润麻醉手术区后，将带有生理盐水注射器的引导针穿刺入胸腔，穿刺针紧贴肋上缘，以避免损伤走行于上肋下缘的肋间血管，针尖略向后、肺尖方向进行穿刺。如果回抽见血液或气泡，则说明穿刺针已进入胸腔（图 3-8 至图 3-10）。

3. 将导丝穿过穿刺针，在导丝到位后退出穿刺针。沿穿刺针做一切口，直径略大于引流管。取出针头（图 3-11 和图 3-12）。

4. 扩皮器沿导丝置入。

5. 取下扩皮器，沿导丝插入引流管（8 ~ 10cm）（图 3-13 和图 3-14）。

6. 退出导丝，连接到引流装置，并将引流管固定在胸壁皮肤上。

7. 行胸部 X 线检查。

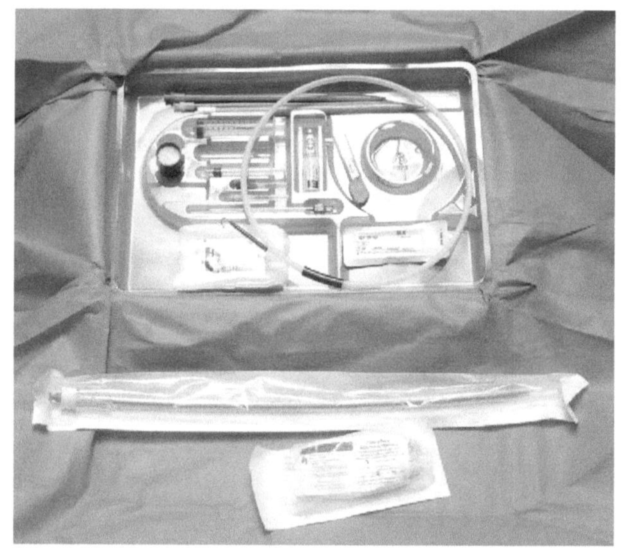

图 3-8　经皮穿刺胸腔管托盘

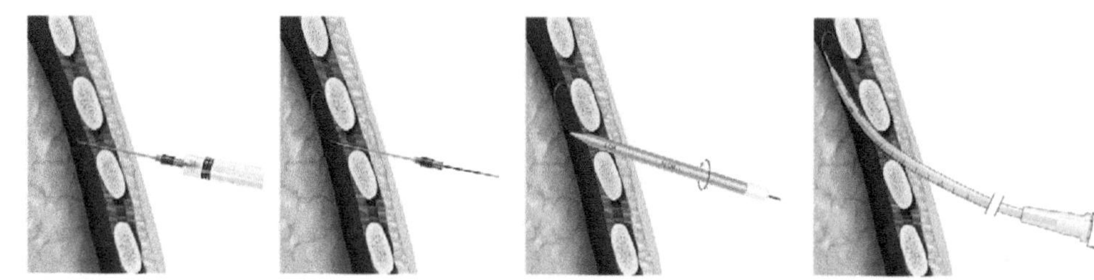

图 3-9　采用 Seldinger 导丝技术，逐层扩张，经皮插入引流管

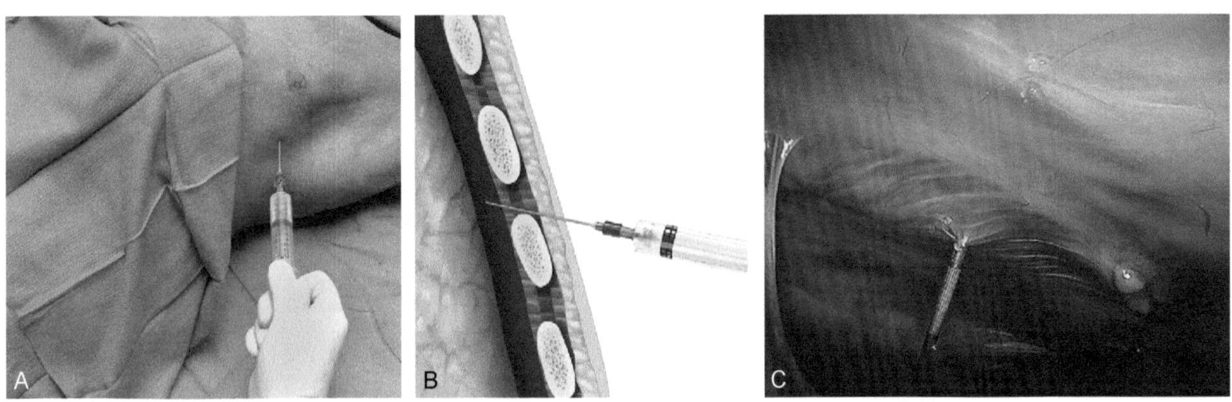

图 3-10　经扩张技术逐步经皮置入胸腔引流管：操作体外图（A），示意图（B）；胸腔镜视角图（C）。带有生理盐水注射器的引导针，回抽见血液或气泡时，可确定已进入胸膜腔。为避免损伤神经血管束，穿刺点通常选在第 4 肋或第 5 肋间隙的下肋上缘

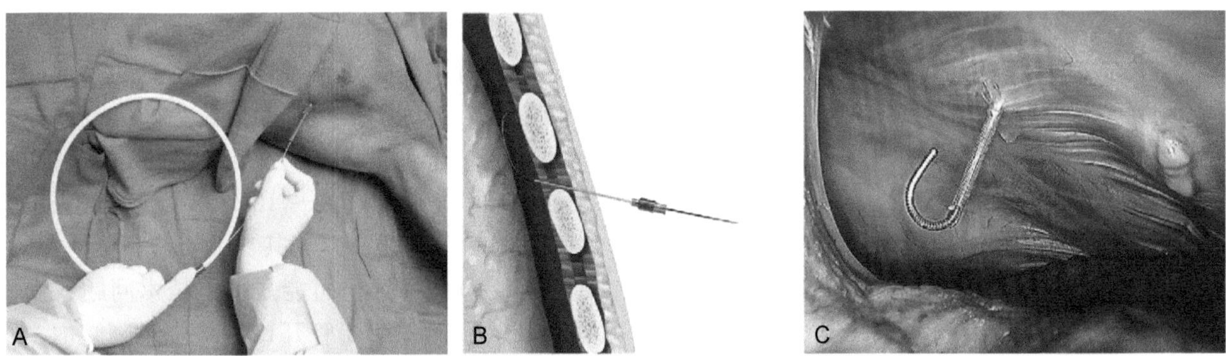

图 3-11　将导丝穿过穿刺针，在导丝到位后退出穿刺针

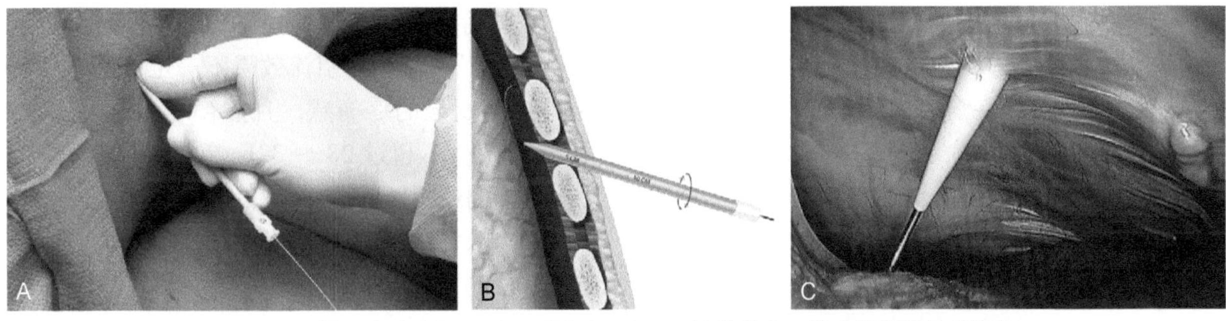

图 3-12　做一皮肤小切口后，采用 Seldinger 导丝技术，依次扩张引流管通道

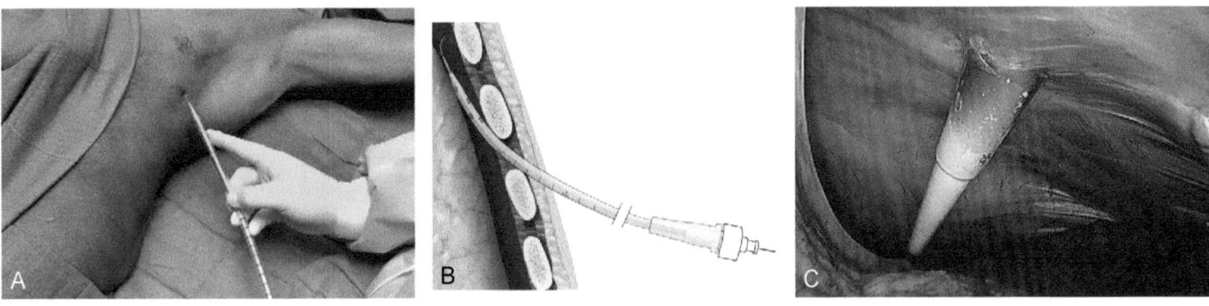

图 3-13　引流管沿导丝进入胸膜腔

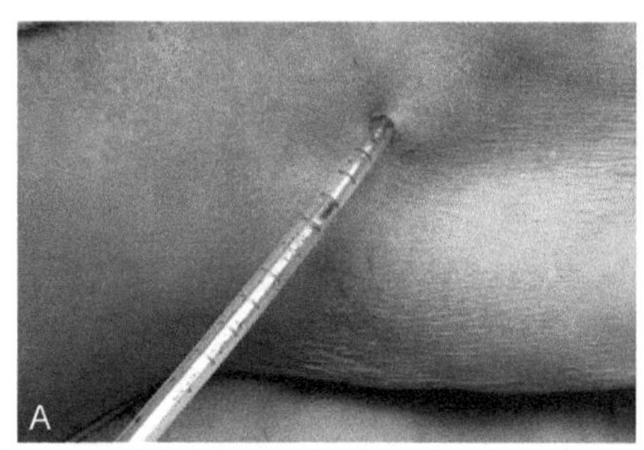

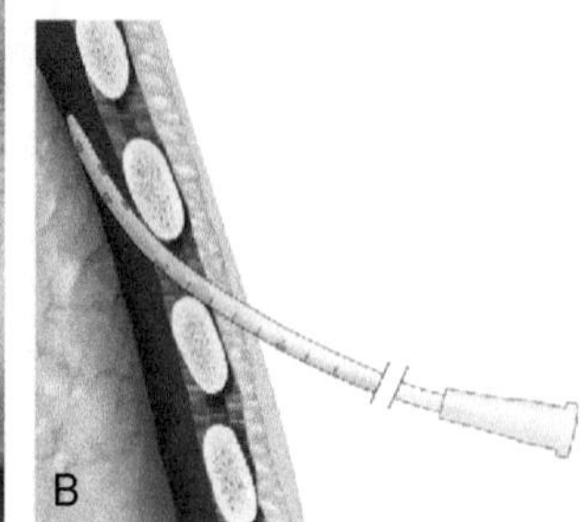

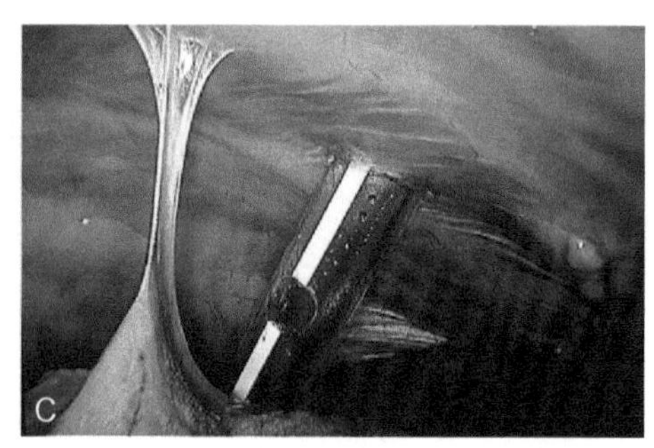

图 3-14 退出导丝后，引流管的最终位置确定

六、胸腔引流管的拔除

1. 当没有气体引出，且引流量少时，可尽早拔除引流管。引流管的留置时间是出现脓胸的独立危险因素。

2. 可在深吸气或呼气时，安全拔出引流管。

七、自体血回输

1. 相对于使用库存血而言，自体血回输快速、价廉且简单，可为患者提供安全、血型相合、含凝血因子的温暖血液。市面上已有多种自体血回输装置可供选择。

2. 对于所有大量血胸的胸部外伤患者，无论钝性伤还是穿通伤，都建议使用自体血回输。

3. 可按每 10ml 血液加入 1ml 柠檬酸盐抗凝，但不是绝对必需的。应在回收血之前，在回收器中加入抗凝剂。

八、提示与陷阱

1. 常见的手术并发症包括继发于肋间血管、肺、心脏、膈肌、肝或脾损伤的出血。使用套管针置管会增加损伤风险，而用手指探查胸膜腔排除粘连可减小肺损伤的风险。

2. 如果引流管位置过低可造成膈肌、肝或脾损伤，为避免以上严重并发症，应选择在第 4 肋或第 5 肋间隙或偏上。

3. 放置引流管的位置不当是常见的并发症之一。引流管进入胸腔过长，可能会发生打结和引流不畅。对于正常体型的成年患者来说，请勿将引流管插入长度超过 8 ～ 10cm。引流管误入皮下组织也是并发症之一，尤其在肥胖患者中。

4. 持续气体逸出可能是由于技术问题或损伤本身所致。确保引流管开口全部位于胸腔内，并且严密缝合引流管周围的皮肤切口。所有的接口都应用胶带密封。如果没有技术问题，则需鉴别患者是否存在气管支气管损伤或支气管胸膜瘘。

5. 大号引流管的引流效果不一定更好。相反，会造成更明显的疼痛感，且插管难度更大。成人引流管大小不超过 28 ～ 32F。对于气胸的患者，建议使用小号引流管。

（何亚荣 曹 钰 译）

第4章 急诊室复苏性开胸术

Demetrios Demetriades, James Bardes, Scott Zakaluzny

一、外科解剖

1. 在复苏性开胸术中需切开的主要肌肉包括胸大肌、胸小肌和前锯肌（图 4-1）。

（1）胸大肌：起于锁骨内侧 1/2 处前表面、胸骨前表面及所有肋软骨上（前 7 根肋骨直接连接于胸骨），约 5cm 宽的肌腱止于肱骨上段。

（2）胸小肌：起于第 3、4、5 肋骨的肋软骨处，止于肩胛骨喙突。

（3）前锯肌：起于前 8 个或 9 个肋骨，止于肩胛骨内侧。

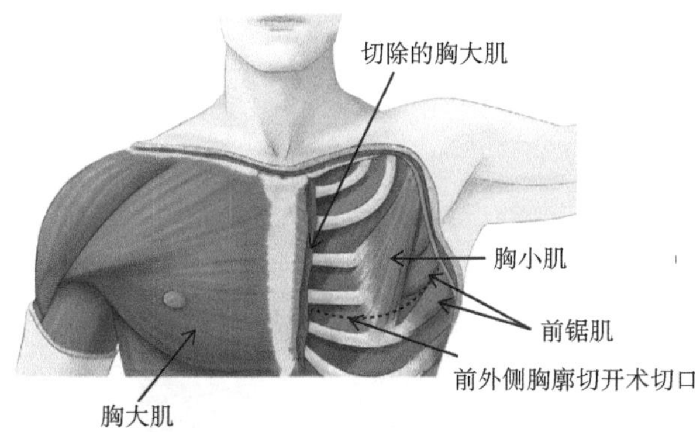

图 4-1 复苏性开胸术切口位于男性的乳头正下方或女性的乳房下皱襞处（第 4、5 肋间隙）。切开的肌肉主要包括胸大肌、胸小肌和前锯肌

2. 左膈神经沿心包外侧表面下行。

3. 降主动脉位于脊柱左侧。食管在主动脉右侧下行至膈肌水平转至主动脉左前方。检查者手指沿脊柱前左后胸壁滑动时，首先触及的是主动脉。

二、基本原则

1. 胸外心脏按压可产生约 20% 的基础心输出量和组织灌注。直视下心脏按压可产生约 55% 的基础心输出量。胸外心脏按压对创伤性心搏骤停几乎无效，尤其在心脏压塞或严重失血致心腔容量低的患者。

2. 复苏性开胸术适用于到达急诊科时已经发生或即将发生心搏骤停的患者。但其适应证和禁忌证尚存在争议：许多外科医师支持严格的标准，而其他学者支持放宽指征。支持严格标准的学者列举该手术获益较小，以及给医务人员带来的风险。而支持放宽指征的学者，包括 USC 创伤项目，则认为该手术能救活患者，有机会获得器官捐赠，且有培训价值。

3. 急诊科复苏性开胸术可解除心脏压塞、控制出血、直接实施心脏按压和除颤，以及主动脉交叉钳夹和处置空气栓塞。

4. 进行复苏性开胸术同时，可完成气管插管、静脉置管，可将气管导管插入右支气管，使左肺塌陷，便于手术的进行，但是对于右肺损伤的患者，可能造成氧合的问题。

三、特殊手术器械

复苏性开胸包必须简单，仅包含一些绝对必需的器械。包括手术刀 1 把、Finochietto 肋骨牵开器、Duval 肺钳 2 把、血管钳 2 把、长俄罗斯钳 1 把、止血钳 4 把、切骨刀 1 把，长剪刀 1 对。另外，在患者抵达之前，准备好良好的照明、吸引器和胸内除颤器（图 4-2）。所有员工都应穿戴个人防护用品。

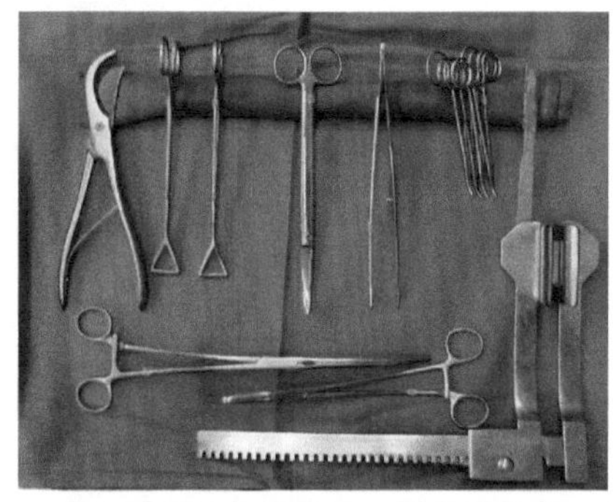

图 4-2 复苏性开胸包仅包含一些必需器械（手术刀、Finochietto 肋骨牵开器、Duval 肺钳 2 把、血管钳 2 把、长俄罗斯钳 1 把、止血钳 4 把、切骨刀 1 把和长剪刀）

四、体位

患者取仰卧位，左上臂外展 90° 或置于头部上方，需要进行皮肤消毒，当然，快速解除心脏压塞和控制出血应优先于精细的消毒措施。为节约时间，无须铺巾。

五、切口

1. 左前外侧切口是复苏性开胸术的标准切口，该切口方式无须患者取特殊体位，可以很好地显露心脏和左肺，并允许横断钳闭胸主动脉。必要时，通过镜像切口和切开胸骨，以双侧前胸切开（蛤壳式切口）将切口延伸至右胸。

（1）切口穿过第 4、5 肋间隙，男性为乳头或女性的乳房下皱褶平面。始于胸骨左缘，止于腋后线。沿肋骨走行，指向腋窝。切口前半部分抵达胸大肌、胸小肌，后半部分抵达前锯肌前缘（图 4-3）。

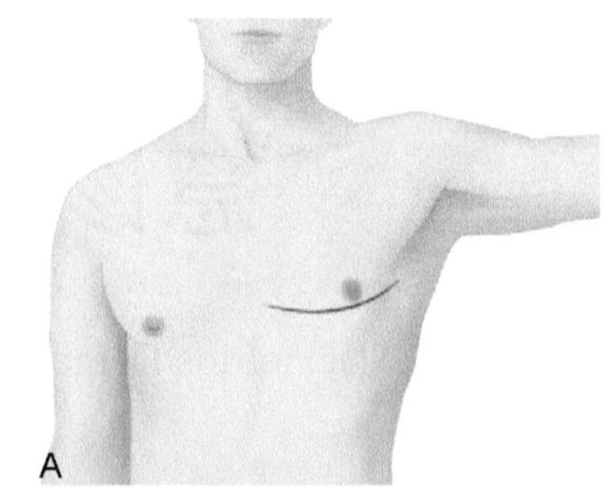

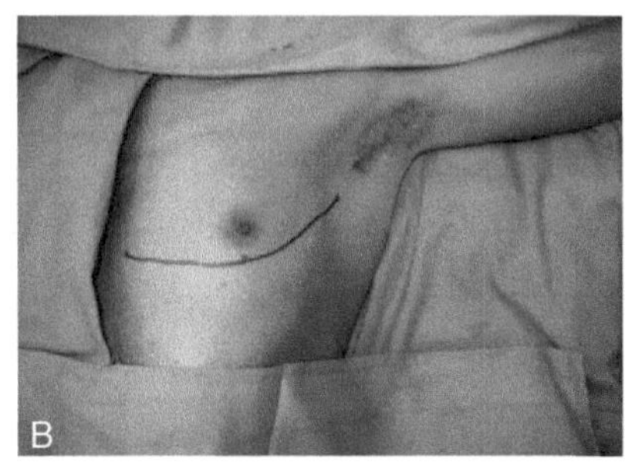

图 4-3　复苏性开胸术切口位于男性乳头正下方或女性乳房下皱褶处（横跨第 4、5 肋间隙）。其起于胸骨左缘，直至腋中线，并朝腋窝延伸

（2）避开神经血管束，沿肋骨上缘分离肋间肌，用剪刀进入胸膜腔，注意避免损伤其下膨胀的肺组织。可行右主支气管插管或控制通气降低进入胸腔时肺损伤的风险。然后插入 Finochietto 肋骨牵开器以撑开肋骨，用 Duval 肺钳夹住左肺下叶，并向患者头侧和外侧牵拉，以充分显露心脏和胸主动脉（图 4-4）。

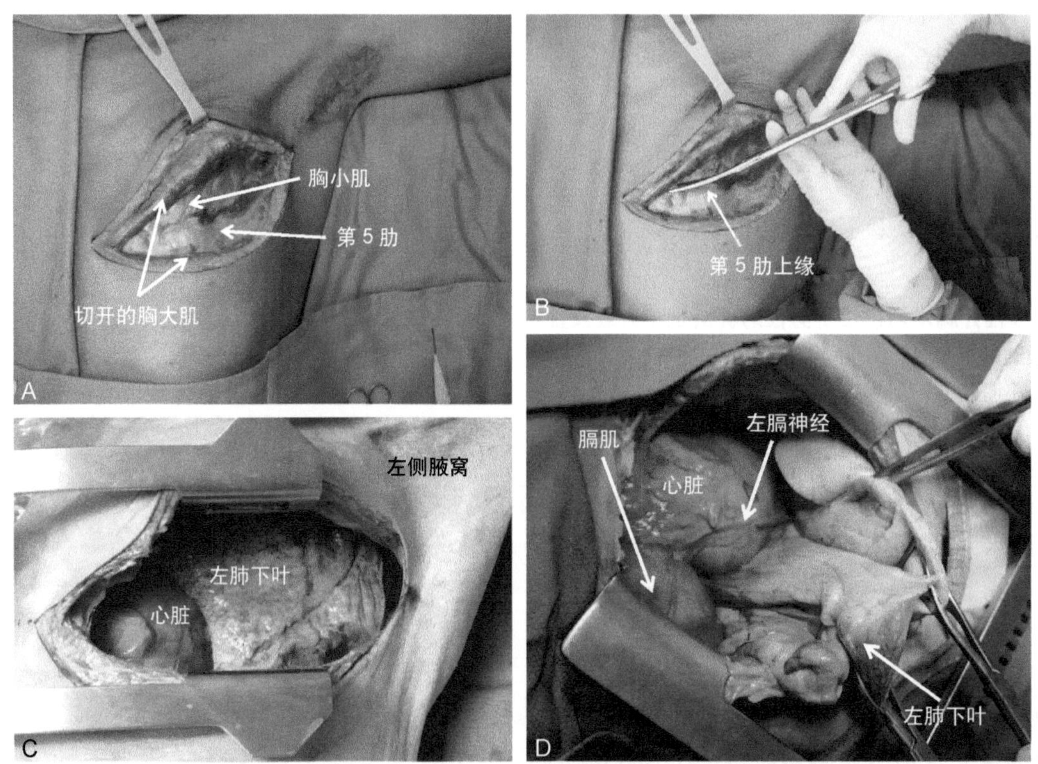

图 4-4　A. 分离胸大肌和其下的胸小肌；B. 用剪刀沿肋骨上缘分离肋间肌，注意避免损伤肺组织；C. 进入胸腔后，放置 Finochietto 肋骨牵开器，显露左肺和心脏；D. 用 Duval 肺钳夹住左肺下叶，并向患者头侧、外侧牵拉，充分显露心脏和主动脉

2. 对一些右胸或上纵隔血管受伤的患者，应采用双侧前开胸切口以控制出血并充分显露。用骨刀或重剪刀横断胸骨，使左胸切口延伸到右胸对称处（图 4-5）。在横断胸骨时，双侧乳内动脉被切断，在心搏和循环恢复后夹闭或结扎乳内动脉。

六、手术步骤

1. 进入左胸膜腔后，吸净游离血液，先用加压止血法控制肺或胸腔血管的活动性出血，再用血管钳钳夹止血。

2. 接下来打开心包，解除心脏压塞，修补心脏损伤，或直接启动心脏复苏，包括心脏按压、除颤或心脏内注射药物等。

3. 沿心包外侧识别左膈神经。在无心脏压塞时，用两把止血钳夹住左膈神经前的心包膜，做一小切口。然而，在心脏压塞时，由于心包紧绷，难以使用止血钳夹住心包，用手术刀直接在心包膜上做一与膈神经平行的纵行小切口打开心包（图 4-6）。

4. 任何心脏压塞都可以解除，并通过拇指和示指的按压控制心脏出血。对于较大的心房损伤，可用血管钳控制出血（图 4-7）；对于较小的心脏伤口，可以通过插入充气 Foley 导管来暂时控制出血。应注意避免气囊移位和缝合过程中刺破气囊。避免在 Foley 导管上施加过大的压力或拉力，这会进一步撕裂伤口（图 4-9）。缝皮器可暂时用于缝合刺伤伤口，但对多数枪伤无效，因枪伤可导致心脏组织缺损。

5. 使用大锥形针和不可吸收的 2-0 或 3-0 缝合线，通过“8”字缝合或水平褥式缝合或连续缝合方式修复心脏伤口（图 4-8，图 4-10）。在大多数情况下，常规使用补片修补耗时又不必要，只有在系缝线时心肌撕裂的情况下才使用。心脏修复的技术细节参见第 15 章“心脏损伤”。

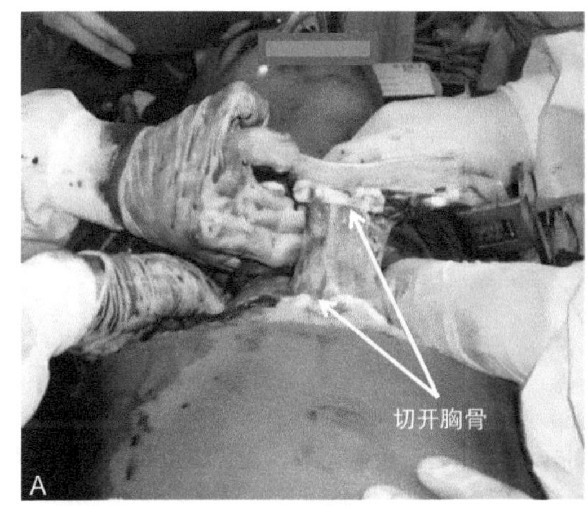

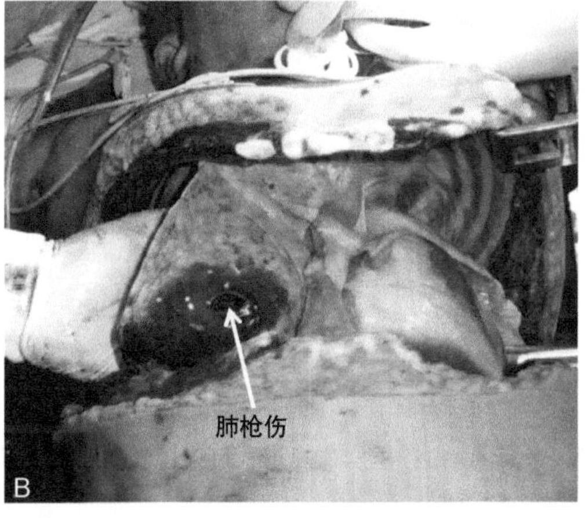

图 4-5　双侧前开胸切口：通过横断胸骨，使左胸切口延伸到右胸对称处。以便更好地显露心脏前面、上纵隔血管和双肺

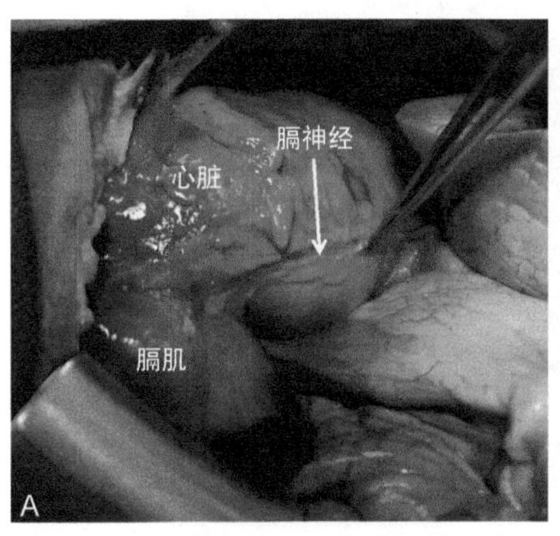

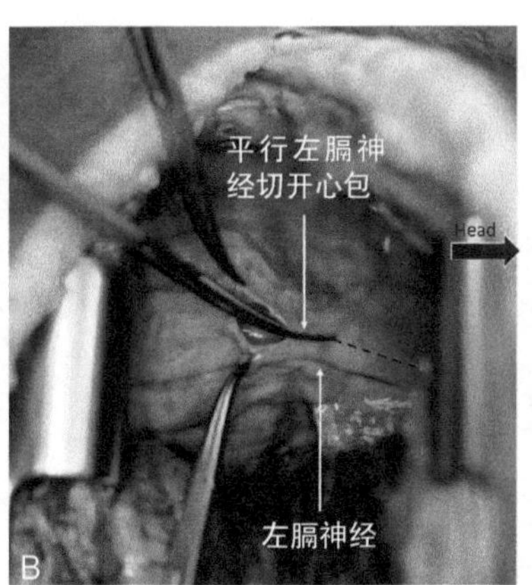

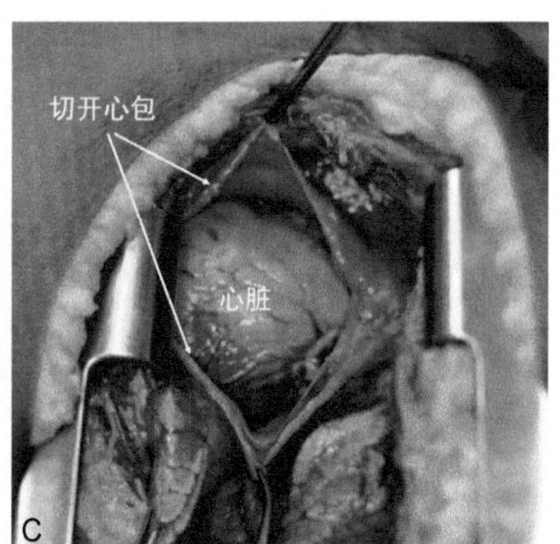

图 4-6　A. 膈神经位于心包外侧缘，应予以保护；B. 在膈神经前，平行于膈神经切开心包；C. 打开心包后，心脏情况易于评估

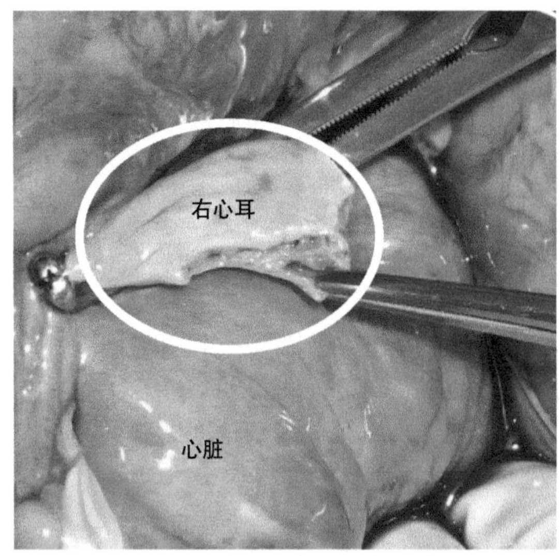

图 4-7　用血管钳钳夹暂时控制心房损伤出血

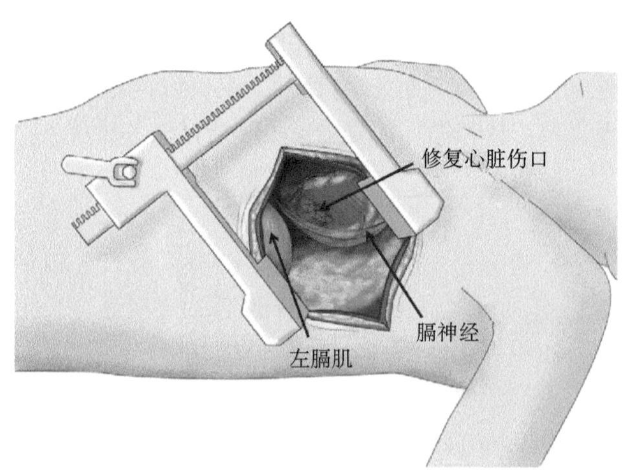

图 4-8　用大锥形针和不可吸收的 2-0 或 3-0 缝线进行“8”字缝合或水平褥式缝合心脏伤口

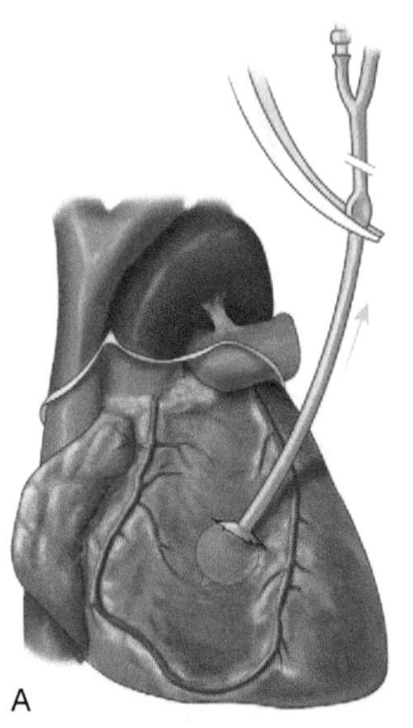

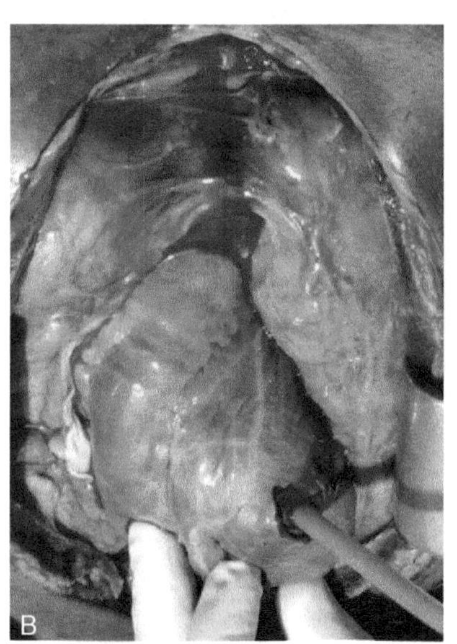

图 4-9　在某些心脏伤口较小的情况下，可以通过插入充气 Foley 导管来暂时控制出血。避免过度牵拉 Foley 导管，否则会扩大裂伤

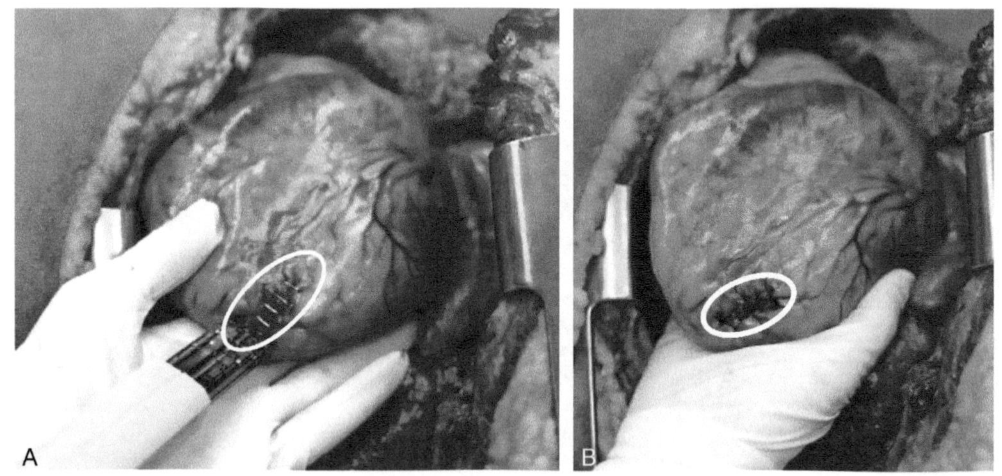

图 4-10　A. 皮肤缝合器可用于暂时闭合心脏刺伤；B. 使用不可吸收的 2-0 或 3-0 缝线进行“8”字缝合或水平褥式缝合心脏伤口

（一）开胸心脏按压

由于单手心脏按压效果差，且拇指可能导致心脏破裂，应用双手进行心脏按压。按压时，将心脏置于两个手掌之间，从心尖向心底按压（图 4-11）。

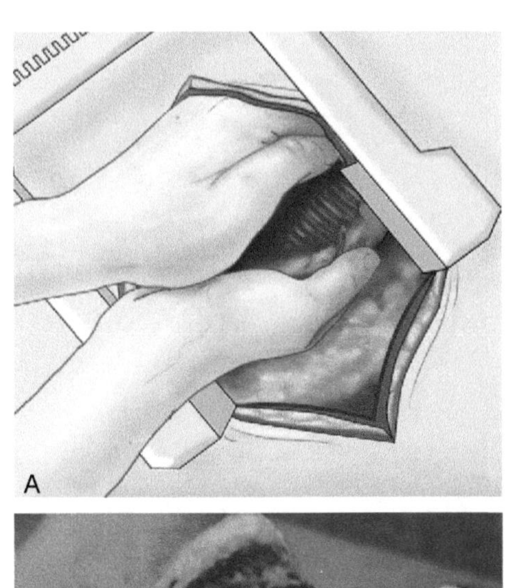

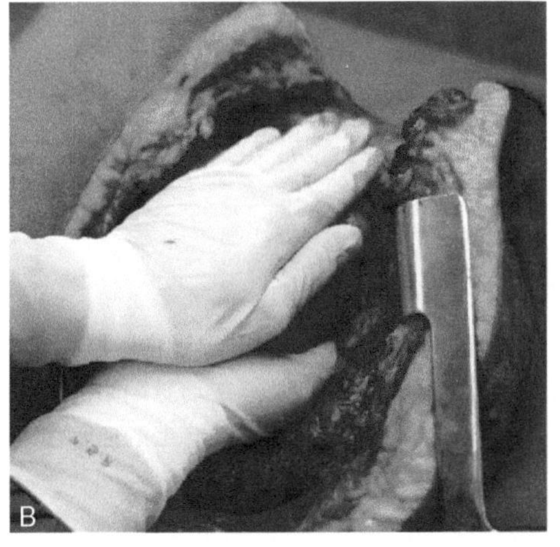

图 4-11　胸内心脏按压技术。将心脏置于两个手掌之间，从心尖向心底进行按压

（二）体内心脏电除颤

体内心脏电除颤适用于心室颤动或无脉性室性心动过速的患者。将两片心内电极分别贴在心脏的前、后壁，用 10 ～ 50J 能量进行除颤（图 4-12）。

（三）心搏骤停的药物治疗

根据需要可将肾上腺素、钙剂、镁剂和碳酸氢钠等药物注入左心室。

（四）心外膜起搏

1. 对于术中和术后早期出现心律失常的患者，应尽早考虑心外膜起搏，以改善血流动力学功能，并抑制快速性心律失常。

2. 心外膜起搏电极导线通常放在右心室前壁上部，一根置于心室顶部，另一根置于心室下方约 1cm 处，也可以将二者置于左心室上（图 4-13）。

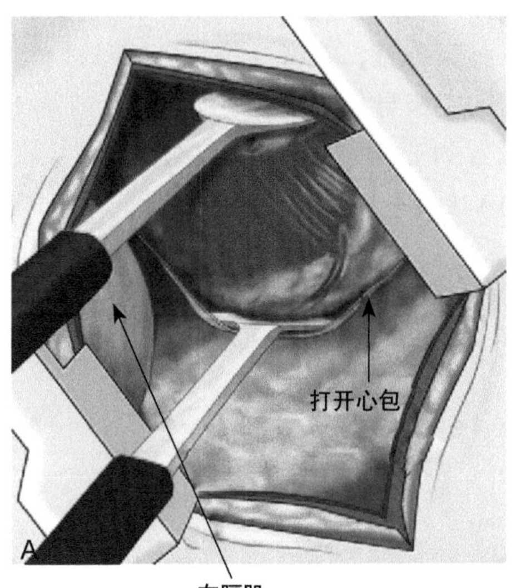

图 4-12　体内电除颤：将两个心内电极分别贴在心脏的前、后壁

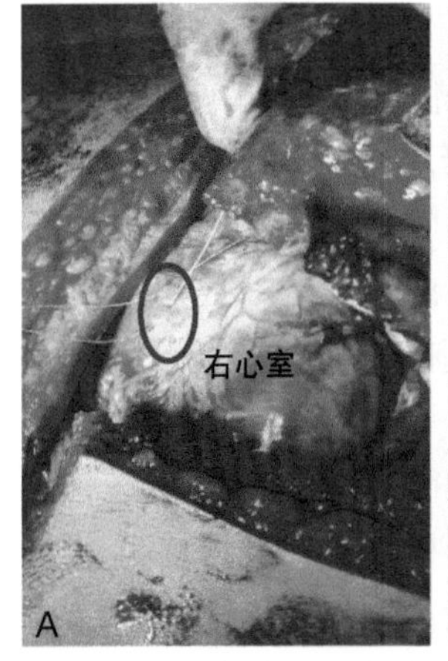

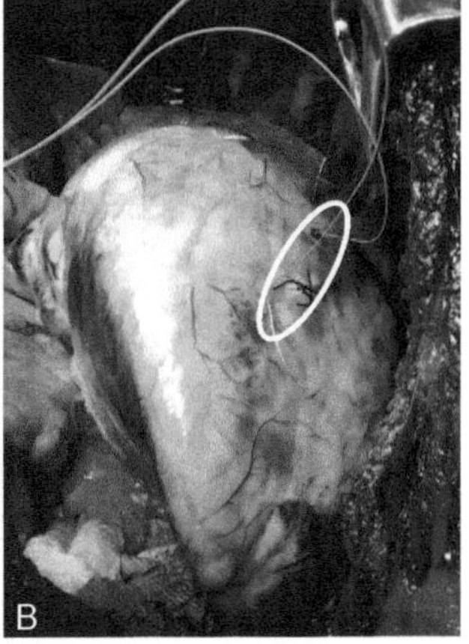

图 4-13　起搏导线置于心外膜，一根置于右心室前壁上部，另一根在下方相距约 1cm 处（圆圈处）

3. 心外膜导线末端有一根小针。通过小针将电极导线浅埋于心肌中，然后拔出此针。将导线轻微弯曲，以防止其容易脱落。导线另一端较大的针头刺穿胸壁，并将导线带到皮肤表面。最后将外露的电极导线连接到起搏器。心脏起搏器的常规设置为心率 70 ～ 90 次 / 分，最大输出电流为 10mA（图 4-14）。

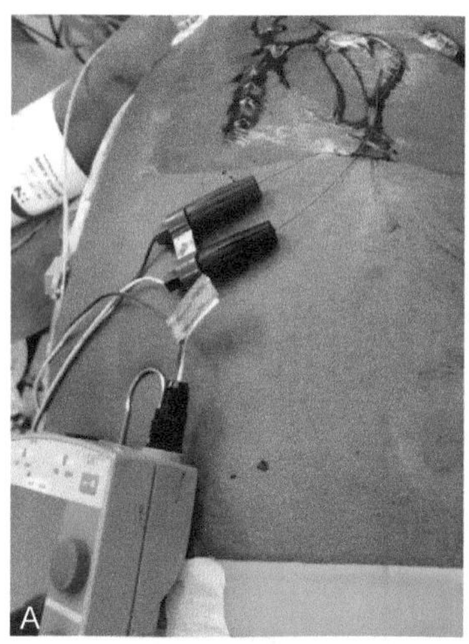

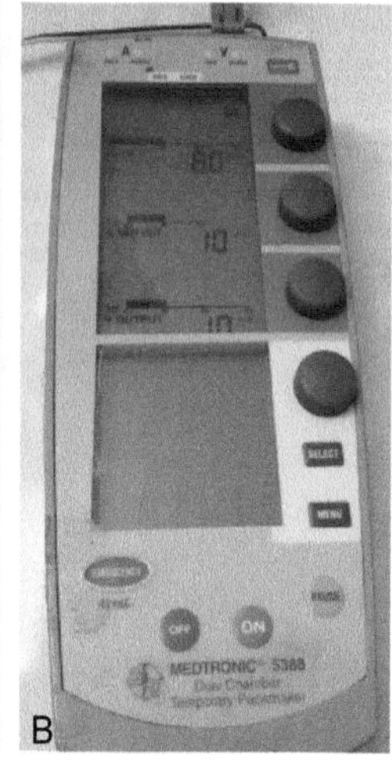

图 4-14　心外膜起搏器。常规设置参数为心率 70 ～ 90 次 / 分，最大输出电流为 10mA

（五）主动脉阻断

胸主动脉阻断位置最常选择在膈肌上方 2 ～ 4cm。为充分显露主动脉，用 Duval 肺钳夹住左肺下叶向上牵拉。在心搏骤停时，主动脉塌陷，可能难以与食管区分开。手指沿左后壁向脊柱滑动时，触碰到的第一个结构即主动脉，而食管则更靠近前内侧。气管插管后，可通过安置胃管协助识别食管。但是，上述操作不应延迟主动脉阻断。可剪断下肺韧带以充分显露主动脉。用长剪刀剪开跨过主动脉的纵隔胸膜，然后用血管钳夹闭主动脉。由于有撕脱肋间动脉的风险，应最小限度地分离主动脉。一旦心脏恢复搏动，可扪及颈动脉搏动，应立即松开主动脉钳夹（图 4-15）。

（六）空气栓塞

在心搏骤停或严重心律失常患者中，如发现心室压低，肺或大静脉受损，应怀疑可能并发空气栓塞。有时候，可在冠状静脉中发现空气。此时，应立即控制空气来源，然后用注射器抽吸心室内的空气（图 4-16）。

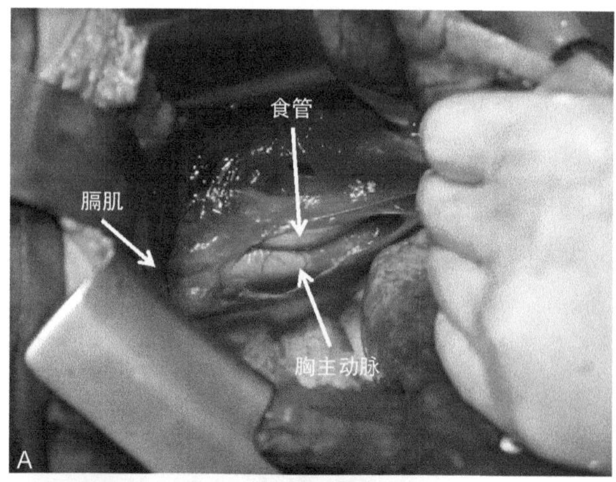

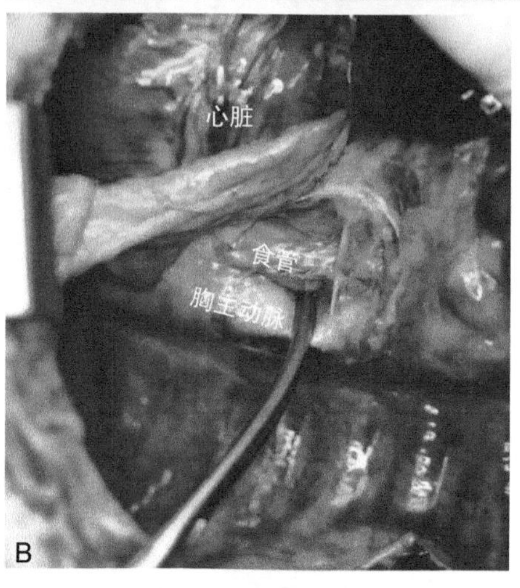

图 4-15　A. 胸主动脉阻断。剪开跨过主动脉的纵隔胸膜。注意前内侧的食管。在没有脉搏主动脉塌陷时，可能将食管误认为主动脉。B. 钳夹在胸主动脉上的血管钳

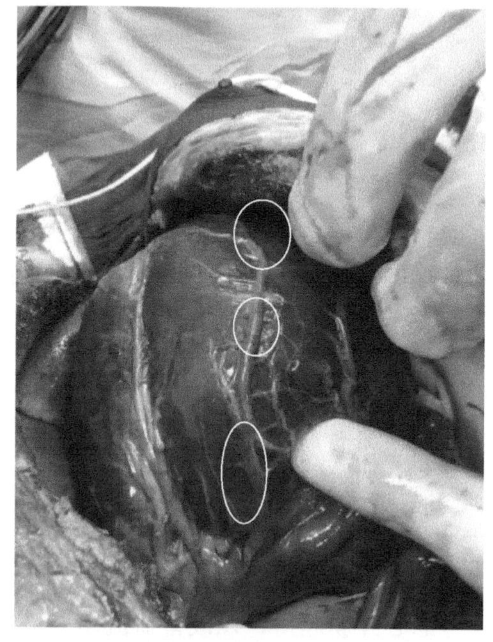

图 4-16　空气栓塞时在冠状静脉中发现气泡。该并发症考虑与低心室压、肺或大静脉受损有关

（七）肺门阻断术

对伴有严重出血或空气栓塞的肺损伤患者，考虑使用肺门阻断术。用示指和拇指按压肺门结构实现肺门阻断。血管钳可以代替手指按压。

（八）肺门扭转术

肺门扭转术是指压或血管钳夹闭肺门的替代方法。分开下肺韧带时，注意避免损伤下肺静脉。该韧带是连接肺下叶、纵隔和膈肌中份的双层胸膜结构。然后将肺下叶向前扭转后覆盖上叶来阻断血管，并放置腹部手术垫以防止松解。与肺门扭转术相比，血管钳肺门阻断术更快且创伤更小。

（九）心房补液

对于极危重的患者，可能难以建立静脉通路。此时可以考虑直接经右心房输液。先用不可吸收的 2-0 线在右心房进行荷包缝合，用 Satinski 钳夹起缝合线内的心房组织，用剪刀剪开，然后将 Foley 导管或大口径静脉导管插入心房，拉紧荷包缝线（图 4-17）。

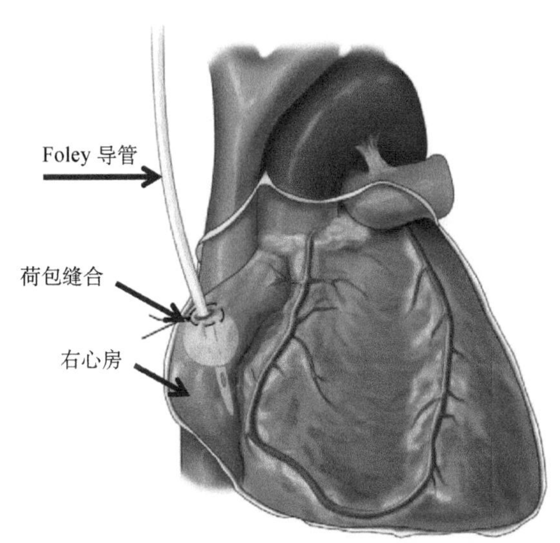

图 4-17　**经右心房快速补液。将 Foley 导管或大口径静脉导管经荷包缝合线内的开口插入右心房，拉紧缝线**

七、切口缝合

1. 开胸切口应在手术室中缝合，如第 3 章“胸腔闭式引流术”中所述。

2. 对于持续性心律失常或在 ICU 复苏期存在心搏骤停高风险的患者，可考虑临时关闭开胸切口以控制损伤。但这些患者一旦出现心搏骤停，应立即开胸进行心脏按压可能会挽救患者生命。建议采用真空辅助闭合技术（VAC）临时关闭切口。

八、提示与陷阱

1. *与切口相关的常见问题*　①切口过低，会增加抬高的膈肌受损和心脏上部显露不充分的风险；②切口未沿肋骨曲线走行；③用手术刀分离肋间肌时，对其下膨胀的肺脏有潜在损伤风险；④如果切口太靠近胸骨，易损伤左侧乳内动脉，如未立即发现，将是很大问题。

2. *与主动脉阻断相关的常见问题*　①夹闭食管（手指沿左后壁向脊柱滑动触碰到的第一个结构即主动脉）。鼻胃管可能有助于识别食管，其在主动脉的前内侧。②食管损伤。③肋间动脉撕裂。④在没有剥离胸膜的情况下，试图夹闭塌陷的主动脉。

（何亚荣　罗　丹　曹　钰　译）

第三部分

头　　部

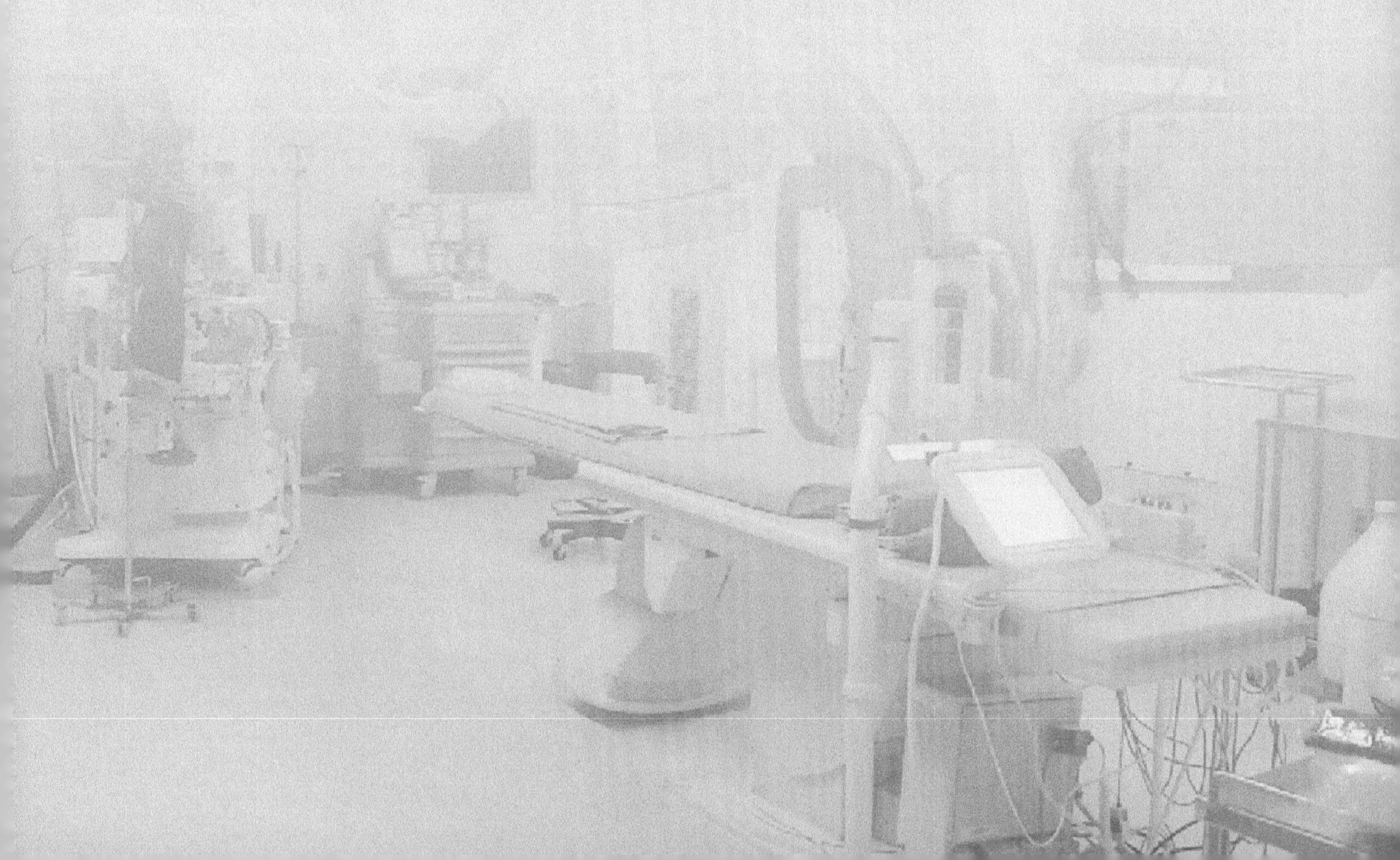

第5章 颅内压监测

Meghan Lewis, John Peter Gruen

一、外科解剖

1. 颅内压（ICP）可通过颅内压监测仪监测，监护仪的探头放在一侧的侧脑室、蛛网膜下腔、硬膜下腔、硬膜外腔或脑实质内（图 5-1）。

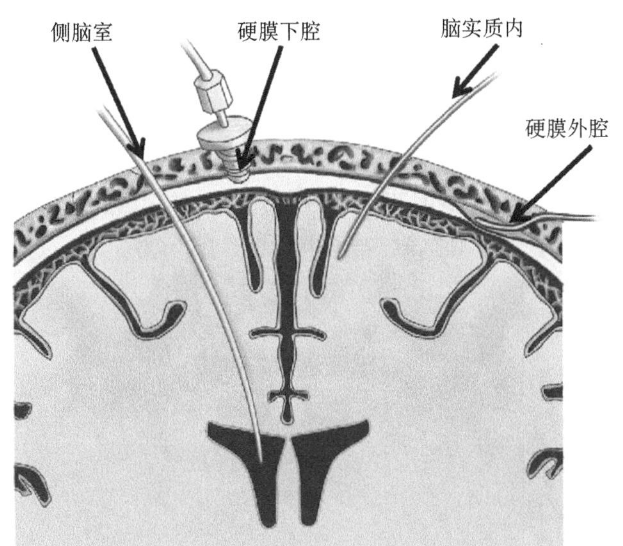

图 5-1　颅内压可通过一根置入一侧脑室内的导管监测，也可以通过置于硬膜外腔、硬膜下腔、蛛网膜下腔或脑实质内的导管监测

2. 颅内压监测导管应该放置于患者的非优势半球（例如：右利手患者置于右半球）。

3. Kocher 点是最常用的体表穿刺标志点。在这个点上，导管进入侧脑室额角的轨迹能够避开桥静脉、上矢状窦和中央前回。Kocher 点位于冠状缝前 2cm 与瞳孔中线相交的位置（颅中线旁 2 ～ 3cm）（图 5-2）。冠状缝距离鼻根 11 ～ 12cm。

4. 其他可替代的位置还有位于耳顶部后上方 2.5cm 处的 Keen 点（后顶区）、Frazier 孔（顶枕区）和 Dandy 点（枕区）。

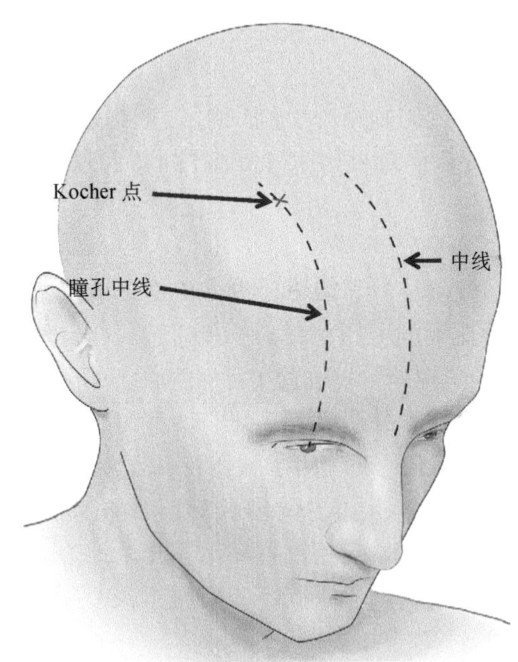

图 5-2　放置颅内压监测导管的解剖标志点。置入颅内压监测导管的 Kocher 点（图上红色 × 标记）：瞳孔中线向上和冠状缝前约 2cm 处

二、基本原则

1. 美国脑外伤基金会（BTF）推荐对严重创伤性脑损伤（TBI）的患者使用颅内压监测仪以降低院内和创伤后两周的死亡率。

2. 应在急诊科、手术室或重症监护病房实施颅内压监测导管的置入。

3. 置入过程必须实行无菌操作。

4. 若 INR > 1.5，应避免颅内压监测导管的置入。

5. 置入颅内压监测导管过程中的并发症包括出血、感染、错位或脱位、脑脊液漏。

三、颅内压监测导管的类型

（一）脑室内导管

1. 脑室内导管也称侧脑室外引流管（EVD），是置入一侧侧脑室的一根软导管。

2. 脑室外引流管既可用于监测颅内压，也可用于治疗性脑脊液引流。

3. 液压耦合脑室外引流是颅内压监测的金标准，因为它最精确而且能在原位重新校准。尽管其他压力传导方法已在脑室外引流的新模式中普遍使用。

4. 传统的脑室外引流只能在关闭引流管时测ICP；而新模式可同时开展颅内压监测和脑脊液引流。

（二）微型传感器

1. 微型传感器使用光纤、应变计或气动传感器持续监测颅内压，它们一般通过一个空心螺钉（亦称为“螺栓”）放置在目标区域内。

2. 与脑室外引流管相比，微型传感器的感染风险更小，但它不能用于脑脊液引流。

3. 通常情况下，微型传感器比脑室外引流管更容易置入，它可放置在下述几个地方：①脑实质内；②蛛网膜下腔；③硬膜下；④硬膜外；⑤脑室。

四、特殊手术器械

1. 市场上的钻头工具包有用于颅内压监测所必需的器械（图 5-3），这些工具通常包括：①手术刀；②自锁式扩张器；③钻头；④冲洗注射器；⑤无菌生理盐水；⑥脊髓针；⑦带有切割针或中空螺钉（“螺栓”）的导管；⑧隧道器；⑨连接器。

2. 其他可能需要的工具：①记号笔；②卷尺；③局部麻醉药；④备用注射器；⑤针头。

五、患者体位

1. 患者采用床头抬高 30° 的反特伦德伦堡位（reverse Trendelenburg）。

2. 患者头部固定在正中位。

六、手术步骤

1. 充分镇痛和镇静。

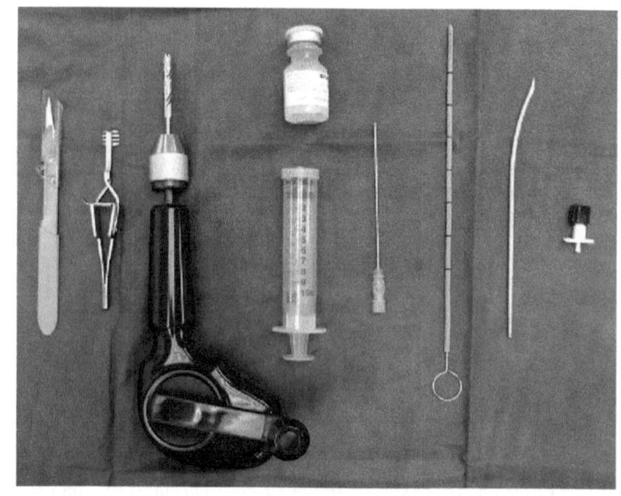

图 5-3　一套经典的用于放置颅内压监测器的工具包

2. 剪除手术位点附近的头发。不能剃发以降低感染风险。

3. 手术区域应经过抗菌溶液和标准无菌操作处理。手术人员穿合适的无菌手术服，戴手套、外科口罩、护目镜和帽子。

4. 首先标记重要的解剖标志点，包括中线、瞳孔中线、冠状缝、Kocher 点（图 5-4）。

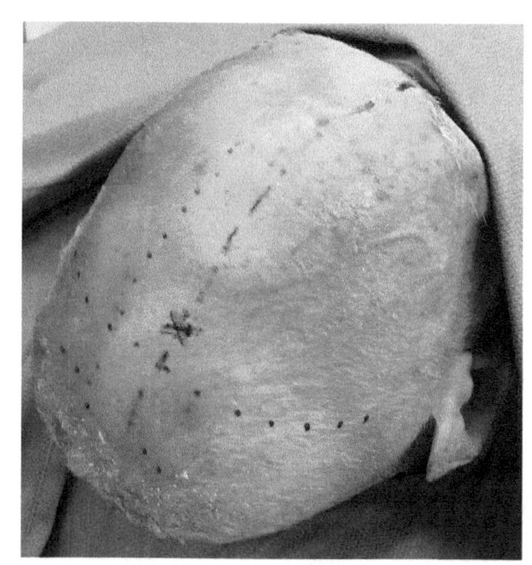

图 5-4　识别重要的标记点，包括中线、瞳孔中线、冠状缝、Kocher 点

5. 在 Kocher 点的皮肤和皮下组织注射局部麻醉药。

6. 在 Kocher 点处，切一个长 1 ～ 2cm 的切口，并清除颅骨上的骨膜（图 5-5）。

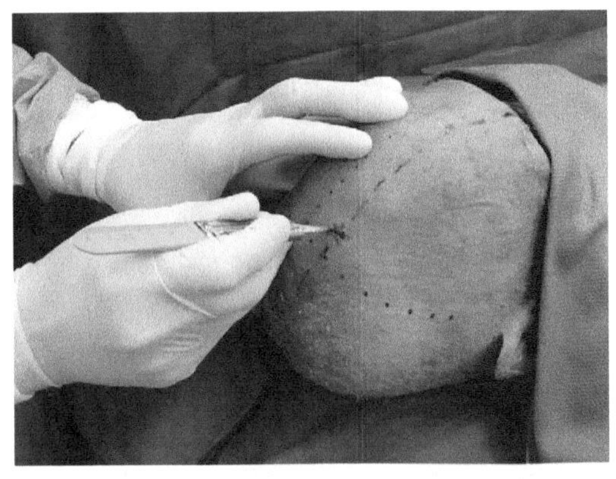

图 5-5　在 Kocher 点做一个切口

7. 如果需要，可以在皮肤上使用自持式扩张器。

8. 使用垂直于颅骨的扭钻，穿透颅骨的内外两层，制作一个穿透颅骨的骨窗（图 5-6）。小号钻头用于置入脑室内导管，大号钻头用于放置螺钉。阻力降低时提示外内板都被穿透。可以使用限位器来防止突破颅骨内板时意外钻入脑实质内。

9. 钻孔过程中，骨碎片和细屑可能会在骨窗部位堆积，应使用无菌生理盐水彻底冲洗干净。

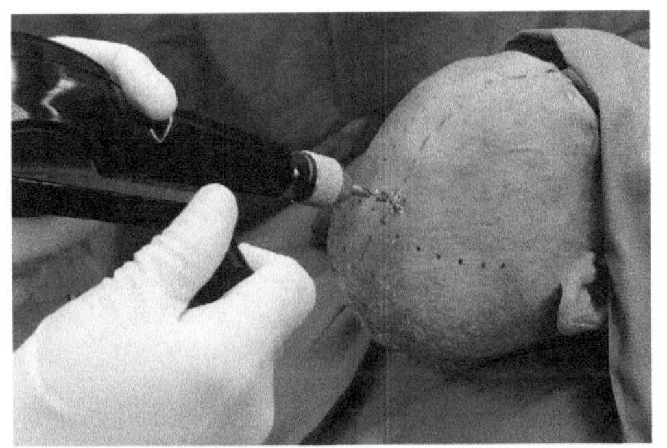

图 5-6　钻头垂直于头骨放置，形成一个骨窗

10. 用脊髓针确认钻孔已完全穿透颅骨（图 5-7）。

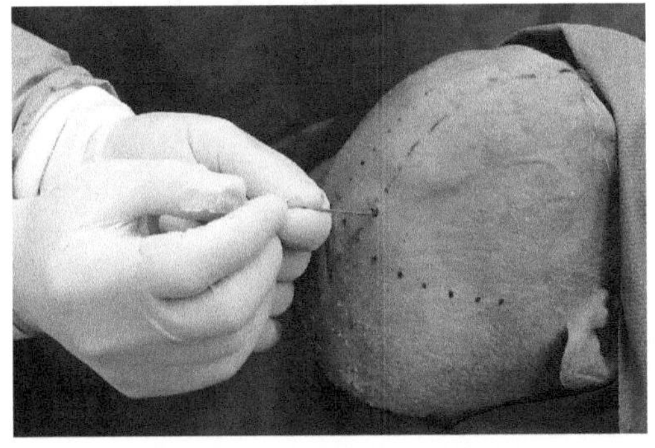

图 5-7　用脊髓针确认钻孔已穿透颅骨内外板

11. 用 11 号解剖刀在硬脑膜上做一个“十”字形切口（图 5-8）。

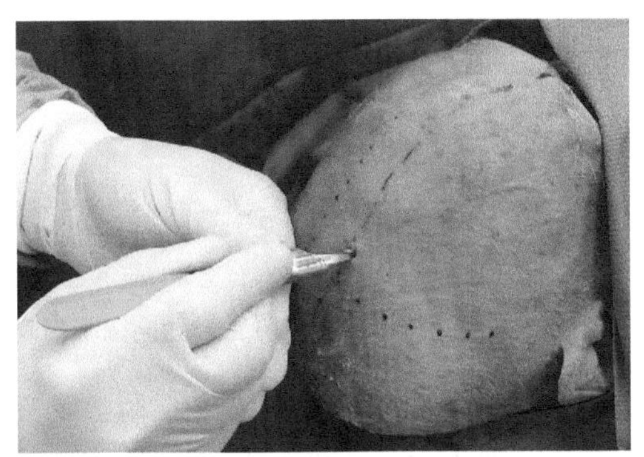

图 5-8　在硬脑膜做一个十字切口

12. 若要放置螺栓，则此时将其拧入，让它紧靠硬膜下腔，然后插入压力传感器，操作过程完成（图 5-9）。

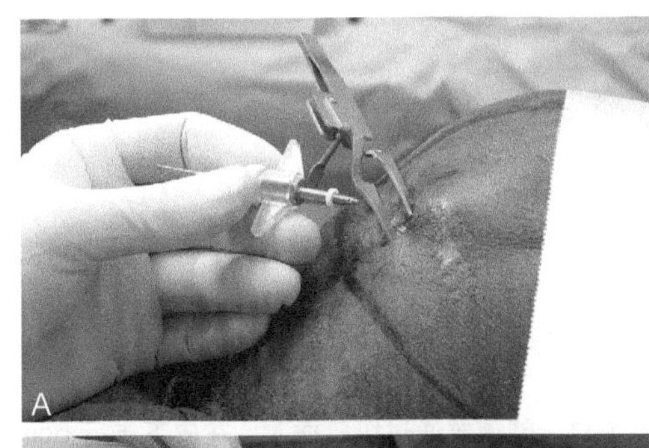

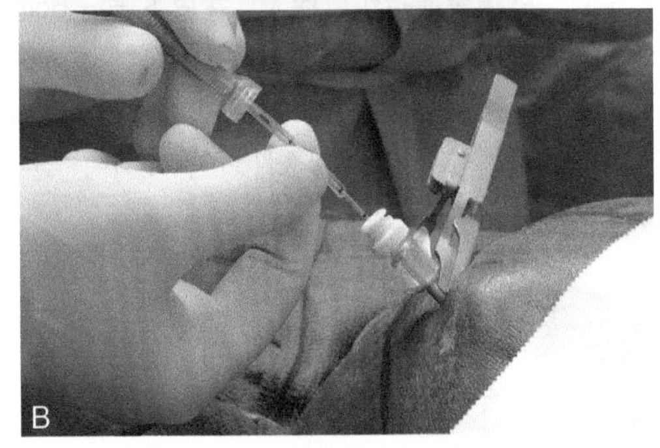

图 5-9　A. 在切口处拧入螺栓直至碰至硬膜处；B. 通过这个螺栓插入一个微型传感器

13. 若要置入脑室内导管，应该使用导管的内穿刺器通过钻孔安置，使其与大脑垂直，并朝向同侧眼内眦方向插入（图 5-10）。脑室内导管通常需要推进 5 ～ 7cm 才会遇到阻力减小的情况，并且在拔掉内穿刺器时，脑脊液会流出。这两个现象确认导管已进入侧脑室。如果没有脑脊液流出，可重复以上两个步骤，每次导管的方向略微朝中心靠拢。

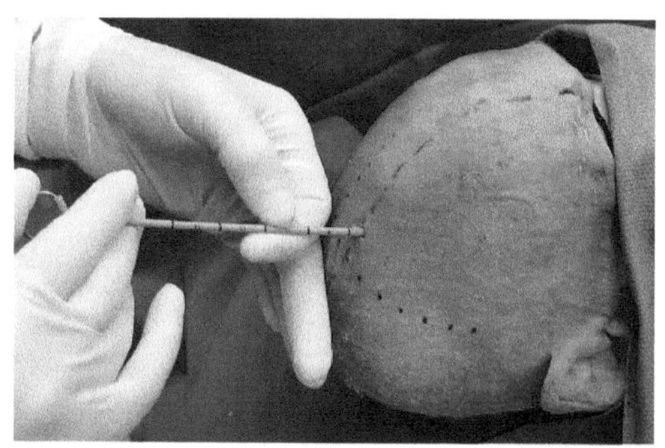

图 5-10 插入套管针的侧脑室内导管，朝同侧眼内眦方向放置

14. 隧道器在插入点进入皮肤，在皮下组织形成隧道，在 5cm 外穿出皮肤（图 5-11）。

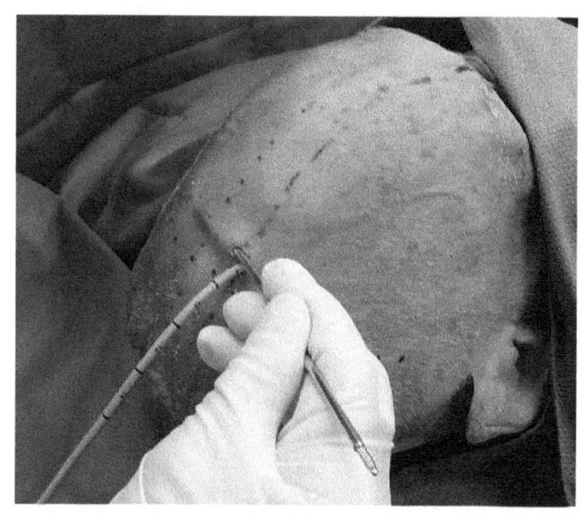

图 5-11 隧道器通过切口插入，在皮下走行 5cm

15. 导管与隧道器的尾部连接，这样在隧道器被完全拉出皮肤的同时，导管埋于皮下。导管埋在皮下可以降低感染风险（图 5-12）。

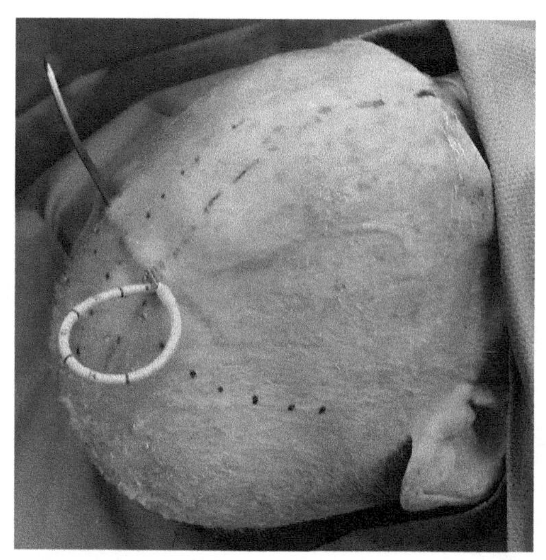

图 5-12 隧道器在距 Kocher 点 5cm 处穿透皮肤后，导管连于隧道器的尾部

16. 接着用尼龙缝合线将导管固定于皮肤，导管顶端套一连接器（图 5-13）。

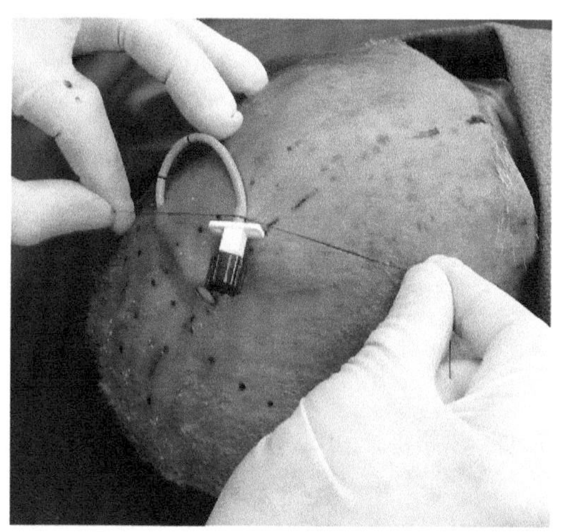

图 5-13 导管末端套一连接器，并缝于皮肤上

17. 插入处也进行缝合，并放置无菌纱布。

18. 颅内压监测仪在外耳道水平调零。

七、提示与陷阱

1. 头皮感染是颅内压监测仪安装的相对禁忌证。

2. 脑室内出血是在同侧侧脑室外引流的禁忌证。

3. 需先纠正血小板减少（$< 100 \times 10^9$/L）和 INR > 1.5，以减少术中出血。

4. 不要超过 3 次尝试放置侧脑室外引流管，因为 3 次以上的尝试会显著增加并发症。

5. 若脑室受压迫或因占位效应移位，侧脑室室外引流会非常困难。这种情况下，可以使用其他替代的监测方法。

6. 大脑因无法承受脑室瞬间减压，应避免过量脑脊液丢失与引流。

（刘伯夫 曹 钰 译）

第6章 急性硬膜外与硬膜下血肿清除术

Gabriel Zada, Kazuhide Matsushima

一、外科解剖（图 6-1）

1. 有 3 层脑膜覆盖大脑：硬脑膜、蛛网膜和软脑膜。

（1）硬脑膜是一层最厚最坚固的脑膜，它牢固地附着在颅骨的内表面，尤其是骨缝处。在硬膜内走行有脑膜动脉。

（2）蛛网膜是一层位于硬脑膜下的薄膜，其内表面有大量小梁向下延伸进入蛛网膜下腔。

（3）软脑膜是一层覆盖脑实质表面的薄膜，随脑实质进入脑沟和脑裂。

2. 硬脑膜紧密连接于颅骨内表面，需要较大力量才能将其分开。与之相反，分离硬脑膜和蛛网膜仅需较小力量。

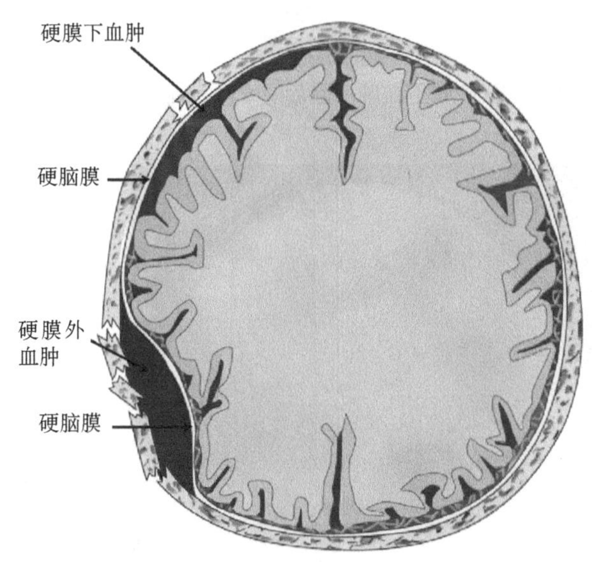

图 6-1　**硬膜外血肿位于颅骨内表面和硬脑膜之间。硬膜下血肿位于硬脑膜和蛛网膜之间**

3. 脑膜中动脉起源于颈外动脉，它通过棘孔进入颅内后分为不同形式的前支、中支和后支。脑膜中动脉是急性硬膜外血肿（EDH）的常见出血部位。

4. 桥静脉将大脑皮质浅静脉连接到硬脑膜内矢状窦，该静脉是急性硬膜下血肿（SDH）的常见出血来源。

二、基本原则

1. 急性 EDH 与 SDH 多由钝性暴力机制引发（如交通事故、跌落伤、暴力打击）。

2. EDH 是颅骨内板和硬脑膜之间形成血肿，而 SDH 是在硬脑膜和蛛网膜之间形成血肿（图 6-1）。

3. EDH 通常是由于脑膜动脉损伤，这与颞区颅骨骨折有关。最常见为颞区颅骨骨折累及脑膜中动脉。也可由于颅骨骨折引起硬脑膜静脉窦撕裂出血造成。血肿位于颅骨内板和硬脑膜之间（图 6-2）。

4. 尽管颞区是 EDH 最常见的部位，但也可以发生在颅腔任何部位（图 6-3）。

5. 急性 SDH 通常是由于脑实质损伤或将皮质浅静脉连接到硬脑膜内的矢状窦的桥静脉破裂导致的出血。血肿位于硬脑膜和蛛网膜之间。

6. 急性 EDH 表现为高密度透镜状（双凸面）病变，通常与上覆颅骨骨折有关。其通常不会穿过骨缝。急性 SDH 表现为可跨越骨缝的新月形损害（图 6-4）。

7. EDH/SDH 患者的临床表现多样，从轻度头痛到昏迷均可表现。仅半数急性 EDH 患者出现典型的“中间清醒期”表现（短暂意识丧失后清醒，随后再次恶化）。

8. EDH 患者的出血来源为动脉，因此通常在短时间内出现神经功能恶化；而大部分 SDH 患者的出血来源为静脉，随出血量增加逐渐出现神经系统表现，进展较缓。

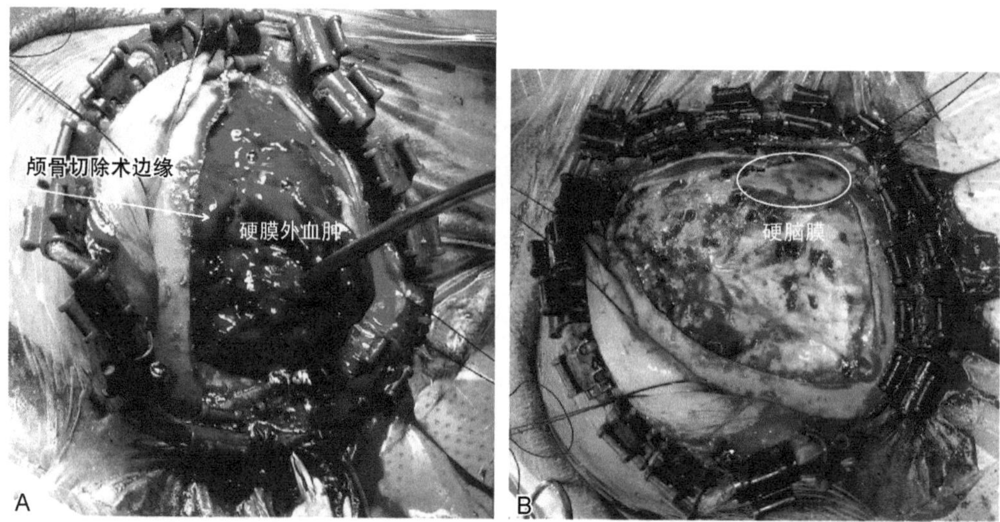

图 6-2 A. 开颅后可见较大硬膜外血肿，血肿位于颅骨内板和硬脑膜之间；B. 硬膜外血肿清除后完整硬脑膜的外观，注意白色圆圈标记的颅骨骨折是引起出血的主要原因

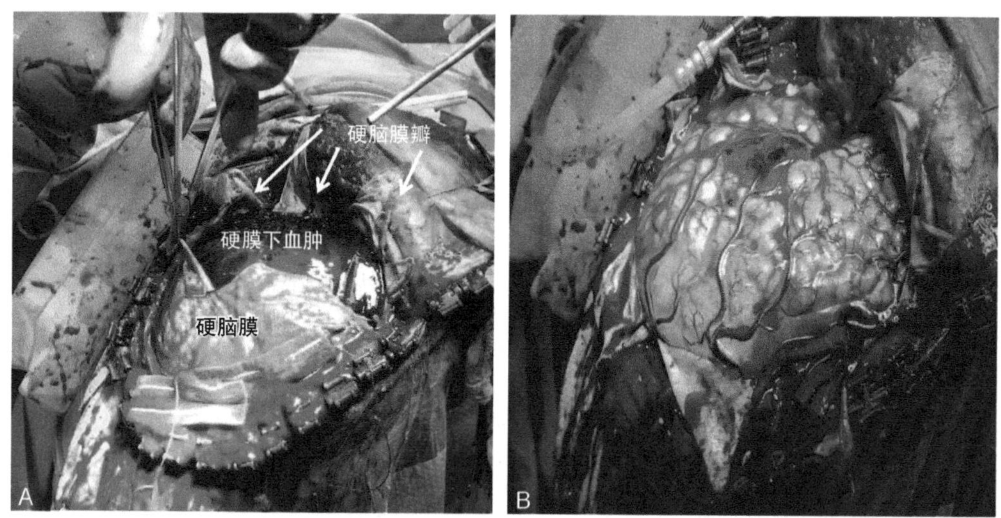

图 6-3 A. 开颅手术和硬脑膜切开后，术中可见硬膜下存在大量血肿；B. 硬膜下血肿清除后的术中表现。注意大脑外露与水肿

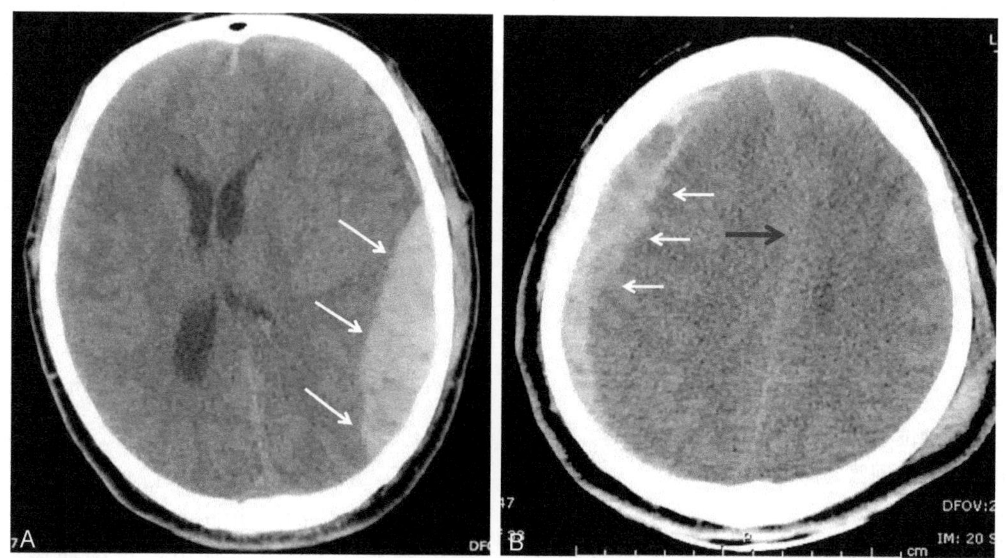

图 6-4 A. 急性硬膜外血肿的 CT 扫描征象。注意血肿的透镜状（双凸面）形状（箭头）。B. 急性硬膜下血肿的 CT 扫描。注意血肿为新月形形状（白色箭头）。明显的中线移位（黑色箭头）

9. 对 EDH 或 SDH 行紧急的血肿清除手术能防止患者死亡和远期功能障碍。

10. 急性 SDH 患者通常是由于脑实质损伤或累及蛛网膜下腔的桥静脉出血。桥静脉连接大脑皮质浅静脉和硬膜内矢状窦。

11. 老年患者由于脑萎缩及相关的桥静脉脆性和张力增加，他们更有可能出现 SDH。然而因为硬脑膜纤维化及与颅骨的紧密贴合，老年人不太可能发生 EDH。

三、手术指征

1.EDH 或 SDH 手术清除的决策基于临床表现、全身状态和影像学评估。神经系统检查是主要的考虑因素，包括格拉斯哥昏迷量表（GCS）、瞳孔反射和运动功能检查。全身状态考虑包括多发伤的严重程度、血流动力学不稳定、凝血病及其他并发症。其他影响手术决定的客观信息：CT 影像学结果（例如：仅有头痛症状的患者 CT 表现为大量 EDH）和颅内压监测提示颅内高压。

2. 颅内压升高的 EDH 或 SDH 患者的临床治疗措施：抬高床头、必要时镇静或气管插管、轻微过度通气、高渗治疗、改善凝血障碍、控制癫痫发作，可能需要用巴比妥类药物诱导昏迷。

3. 对 CT 扫描发现 EDH 出血量＞ 30cm^3 的成年患者，通常建议手术清除血肿，无须考虑 GCS。对 GCS ＜ 9 分，瞳孔大小不等，CT 显示血肿厚度＞ 15mm 或中线偏移＞ 5mm 的患者，也应考虑手术清除血肿。小儿急性 EDH 患者的手术指征低于成年患者。EDH 的部位也是评估的重要指标，颞叶或颅后窝的 EDH 因可导致颞叶钩回疝、脑积水或脑干压迫，其手术指征更低。

4. 急性 SDH 手术清除的指征通常包括 CT 显示血肿厚度＞ 10mm 或中线偏移＞ 5mm（不考虑 GCS）、双侧瞳孔不等大、持续颅内压＞ 20mmHg 或从受伤到入院 GCS 降低≥ 2 分。

四、特殊手术器械

1. 紧急开颅手术的器械应包括 Raney 头皮夹、Hudson Brace 手摇钻或气动钻、钻头、Gigli 线锯或电动骨锯等（图 6-5）。

2. 推荐使用手术头灯和放大镜。

3. 止血物品（如可吸收止血纱布或明胶海绵等）。

五、患者体位

1. 患者在全身麻醉下采取仰卧位，双臂放置在身体两侧。头部通常会抬高至心脏水平以上（通常采用反特伦德伦堡位），以促进静脉回流并降低颅内压。对于颅后窝或枕叶血肿，可能需要采取俯卧位。

2. 患者头部向开颅手术部位对侧旋转，与水平面保持 0° ～ 15° 夹角。放置肩垫以便于转头。特别是对于需要使用硬质颈托固定的潜在颈椎损伤患者。

3. 用带孔枕头或马蹄形头部固定器固定患者头部。对于大多数平卧患者，不需要使用 Mayfield 头架固定系统。

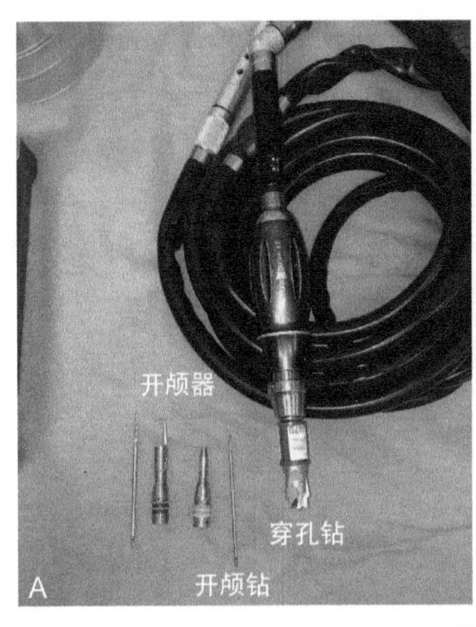

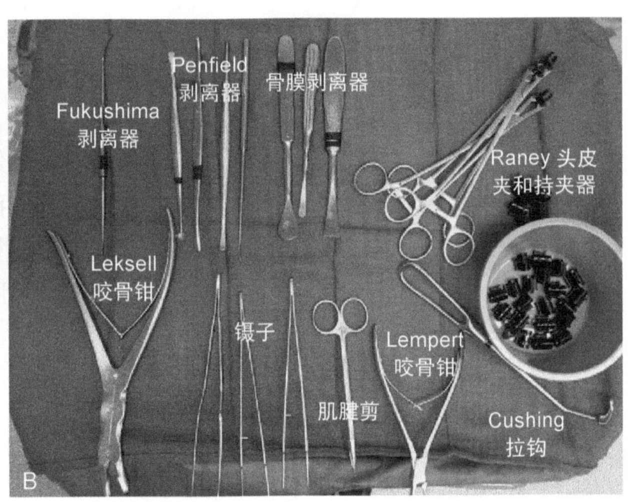

图 6-5 开颅手术的特殊器械

六、开颅切口

1. 将切口同侧区域或整个头皮剃发、备皮、铺巾。切皮前给予一剂抗生素。

2. 切口的具体位置可根据血肿的位置进行调整，但切口位置不应该越过颅骨顶端中线。

3. 常见切口位置起始于颧弓的耳屏前，然后延伸至耳郭顶点、枕外隆凸、头顶，止于发际线，必须始终避免损害中线结构（图 6-6）。

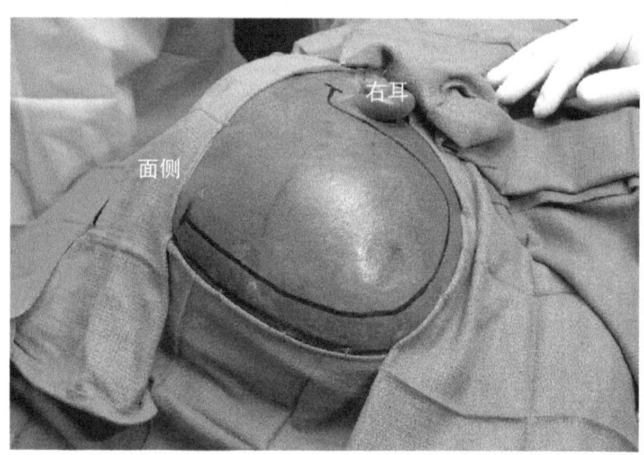

图6-6 右侧颅骨切除术。头皮切口起于颧弓耳屏前的顶部，止于发际线（问号切口）。切口应避开中线，以免伤到头颅顶部的矢状窦

4. 头皮出血主要通过电凝止血，Raney 头皮夹沿切口边缘止血（图 6-7）。分离颞肌与筋膜，同时上提头皮 / 颞肌皮瓣以避免损伤面神经额支（图 6-8）。

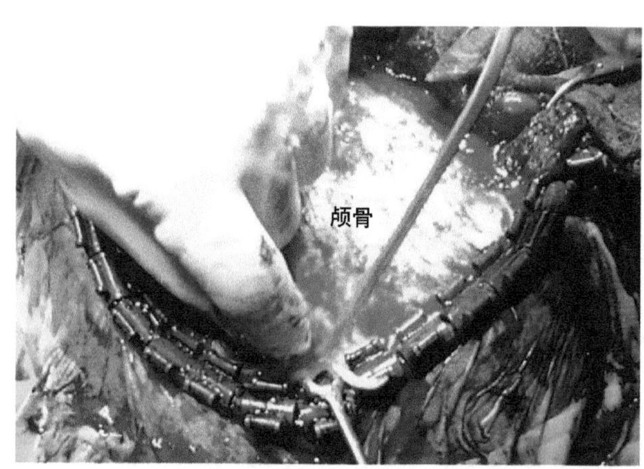

图 6-7 在切口边缘使用 Raney 头皮夹止血

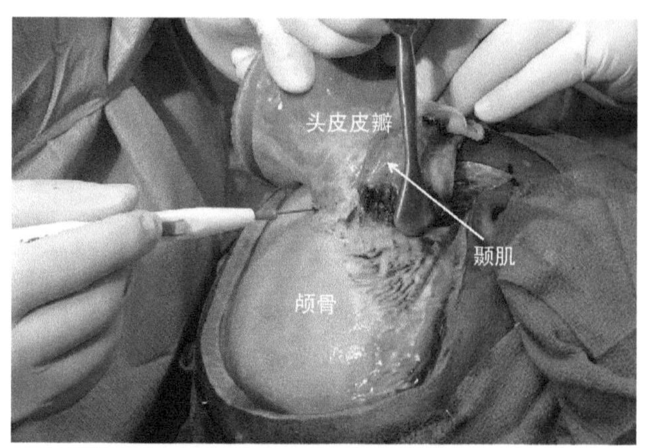

图 6-8 为开颅手术制作肌皮瓣显露颅骨。同时翻开头皮 / 颞肌的肌皮瓣，避免损伤面神经额支

七、注意事项

1. 手术全程警惕颅骨中线的位置，避免手术触及颅骨顶端的中线，以免损伤矢状窦。

2. 避免损伤面神经额支，其位于耳屏前 1cm 处。

八、钻孔及去骨瓣

1. 对于有累及半球的大面积血肿患者（通常是 SDH），用手摇钻或气动钻开出 4 个骨孔。骨孔分别位于颞骨鳞部、顶区、额区、翼点（额骨颧弓后方区域）（图 6-9）。

2. 对于局部 / 局限性 EDH 的患者（例如：颞部EDH），可在血肿周围钻 3 个孔（在 EDH 情况下，钻孔后可立见血肿）。

3. 可选用手摇钻或气动钻钻孔，钻头始终垂直颅骨表面。

（1）使用手摇钻应该先小心使用尖钻头（第一钻头），直至穿透颅骨内板，硬脑膜隐约可见，然后换用曲率更大的钻头（第二 / 第三钻头）扩大钻孔。

（2）气动钻穿透颅骨内板时会停止旋转，用刮匙或咬骨钳移除残余骨碎片。

4. 用 Penfield 剥离器或带角度的 Fukushima 剥离器将硬脑膜从颅骨内板剥离，避免破坏硬脑膜和脑组织，用骨蜡控制骨缘出血。

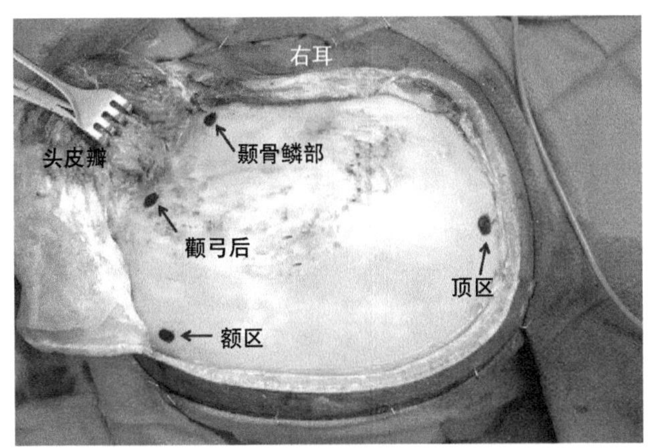

图 6-9　大面积累及半球血肿的钻孔点

5. 用气动骨锯（开颅器）连接各钻孔。在颅骨和硬脑膜之间放置一薄金属条。开颅器应具有保护性踏板。随后小心分离骨膜与其下的硬脑膜。同样，在这一步中应小心操作，避免损害中线结构（矢状窦）。取下的骨瓣无菌保存（图 6-10 ～图 6-12）。

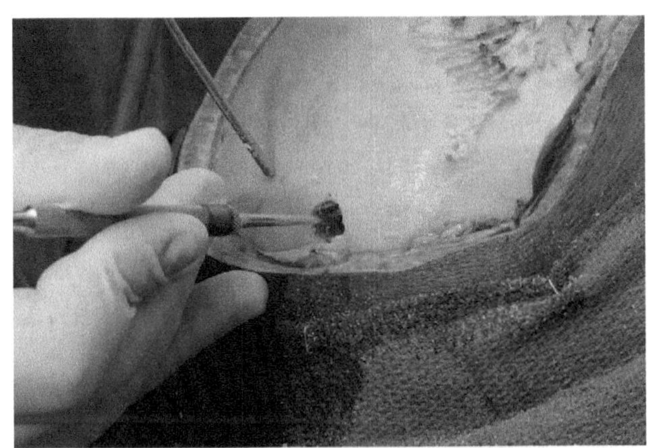

图 6-10　剥离器分离硬脑膜与颅骨内侧

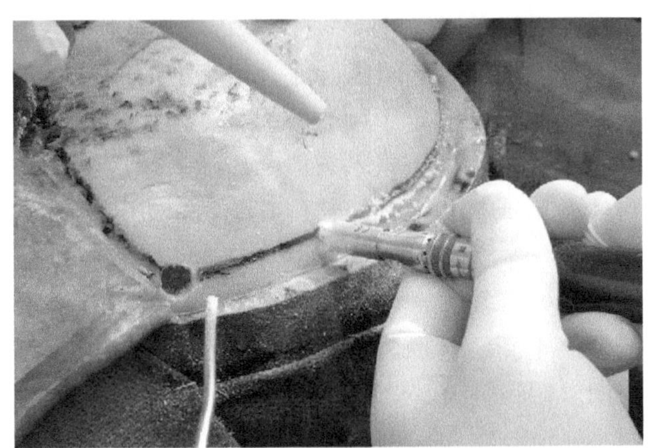

图 6-11　用骨锯连接各钻孔形成骨瓣

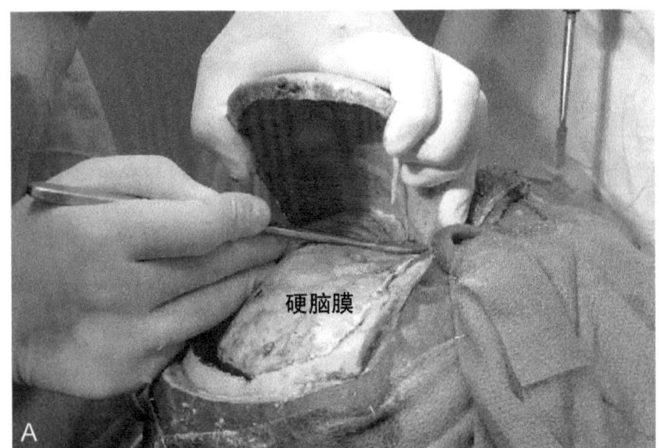

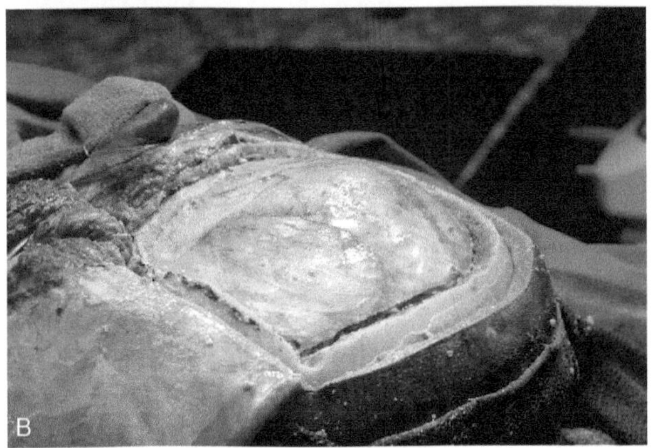

图 6-12　移除骨瓣，注意不要损伤矢状面中线

6. 对于 EDH 患者，此时可以清除血肿、识别罪犯血管并止血。将硬脑膜悬吊于周围颅骨防止血肿再聚集。

7. 对于 SDH 的患者，可行“十”字形、星形或半圆形硬脑膜切开术，悬吊硬脑膜，轻轻吸引和冲洗清除血肿（图 6-13 和图 6-14）。

九、注意事项

1. 在额叶和顶叶钻孔时，为避免损伤上矢状窦或蛛网膜颗粒，钻孔位置应远离中线至少 1 ～ 2cm。

2. 为完全解压颞叶内侧结构（钩回）、环池和脑干，可用单关节或双关节咬骨钳去除颞骨底部余骨。

十、血肿清除及控制出血

1. 手术的主要目的是清除血肿，止血，并防止血肿再发。

2. 应考虑使用血液制品（例如：新鲜冷冻血浆、凝血酶原复合浓缩物、血小板）积极纠正凝血功能。

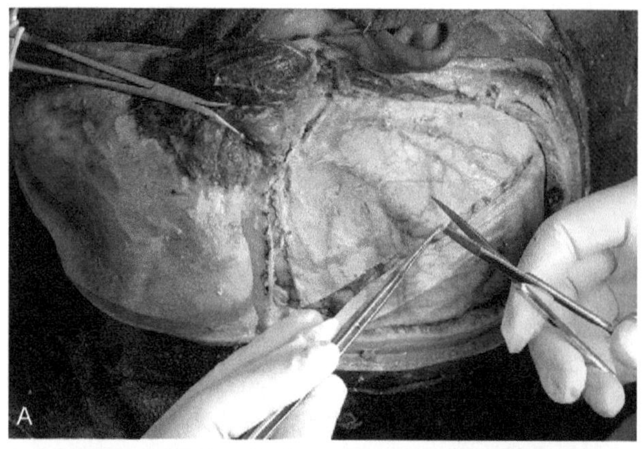

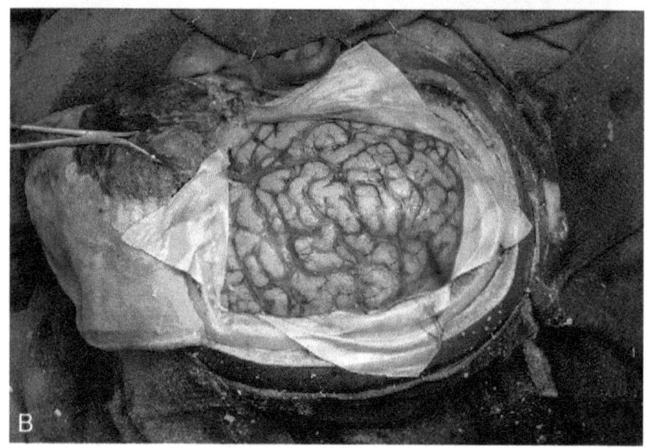

图 6-13 为了清除硬膜下血肿，可将硬脑膜切开呈“十”字形、星形或半圆形

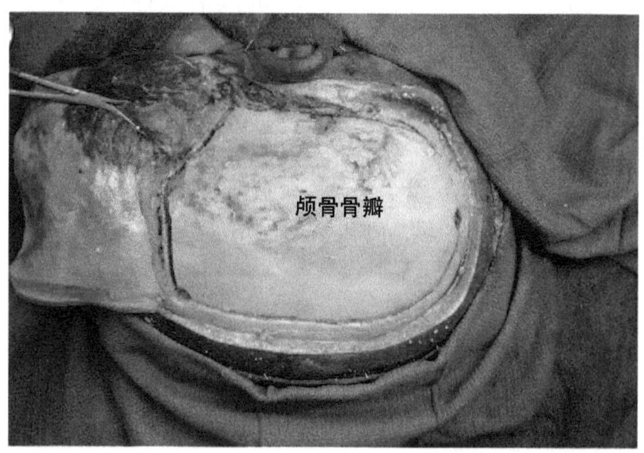

图 6-14 血肿清除后将骨瓣归位。对于严重的脑水肿，不将骨瓣归位

3. 显露血肿后，用钳子夹取血块，灌洗并抽吸。出血源可能为动脉损伤、静脉损伤、脑实质损伤、颅骨骨折碎片或静脉窦。术中并不总是能找到出血点（尤其是难以发现已经凝固的静脉损伤后出血）。

4. 动脉出血可使用双极电凝器电凝止血。避免烧灼未受损的静脉，否则容易造成广泛的静脉血栓。几种局部使用的止血剂（例如：可吸收止血纱布、明胶海绵）可帮助止血。

十一、注意事项

1. 在用吸引头或其他工具清除血肿时，应仔细操作避免医源性损害脑实质。可用各种纱布小棉球保护脑实质。

2. 控制显露区域以外出血时，应去除更多颅骨。尽可能避免在非直视下控制出血（如周围颅骨下出血），因为这可能会导致更多血管或脑实质损伤。

十二、缝合

1. 当血肿清除完毕且出血已经得到控制，可以进行 Valsalva 动作验证止血效果。

2. 对于 EDH 患者，可行小的硬脑膜切开术排除相关的 SDH。

3. 如有可能，硬脑膜应水密缝合。当患者有严重脑水肿时，骨瓣常不还纳（去骨瓣），在头皮缝合前，经常使用硬脑膜替代来保护脑组织。

4. 根据患者情况决定是否还原骨瓣，以及是否安置硬膜外引流。如果需要安置引流管，我们倾向于使用圆形引流管（Blake 或 Jackson-Pratt 圆形引流管），其在病床旁更容易拔管。引流管出钻孔后皮下潜行，通过头皮切口外侧穿出。

5. 为防止术后 EDH 复发，可以在周围的颅骨边缘钻一圈小孔，用 4-0 Neurilon 缝线将硬脑膜悬吊于小孔。

6. 颅内压检测对术后管理很有帮助，可以在术前、术中或术后放置检测仪（通常位于手术部位的对侧）。

7. 需要时，可用标准的颅骨固定板替换骨瓣。

8. 如果没有脑组织肿胀，用标准的颅骨固定板替换骨瓣并固定于颅骨缺损处。然而，这在严重脑水肿的情况下是不可能的。随后使用无菌的自体骨瓣或替代品（如钛、碳酸钙）进行颅骨成形术。

9. 如有需要，可在帽状腱膜下留置单独的引流管。重新缝合颞肌筋膜。冲洗后关闭两层头皮组织（帽状腱膜，皮肤）。

十三、注意事项

严重脑水肿患者不能还纳骨瓣（去骨瓣减压术）。

（刘伯夫 曹 钰 译）

第四部分

颈　　部

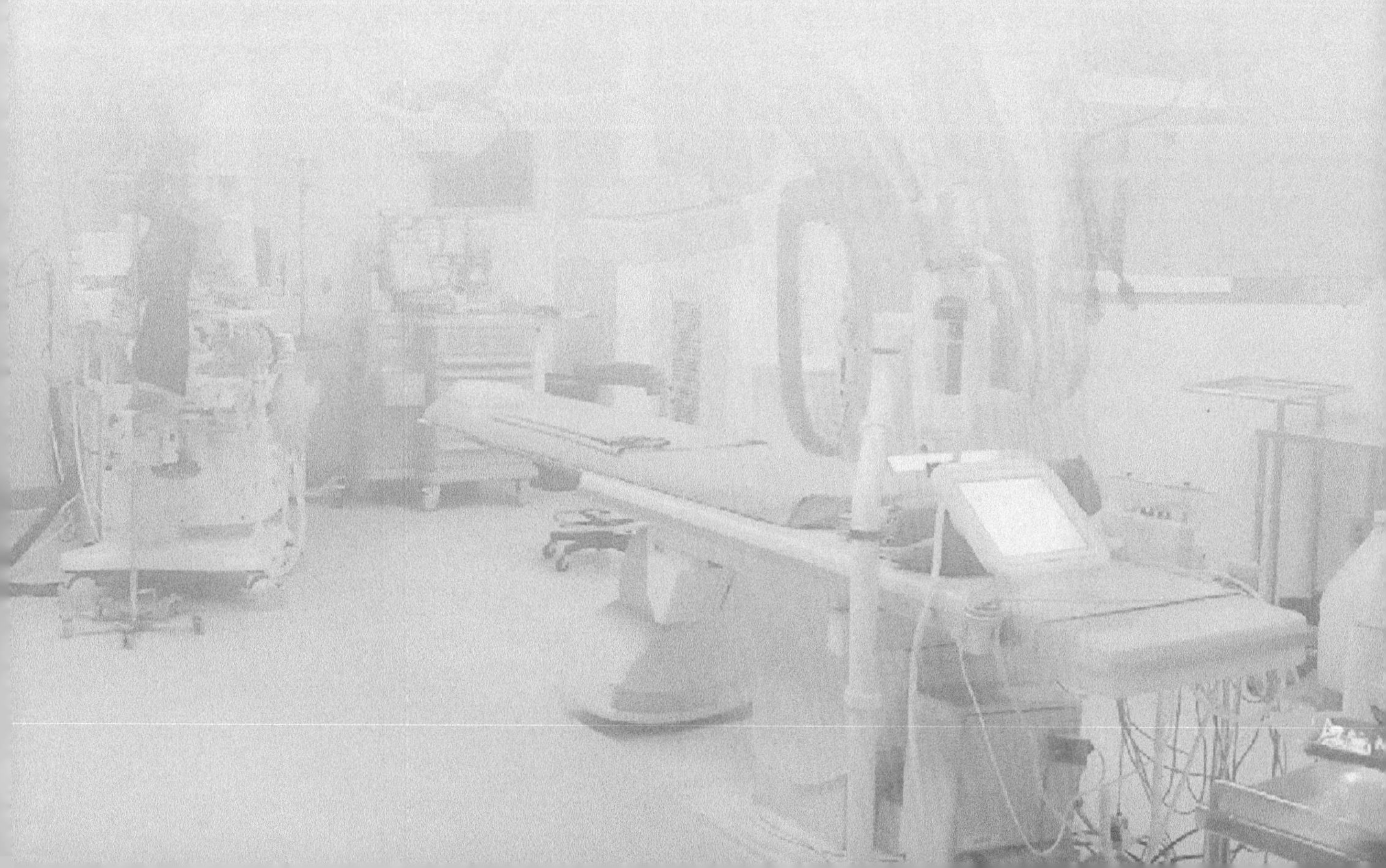

第7章 颈部创伤手术基本原则

James Bardes, Emilie Joos, Kenji Inaba

一、表面解剖

1. 从创伤角度，可以将颈部分为3个解剖区域（图7-1）。

（1）1区：从胸骨切迹至环状软骨。

（2）2区：从环状软骨至下颌角。

（3）3区：从下颌角至颅底。

2. 在考虑可能的损伤时，了解每个区域的结构很重要。

（1）1区：上纵隔的大血管、肺尖、食管、气管、胸导管和甲状腺。

（2）2区：颈动脉鞘及其内容物、椎动脉、食管、气管、咽和喉返神经。

（3）3区：远端颈动脉和椎动脉、远端颈静脉。

3. 在甲状软骨上缘平面，颈总动脉分叉为颈内动脉和颈外动脉。

4. 在下颌角平面，颈内动脉和颈外动脉在舌下神经和二腹肌后腹表面交叉。

5. 环状软骨是咽-食管、喉-气管交界的体外标记。在食管镜检查中，它位于距离上门齿15cm处。

6. 环甲膜位于胸骨切迹上方四横指处。

二、基本原则

1. 总体上，颈部大约1/3的枪伤和1/5的刺伤会造成重要结构的严重损伤。颈部穿通枪伤是最常见的严重创伤。

2. 枪伤导致气管或食管损伤的发生率约为10%，刺伤导致气管或食管损伤的发生率约为5%。

3. 穿透伤很少造成颈椎损伤。

4. 患者如有严重血管损伤（搏动性出血、巨大或进行性增大的血肿，杂音或震颤，以及休克）或气管和消化道损伤（大咯血或呕血、创口内有气泡逸出）的体征，应直接送入手术室。

5. 所有伴轻微血管损伤（小且不进展的血肿或少量出血）或气道和消化道损伤（声音嘶哑、轻微咯血或呕血）体征的患者均应进行CT血管造影，治疗将根据CT结果和受伤轨迹进行。在CT结果不确定的情况下，可以选择性地使用导管介入血管造影、内镜和支气管镜来排除损伤。CT血管造影是最佳的影像学筛查方法；它将减少阴性颈部探查的数量，有助于针对性地治疗损伤。

6. 无症状患者应缝合伤口并观察。

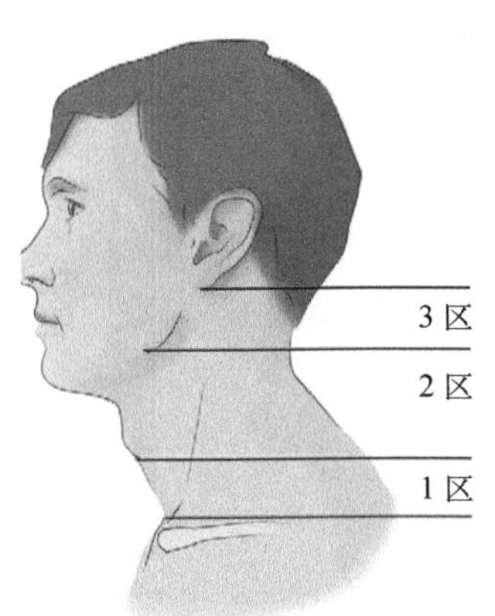

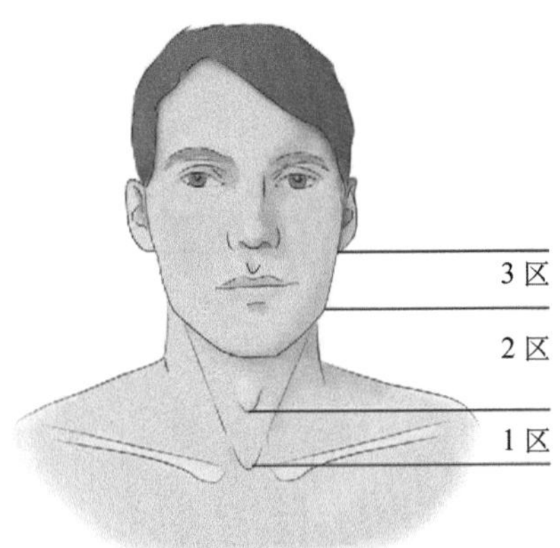

图7-1 从创伤角度，颈部可分为3个独立解剖区域。1区，从胸骨切迹至环状软骨。2区，从环状软骨至下颌角。3区，从下颌角至颅底

7. 由于直接损伤喉或气管或巨大血肿压迫，约10%的颈部穿透性创伤患者会表现出气道压迫症状。

8. 最重要的第一步是建立气道，这是个困难、并有潜在风险的操作。纤维支气管镜引导下的气管插管或许可以提高成功率，并减少局部损伤加重的可能性。如果有条件，这些患者应在手术室内完成气道管理。应准备好环甲膜切开术器材，并且外科医师准备好进行气管切开手术。

9. 颈深部穿透伤的出血可通过伤口内直接指压止血，或在伤口内置入 Foley 管，并注入无菌水扩张球囊压迫止血。对于某些损伤，可能需要多根 Foley 管进行止血（图 7-2）。

10. 通常在损伤对侧上肢建立静脉通路，尤其是在锁骨上区域受伤且怀疑锁骨下血管损伤的情况下。

11. 如怀疑大静脉损伤，空气栓塞是首要关注的问题。将患者置于特伦德伦堡位，并封闭伤口，以减少这种严重并发症的风险。

三、患者体位

1. 患者应取仰卧位，双臂外展。

2. 如临床上不考虑颈椎损伤，应在肩下放置软枕，以便颈部的伸展。

3. 如拟行胸锁乳突肌切口，将患者头部转向损伤的对侧。对于领式切口，头部保持在中线位置。

四、特殊手术器械

1. 应配备血管手术和胸骨切开术器械。

2. 应准备硬性或柔性内镜和支气管镜，以便检查整个气道和上消化道。

五、备皮

1. 患者颈部备皮范围广泛，需要从一侧耳部到另一侧耳部，从下颏到腹部，两侧到腋窝。以便将切口延伸到颈部的任何一侧，并可探查胸部近端损伤。

2. 双侧腹股沟备皮，以便可能需要建立静脉通路。

3. 围手术期应给予抗生素治疗。

4. 将毛巾放置于双肩上方的隐窝处。

5. 从下颌向上铺设透明消毒被单，以便外科

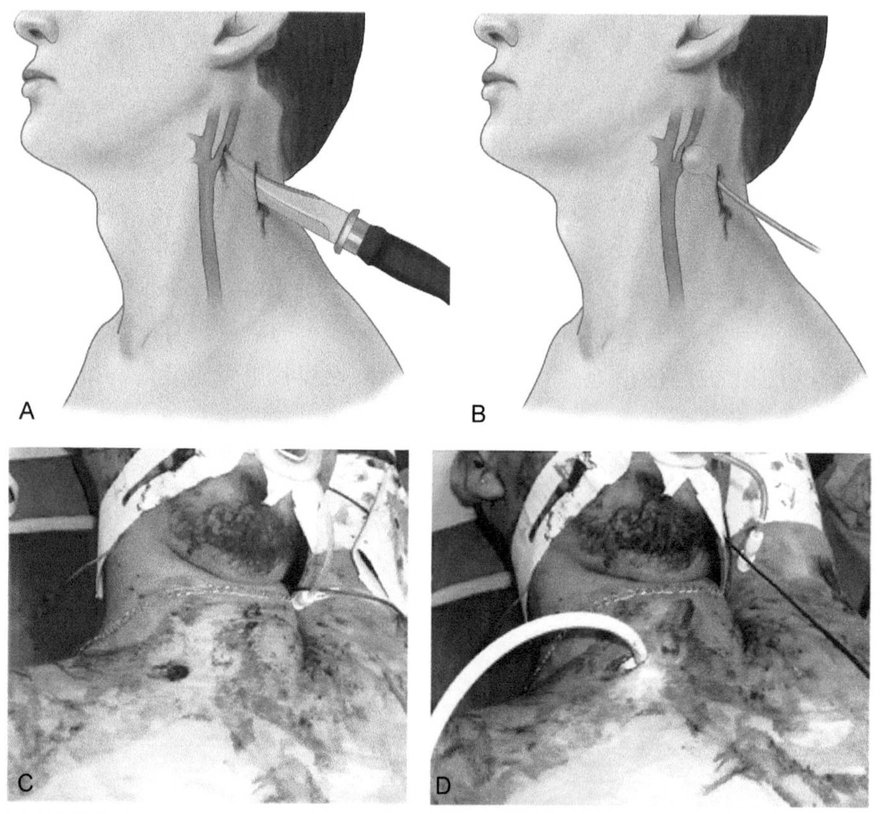

图 7-2　颈深部穿透伤的出血可以通过直接指压伤口或在损伤处安置 Foley 导管，并注入无菌水扩张球囊压迫止血。有些损伤，可能需要使用多个 Foley 导管止血

医师能看到气道，并且方便麻醉下的联合气道操作。

六、切口

3 个主要切口可进入颈部，胸锁乳突肌前缘、锁骨和领式切口。胸锁乳突肌前缘切口，是被大多数外科医师所熟悉通用的切口，并在多数情况下被采用。领式切口仅用于中央气道损伤。若需要扩大显露区域，可将领式切口联合单侧或双侧胸锁乳突肌切口。锁骨切口用于显露锁骨下血管。为更好地近端显露，可以在胸锁乳突肌切口或锁骨切口上加正中胸骨切开术。

（一）胸锁乳突肌前缘切口（图 7-3）

1. 该手术是沿胸锁乳突肌前缘切开，并从乳突下延伸至胸骨上切迹。

2. 切口可向下延伸至胸骨进入胸腔入口，向上延伸至乳突，以显露椎动脉和颈内远端颈内动脉。

3. 这个切口是最常用的。它可以很好地显露颈动脉、颈静脉、椎动脉和颈部呼吸消化道。

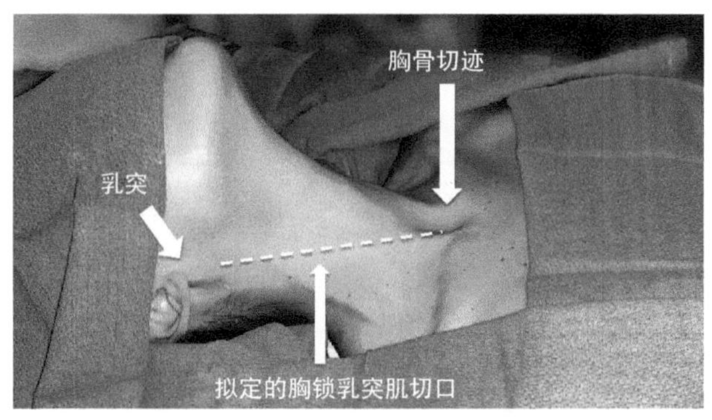

图 7-3　患者准备胸锁乳突肌切口位。头部略微后仰，并转向切口对侧。切口沿胸锁乳突肌前缘，从乳突延伸到胸骨上切迹

（二）领式切口（图 7-4）

1. 领式切口在胸骨切迹上方约两横指处，两侧延伸至胸锁乳突肌内缘。

2. 这种切口常用于修复中央气道的损伤。但是，由于它严重限制了食管显露的视野，如果怀疑有食管损伤，应该避免。

3. 如果需要增加显露，可以增加单侧或双侧胸锁乳突肌切口。

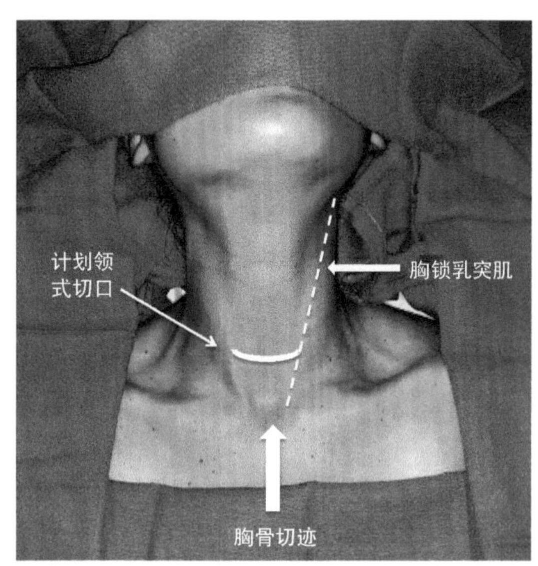

图 7-4　患者采用领式切口位。头部稍向后仰，以便解剖操作。切口位于胸骨切迹上方两横指处并向两侧胸锁乳突肌内侧缘延伸

（三）锁骨切口（图 7-5 和图 7-6）

1. 这是显露锁骨下血管的标准切口。锁骨切口可联合胸骨正中切口使用，以显露锁骨下近端血管或上纵隔血管结构。

2. 它从胸锁连接处开始，延伸到锁骨内侧中份，在锁骨的中部，向下弯曲进入三角肌胸肌沟。

3. 可在胸骨附近切开锁骨并向后移，以显露锁骨下动脉近端。

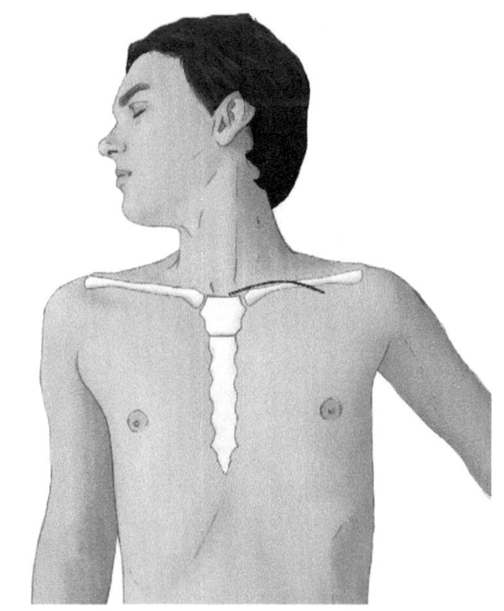

图 7-5　锁骨切口始于胸锁关节，延伸至锁骨内侧中份，在锁骨中部向下弯曲进入三角肌胸肌沟。为充分显露左锁骨下动脉近端和上纵隔血管，可联合胸骨正中切口

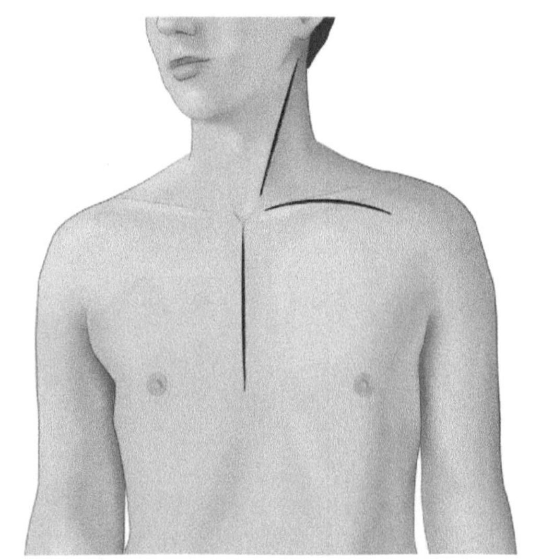

图 7-6 **胸锁乳突肌前切口、锁骨切口和胸骨正中切口。为达到最大显露可联合使用这些切口**

七、提示与陷阱

1. 喉部或气管直接创伤或大血肿压迫可能导致气道损伤。外科医师应该做好建立外科气道准备。颈托会加重这种压迫，如果担心气道受压，可取下颈托。

2. 不要在锁骨上损伤的同侧手臂建立静脉通路，因为存在锁骨下血管损伤的可能。

3. 必须注意大静脉损伤患者可能出现空气栓塞。为预防这种致命的并发症，应将患者置于特伦德伦堡位，并用纱布封闭伤口。

4. 患者进入手术室前，一定要做好胸部准备。颈部损伤可延伸至纵隔结构，需要胸骨切开术进行控制和修复。

5. 所有的切口都是可扩展及组合使用。这将最大限度地显露患处，实施探查和修复。

6. 对于食管和气管，要注意避免遗漏继发性的后壁损伤，因为这些损伤在侧面切口中很难发现。

7. 3 区损伤很难通过手术方式治疗，可考虑使用血管介入治疗此区域的损伤。

（刘伯夫　曹　钰　译）

第8章 颈动脉与颈内静脉损伤

Edward Kwon, Daniel Grabo, George C. Velmahos

一、外科解剖

1. 右颈总动脉起源于无名动脉（头臂干）。体表标志为右侧胸锁关节。左颈总动脉直接起源于上纵隔的主动脉弓（图 8-1）。

2. 颈总动脉鞘中含颈总动脉、颈内动脉、颈内静脉和迷走神经。颈内静脉走行于颈总动脉和迷走神经的外侧和浅表处。迷走神经位于动脉和静脉之间的后方，有时迷走神经也会在血管的前方（图 8-2）。

3. 颈阔肌、胸锁乳突肌前缘和肩胛舌骨肌覆盖在颈动脉鞘及其内结构表面。血管深处是颈长肌和头长肌。颈动脉鞘内侧是食管和气管。

4. 在甲状软骨上缘平面，颈总动脉分支为颈内动脉和颈外动脉。

5. 在颈动脉分叉处，面静脉横跨颈动脉鞘表面汇入颈内静脉（图 8-3）。

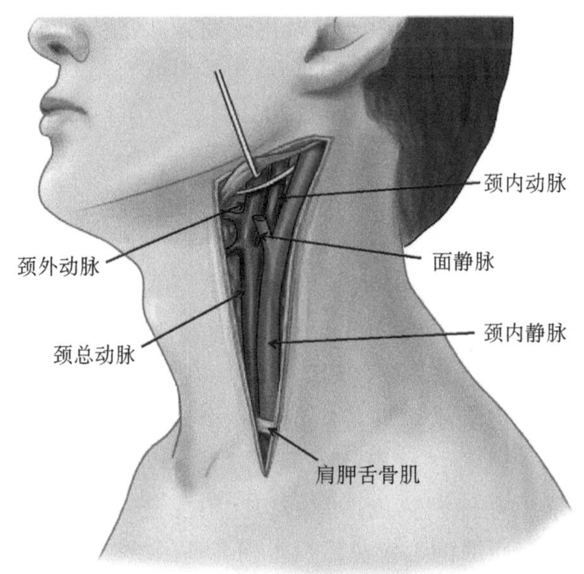

图 8-1　颈动脉的体表解剖和关键解剖关系

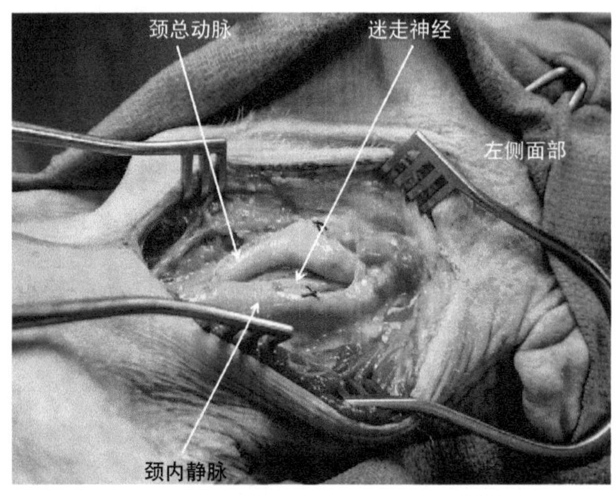

图 8-2　颈动脉鞘内结构，内侧是颈总动脉和颈内动脉，外侧是颈内静脉，迷走神经位于血管间的后方

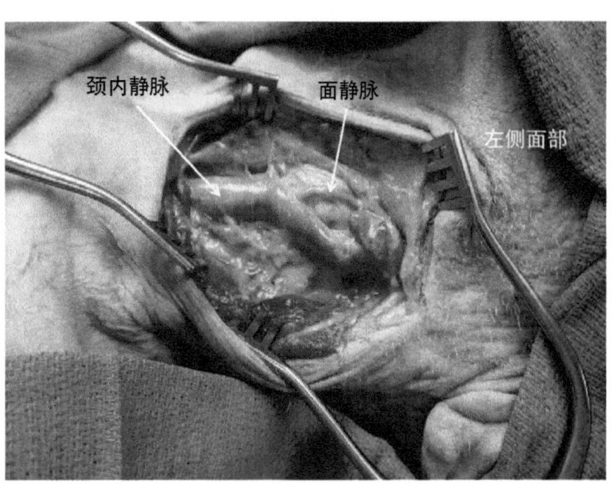

图 8-3　面静脉是毗邻颈动脉分叉处表面的解剖标志。为将颈内静脉外移并显露下面的颈动脉分叉处，需结扎和切断面静脉

6. 多数情况下，颈外动脉走行于颈内动脉内侧。颈外动脉的第一分支是甲状腺上动脉，毗邻颈动脉分叉处（图 8-4）。

7. 颈内动脉没有任何颅外动脉分支。

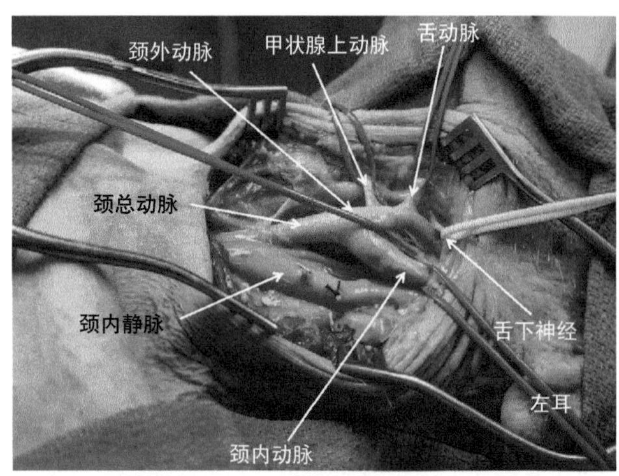

图 8-4 颈外动脉位于颈内动脉的内侧，并分出多个分支（第一个分支是甲状腺上动脉和舌动脉）。颈内动脉没有颅外分支。注意舌下神经（黄色标记）横跨两条动脉

8. 在下颌角水平，舌下神经（第Ⅻ对脑神经）和二腹肌后腹在颈内动脉、颈外动脉的表面走行。在舌下神经上方，舌咽神经（第Ⅸ对脑神经）在颈内动脉前方通过（图 8-5）。

9. 颈外动脉在腮腺处终止并分为颞浅动脉和上颌动脉。

10. 在颅底水平，颈内动脉深入并向内穿过颈外动脉进入茎突后的颈动脉管。

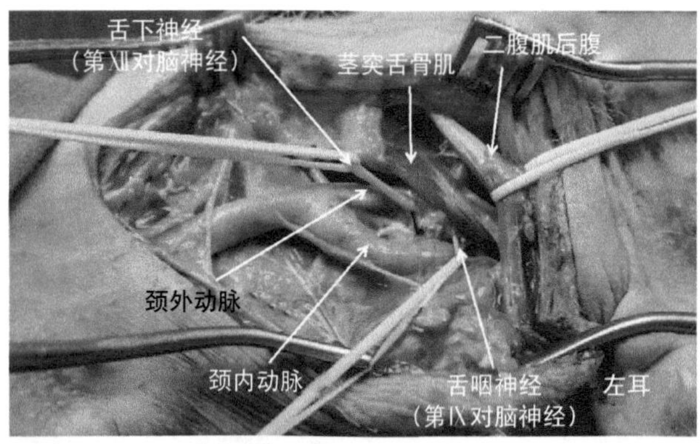

图 8-5 颈动脉远端解剖。在下颌角的平面，舌下神经、二腹肌后腹和舌咽神经跨过颈动脉

二、基本原则

1. 术前应进行神经检查并记录。

2. 颈动脉损伤继发神经功能缺损的患者预后较差。如早期（4 ～ 6h）确诊，应尽早血运重建。延迟再灌注可将缺血性梗死转化为出血性梗死，增加发病率，因此应避免。

3. 如技术可行，应修复所有颈总动脉和颈内动脉损伤，因为动脉结扎与卒中风险显著相关。对于昏迷患者出现延迟手术（伤后＞ 6h）或无法控制出血时，可考虑动脉结扎。临时安置分流器是损伤控制的首选。

4. 对需要移植物重建的患者，应在术中考虑预防性颈总动脉和颈内动脉分流。

5. 轻微颈动脉损伤，如小面积内膜撕裂，可以通过非手术方式如抗凝治疗，并用成像确认治疗情况。

6. 颈动脉近末端或远末端损伤的患者，建议在血管造影下安置支架。

7. 颈外动脉结扎不会造成严重后遗症。

8. 对于无其他损伤的患者应考虑全身肝素化治疗（100U/kg）。也可以在损伤血管近端和远端，局部注射肝素氯化钠溶液（5000U 溶于 100ml 生理盐水）。

9. 如患者情况允许，可修复没有明显狭窄（＜ 50%）的单侧颈内静脉损伤。当然，单侧结扎也可以耐受。如双侧颈内静脉损伤，应至少修复一侧静脉。

10. 如存在气管或食管损伤时，应使用介入组织（通常是带状肌）保护血管修复。

三、特殊手术器械

1. 完整的血管手术器械包、Fogarty 导管、颈动脉分流导管和 Rummel 止血带。为显露颈动脉或颈内静脉纵隔段，通常需要准备开胸包、胸骨锯、胸骨牵开器，还应准备 1% 利多卡因以备需要时进行颈动脉体注射，以及用于重建用的人工血管材料（聚四氟乙烯或 Dacron 聚酯纤维）。

2. 强烈推荐准备头灯和外科放大镜。

四、患者体位

1. 患者仰卧于手术台上，同侧上肢内收，如双侧颈部受伤，则双上肢内收。

2. 颈部应稍微仰起，头转向对侧。如有可能，使用肩垫抬高肩膀使肩膀转动，有助于仰起颈部。

3. 患者术前准备应包括整个颈部，从耳垂到颅底、向外扩展至下颌骨下方，向下直至胸部。如需近端控制应包括胸部。在需要进行隐静脉移植时，腹股沟也应包括在术前准备区域内。

五、切口

1. 显露颈部颈动脉和颈内静脉的标准切口是

沿胸锁乳突肌前缘的纵向切口，从胸骨上切迹一直延伸至乳突下方（图 8-6）。

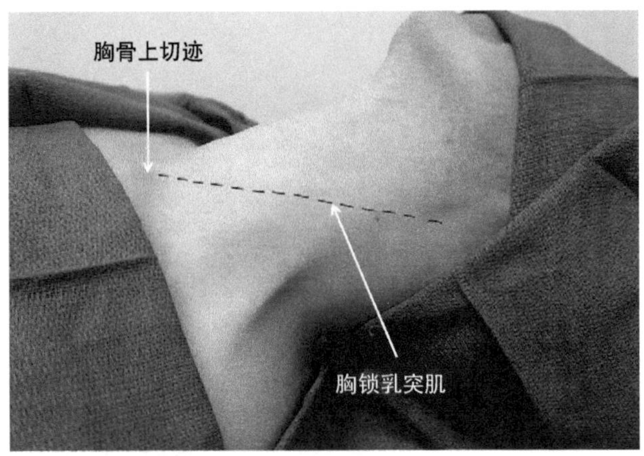

图 8-6　患者颈部后仰，头转向健侧。肩下放置垫子可帮助颈部最大限度地后仰。标准切口是沿胸锁乳突肌前缘，从胸骨上切迹至乳突

2. 对于颈总动脉近端或颈内静脉损伤，联合胸锁乳突肌切口和正中胸骨切开术是最佳的手术显露方法（第 16 章）。

六、手术技巧

（一）显露

1. 沿胸锁乳突肌前缘做一纵向切口，从乳突至胸骨上切迹。切开颈阔肌，显露胸锁乳突肌前缘。

2. 沿胸锁乳突肌的前缘纵向解剖并向外牵拉。在切口上份，副神经（第Ⅺ对脑神经）进入胸锁乳突肌，应注意避免损伤（图 8-7）。

3. 现在颈动脉鞘可见，并纵向切开。如需要显露其近端，应分离肩胛舌骨肌（图 8-8）。

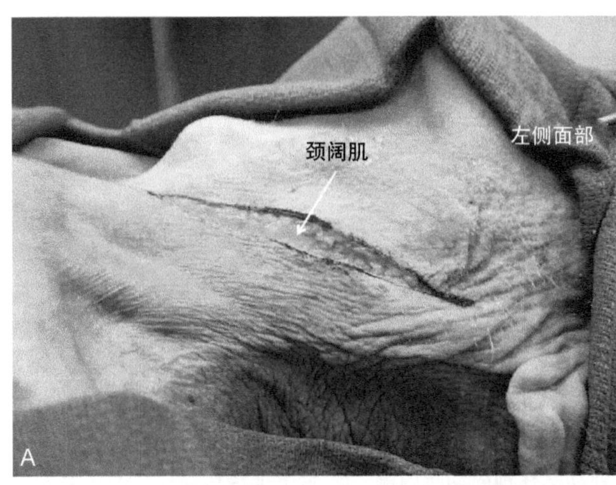

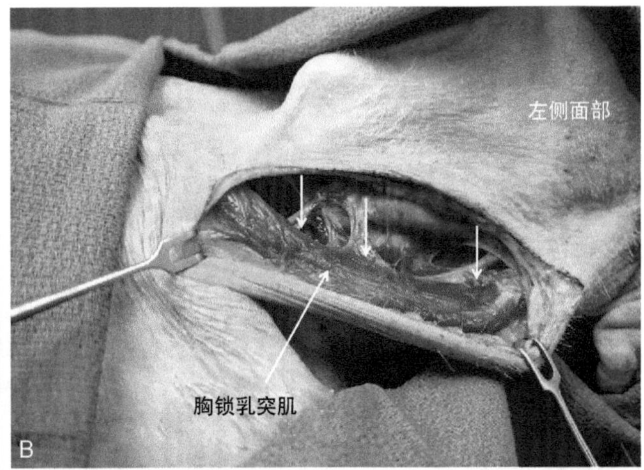

图 8-7　A. 沿胸锁乳突肌前缘切开皮肤，显露颈阔肌。B. 沿前缘分离胸锁乳突肌并向外牵开。结扎并分离颈外动脉的细小分支（白色箭头），充分移开胸锁乳突肌，显露颈动脉鞘

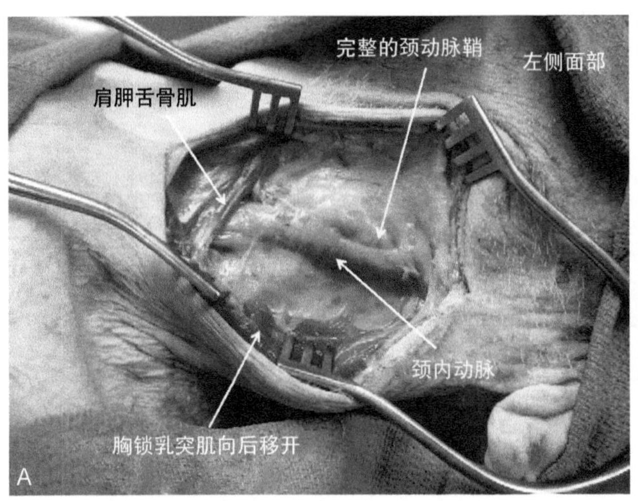

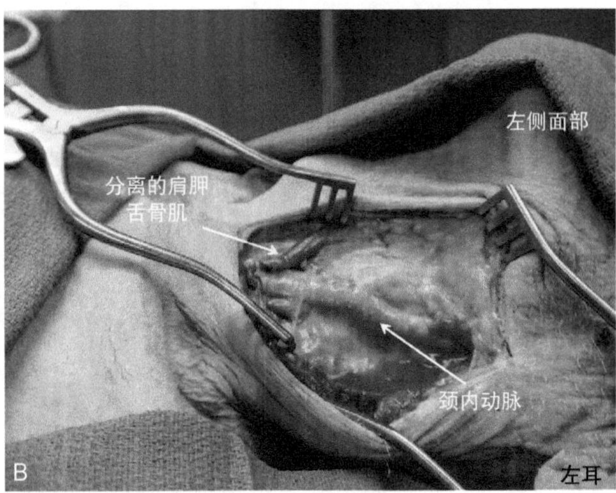

图 8-8　A. 颈动脉鞘和肩胛舌骨肌。向后移开胸锁乳突肌以显露颈动脉鞘及其内结构。如果需要更多的近端显露，可分开切口下缘的肩胛舌骨肌。B. 分离肩胛舌骨肌能更好地显示颈总动脉近端和颈内静脉

4. 颈动脉鞘内结构已显露。移动颈内静脉并向外牵拉，向前内侧分离颈总动脉。识别并保护在两血管后方的迷走神经。血管环分别环绕在动脉、静脉和神经周围。为了显露颈动脉分叉，需识别并结扎面静脉（图 8-9）。

5. 在剥离颈动脉分叉时，可能会刺激到颈动脉体造成血流动力学不稳定（低血压、心动过速）。如发生这种情况，向颈动脉体处注射 1% 利多卡因。然后分离颈内动脉和颈外动脉并用血管环分开（图 8-10）。

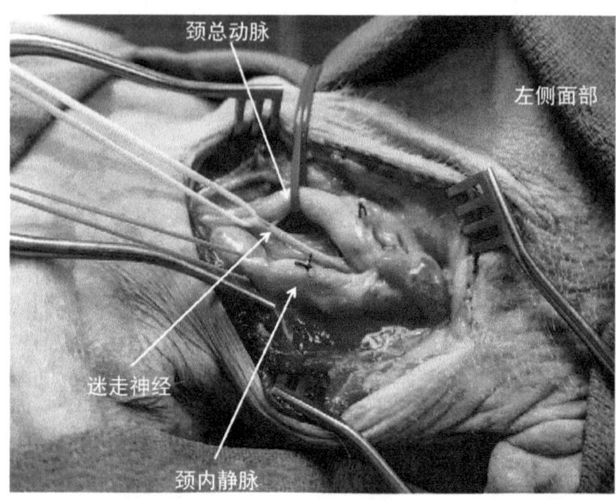

图 8-9 **颈动脉鞘内结构。被标记和环绕的颈总动脉和颈内静脉。迷走神经在血管间的后方（黄色拉环）**

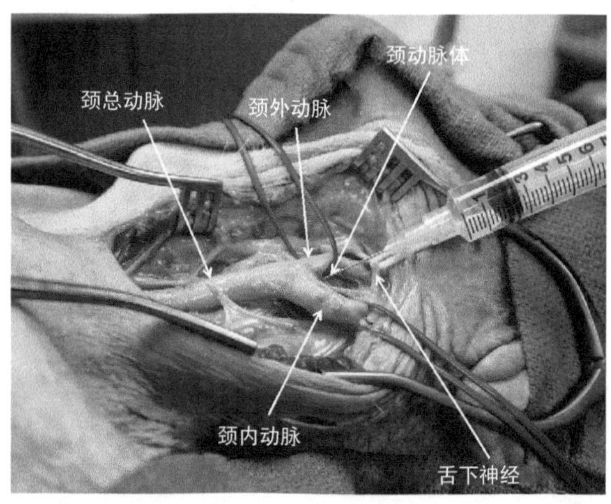

图 8-10 **颈动脉体注射。在解剖颈动脉分支时，可能会刺激颈动脉体，导致低血压和心动过缓。如遇此情况，可向在颈动脉分叉处的颈动脉体注射 1% 利多卡因**

6. 颈动脉分叉前侧可见颈袢，顺着它可找到舌下神经。一旦已经识别并保护舌下神经（第Ⅻ对脑神经），可以继续分离颈袢，以便更好地显露手术视野（图 8-11）。

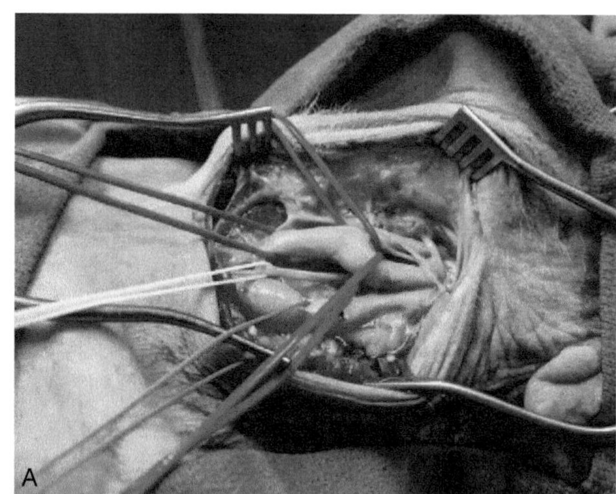

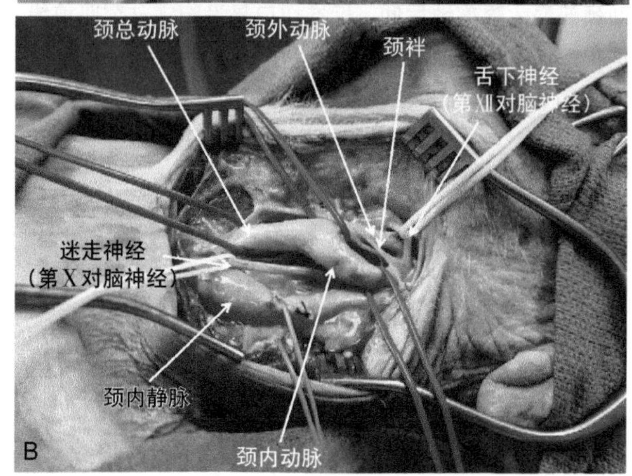

图 8-11 A. **小心解剖出颈动脉分叉，分离并用血管环环绕颈总动脉、颈内动脉和颈外动脉。注意：在分叉处，颈外动脉在颈内动脉内侧。**B. **舌下神经和颈袢。颈袢覆盖在颈动脉分叉处，顺着它可找到舌下神经，舌下神经跨过颈内动脉和颈外动脉到达分叉处远端**

7. 显露远端颈内动脉具有挑战性，需要一些技术，如下颌骨半脱位和可能的下颌骨截骨术。

（1）可以通过双手抓住下颌牙齿，向下或向前拉下颌骨来实现下颌半脱位。当外科医师需显露血管时，助手可以保持下颌的位置（图 8-12）。

（2）通过将手术切口向后延伸至耳周，切断二腹肌后腹、茎突舌骨肌、茎突咽肌和茎突舌肌。可在颅底显露颈内动脉。然后切除茎突。注意避免损伤在二腹肌后腹及茎突舌骨肌深部的舌咽神经（第Ⅸ对脑神经）（图 8-13 至图 8-15）。

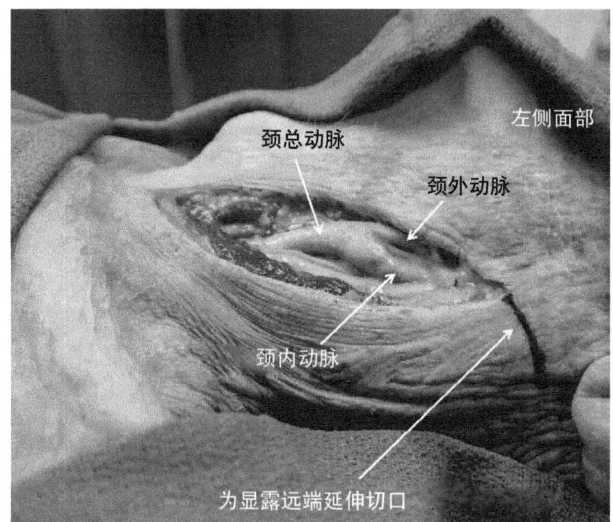

图 8-12　左侧颈动脉远端显露。为显露近颅底的颈动脉和颈内静脉，切口延长至耳后，下颌骨半脱位，并用丝扣或由助手扶住以保持半脱位

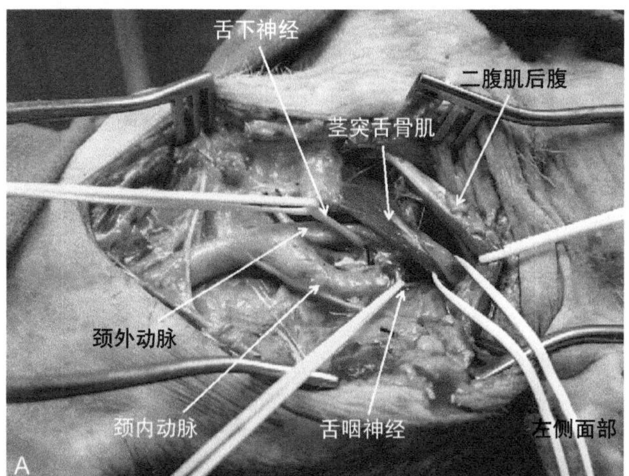

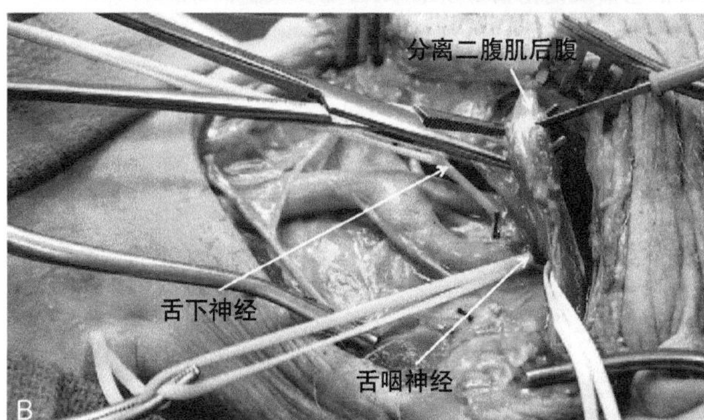

图 8-13　A. 颈动脉远端显露。取得下颌半脱位更有利于显示颈内动脉远端。二腹肌后腹、茎突舌骨肌在颈内动脉远端表面走行。舌咽神经位于肌肉的深部。B. 切断二腹肌后腹过程中需注意避免损伤深部的舌咽神经

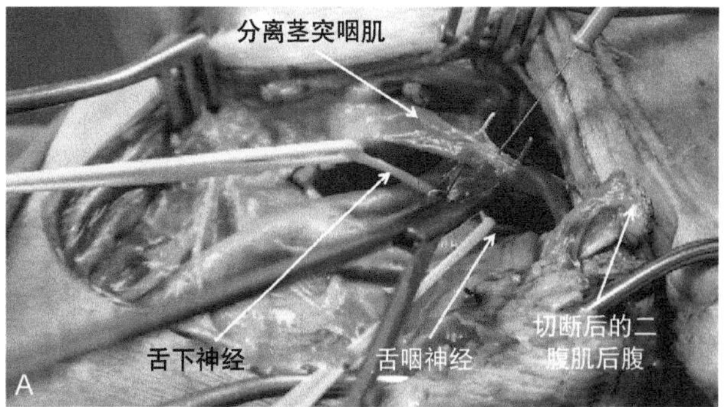

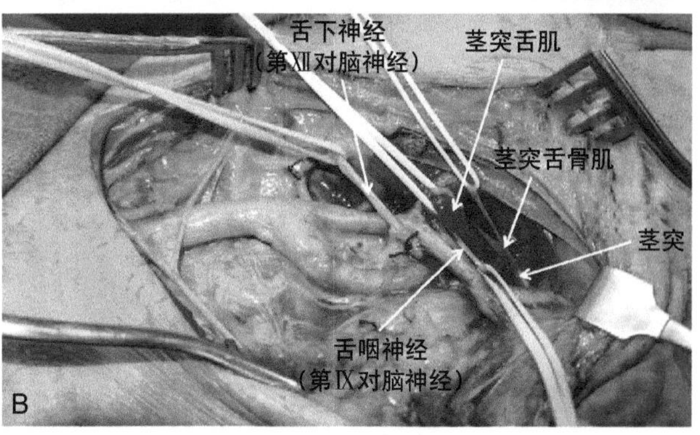

图 8-14　A. 切断茎突咽肌。切断茎突咽肌以显露颈动脉远端，需注意避免损伤其下的舌咽神经。B. 茎突咽肌分离后，即可识别并切断其下的茎突舌肌和茎突韧带，注意避免损伤下面的舌咽神经

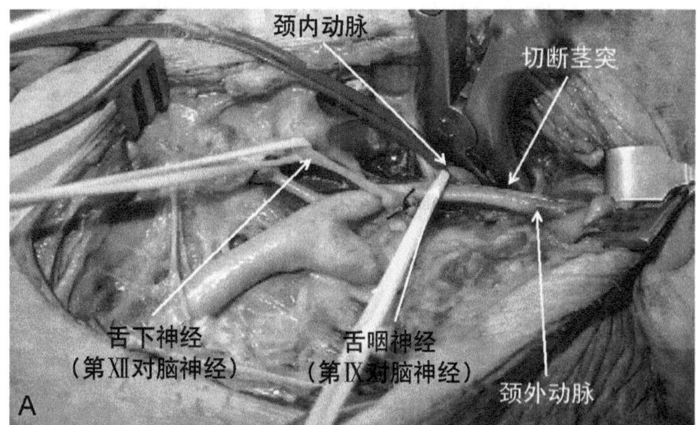

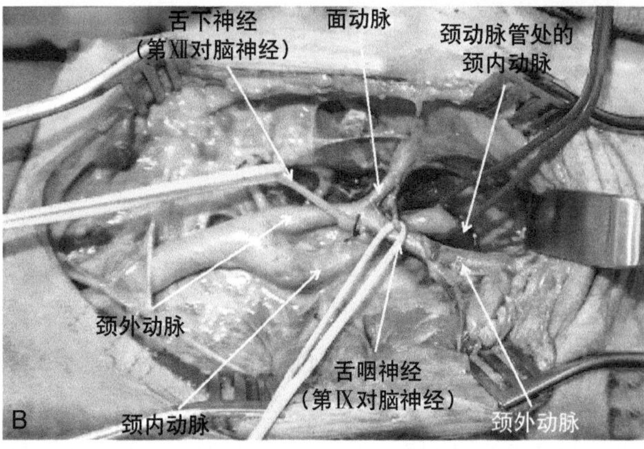

图 8-15　A. 茎突。肌肉分离后，使用咬骨钳切断茎突，以在颈动脉管处显露颈内动脉。B. 颈动脉管处的颈内动脉。随着下颌半脱位、茎突肌群和茎突的切断，在颈动脉管处显露颈内动脉。注意颈内动脉在颈外动脉深部和内侧走行。颈外动脉进入腮腺的最末端也很好地显露出来

8. 显露颈动脉近端或颈静脉损伤可能需要在标准的胸锁乳突肌切口的基础上增加一个胸骨切开术。这项技术在纵隔血管损伤一章中描述。

（二）修补

1. 可使用并 5-0 单丝不可吸收缝合线原位一期缝合通常由刀伤引起的无明显组织缺损的小颈动脉损伤。缝合前要仔细检查内膜，以确保缝合时背壁的完整性。

2. 为预防发生缺血性卒中，在复杂修补时应使用颈动脉分流器（图 8-16）。

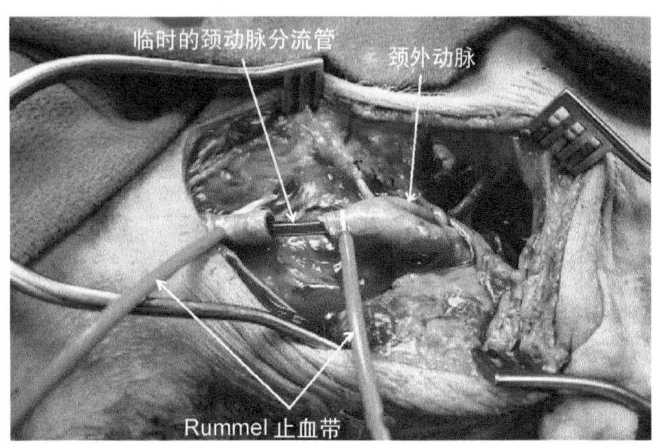

图 8-16　临时颈动脉分流。建议在比侧壁动脉缝合术更复杂的颈动脉修补时，使用临床颈动脉分流器。可用鲁梅尔止血带（Rummel tourniquets）固定，使其在重建时保证脑灌注以防止缺血性脑卒中

3. 如果修复时狭窄不可避免，可行补片血管成形术。使用 5-0 单丝不可吸收缝线将静脉补片（大隐静脉或颈外静脉）或人工材料（聚酯纤维、聚四氟乙烯、牛心包），连续缝合在缺损周围（图 8-17）。

4. 对于通常由枪击或钝性创伤引起的明显组织缺损的严重损伤，应采用反向隐静脉或人工材料(聚酯纤维、聚四氟乙烯)作为插入移植物。另外，在特定的情况下，还可用颈外动脉转位完成颈内动脉损伤的重建（图 8-18）。

5. 如患者病情不稳定，不能进行颈动脉血管修复，可以在复苏期间放置颈动脉分流管，在抢救期间以维持脑血流，并延迟重建手术（图 8-19）。

6. 如技术上可行或修复不会导致狭窄超过 50% 以上时，应修补颈内静脉损伤。如是单侧损伤而且患者情况不稳定，可结扎血管。如为双侧颈内静脉损伤，应尽可能修补一侧血管。

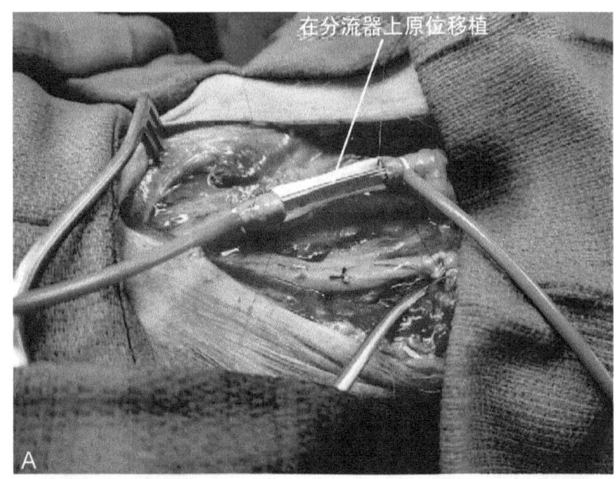

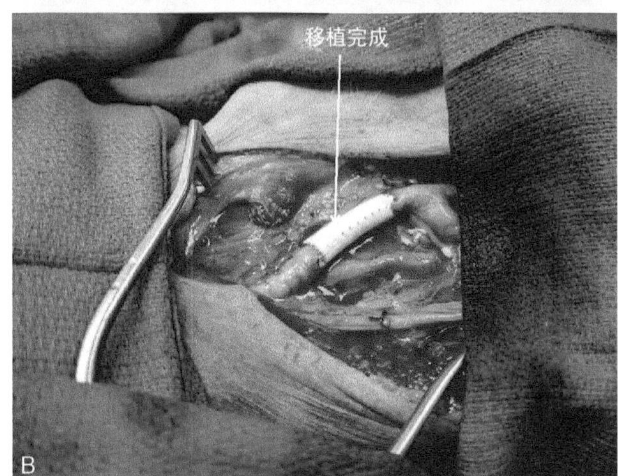

图 8-17　A. 临时分流器上血管移植重建。损伤血管腔内安置临时分流器以保证大脑灌注，同时在原位缝合移植物。注意，同样的技术也可在补片血管成形术重建中采用。B. 插入式移植。移植材料吻合后，移除分流管。可用的移植物包括反隐静脉、聚四氟乙烯和聚酯纤维

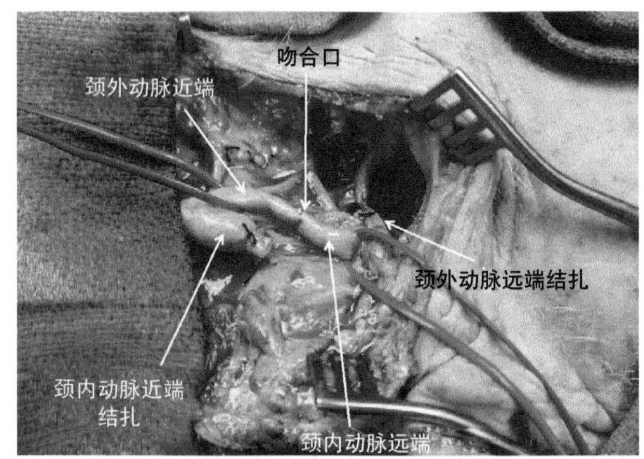

图 8-18　颈外动脉至颈内动脉移位手术。罕见情况下，颈外动脉近端可转位至颈内动脉远端来重建损伤的血管

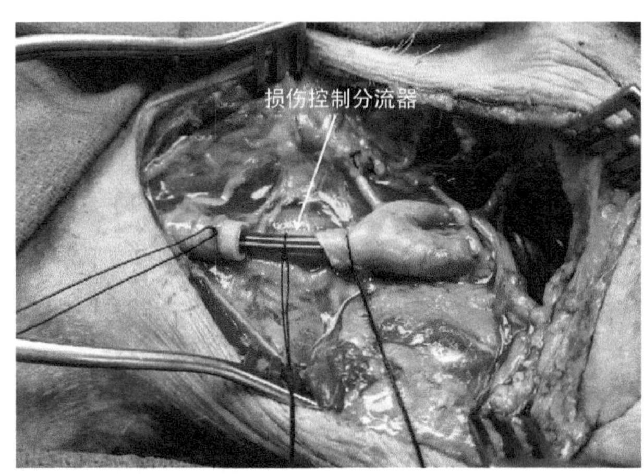

图 8-19　**损伤控制颈动脉分流。分流管通过缠绕在近端和远端动脉段及分流管本身上的丝线固定，以防止分流移位**

（三）闭合伤口

应逐层缝合胸锁乳突肌、颈阔肌和皮肤，以闭合伤口，并留置引流管。

七、提示与陷阱

1. 颈动脉损伤继发神经功能缺损的患者，应在损伤后 4 ～ 6h 进行血运重建。超过此时段的延迟重建会导致缺血性脑梗死转变为出血性脑梗死。

2. 下颌半脱位不难操作，这可以使颈内动脉远端的显露增加 2 ～ 3cm。

3. 在颅底水平，如果受限于解剖障碍，不能实施血管重建，颈内动脉远端损伤可使用球囊导管阻塞和栓塞或结扎作为确定性治疗手段。

（刘伯夫　曹　钰　译）

第9章 锁骨下血管

Demetrios Demetriades, Jennifer A. Smith

一、外科解剖

1. 右侧的锁骨下动脉起源于无名动脉（头臂干），其分支延伸至右侧锁骨下动脉和右侧颈总动脉。一般来说，左侧的锁骨下动脉直接起源于主动脉弓。在某些患者中，左锁骨下动脉可能与左颈总动脉有共同的起源。

2. 锁骨下动脉向外移行，穿过前斜角肌和中斜角肌之间。与位于前斜角肌表面的锁骨下静脉相对应（图 9-1）。

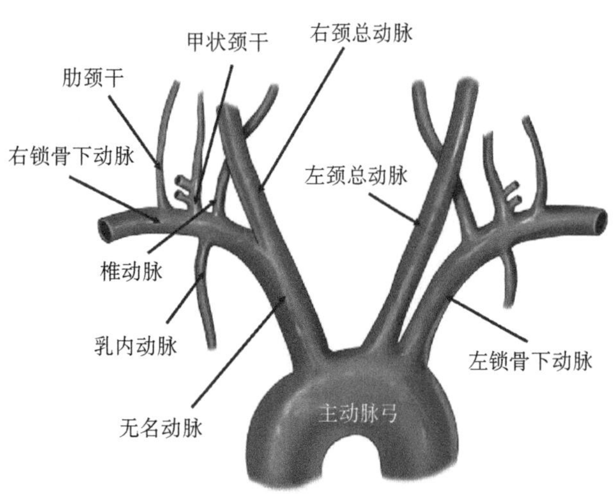

图 9-1 右锁骨下动脉起源于无名动脉，左锁骨下动脉直接起源于主动脉弓。注意锁骨下动脉的主要分支

3. 锁骨下动脉根据与前斜角肌的关系分为 3 段。第 1 段从起始到前斜角肌的内侧，走行于胸锁乳突肌和带状肌深部。它分支为椎动脉、乳内动脉和甲状腺颈动脉。第 2 段位于前斜角肌的后方，走行于臂丛神经上干和中干的表面，并分支出肋颈动脉（左侧肋颈动脉起源于左锁骨下动脉第 1 段）。第 3 段位于前斜角肌侧面，走行经过臂丛神经的下干，尽管分支不确定，它最常分出背侧肩胛骨动脉（图 9-2）。

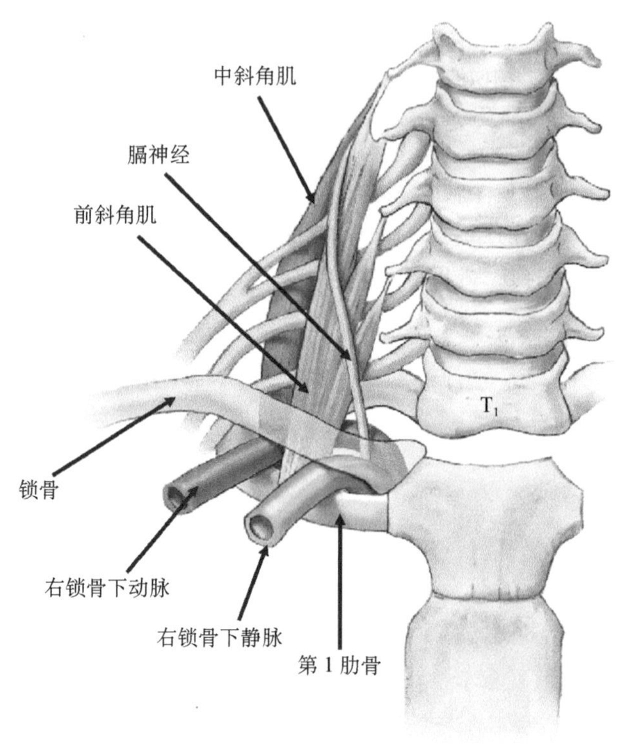

图 9-2 锁骨下静脉位于前斜角肌的前方，锁骨下动脉位于前斜角肌的后方。注意膈神经位于前斜角肌的前表面。臂丛神经走行于前、中斜角肌之间

4. 锁骨下动脉在通过第 1 肋骨后延续为腋动脉。这种转变的外部标志是锁骨中部下缘。腋动脉的外部标志是从锁骨中部到三角肌胸肌间沟的弯曲线。

5. 腋静脉越过第 1 肋骨后变为锁骨下静脉。它跨过前斜角肌，在前斜角肌的内缘，与颈内静脉合并为无名静脉（头臂静脉）。左侧胸导管流入左锁骨下静脉与左颈内静脉的交界处。右侧胸导管流入右锁骨下静脉与右颈内静脉的交界处。

6. 迷走神经与锁骨下动脉第一段相邻，它位于乳内动脉的内侧。右侧迷走神经从前面跨过锁骨下动脉，并立即发出喉返神经，从锁骨下动脉的后侧绕回，沿颈总动脉后方上升，进入气管食管沟。左侧迷走神经走行于颈总动脉和锁骨下动脉之间，跨过主动脉弓后立即发出喉返神经，从主动脉弓后侧绕回，进入气管食管沟（图 9-3 至图 9-6）。

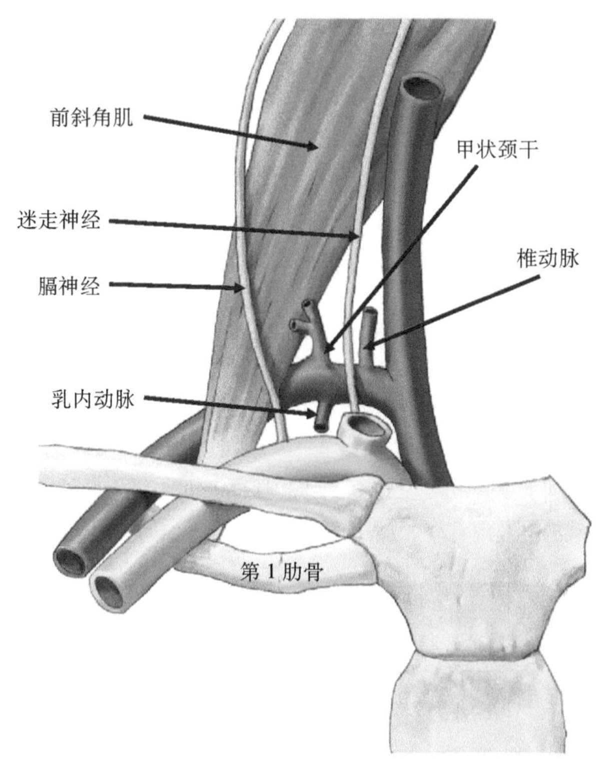

图 9-3 **右锁骨下动脉的解剖及其分支。注意第一段发出 3 个分支（椎动脉和甲状颈干在表面走行，乳内动脉在下方走行）。膈神经跨过前斜角肌，位于乳内动脉的外侧。迷走神经位于乳内动脉的内侧**

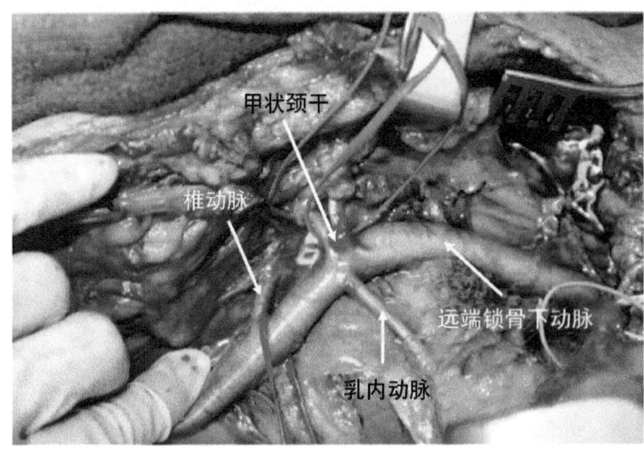

图 9-4 **分离前斜角肌，左锁骨下动脉第一段的分支：椎动脉、乳内动脉和甲状颈干动脉**

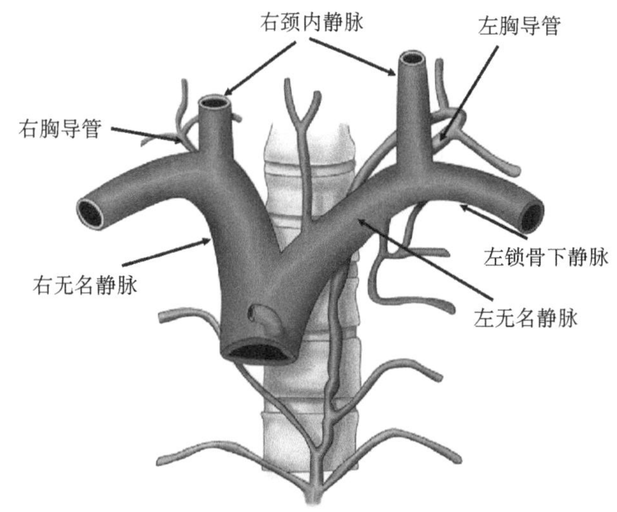

图 9-5 **锁骨下静脉与胸导管的解剖关系。胸导管开口位于锁骨下静脉与颈内静脉交汇的后方**

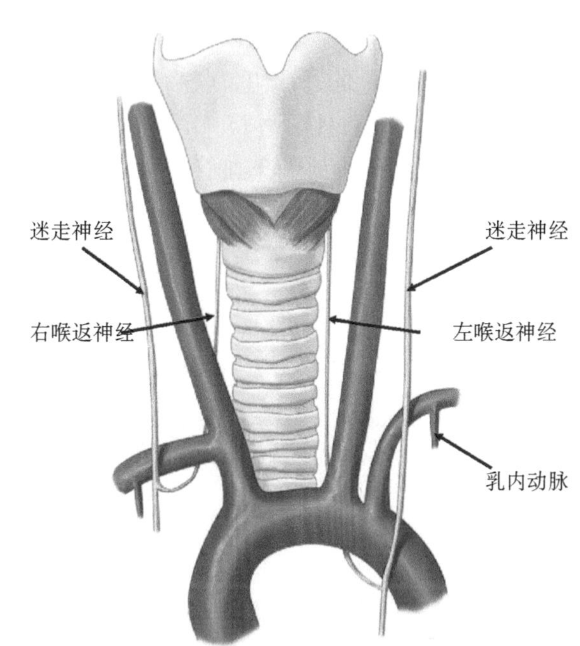

图 9-6 **迷走神经、喉返神经与锁骨下动脉的解剖关系。迷走神经跨过锁骨下动脉第一段，位于乳内动脉的内侧。左喉返神经在主动脉弓处绕回，右喉返神经在锁骨下动脉处绕回**

二、基本原则

1. 锁骨下动脉结扎术后截肢发生率高，一般不建议行该手术。对不稳定的危重患者，可以考虑临时夹闭再行血管重建。

2. 血管重建通常使用直径为 6mm 或 8mm 聚四氟乙烯移植物。在管径适宜的情况下，大隐静脉可作为血管重建的移植血管。

三、特殊手术器械

外科医师应该准备好一套标准的血管手术器械、胸骨锯、Gigli 线锯、Finochietto 胸骨撑开器、骨膜起子、Doyen 剥离器和 Fogarty 导管。

四、患者体位

患者取仰卧位，患侧手臂外展 30°。避免过度的外展。将患者头部转向对侧，确保患者从下颌到膝盖都做好术前准备，保证整个同侧前臂位于手术区内。

五、切口

1. 根据锁骨下血管损伤位置（左或右、近端或远端）和术者的习惯，可以使用多种切口和显露方式。最常见的是锁骨切口联合或不联合正中胸骨切口和活瓣切口（图 9-7）。

2. 一般情况下，锁骨下血管中部和侧面的损伤，沿锁骨切口可以提供良好的手术视野。当损伤部位更靠近端时，锁骨切口可联合正中胸骨切口，这样可以将左右两侧的锁骨下动脉非常充分地显露出来。

3. 左侧锁骨下血管近端损伤时，“活瓣”切口成为经典的手术切口。但是这种切口并不能提供较好的手术视野，并且发现其与术后并发症高度相关。

4. 在一些罕见病例中，如果锁骨下动脉中段或远段损伤，可以直接在损伤部位行锁骨上切口从而使术区充分显露。由于近端和远端切口显露相当局限，一般也不做推荐。

六、经锁骨切口显露

1. 该切口为首选切口，可以充分显露锁骨下动脉的第 2 段和第 3 段。该切口起始于胸锁关节，沿锁骨内半侧走行至锁骨中点，向下弯曲到三角胸肌间沟。

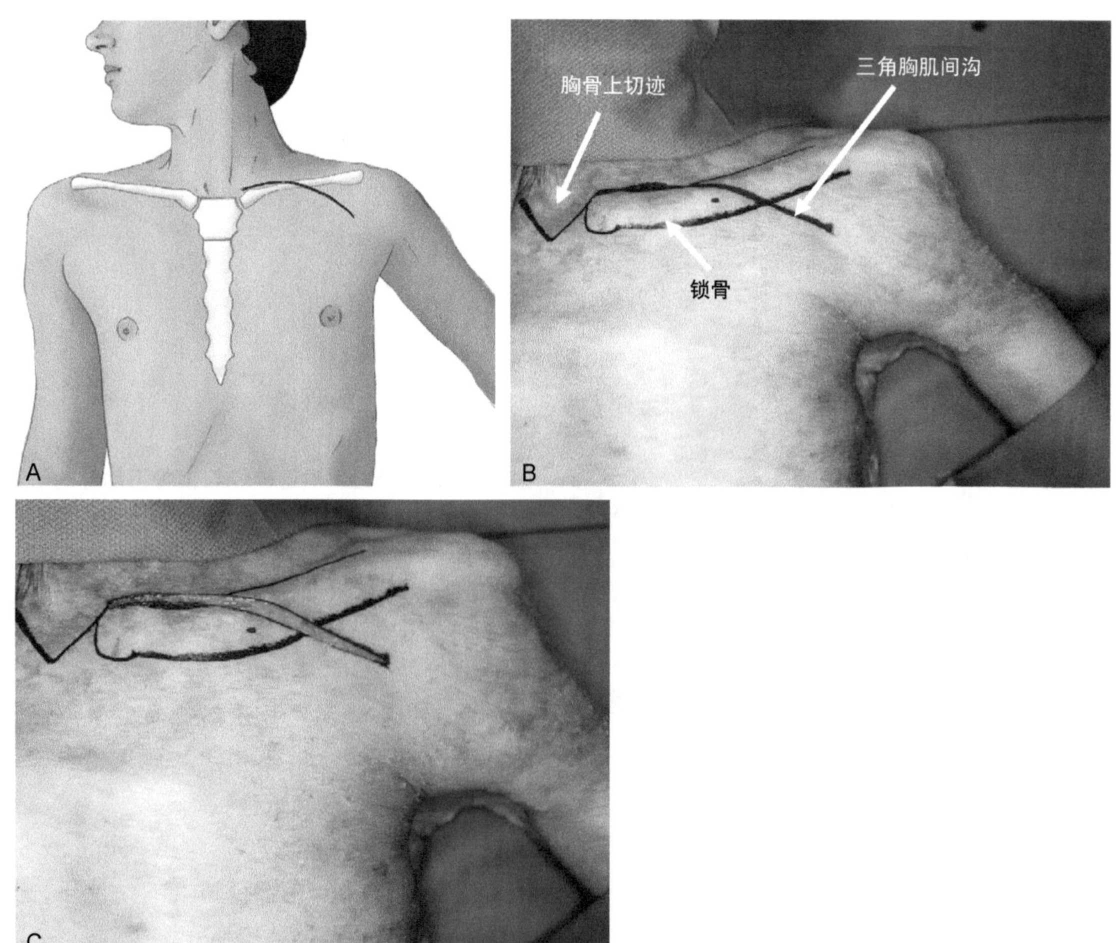

图 9-7 患者左侧锁骨下动脉术区显露的体位和手术切口。患者头部转向对侧，上肢外展 30°。锁骨切口起始于胸锁关节，沿锁骨内半侧走行至锁骨中点，向下弯曲到三角胸肌间沟。腋窝血管位于三角胸肌间沟的深部

2. 附着于锁骨内半侧的肌肉（颈阔肌、胸锁乳突肌，胸大肌和锁骨下肌）可以通过联合使用电烙、骨膜起子和 Doyen 剥离器而被分离。锁骨的内半侧已充分显露而且剥离了所有肌肉附着（图 9-8 和图 9-9）。

3. 锁骨下血管位于锁骨深处，需要将锁骨移位、切断或截取才能充分显露。

（1）最快的方法是使用 Gigli 线锯在近胸锁关节处将锁骨切断。手术结束时可将切断的两端绑定在一起从而恢复锁骨解剖结构的完整性。

（2）胸锁关节处的关节离断术是另一种方式，但明显比锁骨切断术耗费时间。

（3）截取锁骨内半段也是一个可以接受的选择。这种方式不会导致功能丧失，但从美观性来说劣于锁骨重建术。

（4）采用保留锁骨方式时，使用巾钳将锁骨夹住向上或向下牵引从而显露下边的组织。

4. 锁骨下血管特别是动脉，位于锁骨深处，需要进一步分离周围组织才能被识别。锁骨下静脉位于锁骨下动脉的下方表面，最先在手术视野中显露（图 9-10）。锁骨下动脉位置明显比绝大多数术者想象的位置深（图 9-11）。

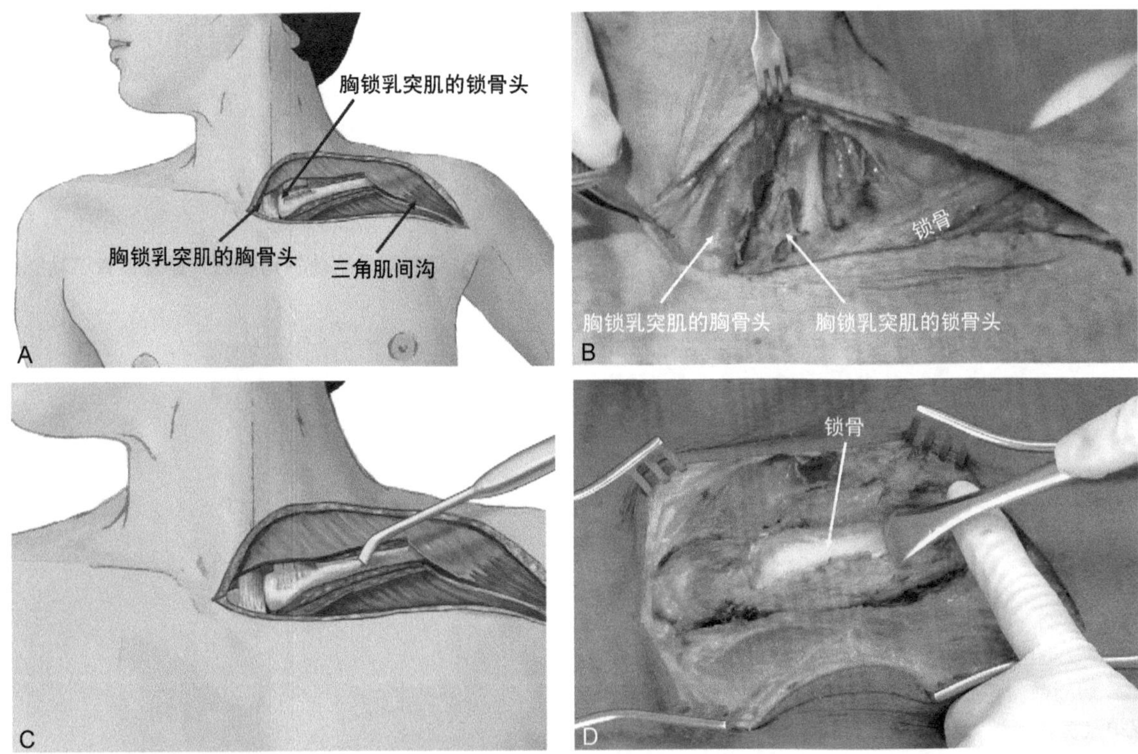

图 9-8　A 和 B. 锁骨切口显露锁骨下血管。所有附着于锁骨内半侧的肌肉（颈阔肌、胸锁乳突肌的锁骨头上缘、胸肌的大部分和锁骨下肌的下缘）通过电烙和骨膜剥离器分离。注意三角肌胸肌肌间沟深部是腋动脉。C 和 D. 使用骨膜剥离器将锁骨从肌肉附着处分离

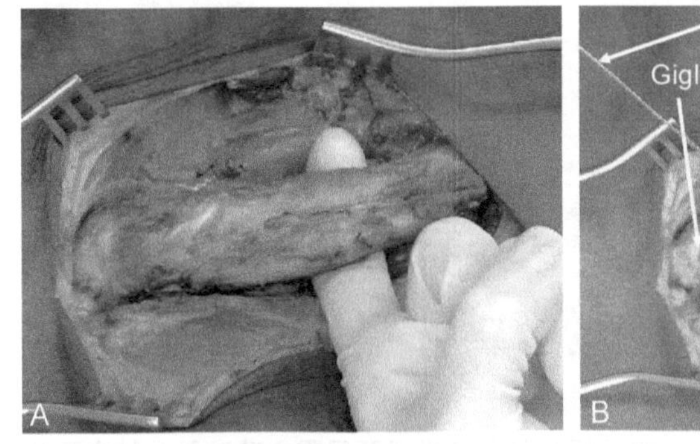

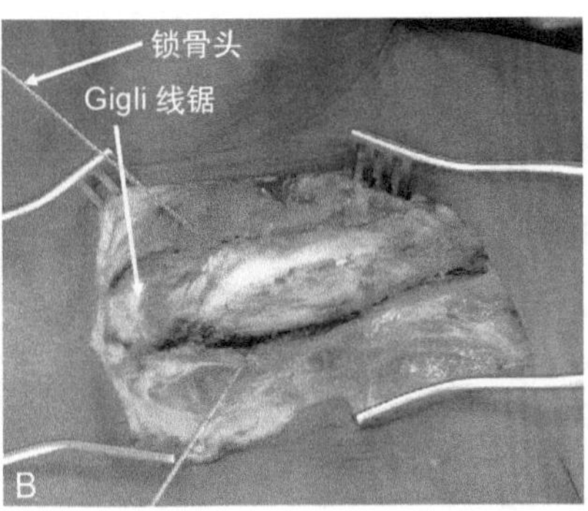

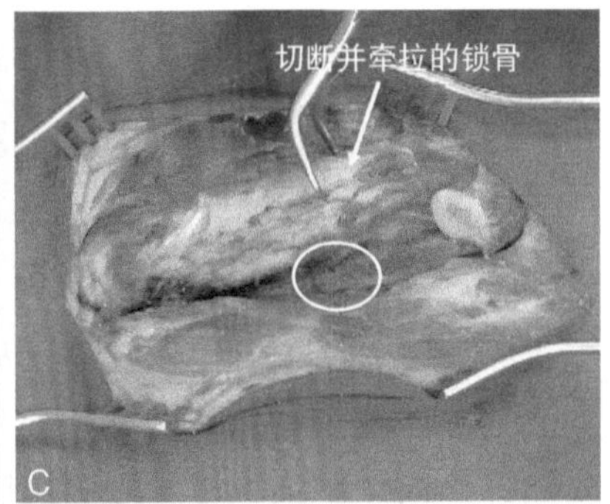

图 9-9　A. 锁骨内侧与所有附着的肌肉分离。B. 用 Gigli 线锯在靠近锁骨的胸锁关节处切割锁骨。C. 回拉锁骨，显露下方的组织（圆圈）。需要清理这些脂肪组织以便识别血管

5. 显露锁骨下动脉第一和第二段，需要切开带状肌和前斜角肌。识别并保护位于前斜角肌表面膈神经。

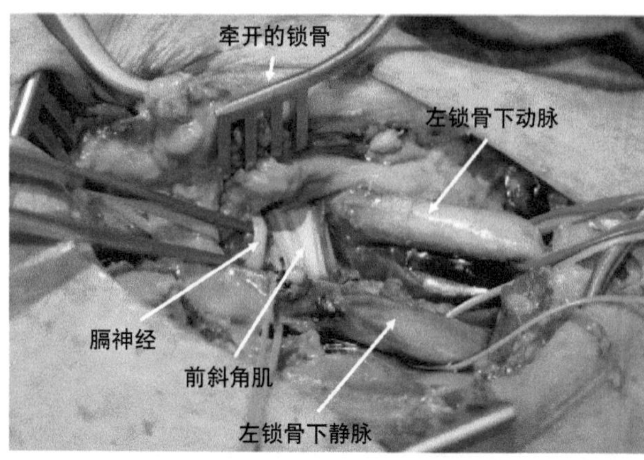

图 9-10　**分离并牵拉锁骨，显露左锁骨下血管。锁骨下静脉位于前斜角肌的前方，而动脉位于后方。注意跨过肌肉的膈神经**

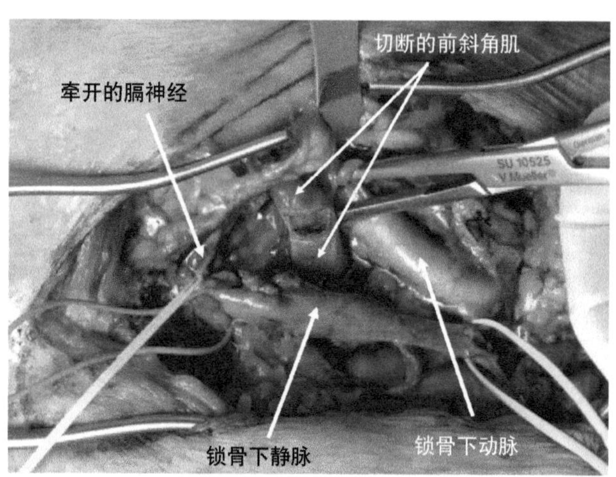

图 9-11　**切断前斜角肌，显露锁骨下动脉近端。牵拉膈神经并保护（黄色标记）**

6. 如果由于近端损伤或血栓形成造成动脉无搏动，则很难识别动脉。在这种情况下，先显露腋动脉会更容易（参见腋部血管的相关章节），然后再向近端显露。

七、联合锁骨切口与正中胸骨切开显露

1. 锁骨显露后，进行标准正中胸骨切开术以控制左或右锁骨下动脉近端损伤。

2. 为了显露近端损伤，可以从右侧头臂动脉汇入处或左侧主动脉弓的起始处分离动脉。通过分离并抬高上纵隔残留胸腺和周围的脂肪来显露左无名静脉和主动脉弓及其分支。然后确定并分离锁骨下动脉的起始位置（右侧为锁骨下动脉，左侧为主动脉弓）。这种方法将在第 16 章（胸部血管）中详细描述（图 9-12 至图 9-15）。

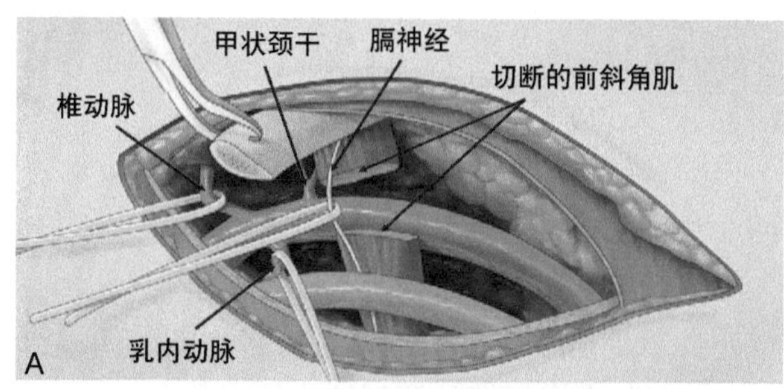

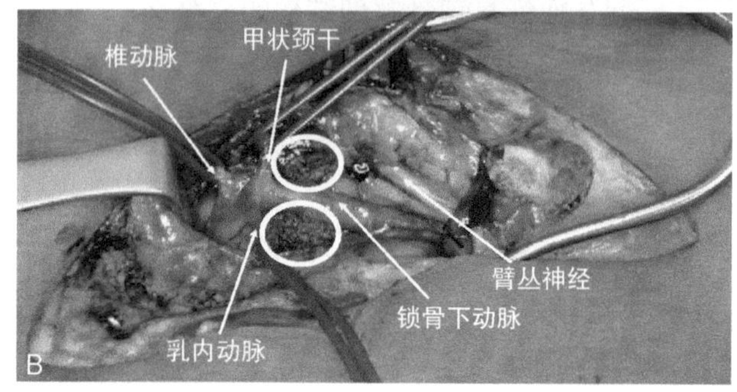

图 9-12　**切断锁骨与前斜角肌后，显露锁骨下动脉近端及其分支**

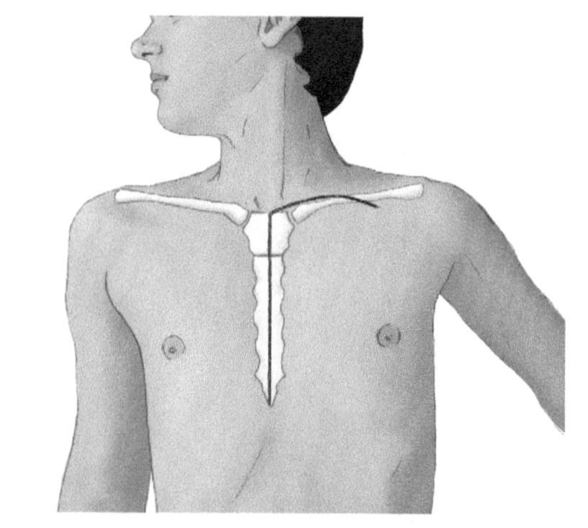

图 9-13　**联合锁骨切口和胸骨切开显露近端锁骨下动脉**

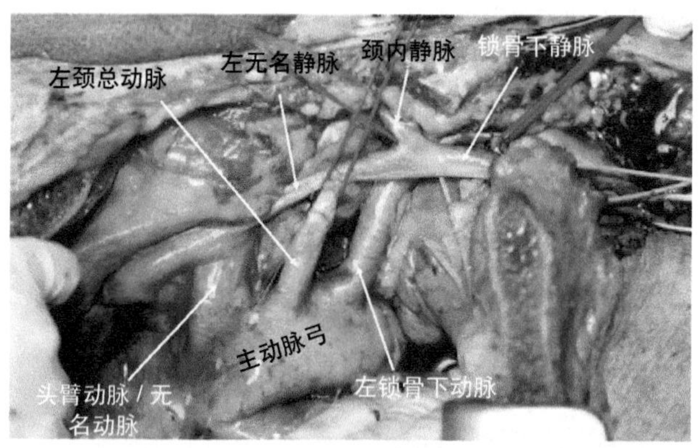

图 9-14　**锁骨切口联合胸骨切开显露主动脉弓及其主要分支。左无名静脉跨过主动脉弓的分支，应向上牵拉以得到更好的显露**

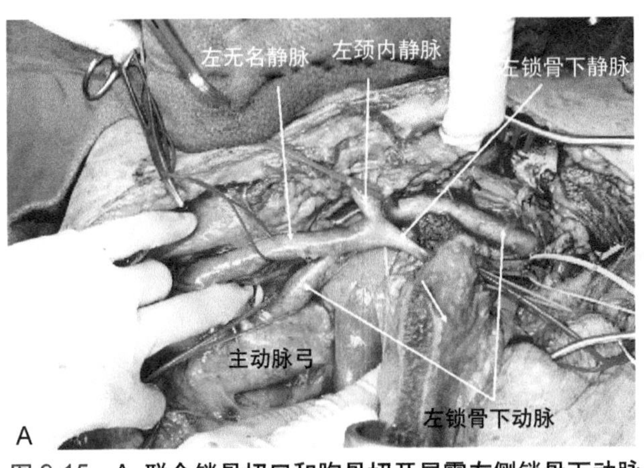

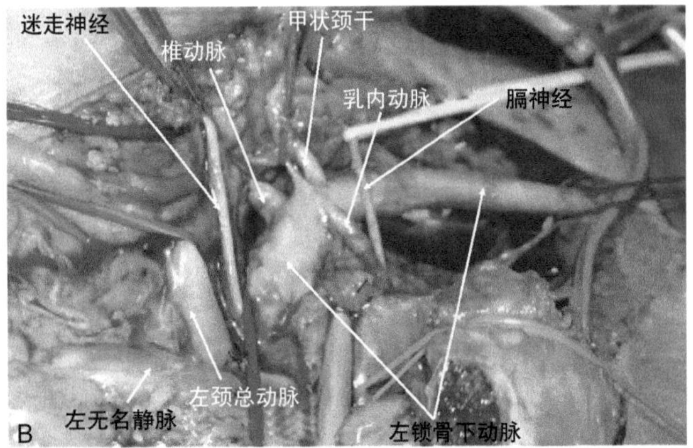

图 9-15　A. 联合锁骨切口和胸骨切开显露左侧锁骨下动脉。B. 完全显露的锁骨下动脉及其主要分支。注意位于乳内动脉外侧的膈神经和位于乳内动脉内侧的迷走神经

八、锁骨上切口显露

1. 因术区显露的局限性和在近端和远端控制方面的劣势，创伤患者很少使用该切口。伴有远端锁骨下动脉损伤病情稳定的患者可以考虑使用该切口。

2. 在锁骨内侧大约两指宽的地方做一个横向的皮肤切口，延伸到胸锁乳突肌胸骨端的内侧边缘（图 9-16A）。将切口穿过颈阔肌并找到胸锁乳突肌的锁骨端，然后切开颈阔肌。在距离锁骨 1cm 处切断胸锁乳突肌的锁骨端。

3. 清理锁骨上方的皮下组织，显露并识别锁骨下静脉，它位于锁骨下静脉的浅下侧。

4. 在第 1 肋骨上方 1cm 处切断前斜角肌。静脉在前斜角肌前，动脉在前斜角肌后。保护前斜角肌前表面的膈神经。然后分离锁骨下动脉（图 9-16B）。

九、“活瓣”切口显露

1. 此切口可用于显露左锁骨下动脉近端。活瓣状切口入路可结合锁骨上切口和正中胸骨切口，以及第 3 肋或第 4 肋间隙的胸廓切开术（图 9-17 和图 9-18）。

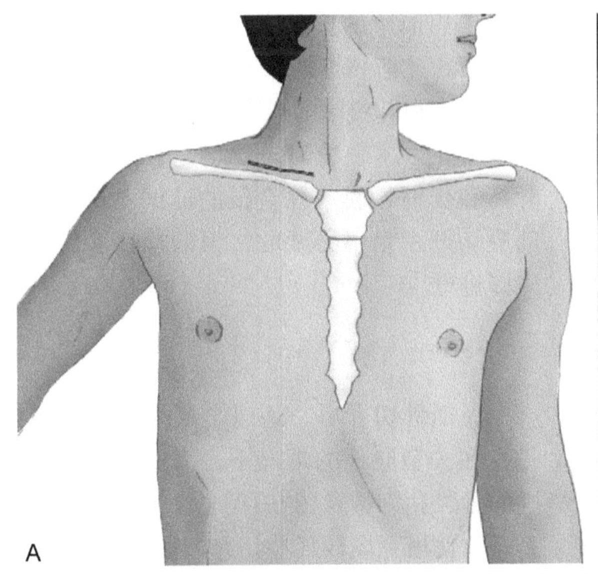

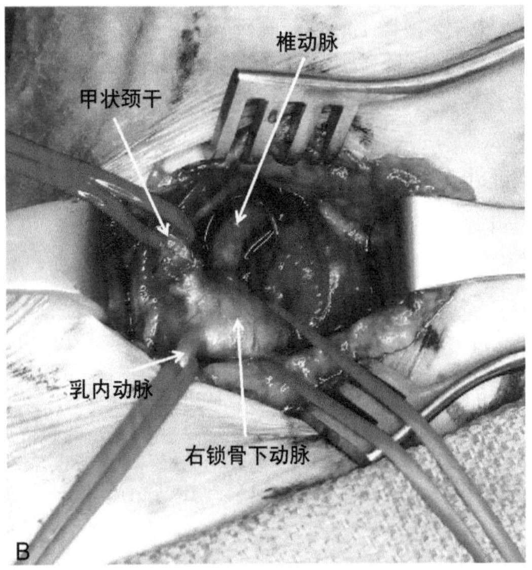

图 9-16　A. 锁骨上切口显露锁骨下动脉及其主要分支（椎动脉、甲状颈干、乳内动脉）。在锁骨内侧上方约 2cm 处做一个 6cm 的皮肤横向切口。B. 分离胸锁乳突肌的胸骨端和锁骨端之间的脂肪组织，显露前斜角肌。切断前斜角肌可显露锁骨下动脉及其 3 个分支：椎动脉、甲状颈干和乳内动脉

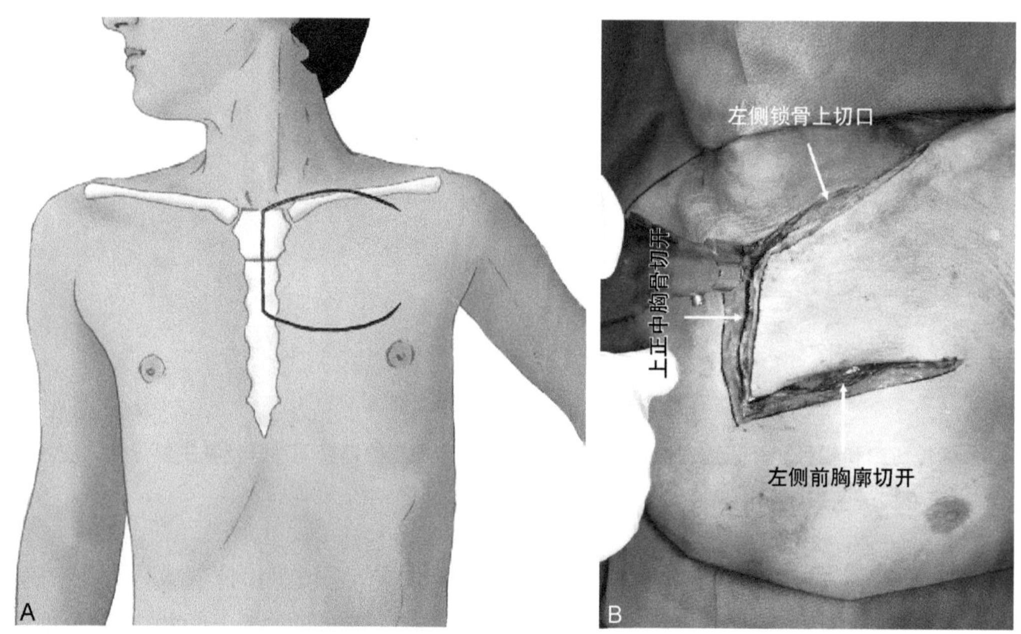

图 9-17　A. 活瓣切口包括锁骨切口、上中位胸骨切口和第 3 肋或第 4 肋间隙的左前胸廓切口。B. 活瓣显露：使用胸骨锯在上中位将胸骨柄和胸骨切开。沿锁骨上缘做第 2 个切口，分离胸锁乳突肌的锁骨端和胸骨端。第 3 个切口从第 3 肋或第 4 肋间隙延伸至腋前线

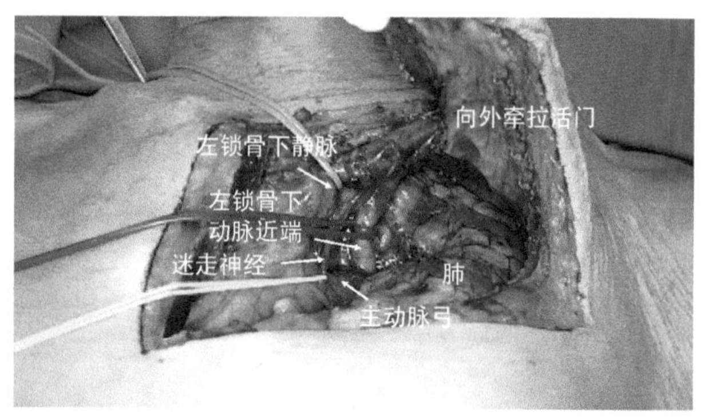

图 9-18　分离左锁骨下静脉并牵拉（蓝色标记），显露主动脉弓处的近端左锁骨下动脉（红色标记）。找到并保护左侧迷走神经（黄色标记）

2. 向外牵拉活瓣，分离近端锁骨下血管。静脉位于动脉的上浅部，需要分离并牵拉静脉，以便显露出起源于主动脉弓的左锁骨下动脉。迷走神经位于锁骨下动脉和锁骨下静脉之间，在乳内动脉的内侧。

3. 然而，与上述锁骨正中胸骨切开术相比，这种方法出现并发症的概率更高，包括出血、医源性肋骨骨折、严重的术后疼痛和更常见的呼吸道并发症。

十、血管重建

1. 主要血管的修复几乎不可能。大多数情况下，有必要利用合成或自体隐静脉移植物行血管重建。移植物的选择（自体或人造材料）取决于个人偏好、患者一般情况及是否有合适尺寸的大隐静脉。

2. 即使患者的血流动力学不稳定也绝不能结扎锁骨下动脉，因为这样肢体缺血的风险很大。对于需要损伤控制的患者，建议进行临时分流，随后再进行重建。

3. 结扎锁骨下静脉没有明显的并发症。只有在可以用简单的技术进行且不会产生明显狭窄的情况下，才应该考虑修复。狭窄超过 50% 会增加血栓形成和肺栓塞的风险。

4. 在手术完成时，评估是否有可触及的外周脉搏和任何筋膜室综合征的证据。常规的预防性筋膜切开术是不必要的，但治疗性筋膜切开术应立即进行。

十一、伤口缝合

1. 锁骨切开后，通过金属线或金属板连接锁骨。在关节脱位的情况下，需要修复胸锁关节周围的骨膜和韧带（图 9-19）。

2. 使用金属线连接切开的胸骨。

3. 为了美观，应该单独缝合颈阔肌。如果不这样做，就会导致肌肉的牵拉造成外观异常（图 9-20）。

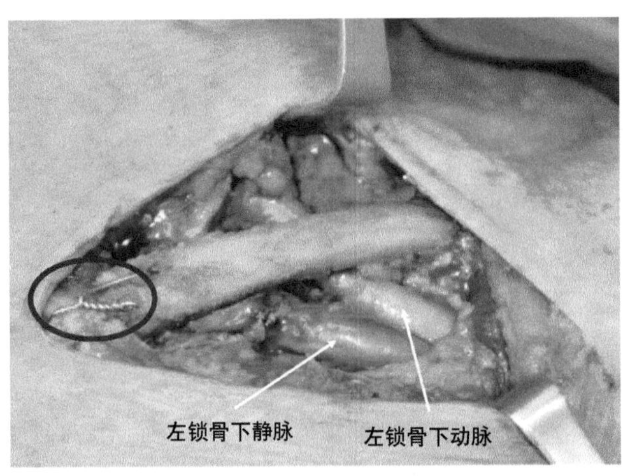

图 9-19 **使用金属线重建切开的左侧锁骨（黑色圆圈）**

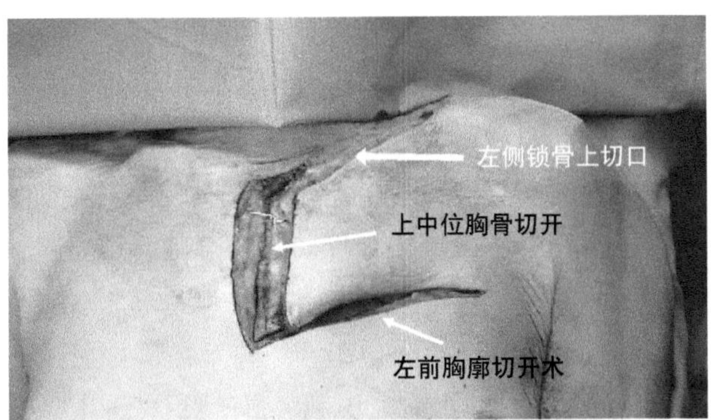

图 9-20 **使用金属线闭合胸骨切开处的活门，另外两个切口一层一层地正常缝合**

十二、提示与陷阱

1. 锁骨下动脉位于锁骨后侧的深处，显露是很困难的。其近端距离皮肤 5 ～ 6cm，需要广泛剥离其周围的前斜角肌与脂肪。

(1) 术中超声也许能帮助识别锁骨下动脉。

(2) 如果没有动脉搏动（血栓形成或横断伤），从更容易显露的腋动脉开始，向近端的损伤处进行显露。

(3) 对于很近端的损伤，从分离锁骨下动脉起点开始，通过联合锁骨切口和正中胸骨切开，向远端进行显露。

2. 术后需要监测外周动脉搏动，并慎防发生骨 - 筋膜室综合征。

(1) 常规的预防性筋膜切开术是没有意义的。

(2) 对于血流动力学稳定的患者，术中及术后使用甘露醇可以降低骨 - 筋膜室综合征的发生风险。

3. 前斜角肌近端切开时存在损伤膈神经的风险，这会导致同侧膈肌瘫痪，应该在切断肌肉前找到并保护膈神经。

4. 分离右锁骨下动脉时，注意分离和保护折返的喉返神经。喉返神经绕过近端锁骨下动脉先向前再向后上进入颈部。

5. 在靠近颈内静脉的位置分离锁骨下静脉时，注意保护胸导管。如有损伤，需要两端结扎。如果没能识别并结扎损伤的胸导管会造成棘手的术后乳糜漏。

（刘伯夫 曹 钰 译）

第10章 腋血管

Demetrios Demetriades, Emilie Joos

一、外科解剖

1. 体表标志：腋血管始于锁骨中点，深入三角肌间沟下方，止于腋窝外侧缘。

2. 腋动脉被胸小肌分为3段：第1段靠近胸小肌并发出1个分支；第2段位于胸小肌深面，被臂丛神经包绕，发出两个分支；第3段位于胸小肌外侧，被臂丛神经包绕，发出3个分支。

3. 腋静脉是贵要静脉的延续，向前过渡到锁骨下静脉，与头静脉汇合。其中段位于胸小肌深面，腋动脉下方（图10-1）。

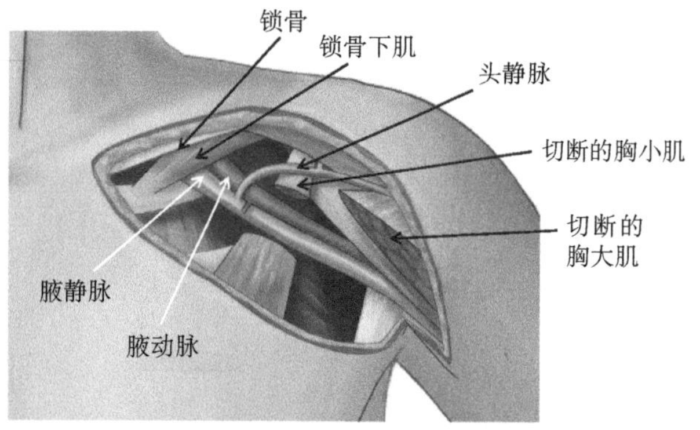

图10-1 腋血管起始于锁骨中点下方，弧形向下，在三角肌胸大肌肌间沟下方深面，腋血管部分在胸小肌深面，静脉在下方，低于动脉。注意：头静脉穿过胸小肌汇入近端腋静脉

二、基本原则

1. 腋动脉结扎导致截肢的发生率高，故不应结扎腋动脉。对病情不稳定的危重患者，可考虑临时分流术后行延迟血管重建手术。

2. 血管重建可以使用大隐静脉移植或合成材料的血管移植。

三、特殊手术器械

1. 一个标准血管托盘。

2. 骨膜剥离器和Doyen骨锉，用于切除锁骨和显露远端锁骨下血管（第9章）。

四、体位

1. 患者取仰卧位，伤肢从躯干外展约30°，头部稍转向对侧。

2. 颈、臂及整个胸部都应做充分准备。腹股沟应包括在手术区域内，以防需要静脉移植。

五、切口

1. 切口从锁骨中点下方开始，行经三角肌胸大肌肌间沟上方（图10-2）。

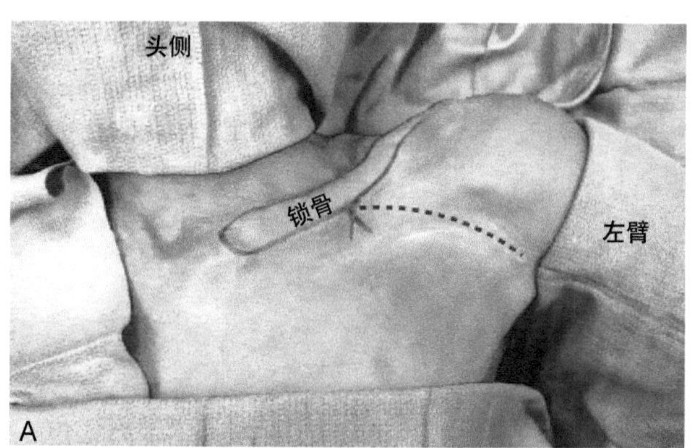

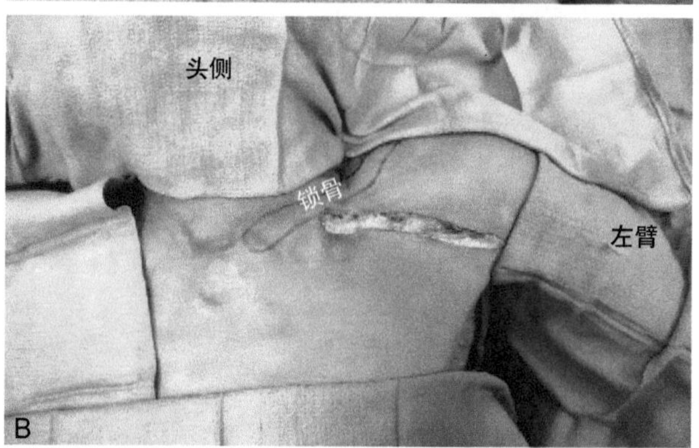

图10-2 显露腋血管的标准切口是起自锁骨中点下方，经三角肌胸大肌肌间沟上方，应注意避开行经三角肌胸大肌肌间沟表面的头静脉

2. 对非常近端的损伤，切口始于胸锁关节处，直接穿过锁骨中段内侧，在锁骨中段弧形向下达三角肌胸大肌肌间沟。可能需要分开锁骨以便处理近端血管（第 9 章）。

六、显露血管

1. 分离切口处的皮下组织至三角肌胸大肌肌间沟，显露并结扎头静脉。

2. 移动下方的皮瓣以显露胸大肌及其进入肱骨的部分（图 10-3）。

3. 分离胸大肌可显露深面的胸小肌，但在严重活动性出血或显露不满意时，可将胸大肌从肱骨附着处分开 2 ～ 3cm，或向中线牵拉，即可完全看见深部的胸小肌（图 10-4）。

4. 向侧方牵开胸小肌或在其进入喙突附近的部分将其离断并向中线牵拉。

5. 首先见到的是腋动脉前下方的腋静脉。

6. 腋血管现已完全显露，臂丛神经根和神经围绕它们（图 10-5）。

七、血管损伤的处理

1. 腋血管损伤应修复或重建（图 10-6）。对于危急患者，应考虑做临时分流及延迟血管重建的损伤控制手术（图 10-7）。

2. 动脉重建可以通过合成血管或自体大隐静脉移植来完成。

3. 仅在腋静脉可简单缝合的情况下做腋静脉修复。肢体可很好地耐受静脉结扎，因此不建议做复杂的移植血管重建。

4. 使用可吸收线缝合离断的胸大肌（图 10-8）。

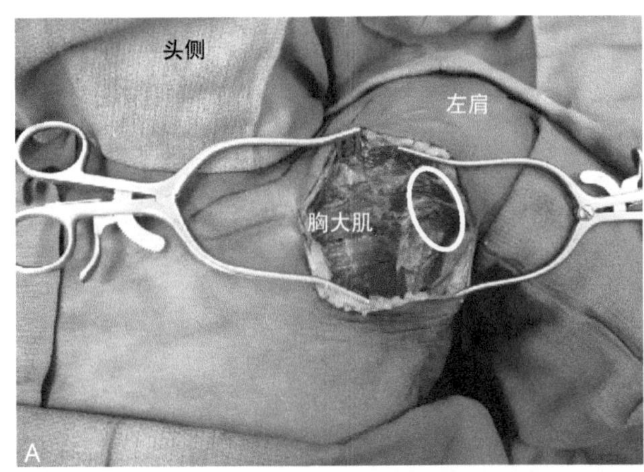

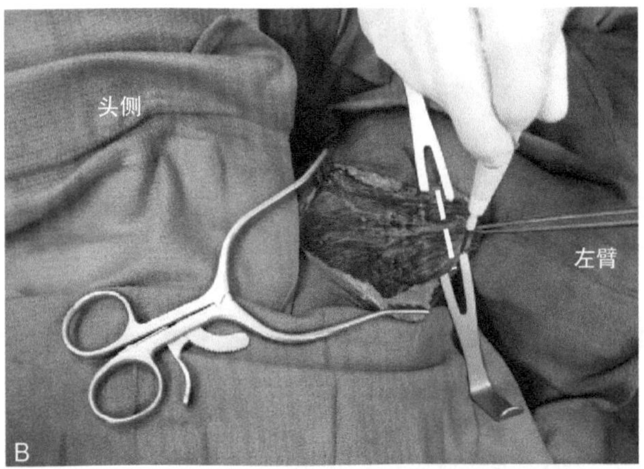

图 10-3 分离切口下皮瓣以显露胸大肌及其进入肱骨的部分（圆圈），可能需要游离胸大肌以显露深面的胸小肌。但为快速良好显露胸小肌，需从肱骨将胸大肌肱骨附着处分开 2 ～ 3cm

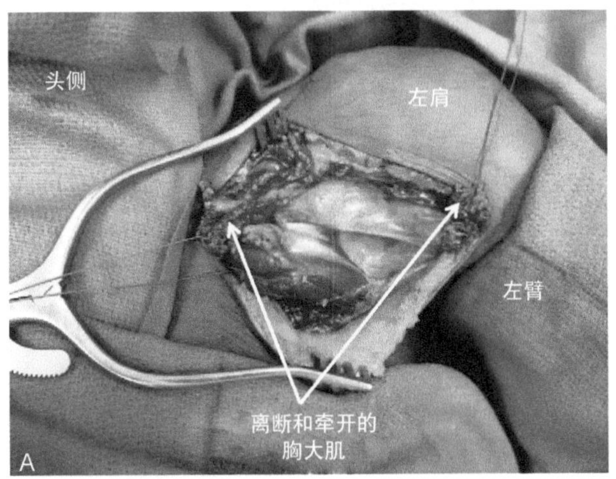

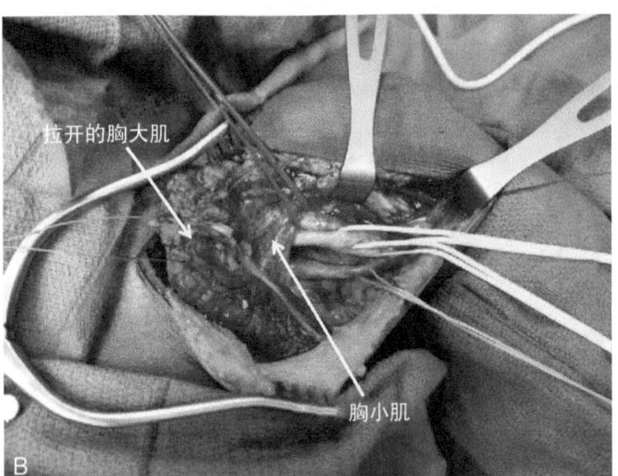

图 10-4 将粗的可吸收缝线放置在胸大肌分开处，牵拉离断处显露深面的胸小肌。在手术结束时，结扎缝线并重建胸大肌；牵开离断的胸大肌显露深面的胸小肌和远端的锁骨下血管及臂丛神经。注意臂丛神经根部（红色血管吊带为动脉，蓝色血管吊带为静脉、黄色血管吊带为神经）。腋血管中段部分位于胸小肌下方

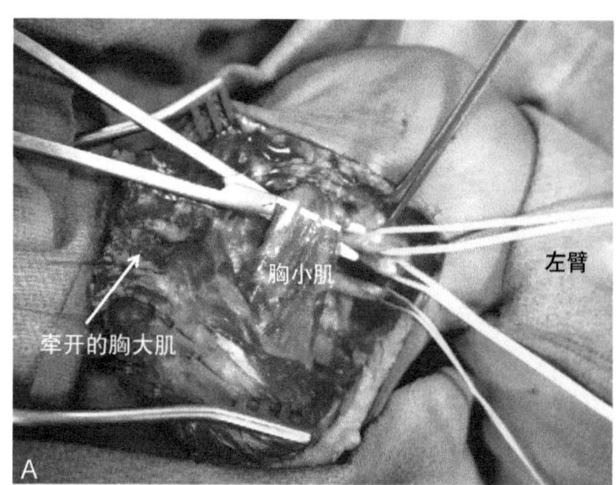

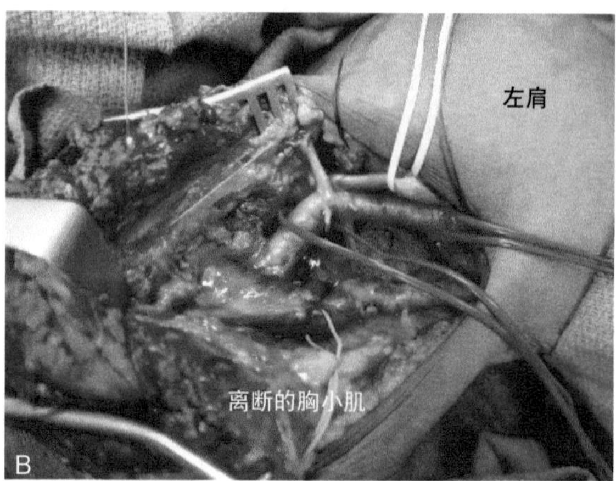

图 10-5 A. 离断胸小肌显露中段锁骨下血管；B. 离断胸小肌后，腋血管完全被显露（红色血管吊带为动脉、蓝色血管吊带为静脉、黄色血管吊带为神经）

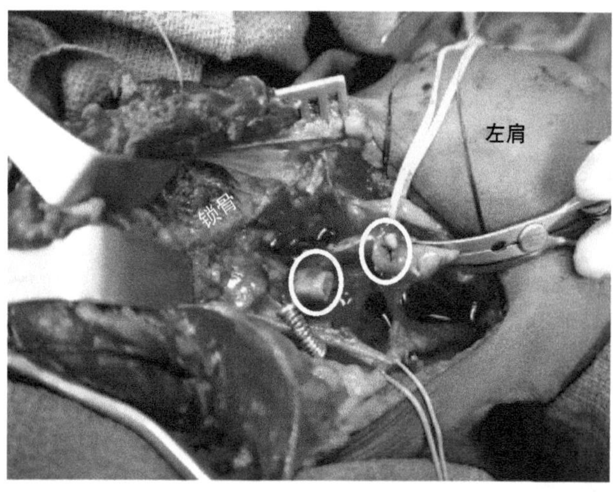

图 10-6 清创腋血管的损伤部分至健康组织（圆圈）。重建血管通常需要尺寸为 6 号或 8 号的人工血管（蓝色血管吊带为静脉、黄色血管吊带为神经）

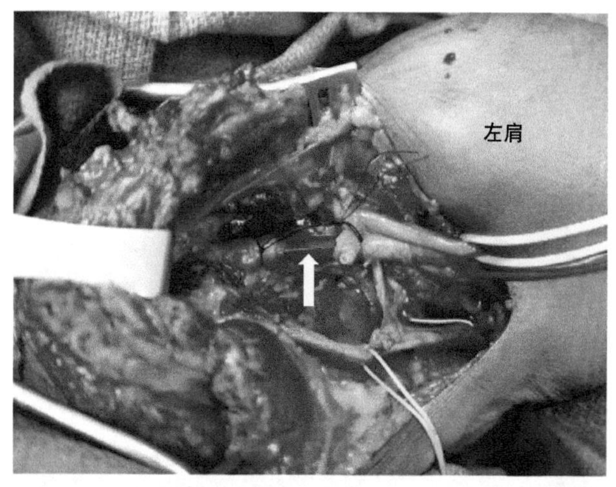

图 10-7 使用临时分流器控制损害（白色箭头）。固定连接管近端和远端的缝线系在一起以防止意外移位或脱落（蓝色血管吊带为静脉、黄色血管吊带为神经）

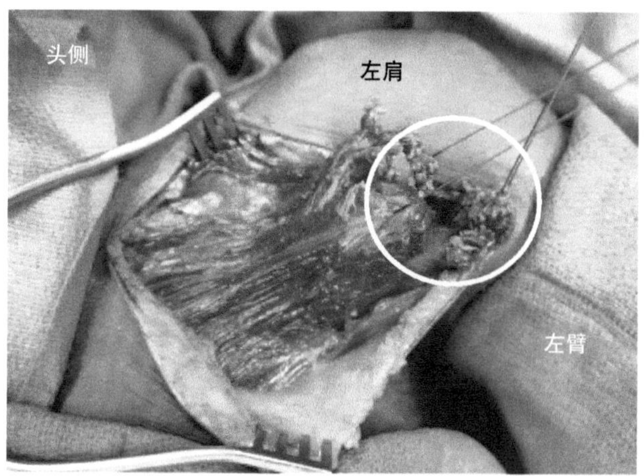

图 10-8 胸大肌重建

八、关闭

同样方法重建胸小肌。

九、提示与陷阱

1. 定位：过度外展手臂将扭曲解剖结构，导致显露更加困难。

2. 为在近端控制锁骨下动脉，可能需要切除近端的锁骨。

3. 如上所述，若持续出血，应游离胸大肌及胸小肌以快速显露。

4. 必须注意不要损伤与腋窝血管密切相关的臂丛神经。

5. 对于动脉损伤、缺血时间长的病例，应密切监测以免发生骨 - 筋膜室综合征。不必常规做预防性的前臂筋膜切开术。对于病情稳定的患者，术中给予甘露醇可减少骨 - 筋膜室综合征的发生风险。

（高宏光 秦 溱 译）

第 11 章 椎动脉损伤

Demetrios Demetriades, Morgan Schellenberg, Nick A. Nash

一、外科解剖

1. 椎动脉是锁骨下动脉向头颅方向发出的第一个分支。从创伤外科的角度分为 3 段：第 1 段，从锁骨下动脉起始处走行至 C_6 进入横突孔；第 2 段，穿行于 C_6 至 C_1 横突孔形成的椎管内；第 3 段，从 C_1 横突孔穿出到达颅底（图 11-1）。椎动脉经枕骨大孔进入颅内，穿过硬脑膜与对侧的椎动脉合并形成基底动脉，基底动脉构成 Willis 环的一部分。

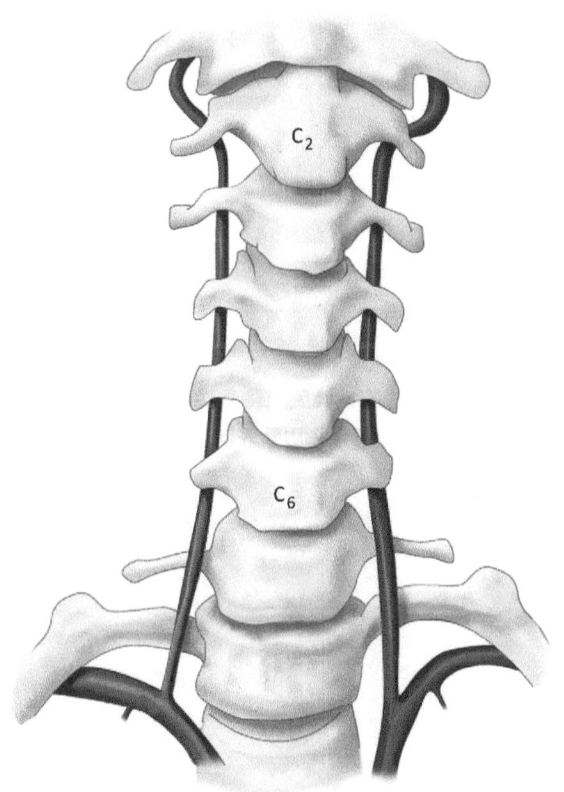

图 11-1　椎动脉解剖

椎动脉是锁骨下动脉头侧的第一个分支，分为三部分。第 1 段起始于锁骨下动脉至 C_6，并在 C_6 进入椎孔。第 2 段在 C_6 和 C_1 之间的椎管内。第 3 段从 C_1 到颅底

2. 椎动脉的第 1 段体表标志位于胸锁乳突肌的胸骨头、锁骨头和锁骨形成的三角区域内。在 C_6 水平进入横突孔之前，向后上方走行于前斜角肌与颈长肌之间。

3. 颈动脉鞘位于椎动脉的前内侧。

4. 椎动脉在 C_6 水平进入椎管的体表标志是环状软骨，也是第 2 段的起始部。

5. 椎动脉被静脉丛包绕。

二、基本原则

1. 大部分椎动脉损伤可以通过动脉栓塞方法进行处理。由于椎动脉的特殊解剖结构，导致其手术显露困难，因此血管腔内介入仍是其首选治疗方法。手术治疗和直接外科控制出血仅限于严重的活动性出血或介入治疗无法实施的情况。

2. VA 结扎或血管内栓塞相对较安全，较少引起神经功能障碍。

3. 枪击导致的椎动脉损伤常伴有椎体骨折和脊髓损伤。

三、特殊手术器械

手术器械包括创伤血管器械包、骨膜剥离器、咬骨钳。

四、体位

患者取仰卧位，如果颈椎无损伤，使头部偏向健侧，使颈部略伸展，可在患者的肩背部放置折叠布巾来维持体位。

五、椎动脉第 1 段显露

（一）切口

1. 锁骨上横切口很少用于显露椎动脉近端和椎管外面部分。这是一种有限的显露方式，它不

能满意地显露颈动脉鞘或呼吸消化道。

2. 为此，首先标记胸锁乳突肌（SCM）的胸骨头和锁骨头。做横向皮肤切口，从胸骨头内侧缘延伸至 SCM 锁骨头外侧缘，约在锁骨上方两指宽处。将该切口穿过颈阔肌然后识别出 SCM 的胸骨头和锁骨头（图 11-2）。

（二）显露

1. 继续深入分离至三角底部，在切口处放置一个自动牵开器，将 SCM 的胸骨头向内侧牵开，锁骨头向外侧牵开。如有必要，将锁骨附近的 SCM 肌肉的锁骨头分开或向上分开肌肉头。

2. 颈动脉鞘是该三角区域内需要鉴别的第 1 个血管结构。颈静脉位于外侧，颈总动脉在内侧，迷走神经在后方。分离颈动脉鞘并向内侧牵拉以显露斜角肌脂肪垫（图 11-3）。

3. 当可见斜角肌脂肪垫时，分离显露前斜角肌。膈神经位于前斜角肌的表面，应当注意保护。该肌肉向外牵拉或分离，显露锁骨下动脉及其两个分支：甲状腺颈干和乳内动脉（图 11-4）。

4. 椎动脉的第 1 段位置更深，更靠向内侧，在前斜角肌外侧和颈长肌内侧之间（图 11-5）。用示指指尖触诊 C_7 椎体与横突之间的沟槽，可以清楚识别椎动脉在这个凹槽前方。使用直角钳分离椎动脉，务必小心分离以防损伤该动脉前方的椎静脉丛。

5. 膈神经位于其外方，在前斜角肌表面，应当保护。

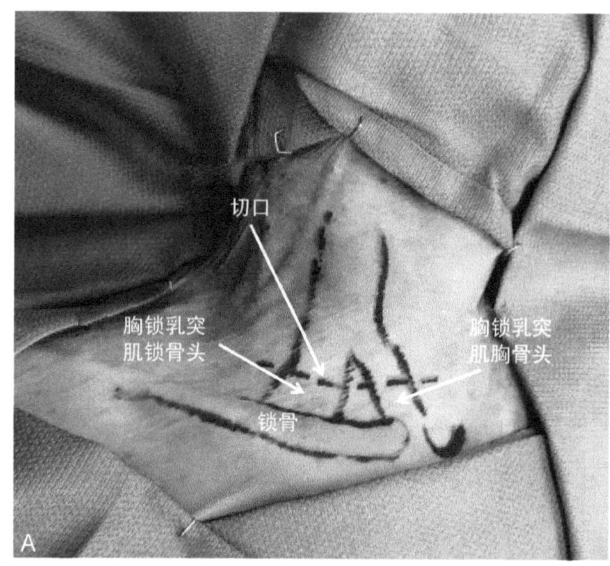

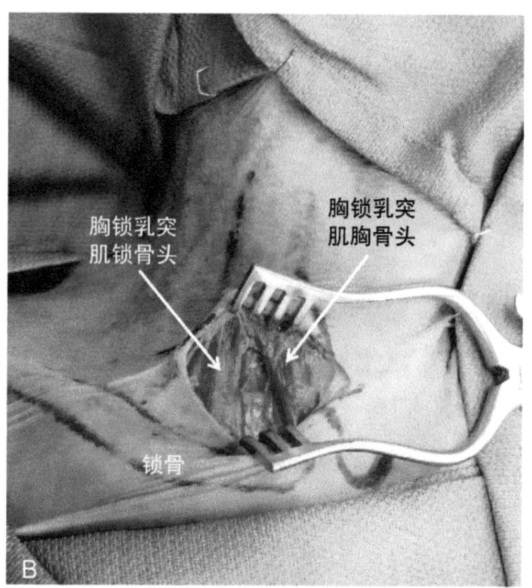

图 11-2 A. 沿锁骨上皮肤切口显露右侧椎动脉第一部分。在锁骨上方约 2cm 处的胸锁乳突肌胸骨头内侧缘和锁骨头外侧缘之间做一个横切口。B. 离断颈阔肌后，胸锁乳突肌的胸骨头和锁骨头得到显露，锁骨头切断并向上牵拉能更好地显露

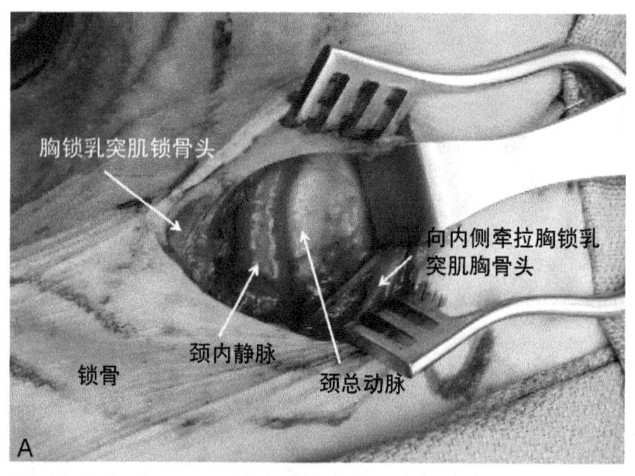

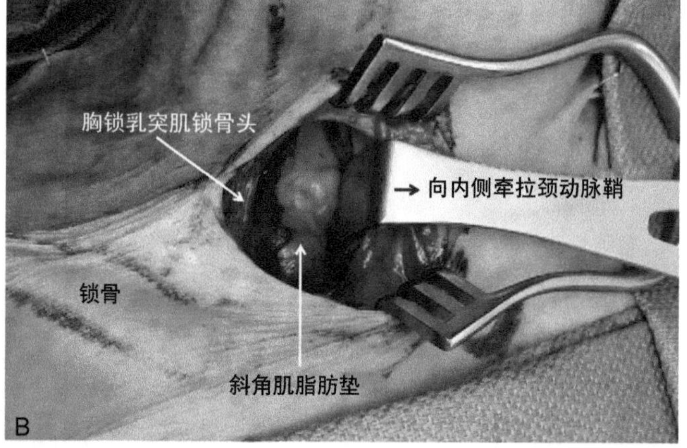

图 11-3 A 和 B. 显露颈动脉鞘和斜角肌脂肪垫。向内侧牵拉胸锁乳突肌胸骨头，向外侧牵拉胸锁乳突肌的锁骨头，使其与锁骨形成三角形，显露颈内静脉、颈总动脉及斜角肌脂肪垫

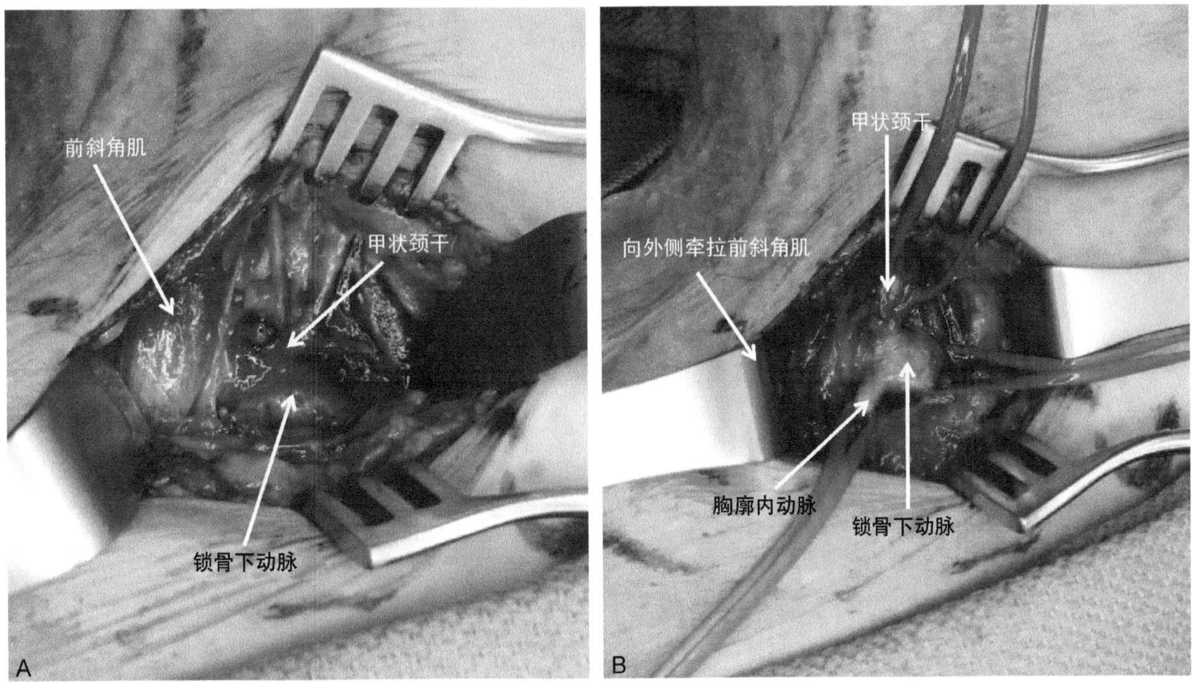

图 11-4 鉴别前斜角肌和锁骨下动脉。分离胸锁乳突肌胸骨头和锁骨头之间的脂肪垫，显露前斜角肌并向外侧牵拉或切断，显露锁骨下动脉及其 3 个分支：椎动脉、甲状颈干和胸廓内动脉

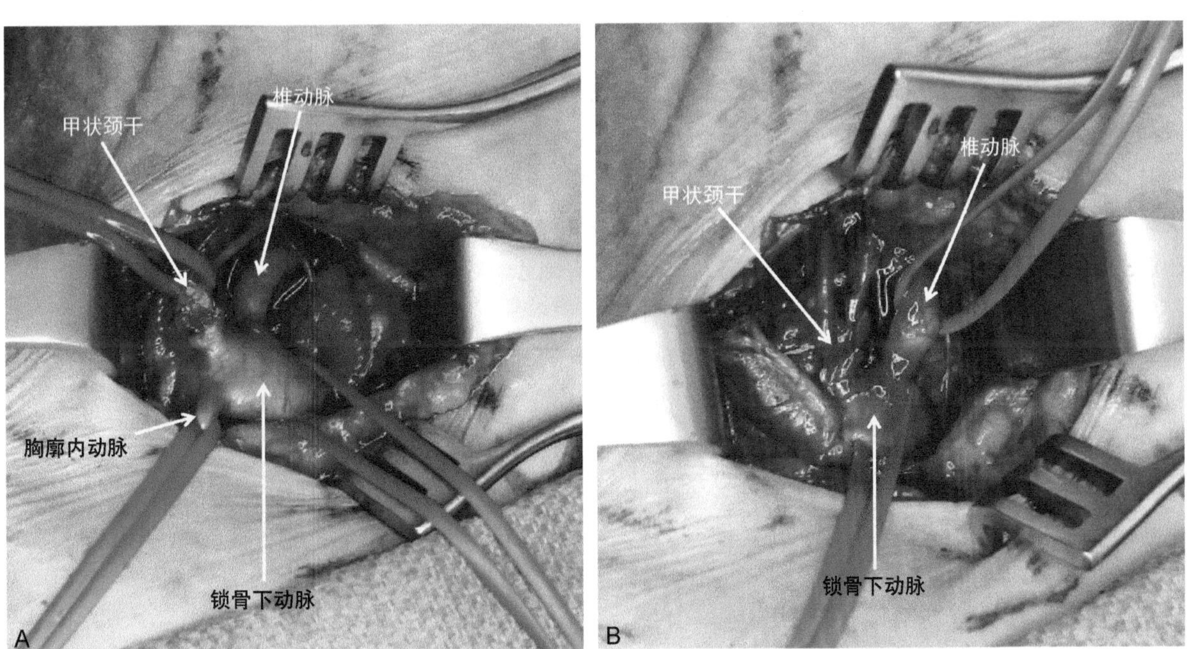

图 11-5 鉴别椎动脉的近端。椎动脉位于甲状颈干内侧

六、胸锁乳突肌切口入路

（一）切口

1. 该切口是椎动脉损伤首选的切口，可以显露颈动脉、颈内静脉、上呼吸消化道及第 1 段和第 2 段椎动脉。

2. 该切口位于胸锁乳突肌前缘，从乳突下方延伸至胸骨上切迹（图 11-6）。

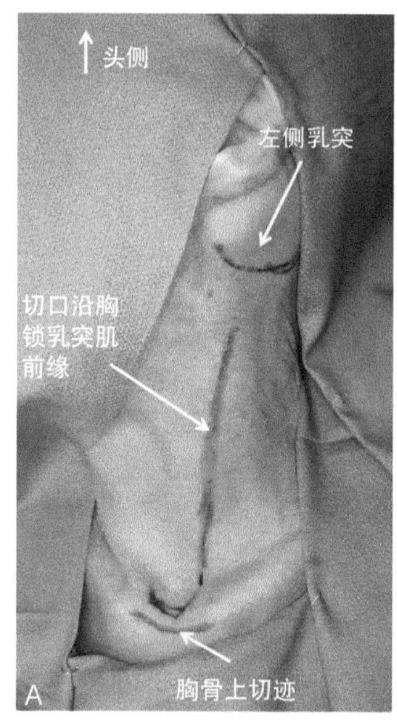

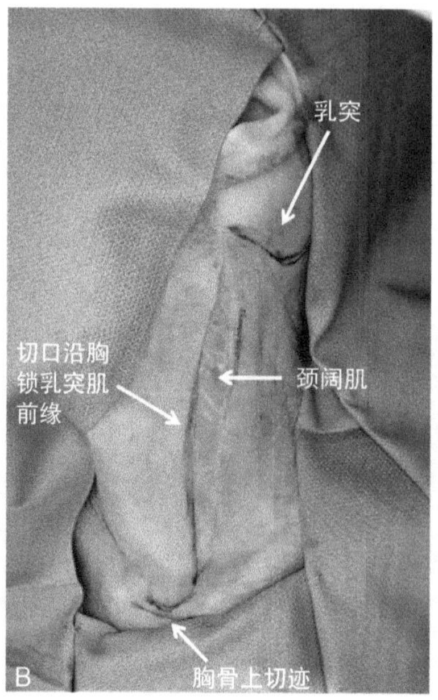

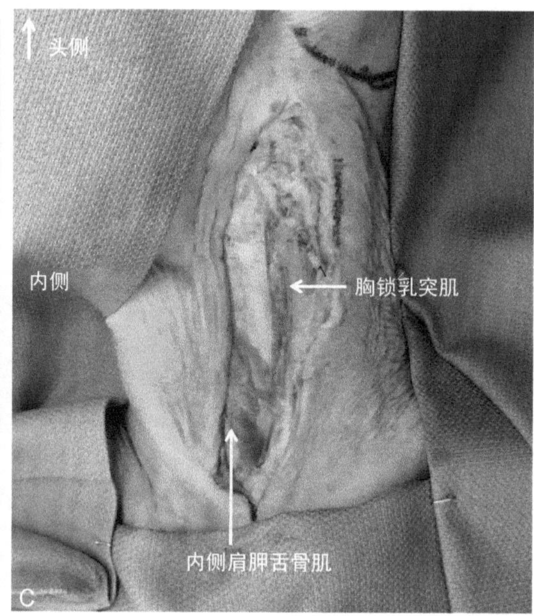

图 11-6 **胸锁乳突肌切口**

A. 切口沿胸锁乳突肌前缘，从乳突下方延伸至胸骨上切迹；B. 切口向下穿颈阔肌并显露胸锁乳突肌前缘；C. 切口下方可见肩胛舌骨肌上腹

（二）显露

1. 逐层切开剥离颈阔肌，直至胸锁乳突肌前缘。胸锁乳突肌向外牵开显露颈动脉鞘及其内容物。颈内静脉表浅并靠外侧，颈总动脉位于内侧，迷走神经位于两者中后方（图 11-7）。

2. 颈动脉鞘向内侧牵拉。术中可能遇到颈部中线结构，如食管、气管、喉。应轻柔向内侧牵拉开这些解剖结构。

3. 前斜角肌向外侧牵开或切断，同时保护位于肌肉表面的膈神经。颈长肌位于椎体前外侧椎前筋膜表面。椎动脉的第 1 段位于前斜角肌和颈长肌之间（图 11-8）。

4. 用骨膜剥离器将颈长肌和椎前筋膜从椎体骨上剥离，显露椎孔前缘。椎动脉位于椎体和横突前结节之间，建议通过示指指尖触诊（图 11-9）。通过咬骨钳去除周围骨性结构（图 11-10）。

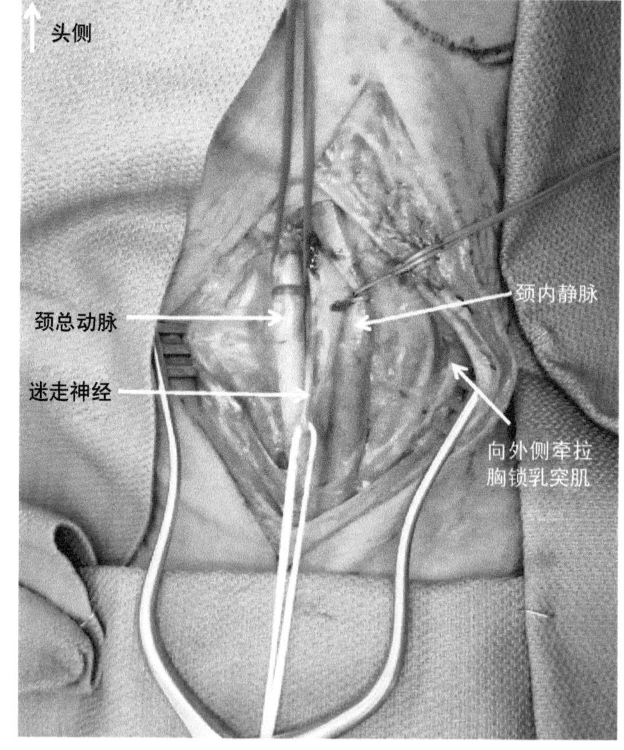

图 11-7 **显露左侧颈动脉鞘**

向外侧牵拉显露颈动脉鞘，其内容物包括颈内静脉、颈总动脉和迷走神经

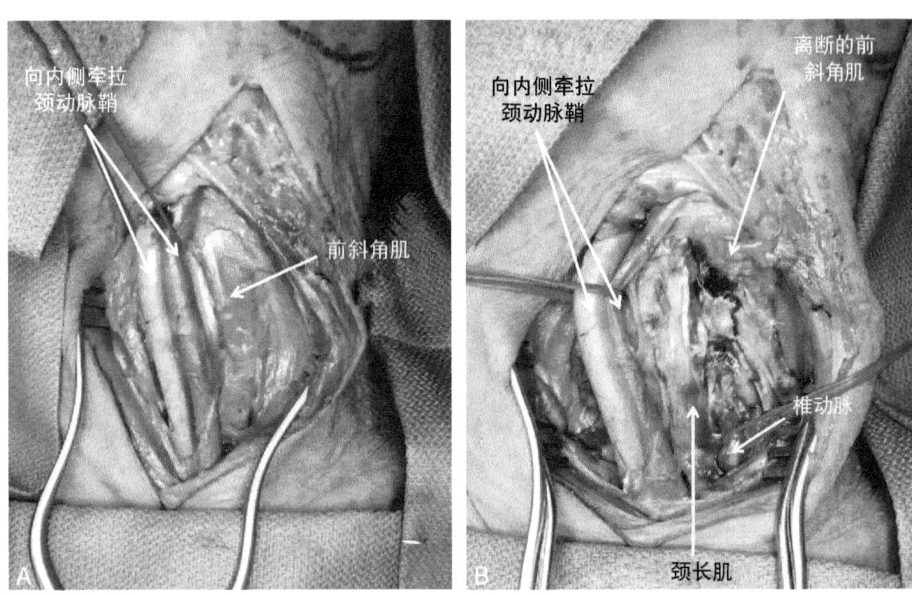

图 11-8　**显露左侧椎动脉**

A. 向内侧牵拉颈动脉鞘显露前斜角肌；B. 离断前斜角肌使颈长肌得到充分显露，此时可及椎动脉第一部分，但椎动脉其余部分仍被椎管骨骼阻挡

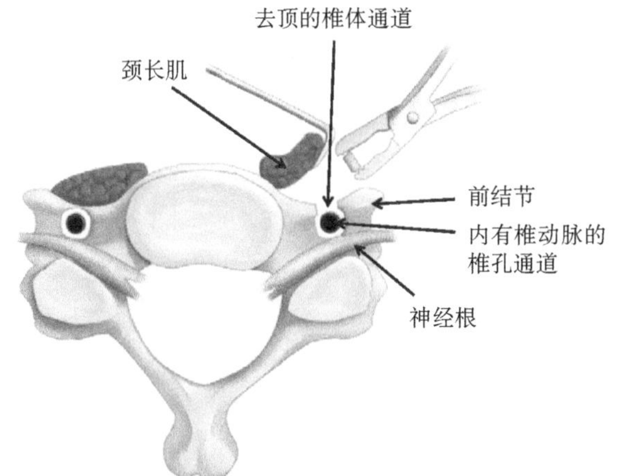

图 11-9　**显露椎动脉第二部分。分离并牵开颈长肌，在咬骨钳的帮助下，椎间孔通道已通过清除前缘去顶显露椎动脉。边界前缘位于椎体和横突前结节之间，很容易触诊**

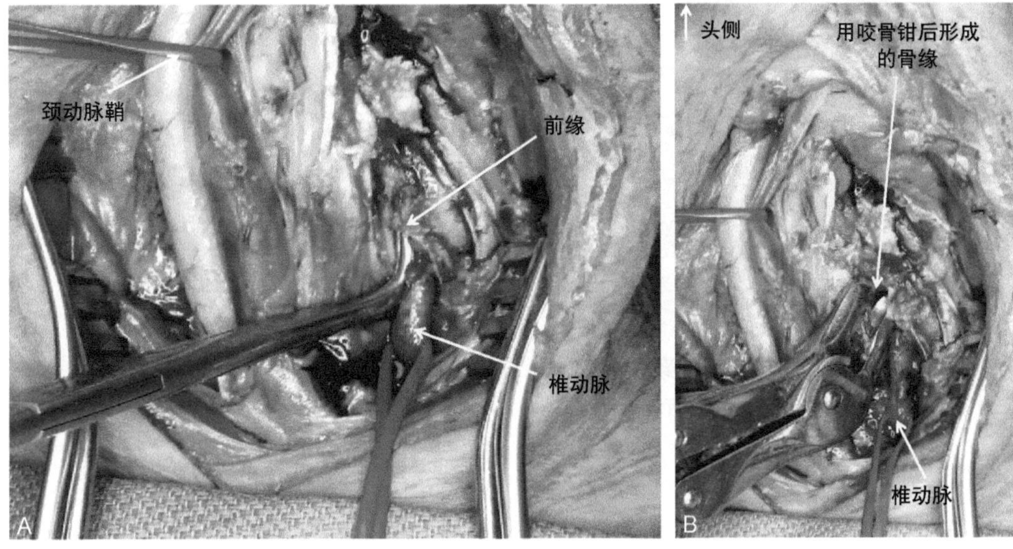

图 11-10　**椎动脉第二部分显露**

A. 右侧直角钳显示椎动脉进入椎管入口，标志着椎动脉从第一部分进入第二部分。B. 咬骨钳用于切除椎体和横突前结节之间的骨缘。为显露椎动脉的整个第二部分，可以用咬骨钳沿多个椎节段进行操作

5. 如有必要，同样处理相邻的椎骨以便进一步显露（图 11-11）。一旦识别出椎动脉第 2 段损伤，就可以根据患者的生理状态和损伤程度对其进行结扎或修复（图 11-12）。

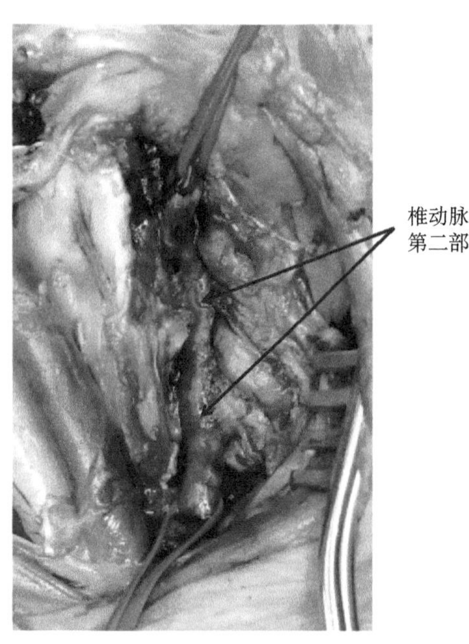

图 11-11　**用咬骨钳沿多个椎节段切除椎体和横突前结节之间的前缘，显露椎动脉的第二部分**

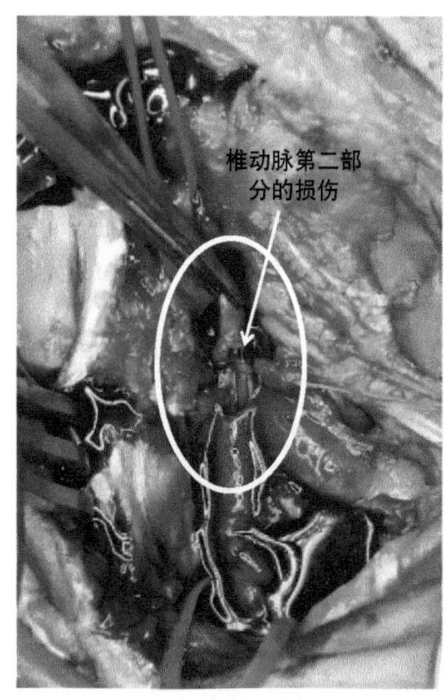

图 11-12　**椎管去顶后，显露椎管内椎动脉的穿透性损伤。根据患者的生理状态和损伤程度，可以对损伤进行结扎或修复**

6. 前神经根位于椎动脉后方，如果处理得当，不会有损伤风险。周围静脉丛出血可以通过止血药物和局部压迫来控制。

七、提示与陷阱

1. 在血流动力学稳定的患者中，血管栓塞是椎动脉损伤的首选治疗策略。

2. 椎动脉的解剖很困难，当需要手术干预时，外科医师应查阅手术图谱。

3. 由于血液倒流，结扎近端椎动脉不能有效控制远端损伤出血。

4. 对于 C_2 以上的椎动脉损伤，显露比较困难，需要神经外科团队行枕下颅骨切除术。

5. 对于因出血而需要紧急探查的穿透性损伤，通常无法直接观察和结扎椎动脉。在这些情况下，使用局部止血剂对该区域进行损伤控制填充，然后进行二期血管栓塞术是一种可行的选择。

（高宏光　秦　溱　译）

第12章 气管与喉

Elizabeth R. Benjamin, Kenji Inaba

一、外科解剖

1. 气管长 10 ～ 12cm，宽 2 ～ 2.5cm，从颈 6 延伸到胸 5 椎体。

2. 气管由 16 ～ 20 个不完整的环组成，具有肌肉和纤维组织构成的扁平后壁（图 12-1）。

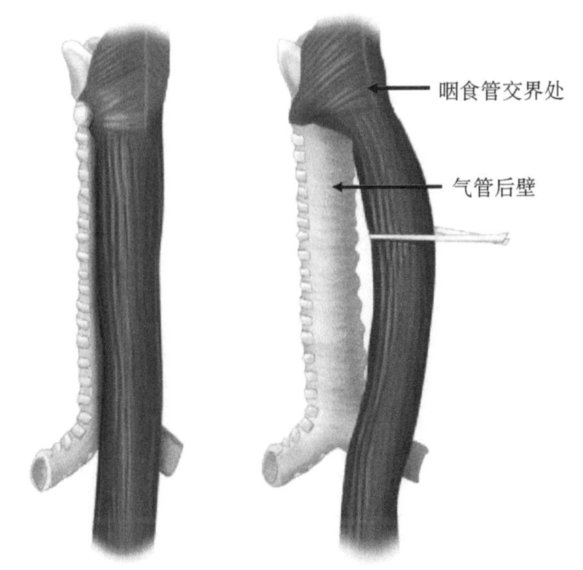

图 12-1　气管由 12 ～ 20 个不完全的软骨环组成，气管的后壁位于食管的前面

3. 气管的解剖边界是甲状腺峡部和前面成对的带状肌。颈总动脉、甲状腺侧叶，喉返神经构成气管外侧边界。

4. 成对的带状肌位于气管和喉的前方，它们包括浅表的胸骨舌骨肌和深部的胸骨甲状肌与甲状舌骨肌。

5. 甲状软骨借甲状软骨膜连接于舌骨上，环状韧带连接甲状软骨下部和环状软骨，位于第 1 气管软骨环的上方。

6. 喉是由 3 对软骨（杓状软骨、角状软骨和楔状软骨）和 3 个不成对软骨（环状软骨、甲状软骨和会厌软骨）组成。

二、基本原则

1. 气管及喉部损伤的症状及体征包括喘鸣音、呼吸窘迫、颈部伤口气泡音、咯血和皮下气肿。

2. 直接喉镜可用于评估可疑的喉部损伤，支气管镜可用于鉴别气管损伤。

3. 在存在气管损伤的情况下，相关损伤的发生率很高，包括血管和消化道损伤。

4. 在疑似气道损伤时，确认气道情况是最重要的，建议是在手术室里进行。

三、特殊手术器械

1. 一个标准的气管切开包可用于气管和喉部切开，Weitlaner 撑开器或脑牵开器和气管钩有助于显露气管，尤其是颈部较深的部位。

2. 对于较大的气道损伤或者气道丧失应该使用 6 号和 8 号的气切导管。

四、体位

1. 对于单纯颈部损伤且排除颈椎损伤的患者，在颈背部放置气垫或肩枕使患者的头部后仰，颈部伸展有利于更好地显露（图 12-2）。该体位可以提升气管并在胸骨上切迹使远端更多地进入。

2. 如果怀疑颈椎损伤，患者需要预防脊柱进一步损伤，不可使用肩枕，并且需要使用双侧沙袋来稳定颈椎两侧。

五、切口

切口的选择取决于致伤机制（钝性或穿透性）、损伤部位、可疑联合损伤（如食管、大血管）。

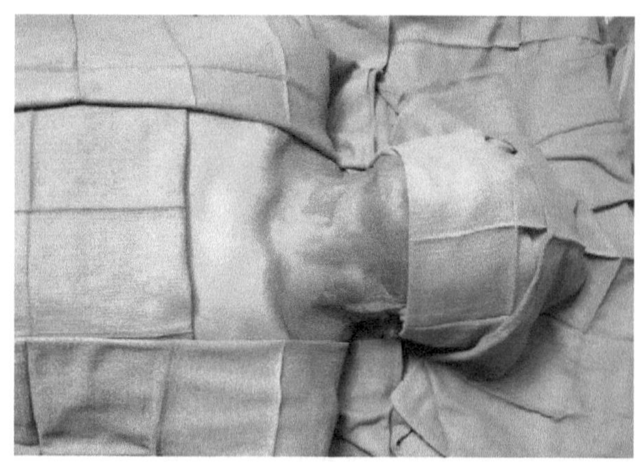

图 12-2 一块肩枕放在患者的两侧肩胛骨正中，使肩部后仰以便更好地显露深层结构。必须注意用泡沫枕头或气垫支撑头部后方，以防止枕骨和颈部活动

（1）颈部切口。①对于气管损伤，在胸骨切迹上方约两指宽处做一个衣领切口，延伸至胸锁乳突肌的内侧缘（图 12-3）。②颈部切口切开皮肤后，切开颈阔肌，分离颈阔肌下皮瓣，显露带状肌（图 12-4）。③带状肌在无血管平面沿中线切开，显露气管、喉和甲状腺（图 12-5）。④甲状腺峡部也通常需要被切开以便于充分显露下方的气管和喉。这一步可通过电灼或缝扎完成（图 12-6）。⑤喉部也可以从衣领切口进入，前提是颈阔肌瓣下皮瓣充分向上延伸（图 12-7）。

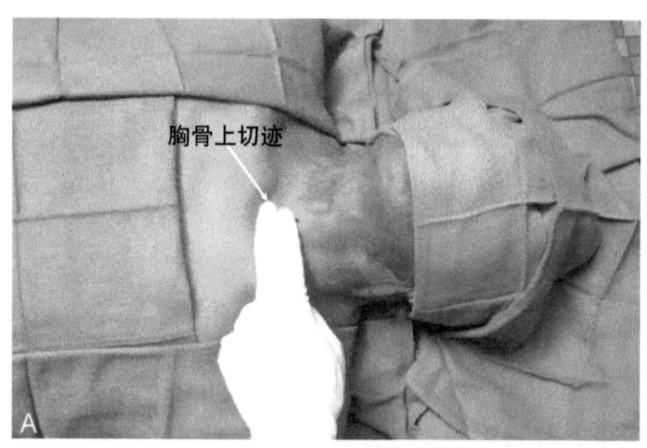

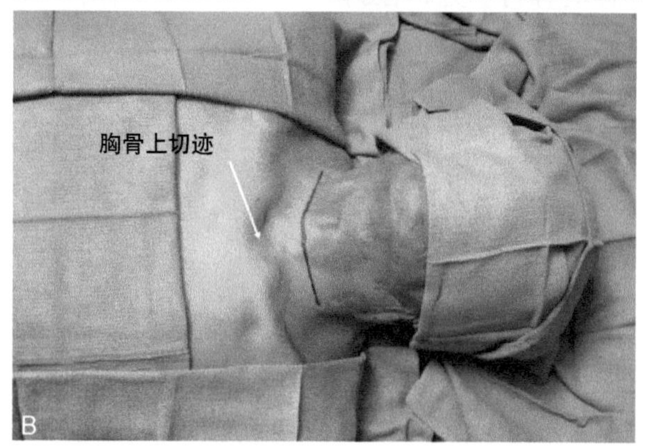

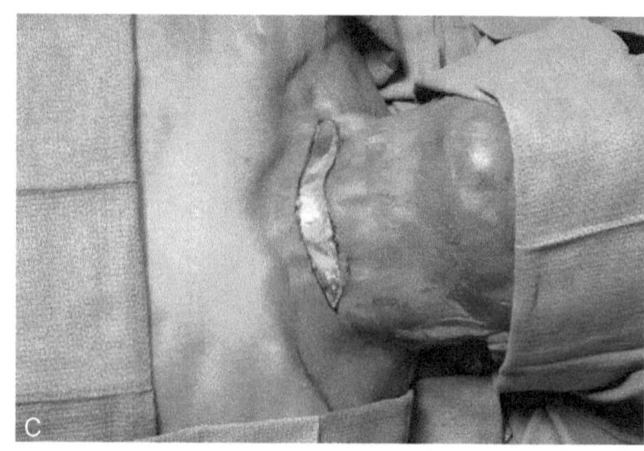

图 12-3 A 和 B. 于胸骨切迹上两指宽处做一环形切口，两侧横向延伸至胸锁乳突肌；C. 并于此切口处切开颈阔肌

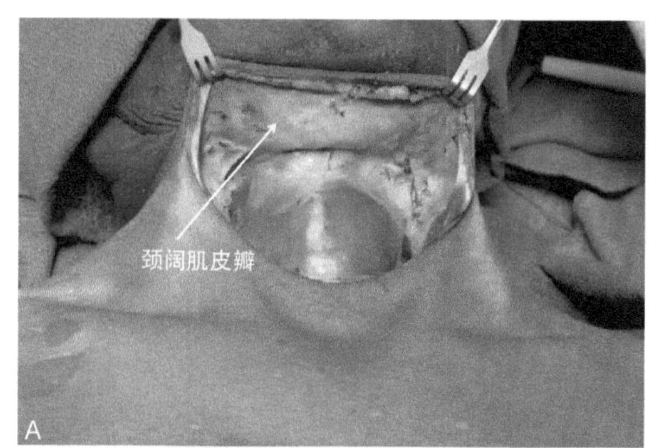

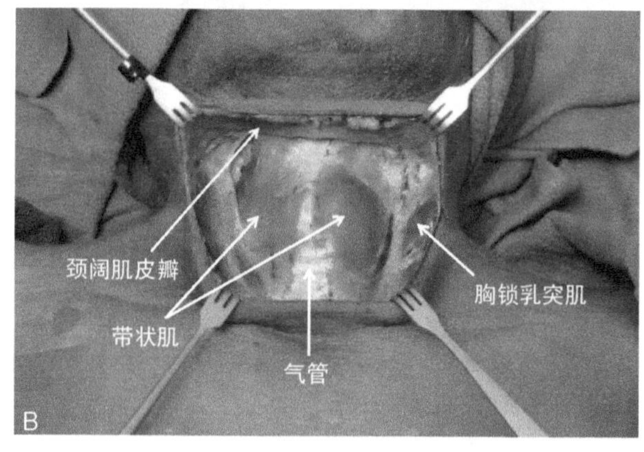

图 12-4 向上和向下分离颈阔肌下皮瓣，以便显露其下的带状肌

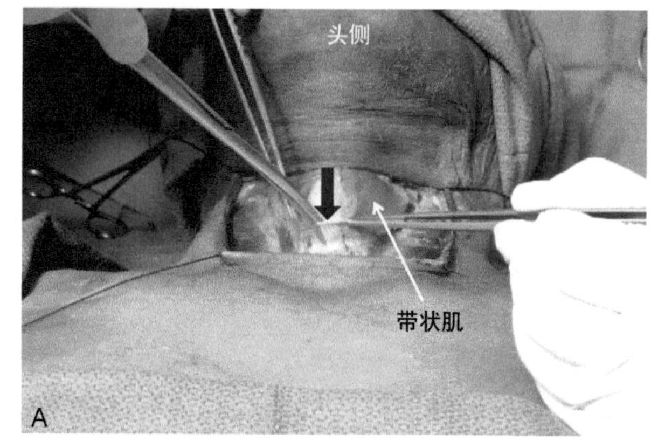

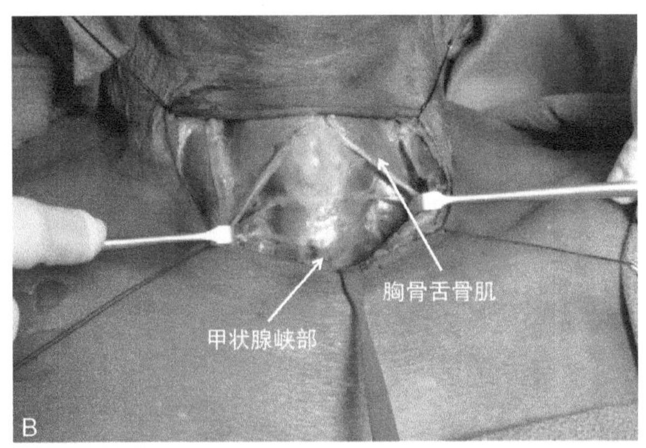

图 12-5 在中线切开成对的带状肌以显露气管、喉部和甲状腺。最表层的是带状肌中的胸骨舌骨肌

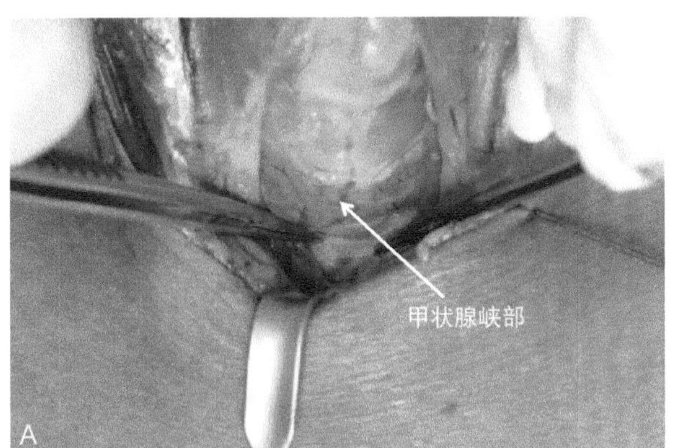

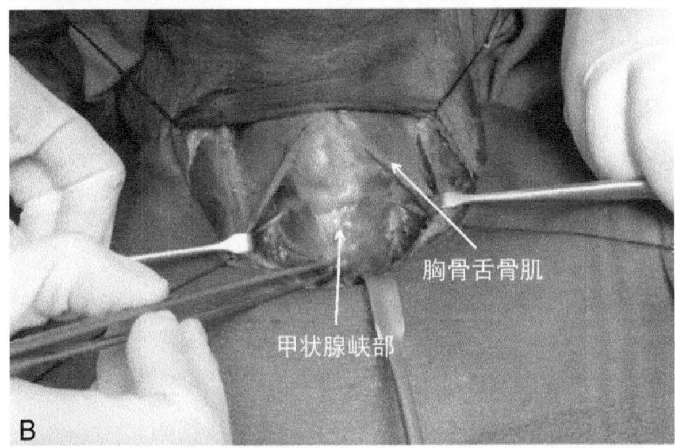

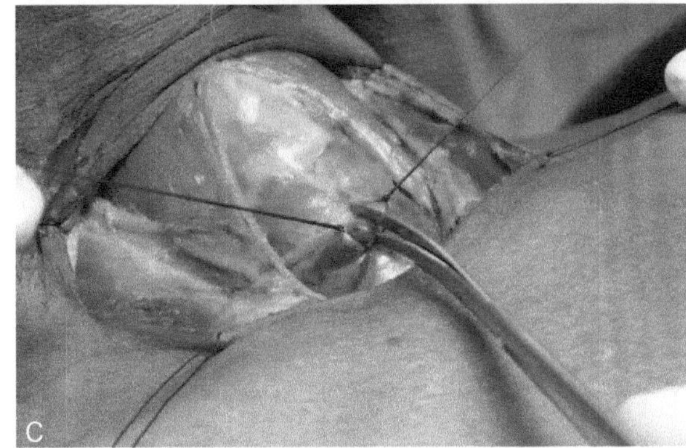

图 12-6 A. 甲状腺覆盖在气管上方。B 和 C. 甲状腺的大小与位置因人而异。如果甲状腺峡部妨碍气管的显露，可通过电灼或缝扎切断甲状腺峡部

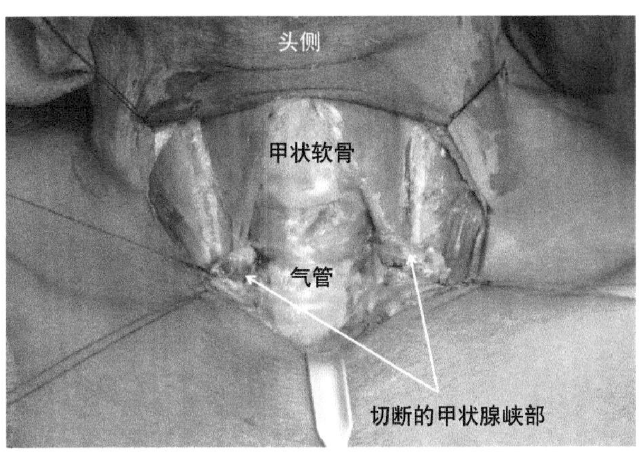

图 12-7 切断甲状腺峡部后气管显露

（2）胸锁乳突肌切口（图 12-8）。①对于可疑合并血管损伤的患者，超过胸锁乳突肌前缘的切口更合适（第 13 章）。②颈部切口需要切开皮肤和颈阔肌。③胸锁乳突肌被拉向两侧以便显露颈动脉鞘。④分离肩胛舌骨肌是为了更好地显露颈部的深层结构。⑤胸锁乳突肌、颈动脉鞘也被拉向两侧，以便显露气管和食管。⑥对于穿透性颈部伤口，双侧胸锁乳突肌切口可能是必要的。

（3）胸骨切开术（图 12-9）。①对于下部气管损伤，可能需要进行正中胸骨切开术或部分上胸骨切开术。这通常是胸锁乳突肌或衣领切口的

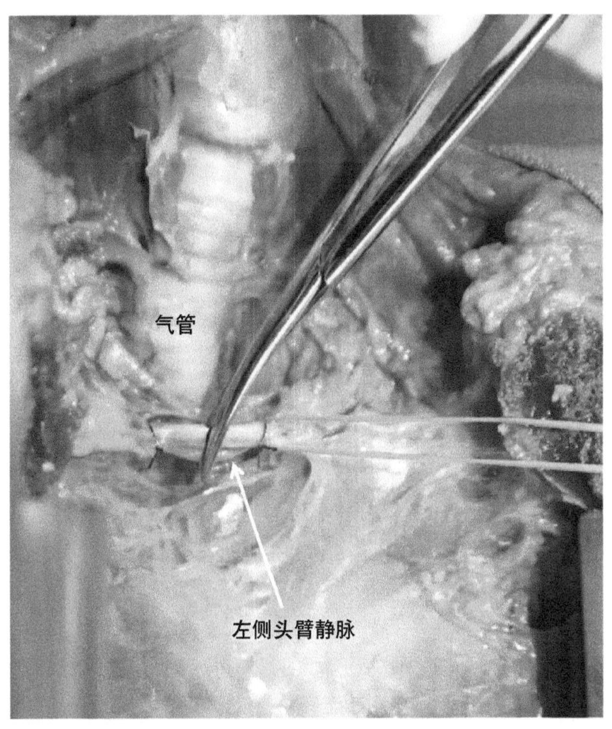

图 12-8 分离并结扎左头臂静脉可以使气管与隆突得到显露

向下延伸。②需要做一个从胸骨切迹到剑突的中线切口（图像见“胸骨切开术”相关章节）。③识别胸骨中点并使用电刀切开。④锁骨间韧带的分离及胸骨下表面与心包做钝性分离。⑤用电锯或 Lebsche 刀切开胸骨，显露出胸骨后的气管（图 12-10）。⑥对于下气管损伤，可能需要离断左侧头臂静脉以便进一步显露更多视野。

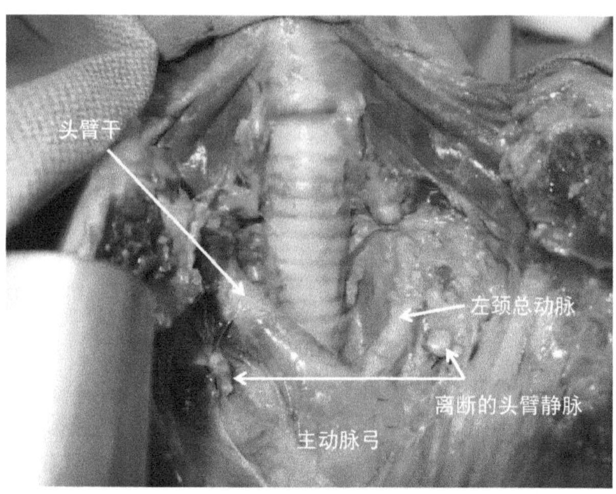

图 12-9　头臂静脉离断和胸骨劈开后可以更好地显露低位气管，轻轻拉开主动脉弓和头臂动脉以显露术区。对于隆突或支气管的损伤，则可能需要开胸

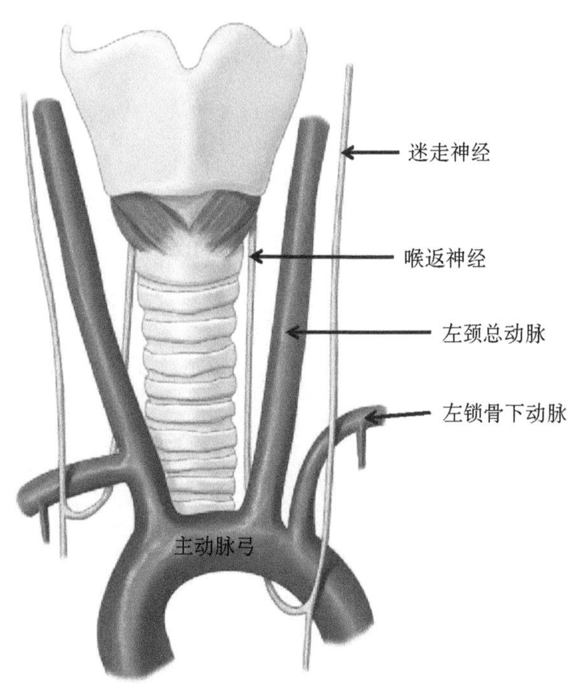

图 12-10　气管位于颈部结构的中线位置，低位气管可位于锁骨下动脉与左颈总动脉间的主动脉弓上。喉返神经沿气管食管沟走行，右侧迷走神经分支喉返神经位于右侧锁骨下动脉之下，左侧喉返神经位于主动脉弓之下

六、修复

1. 大部分没有明显组织缺失的穿透性的气道及喉损伤通过早期的修复来处理会更安全，而不需要气管切开。

2. 在修复或者重建之前，必须要先清除所有坏死组织。

3. 大部分颈部气管损伤能够仅用可吸收缝合线简单缝合就可修复（图 12-11）。

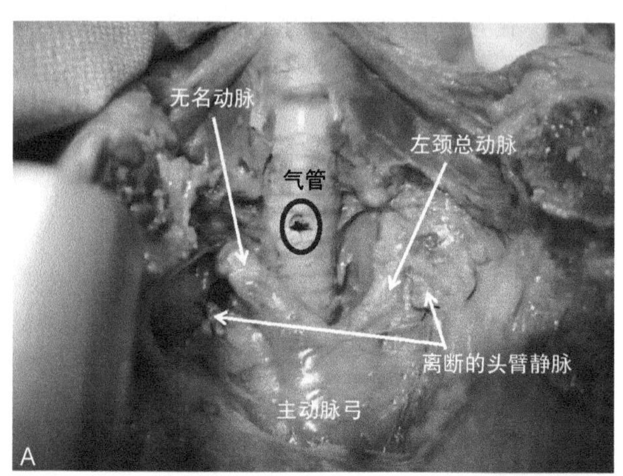

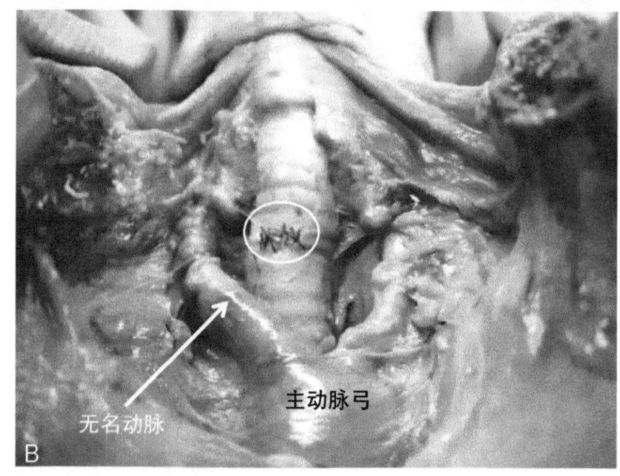

图 12-11　A. 通过联合的颈部和胸骨正中切口修补单纯的低位气管穿透性损伤（圆圈）；B. 使用可吸收缝线修补

4. 对于复杂损伤，修复还应使用邻近肌瓣的支撑（图 12-12）。保护性气管切开术也需要被考虑（图 12-13）。

5. 在用缝合线缝合气管之前，更重要的是先给气管插管的球囊放气，以免在修复过程中损伤球囊。

6. 如果损伤不能进行一期修复，则进行部分气管切除和吻合。

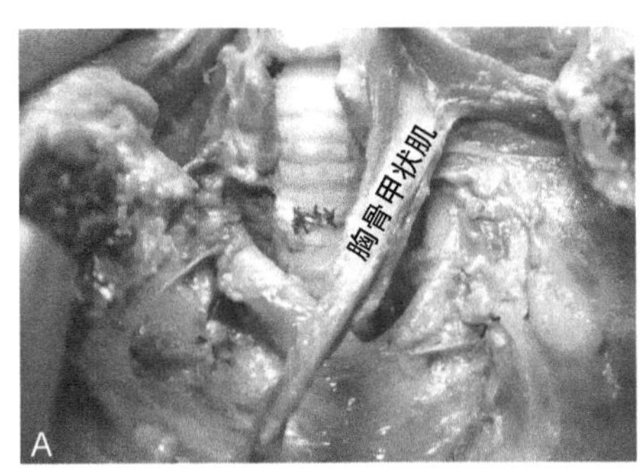

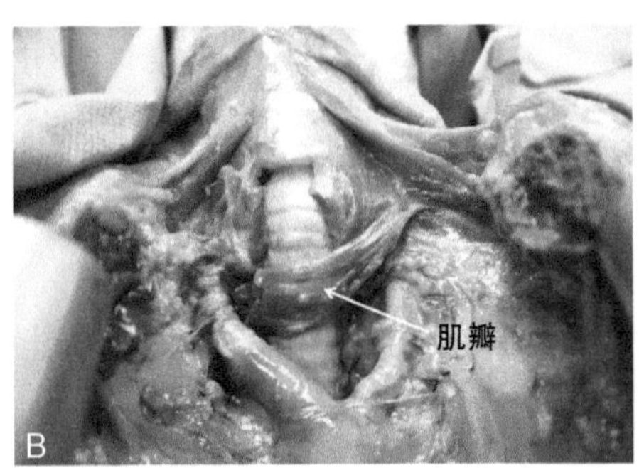

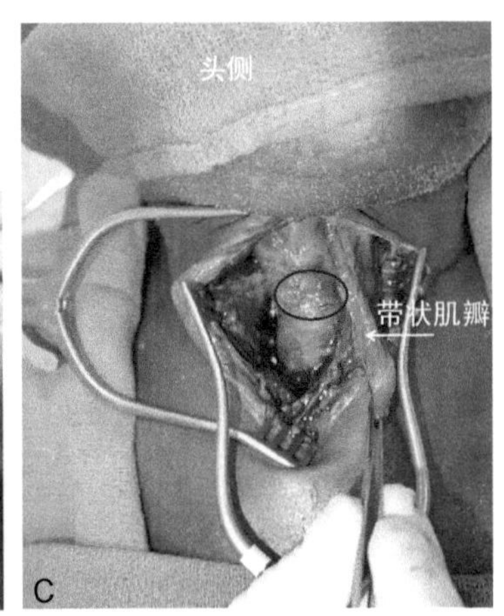

图 12-12 A. 以胸骨甲状肌肌瓣作为支撑；B. 带状肌瓣可覆盖于气管修补处

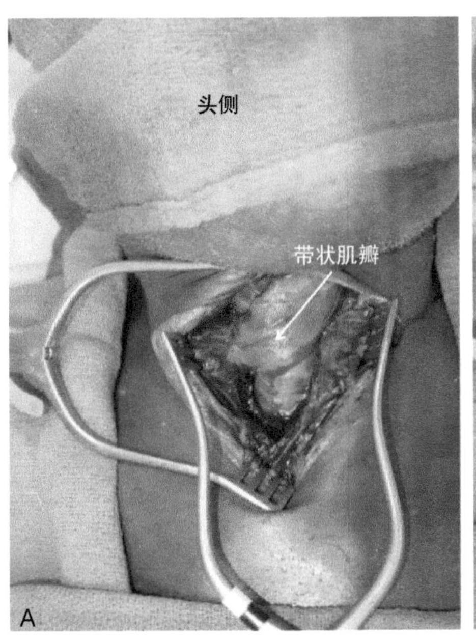

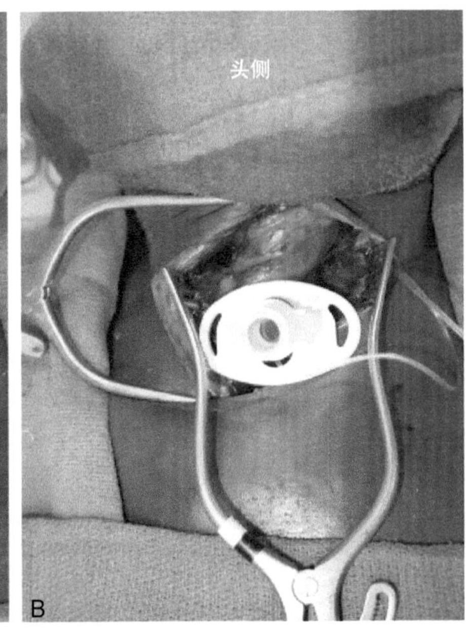

图 12-13 A. 复杂损伤可用肌瓣进行修复；B. 用肌瓣修复可附加保护性的气管切开

（1）在此情况下，气管应从上至下完整分离，使其便于移动，最大限度地减少喉返神经损伤。

（2）损伤的气管部分会被完整地移除。

（3）需要使用 3-0 可吸收缝线进行间断缝合气管。

（4）在修复前先给予气管插管，末端应达修复处，对于复杂的修复，也可先进行气管切开。

（5）需要尽一切努力争取术后早期拔管。

7. 对于严重的黏膜撕裂损伤、骨折移位，不稳定的喉软骨或完全的喉气管分离，则需要耳鼻喉外科医师一起参与。其中许多患者可能需要喉内支架或其他复杂的修复。

七、提示与陷阱

1. 当颈阔肌分离时，需小心结扎，避免颈前静脉损伤，引起大出血或手术视野模糊。

2. 喉返神经沿气管食管沟垂直分布于气管两侧。局部使用电刀或解剖平面不清楚时，这种神经损伤更为常见。

3. 气管损伤情况下，大部分患者使用辅助通气装置维持通气。患者可能由于呼吸肌无力导致气道塌陷，呼吸失代偿，气道完全消失。因此，在手术室尝试进行气道位置确定（图 12-14），并进行清醒气管插管，床旁准备手术气道条件（第 2 章）。

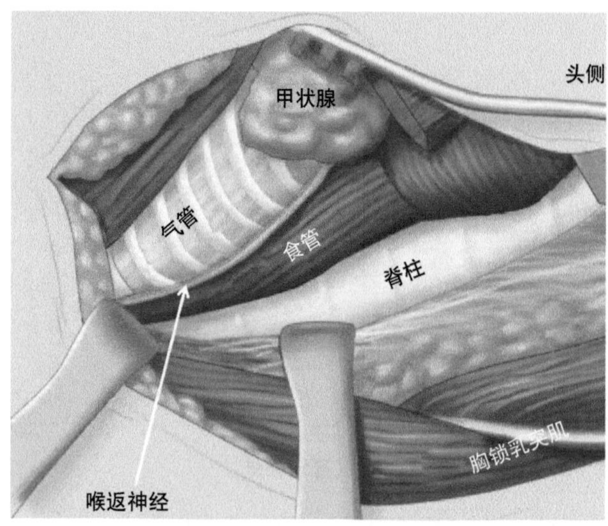

图 12-14　左侧胸锁乳突肌切口的颈部中线结构侧位图　气管是最靠前的结构，气管后壁紧靠食管前壁，喉返神经走行在气管食管沟内，食管后方则是脊柱。向侧方牵拉颈动脉鞘和胸锁乳突肌可利于显露以上结构

4. 在气管游离过程中，重要的是尽量减少上方和下方的游离范围以保持气管的血供。

5. 在大多数主要的喉气管损伤中，特别是伴有血管损伤的，患者会误吸大量的血液。强烈建议在手术结束时进行纤维支气管镜检查以清除支气管内的血液。

（高宏光　秦　溱　译）

第13章 颈部食管

Elizabeth R. Benjamin, Kenji Inaba

一、外科解剖

1. 颈段食管从环咽肌开始延伸至胸部，转为胸段食管。

2. 咽 - 食管交界处的体表标志是环状软骨，而在食管镜下，这个部位距门齿 15cm。

3. 食管无浆膜层，由外纵肌层和内环肌层组成。

4. 颈段食管长 5 ～ 7cm，位于环状软骨和气管的后面，颈长肌和椎体的前面，两侧是甲状腺和颈动脉鞘。

5. 尽管有明显的侧支循环，血液供应主要来自甲状腺下动脉。

6. 喉返神经位于食管两侧的气管食管沟内。

二、基本原则

1. 食管损伤常合并其他相关损伤，包括颈动脉、颈静脉、气管和甲状腺损伤。因此，颈部探查任何这些结构的可疑损伤必须包括对颈段食管的评估。

2. 颈段食管损伤的早期临床症状和体征包括吞咽疼痛、呕血和皮下气肿。晚期临床症状表现包括发热、皮疹、白细胞计数增高、肿胀和（或）脓肿形成，最终感染沿颈前平面扩散，导致纵隔炎。

3. 给一位有潜在食管损伤的病情平稳患者的检查应包括颈部 CT、上消化道钡剂和（或）食管镜检查。

4. 食管损伤的治疗取决于能否早期清创和修复。如果延迟，则需引流、使用广谱抗生素和营养支持治疗。

三、特殊手术器械

1. 除用于颈部探查的标准器械包外，还需要一个自持式 Weitlaner 牵开器或小脑牵开器。

2. 如果担心食管损伤至胸段，外科医师应做好行高位右胸剖胸术的准备，以便显露胸段近端食管。

3. 如有必要，应准备硬式和软式食管镜以便术中行食管内镜检查。

四、体位

如已经排除颈椎损伤，患者应取仰卧位，头偏向右侧。肩下垫一硬物以使患者颈部轻微过伸，便于显露。在可能的情况下，应将患者双上肢收拢。

五、切口

1. 颈段食管的标准显露是通过左侧颈部做斜形切口，沿胸锁乳突肌前缘切开（图 13-1）。

2. 根据损伤情况，可能需要行领式切口、双侧胸锁乳突肌切口、胸骨切开术或锁骨上延长术。

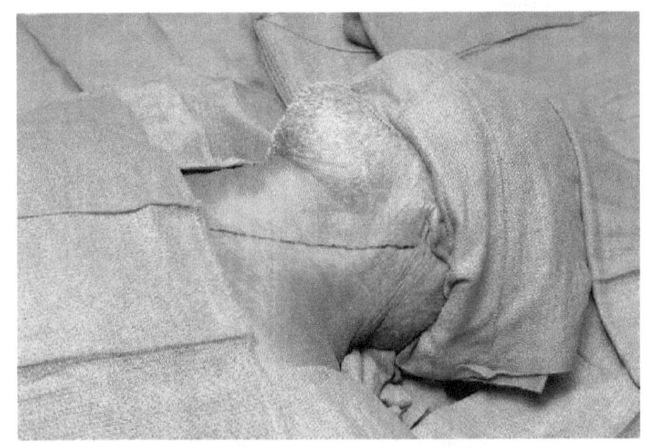

图 13-1 **为显露颈段食管，将患者头部偏向右侧，颈部伸展，切口沿胸锁乳突肌前缘切开**

六、食管显露

1. 切开皮肤和真皮层，分离颈阔肌（图 13-2）。

2. 向外侧牵拉胸锁乳突肌，显露胸骨舌骨肌、肩胛舌骨肌和颈动脉鞘（图 13-3）。

3. 分离肩胛舌骨肌以便显露颈部深层结构（图 13-4）。

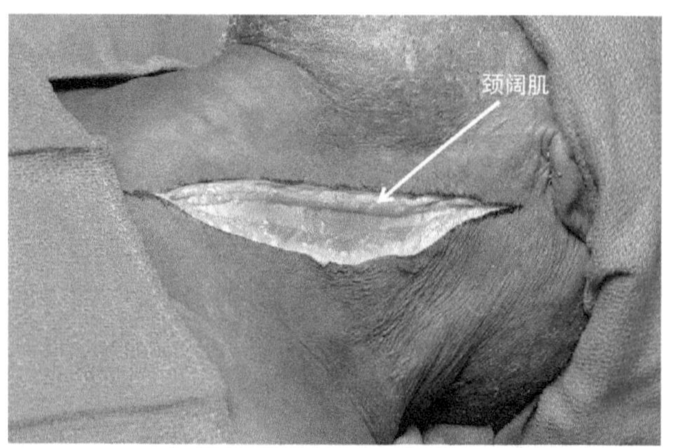

图 13-2　锐性切开或用电刀离断颈阔肌。这一层在关闭时用可吸收缝线重新缝合

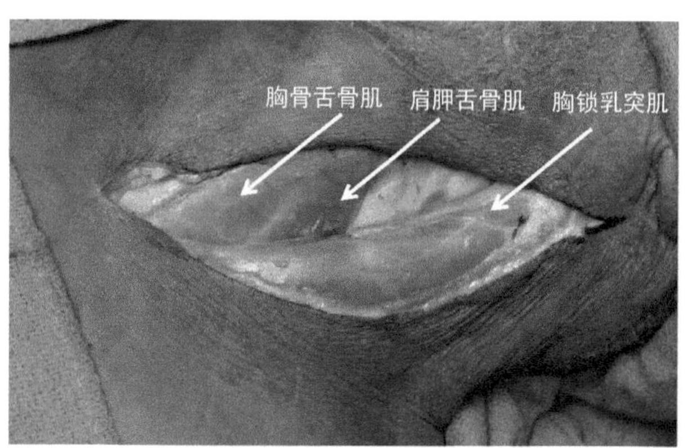

图 13-3　胸锁乳突肌斜行横跨颈部，必须向侧方牵拉以显露颈部的血管和上呼吸道及消化道结构。肩胛舌骨肌和胸骨舌骨肌在胸锁乳突肌内侧深部

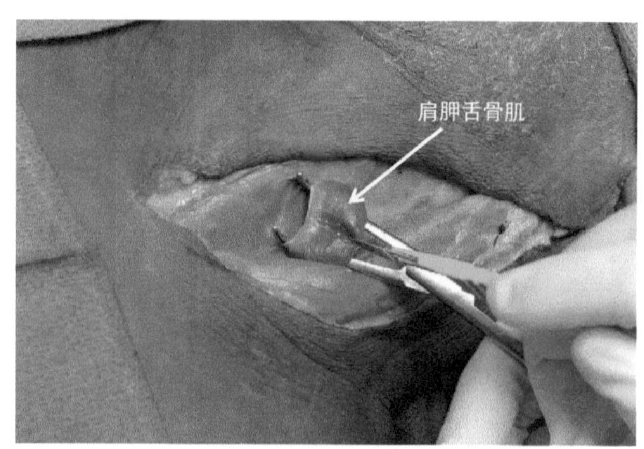

图 13-4　肩胛舌骨肌被离断以便显露颈深部结构

4. 颈动脉鞘随胸锁乳突肌一起向外侧牵拉，同时气管和甲状腺向内侧牵拉，以显露颈段食管（图 13-5）。

5. 如有鼻胃管，有助于触诊食管。

6. 甲状腺中静脉、通常还有甲状腺下动脉，需要结扎分离，以利于显露食管。

7. 仅牵拉即可达到发现食管损伤并修补的显露效果（图 13-6）。如需进一步操作，借助鼻胃管或气管导管，可环形钝性分离食管，并用 0.5in（1in=2.54cm）烟卷引流或血管阻断带包绕组织，以实施进一步牵拉（图 13-7）。

七、修补

1. 外伤性颈段食管损伤常可通过体格检查发现。术中内镜检查或食管注入空气或亚甲蓝也可以作为鉴别损伤的有用辅助手段。

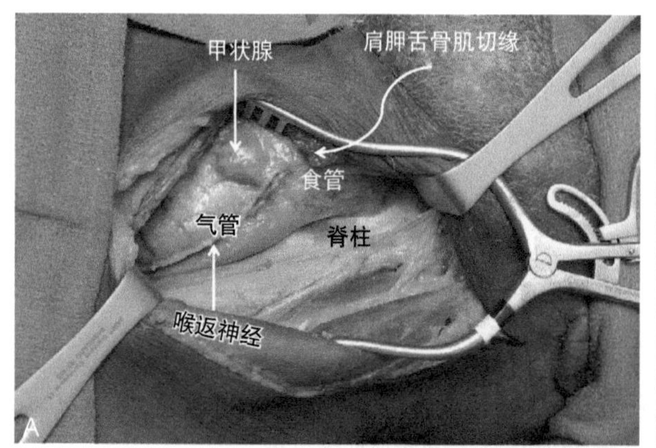

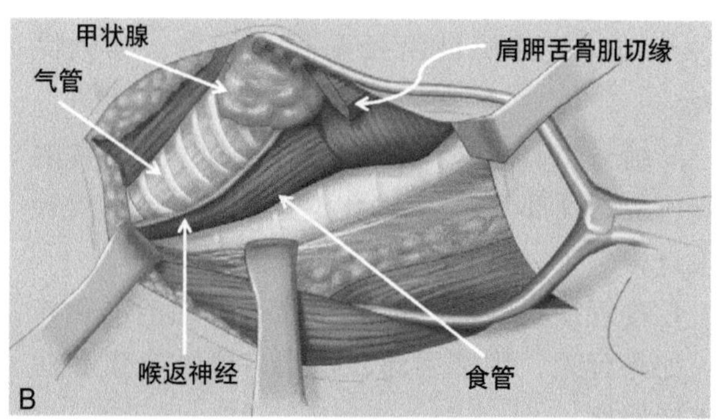

图 13-5　甲状腺在气管前方，向中间牵拉。随着肩胛舌骨肌分离，显露气管食管沟，而喉返神经（RLN）走行其间，位于颈部食管前方。从这个切口看，食管位于气管的左后方、脊柱的前方

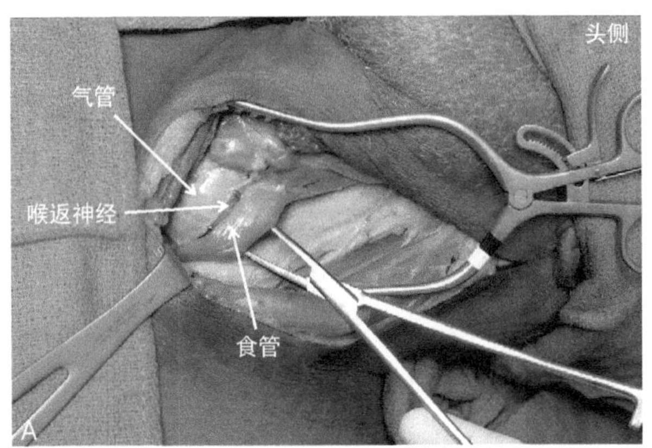

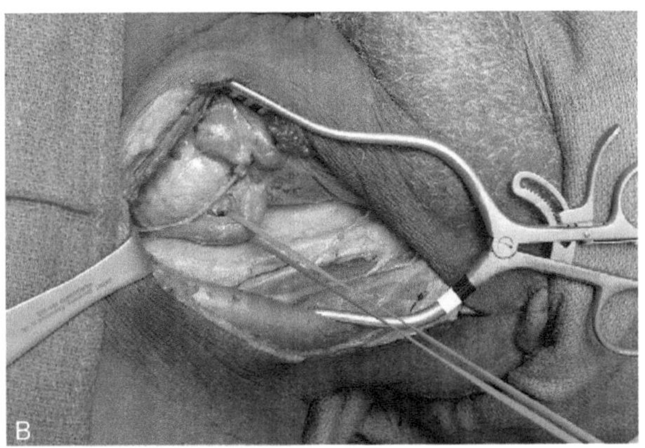

图 13-6 通过游离和轻柔地牵拉食管，可更好地显露

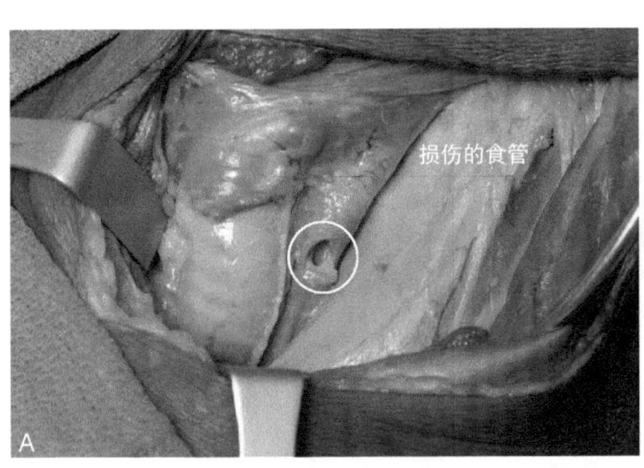

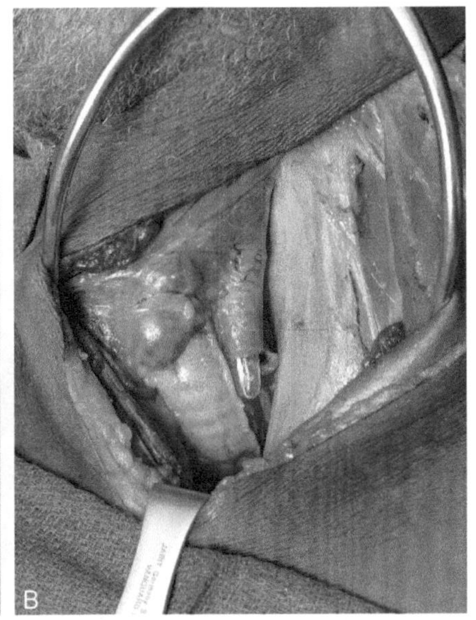

图 13-7 A. 颈部食管左侧壁的一个全层缺损；B. 插入鼻胃管后，管尖位于缺损处

2. 大多数损伤可在没有张力的情况下，行一期修补。首先清除伤口边缘的坏死组织，检查黏膜缺损程度。损伤管壁可行单层或双层缝合。但如果可能的话，建议使用可吸收线行双层缝合，内层应重新对合黏膜（图 13-8）。

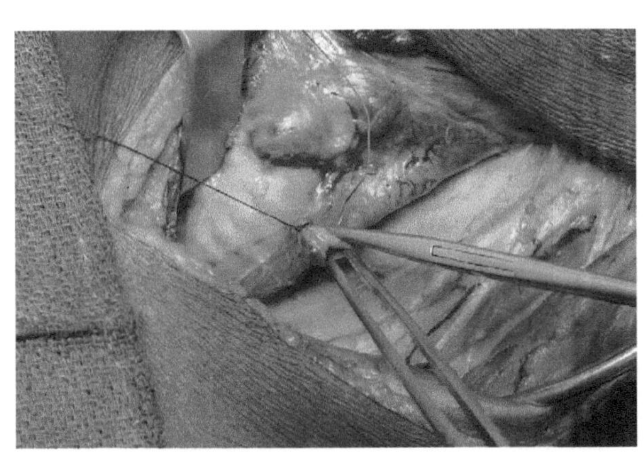

图 13-8 食管损伤可用 1 ～ 2 层可吸收缝线进行修补，修补必须重新对合黏膜层

3. 可用邻近的带状肌来支撑食管修复，将缝合线与相邻的气管或血管损伤隔开（图 13-9）。

4. 食管修补部位外面常需安置封闭式引流管，术后 5 ～ 7d 使用对比剂检测排除吻合口瘘后拔除引流管。

5. 对于不能行一期修补的严重损伤，治疗上应加强引流，必要时行颈段食管造瘘术，后期可选择延迟置入移植物。

6. 需要行颈段食管造瘘术时，将颈段食管远端切开并横断。末端通过一个单独切口引出，并成形（图 13-10）。仔细选择合适的周围皮肤以适应器具。

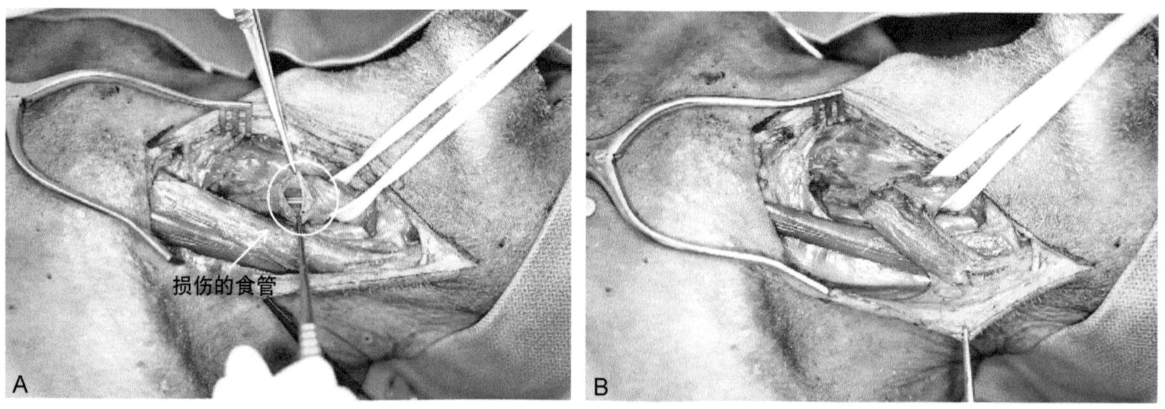

图 13-9 A. 颈部食管的破坏性损伤；B. 邻近的带状肌可被游离出来，用于支撑或隔离食管修补部位

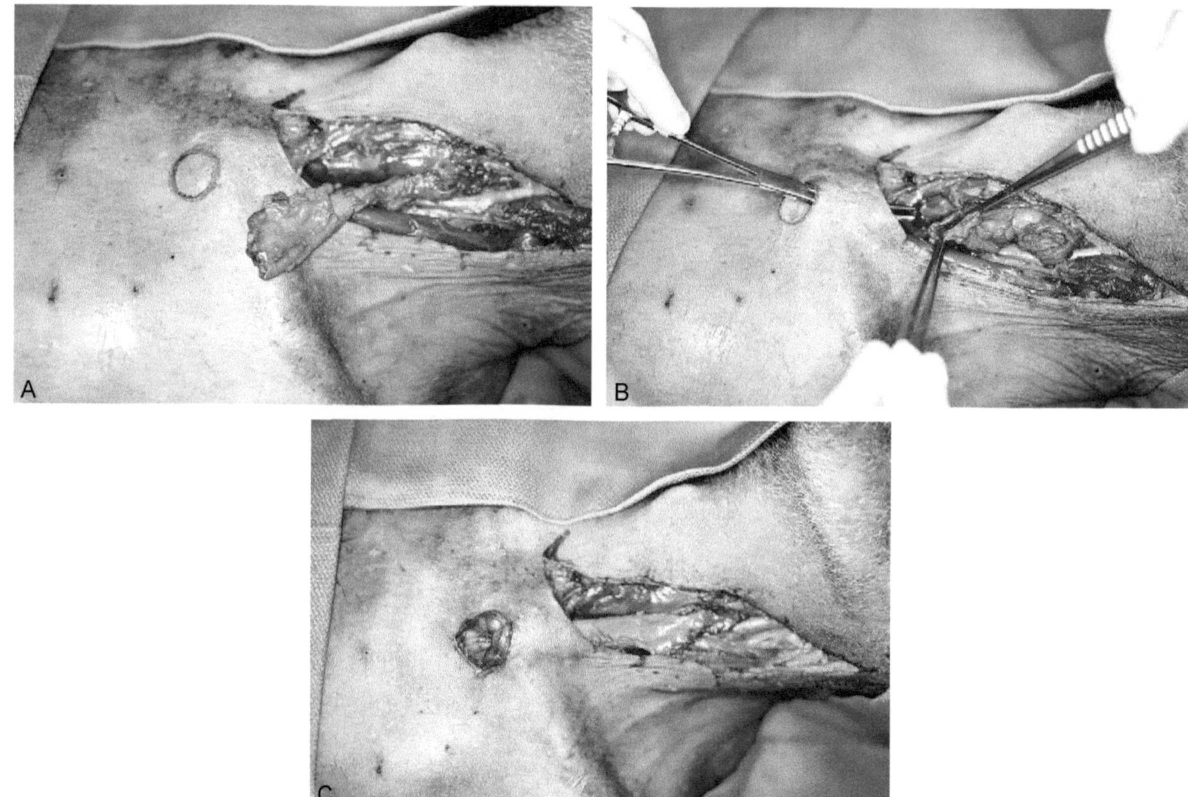

图 13-10 A. 需要行颈段食管造瘘术时，将颈段食管远端切开并横断；B. 末端通过一个单独的切口引出。C. 封闭完成

八、提示与陷阱

1. 喉返神经在气管食管沟中走行，显露食管时容易被损伤（图 13-11）。

2. 气管后部的膜性部分非常脆弱，在将气管从食管前分离的时候容易损伤这部分（图 13-12）。

3. 食管修复的内层必须重新对合黏膜层，以减少术后渗漏率。

4. 必须小心保护外层壁，以免造成食管狭窄。通过鼻胃管或探条有助于闭合损伤。

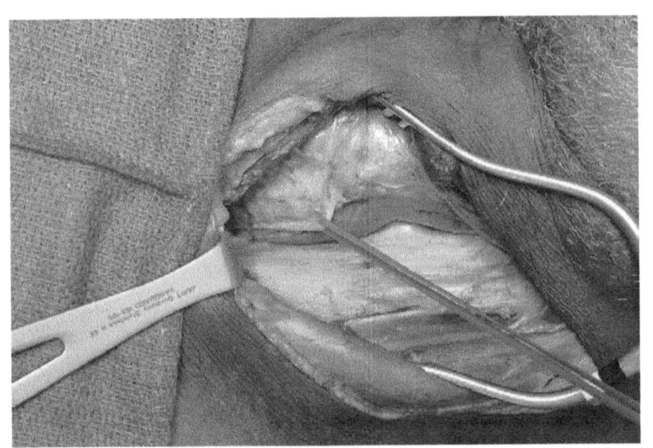

图 13-11　在颈部食管，喉返神经沿气管食管沟走行

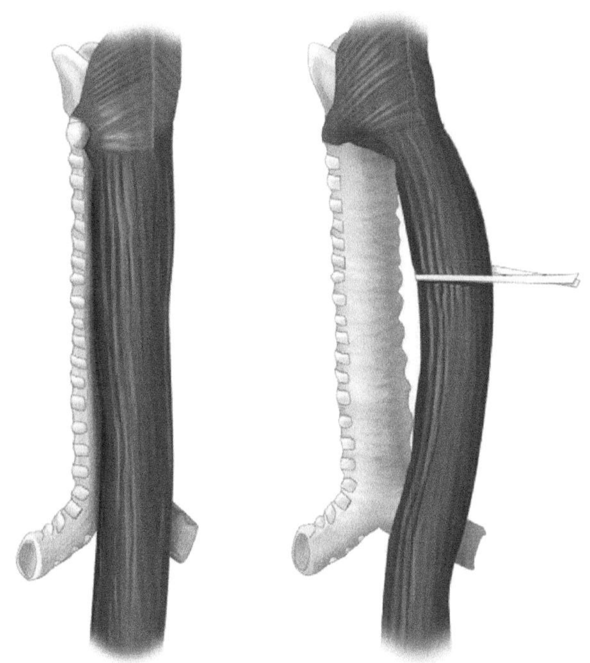

图 13-12　食管直接位于气管的后面，气管后壁紧贴食管前表面。在切开食管前壁时，必须小心不要损伤气管黏膜

（高宏光　秦　溱　周毅武　译）

第五部分

胸　　部

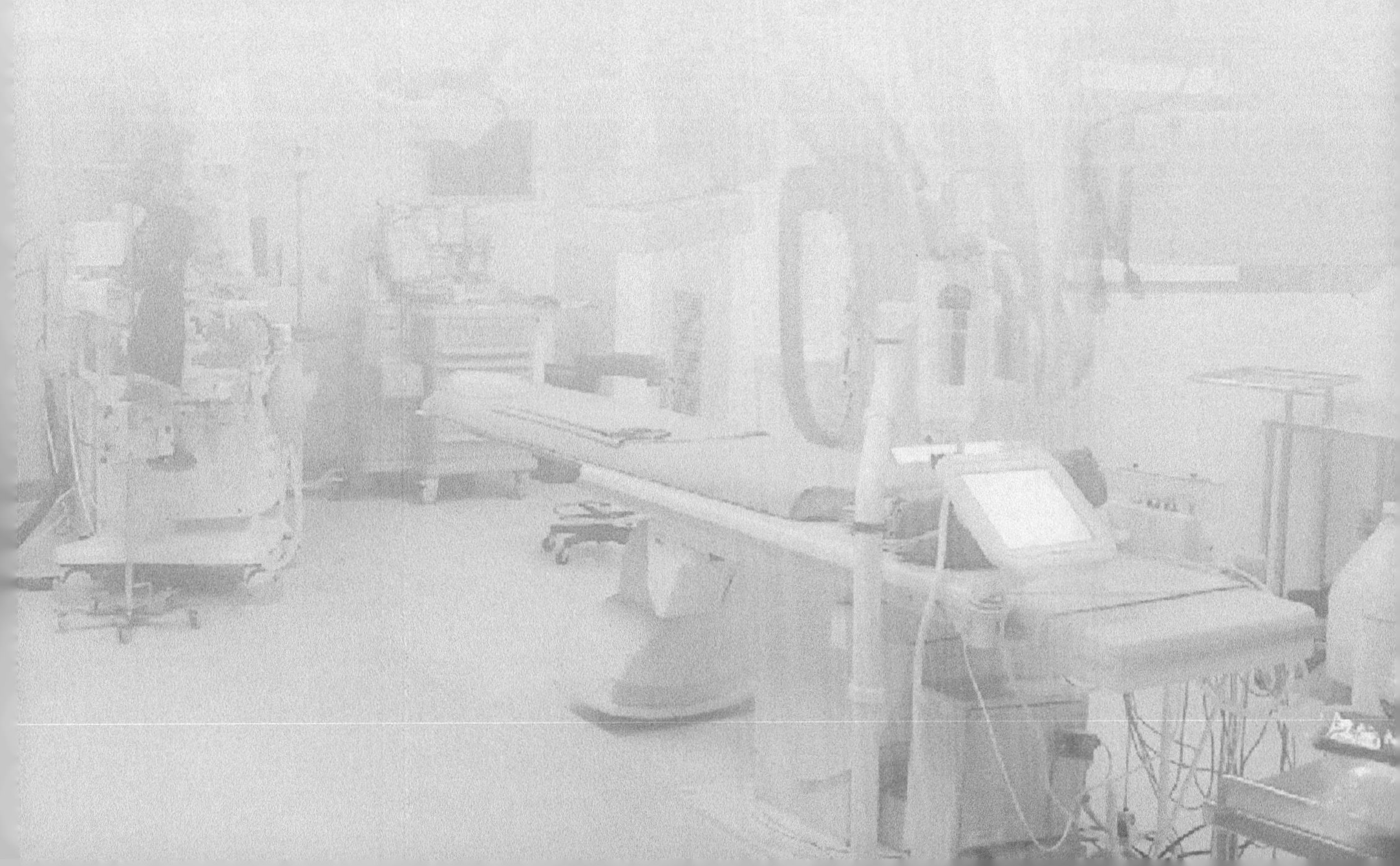

第14章 胸部创伤手术基本原则

Demetrios Demetriades, Matthew J. Forestiere, Rondi Gelbard

一、外科解剖

下列为胸部创伤手术时会遇到和可能离断的主要肌群：

1. *前胸壁* 胸大肌和胸小肌（图 14-1）。

（1）胸大肌：起点为锁骨中内前 1/2 表面、胸骨前表面及所有真肋（第 1 ～ 7 肋）的肋软骨。其 5cm 宽肌腱附着于肱骨上段。

（2）胸小肌：它起源于第 3、4、5 肋骨，靠近肋软骨及肋间肌上的腱膜，止于肩胛骨的喙突。

2. *侧胸壁* 前锯肌（图 14-1）。

前锯肌：它起源于第 8、9 根肋骨的外侧部位，止于肩胛骨内侧面。

3. *后胸壁* 背阔肌（图 14-2）。

背阔肌：起自下胸椎的棘突和髂后上棘，止于肱骨上段。

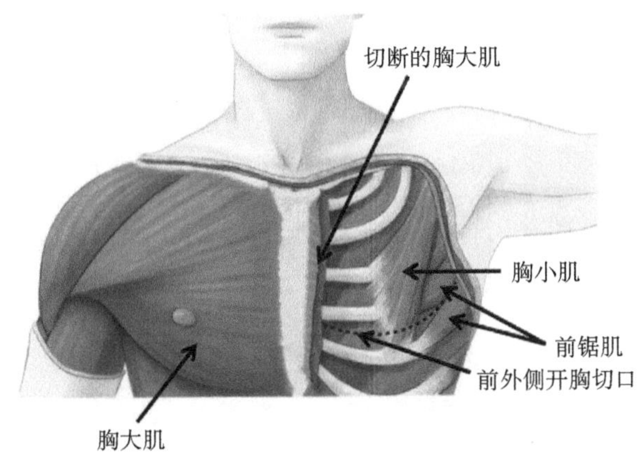

图 14-1 前外侧切口开胸术可能要分离前胸壁的胸大肌和胸小肌及侧胸壁的前锯肌

二、基本原则

1. 为保持胸壁功能，应尽可能采用肌肉保留技术。应避免过度牵拉肋骨以防止肋骨骨折，并尽可能保留所有肋骨。

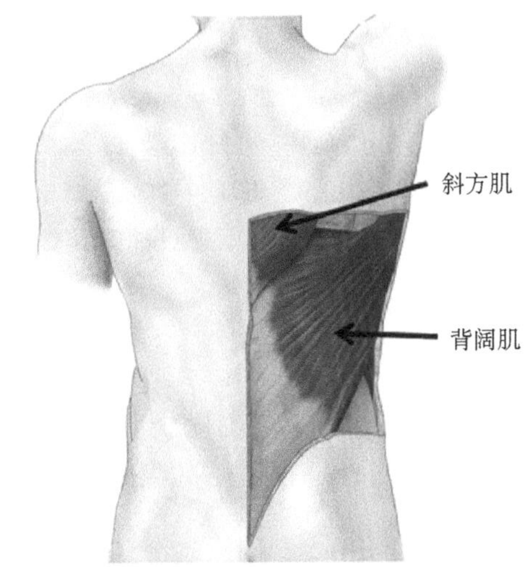

图 14-2 背阔肌是后外侧切口开胸需分离的主要肌肉

2. 应按照层次对合分离、切断的肌肉来闭合胸壁结构。

3. 应避免过度撑开肋骨以减轻术后疼痛。

4. 术前放置双腔气管导管或使用支气管封堵剂，可隔离同侧肺，并便于显露后纵隔组织，如降胸主动脉和食管。

三、体位

对于血流动力学不稳定的患者，通常没有时间进行特定体位摆放，患者采用标准仰卧位。

（一）胸骨正中切口 / 前外侧切口 / 蛤壳式切口开胸术

患者取仰卧位，双臂外展。

（二）后外侧切口开胸术（图 14-3）

1. 患者应放置在侧卧位，髋部用宽约束带固定于手术台，并用垫枕为患者提供额外的支撑。

2. 下肢的膝关节自然弯曲，大腿伸直，两膝之间隔垫枕。

3. 在腋下放置卷成滚筒状的床单，以支撑患者的肩部和上胸廓。

4. 术侧的上肢向前向上伸展（祈祷位），并将其放在与头部成一直线的带有垫槽的臂架上。过度伸展可导致臂丛神经损伤。

5. 下方手臂伸展，与躯干成 90° 的角度放置于手板上。

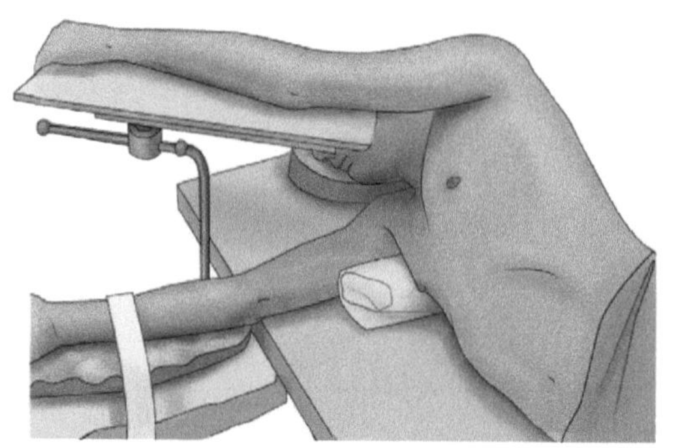

图 14-3 **后外侧开胸术患者体位，注意保护和垫住双臂和卧位腋窝**

四、切口

切口的选择应基于患者临床状况，手术地点（急诊科或手术室），是否需交叉阻断胸主动脉、任何穿通伤的部位及可疑损伤器官。对于血流动力学不稳定的患者，应避免选择需采用特殊且耗时的体位摆放的切口，如后外侧开胸切口。

（一）胸骨正中切口开胸术

1. 它是疑似损伤心脏或上纵隔大血管的前胸贯通伤的首选切口（图 14-4）。

（1）此切口能充分地显露心脏、前纵隔血管、双肺、中远段气管及左主支气管主干。与常规开胸术相比，该操作时间短、失血少、术后疼痛轻且呼吸系统并发症发生率低。

（2）但其弊端是不便于显露后纵隔结构，也无法为复苏过程中胸主动脉的阻断提供充分的入路。

2. 切口位于胸骨中线，从胸骨上切迹到剑突，向深延伸至胸骨。

3. 用电灼法划痕标记胸骨中线，以引导胸骨锯或 Lebsche 刀切开胸骨。

4. 使用电刀和钝性分离联合技术，将胸骨上窝的锁骨间韧带，从其与胸骨的附着点分离，应始终紧贴骨骼操作，以避免损伤下面的血管（图 14-5）。

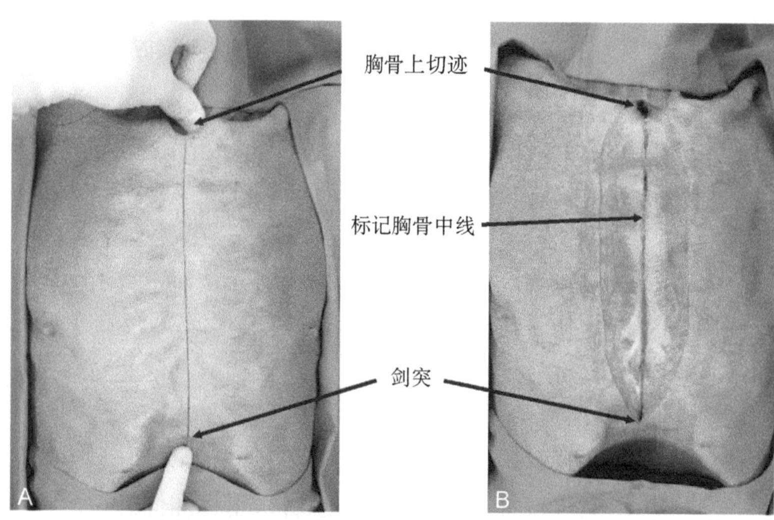

图 14-4 **A. 胸骨正中切口由胸骨上切迹延伸至剑突。B. 向下延伸至胸骨，用刀或电灼标记胸骨中线并引导胸骨锯或 Lebsche 刀切开胸骨**

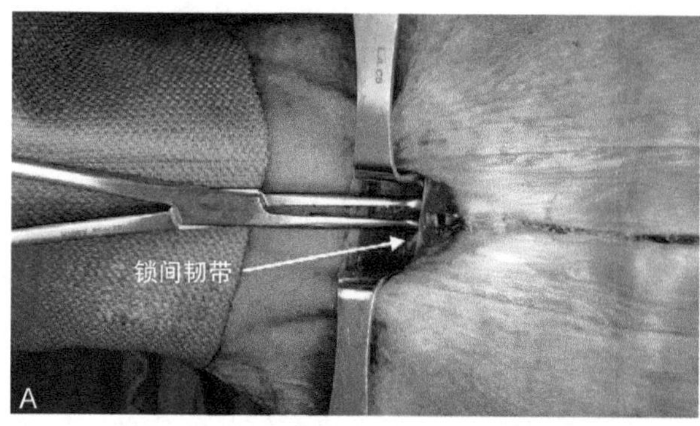

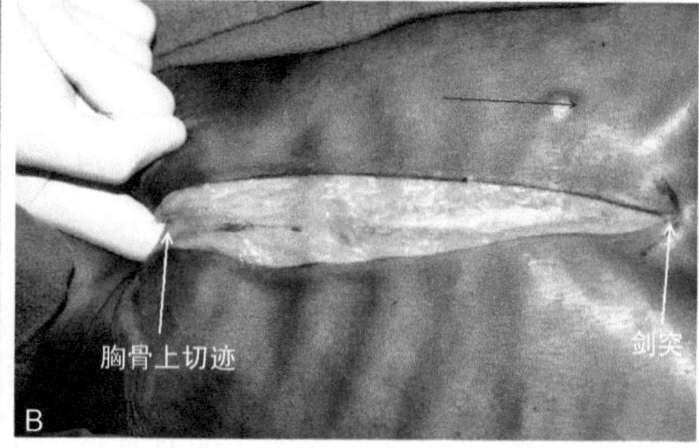

图 14-5 **A. 胸骨上切迹处应用电灼和钝性分离联合的方法将锁骨间韧带与胸骨的附着点分离；B. 手指探入胸骨柄后方，确认软组织的剥离**

5. 将示指放在胸骨柄后方，以确认胸骨上窝后壁是否已完全分离。注意，在软组织存在时，气动胸骨锯无法正常工作。

6. 将气动胸骨锯或 Lebsche 刀的钩部置于胸骨上窝下方，并向上提起胸骨（图 14-6 至图 14-8）。要求麻醉医师暂停通气，并沿正中线直接分开胸骨，保持在整个操作过程中向上牵引。

7. 将 Finochietto 撑开器放置于胸骨切口的上部，并撑开胸骨。

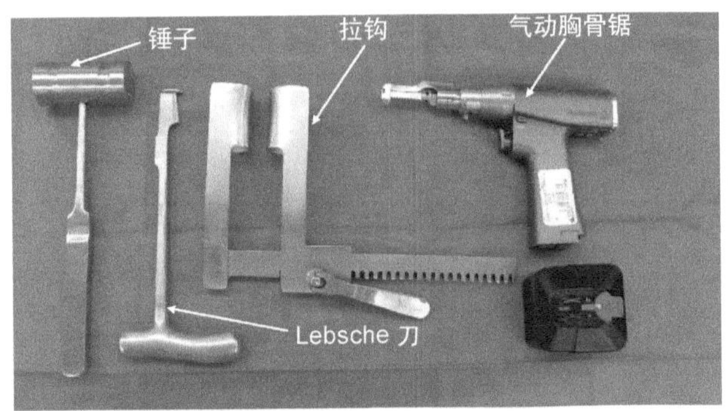

图 14-6　**胸骨中线切开所必需的器械——Lebsche 刀、Finochietto 拉钩和气动胸骨锯**

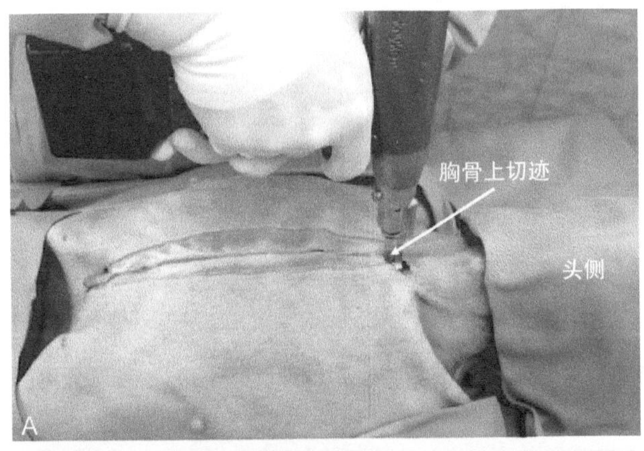

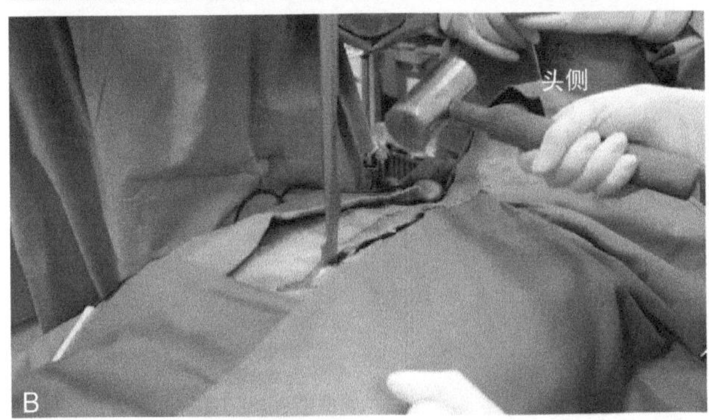

图 14-7　**A. 用气动胸骨锯从胸骨上切迹至剑突切开胸骨；B. 用 Lebsche 刀和锤子切开胸骨**

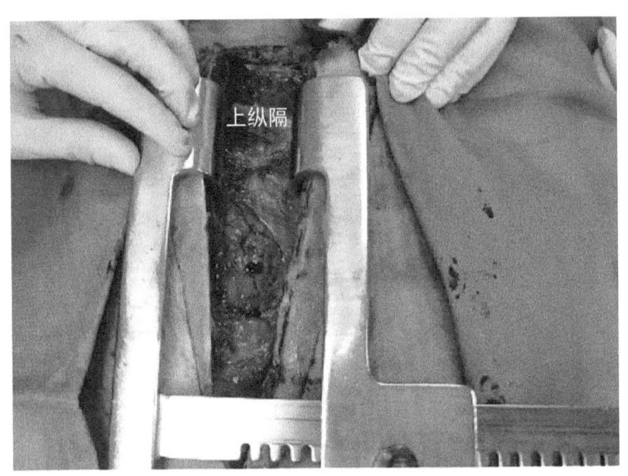

图 14-8　**放置 Finochietto 拉钩时，必须确保刀片位于胸骨上部，以免较脆弱的胸骨下半部分骨折**

（二）胸骨正中切口的闭合

1. 用电凝或骨蜡确保胸骨切缘充分止血。

2. 移除胸骨撑开器后，仔细检查胸骨下方是否有来自乳内动脉的出血。

3. 胸骨下放置至少 1 根水封引流管，并在胸膜损伤的胸腔内放置额外的引流管。

4. 使用带针粗钢丝关闭胸骨。

5. 用粗的可吸收缝线关闭胸骨前筋膜（图 14-9）。

（三）前外侧开胸

1. 此切口为复苏性开胸、可疑肺损伤或心脏后部损伤及主动脉阻断复苏的常用选择。然而，此切口对前纵隔血管的显露欠佳。

2. 切皮前用记号笔标记切口。

3. 该切口通过第 4、5 肋间隙，男性为乳头下方，女性为乳房皱襞下方。从胸骨旁线开始切开，并延伸至腋后线至腋窝后弯曲。

4. 在切口前部需分离胸大肌及胸小肌。

5. 切口后部需分离前锯肌（图 14-10）。

然后，分离肋间肌尽量靠近肋骨上缘，以避免损伤肋间神经血管束，用剪刀剪开胸膜进入胸膜腔，注意避免损伤下方灌注肺。进入胸膜腔时暂阻断肺通气可以降低医源性肺损伤的风险（图 14-11）。

6. 放置 Finochietto 拉钩缓慢撑开肋骨以避免肋骨骨折。

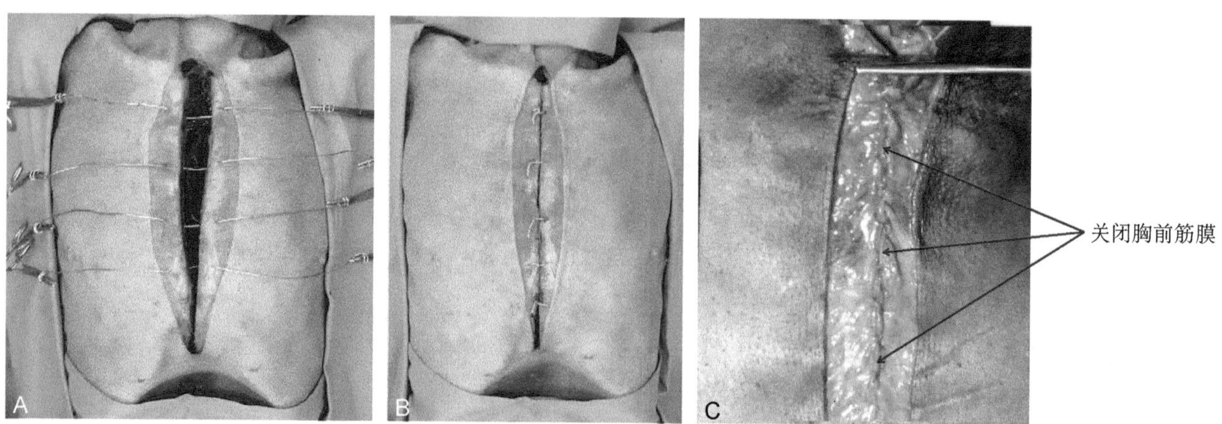

图 14-9 A 和 B. 胸骨正中切口闭合时，胸骨内钢丝间隔均匀。C. 胸骨前筋膜用粗的可吸收缝线关闭

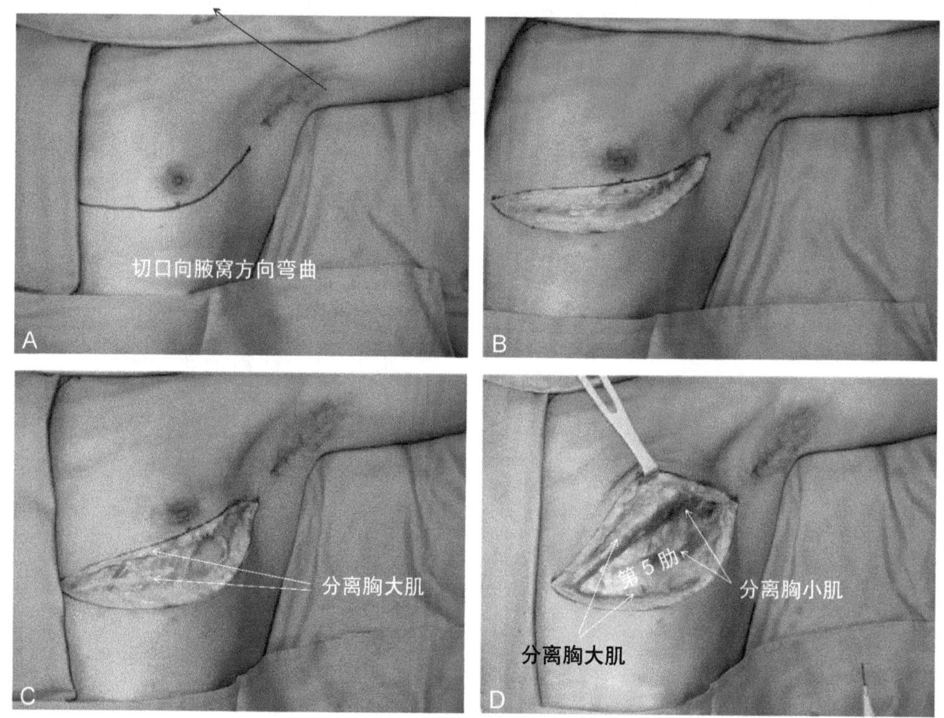

图 14-10 A 和 B. 前外侧开胸切口位于第 4 肋至第 5 肋间，由胸骨旁线延伸至腋后线，朝向腋窝。C 和 D. 首先分离胸肌。胸大肌下分离胸小肌的下部

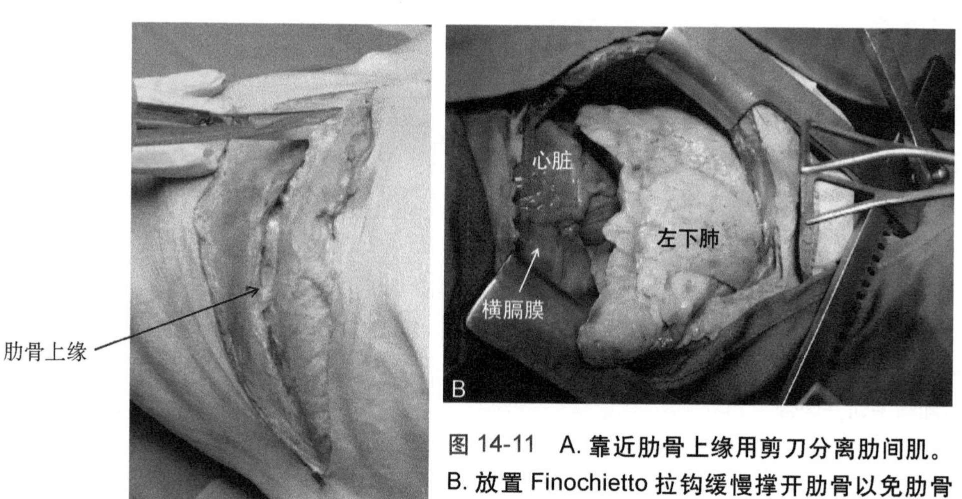

图 14-11 A. 靠近肋骨上缘用剪刀分离肋间肌。B. 放置 Finochietto 拉钩缓慢撑开肋骨以免肋骨骨折。胸腔内器官显露

（四）前外侧切口关闭

1. 在腋中线放置 1 根胸腔造瘘管。

2. 分层闭合胸壁，用 8 号粗的可吸收丝线缝合分离的肌肉。

（五）蛤壳式切口开胸术

1. 如可疑双侧肺损伤、上纵隔血管损伤或心脏复苏，以及主动脉阻断等情况时，此切口常用于标准前外侧切口延伸至对侧（图 14-12）。

2. 该切口能充分显露心脏前部、上纵隔血管（主动脉弓及分支、上腔静脉及无名静脉）和双侧肺（图 14-13）。

3. 切口是通过双侧第 4 肋至第 5 肋间隙横切胸骨，用咬骨剪或大剪刀横断胸骨。

4. 在分割胸骨时，应切断两条内乳动脉，并对近端和远端进行识别和结扎。

（六）蛤壳式切口关闭

分离的胸骨用钢丝对合，切口关闭步骤如上所述。

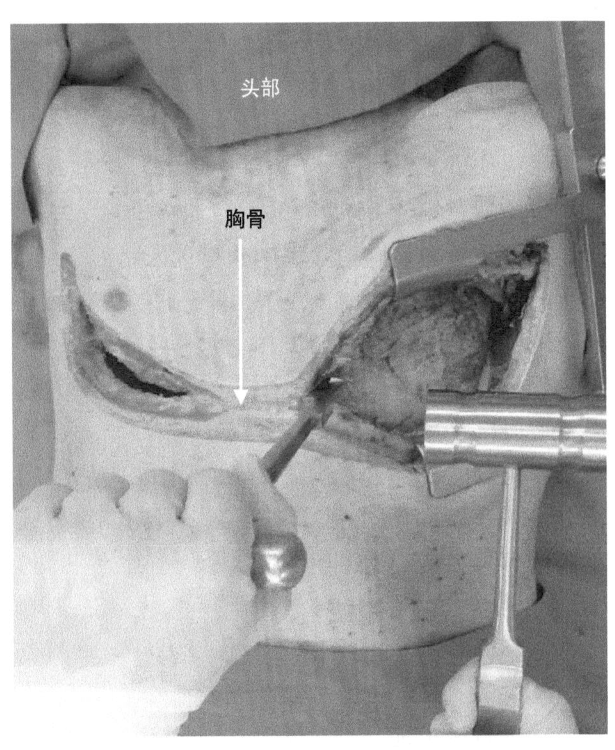

图 14-12　蛤壳式切口位于双侧第 4 肋至第 5 肋间，横断胸骨。器械可以用 Lebsche 刀、肋骨剪、大剪刀或创伤剪

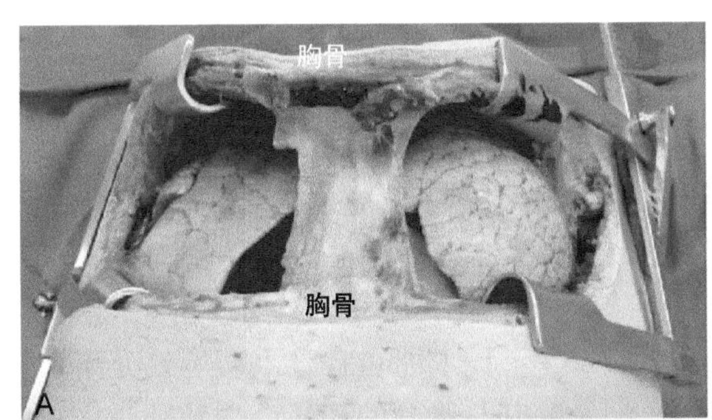

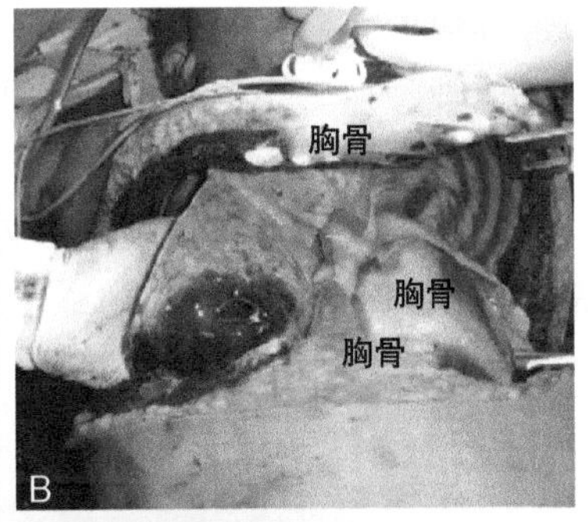

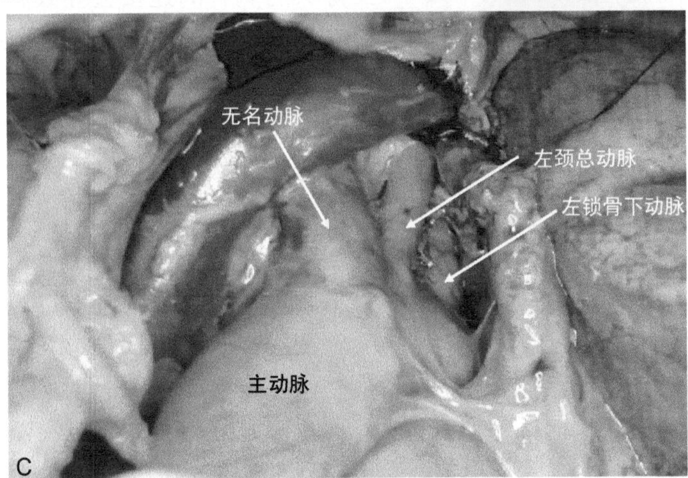

图 14-13　蛤壳式切口能较好地显露心脏前部、上纵隔血管和双侧肺

（七）后外侧切口开胸术

1. 此方法患者需取特殊体位。此方法通常适用于降主动脉损伤，胸段食管、远端气管及支气管主干损伤。

（1）通过第 4、5 肋间的切口能提供良好的肺门显露，被认为是肺切除手术的首选入路。

（2）左后外侧经第 6、7 肋间较低部位进胸能较好地显露胸段食管远端 1/3。

（3）右侧第 4 肋间较高部位进胸能充分显露中、上段食管。

2. 做一个弧形皮肤切口，由腋前线向后经肩胛下角 1 ～ 2 横指处、沿脊柱与肩胛骨内侧缘中线向后向头侧延伸（肩胛下角常位于第 6、7 肋间）（图 14-14 和图 14-15）。

3. 辨认背阔肌并用电灼术沿与切口一致的方向分离。

4. 然后尽可能低地分离前锯肌以减少去神经支配的肌肉数量。

5. 后侧相同平面可能要分离斜方肌（或更上方的菱形肌）以获得更充分的显露。

6. 用肩胛骨拉钩抬高肩胛骨，选择合适的肋间隙，为避免损伤神经血管束，沿肋骨的上缘进入胸膜腔。

7. 切除一段 3 ～ 4cm 长的第 5 或第 6 后肋以增加显露并避免医源性肋骨骨折。

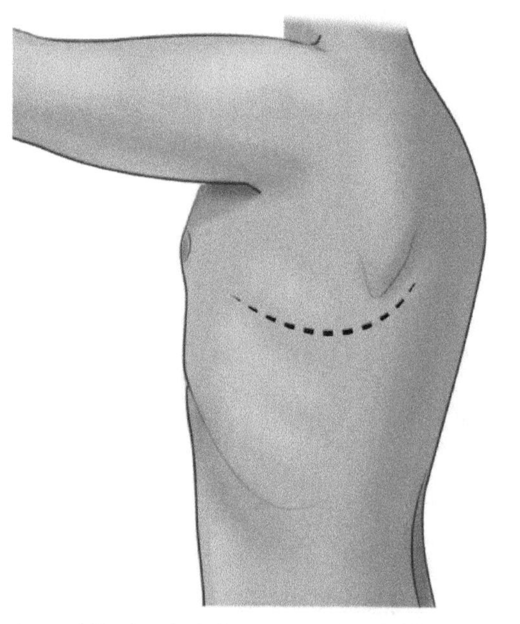

图 14-14 后外侧开胸术皮肤切口，由腋前线向后经肩胛下角下方 1、2 横指处，继续向后、向头侧延伸至脊柱与肩胛骨内侧缘中线

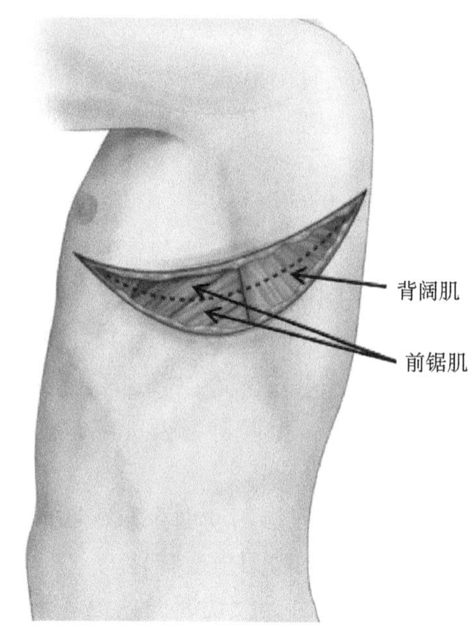

图 14-15 左后外侧经第 6 肋或第 7 肋间开胸。分离或保留背阔肌，分离前锯肌。再往后可能需要分离斜方肌或菱形肌

（八）后外侧切口关闭

如前外侧开胸术中所述逐层对合关闭肌肉、皮下等各层组织。

五、提示与陷阱

（一）胸骨正中切口开胸

1. 未能在胸骨上切迹处分离锁骨间韧带并清除其与胸骨的连接会导致胸骨锯故障，因为气锯在有软组织存在的情况下无法工作。

2. 如果正中切口未沿正中线而穿过肋软骨，既增加了关胸的难度，也增加了胸骨裂开的风险，为避免此状况发生，应该用电灼法沿胸骨骨面标出中线痕迹来引导胸骨锯或 Lebsche 刀的操作。

3. 胸骨牵开器不应置于胸骨切口下部，这里是胸骨最薄弱部分，会增加胸骨骨折风险，应将牵开器置于胸骨正中切口上部。

（二）前外侧切口开胸

1. 如果切口未沿肋间隙，则很难进入胸腔，而且不整齐，切口应弯曲向上，直至腋窝。

2. 过度撑开肋间会导致肋骨骨折，加重术后疼痛。

3. 取出牵开器后应探查左乳内动脉是否损伤，

拉钩的刃部可能会损伤到动脉造成迟发性出血。

4. 未能按层对合肌肉会导致功能和运动障碍。

（三）蛤壳式切口开胸

1. 务必识别并结扎两条分开的内乳动脉的 4 个末端。

2. 应按层对合肌肉以获得最佳的功能和运动效果。

（四）后外侧切口开胸

1. 切口过高或过低导致显露不良。

2. 在肩胛骨上做皮肤切口会导致运动障碍，切口应位于肩胛下角下方 1 ～ 2 横指。

3. 未能按层对合肌肉会导致功能和运动障碍。

（秦　溱　高宏光　周毅武　译）

第15章 心脏损伤

Demetrios Demetriades, Zachary D. Warriner, Scott Zakaluzny

一、外科解剖

1. 心包包裹着心脏并与大血管根部相连。血管包括升主动脉、肺动脉、肺静脉、上腔静脉末端 2 ～ 4cm 和下腔静脉（图 15-1）。

2. 膈神经沿心包外侧面向下走行。

3. 心包腔内急性积聚仅 200ml 液体即可导致致命的心脏压塞。

4. 右心房壁薄如纸，约 2mm。左心房壁稍厚，约 3mm。

5. 右心室壁厚约 4mm，左心室壁厚约 12mm。

6. 两条主要的冠状动脉，即左冠状动脉主干和右冠状动脉，均起源于从左心室发出的主动脉根部。左冠状动脉主干分为左前降支（LAD）和回旋支，为左心供血。右冠状动脉分为右后降支和锐缘支，为右心供血，同时也为负责调节心律的窦房结和房室结供血。

二、基础原则

1. 心脏损伤的致死率极高，大多数伤者在现场就已死亡。对于幸存并送至急诊科的患者而言，立即诊断和手术干预仍然是提高生存率的基石。诊断依据临床体格检查和创伤超声重点评估（FAST）检查。在院内，诊断性心包穿刺并无意义，对于可疑损伤的患者应行标准超声心动图检查（图 15-2）。

2. 大多数心脏损伤患者在到达医院时，已没有生命体征或表现为严重低血压。如果院前时间短或心脏损伤小，患者到达时的生命体征可能正常。

3. 大多数心脏损伤源于刺伤或枪伤造成的贯通伤。贯通伤通常累及右心室，而枪伤则损害多个心腔及心脏内部结构。钝性伤导致的心脏破裂通常是致命的，受伤者多在接受医疗救治前即已死亡。钝性伤主要发生于右心。

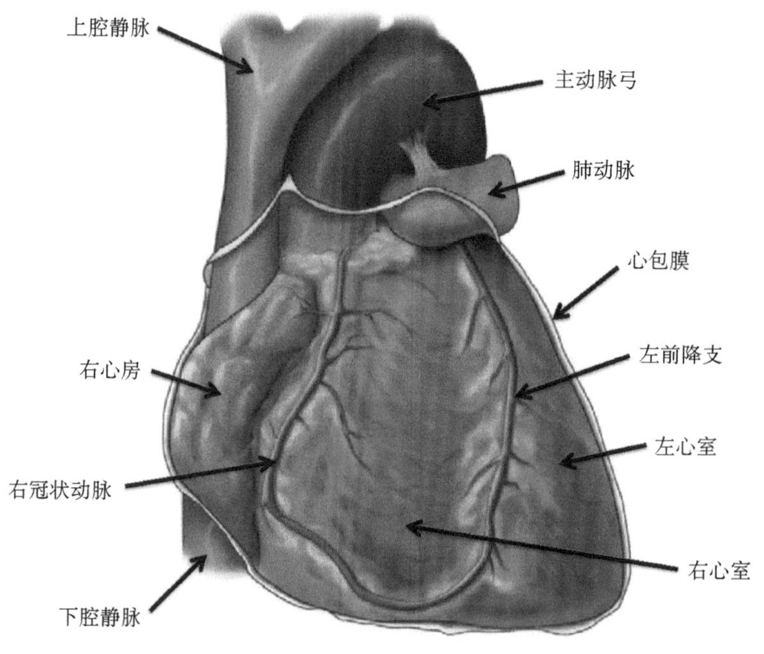

图 15-1 **心脏和大血管的体表解剖。注意心包附着于大血管根部**

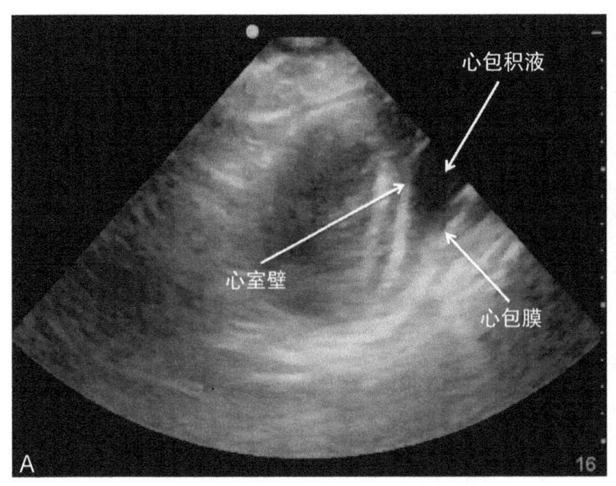

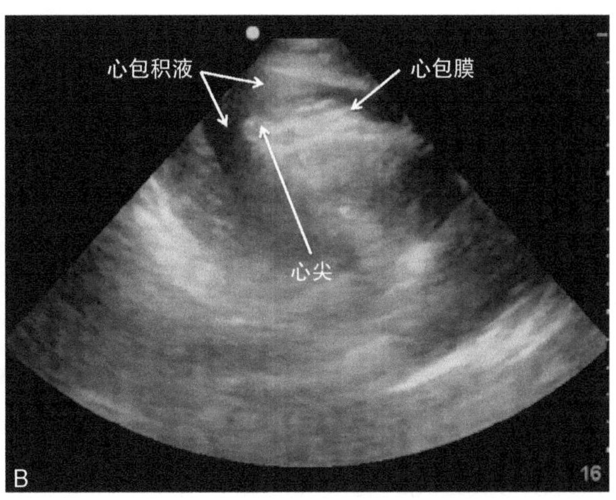

图 15-2　**通过创伤超声重点评估检查获得的剑突下心脏切面，显示心脏压塞。心肌和心包之间可见低回声的心包积血**

4. 到达医院时没有生命体征或即将心搏骤停的患者应在急诊科给予复苏性开胸术（第 4 章）。

5. 心脏修复一期手术大多不需要心脏搭桥。对于持续性心源性休克，可考虑给予暂时性主动脉球囊反搏或体外膜肺氧合（ECMO）。

6. 低压心腔的创伤可能因空气栓塞而复杂化，术中应探查冠状静脉内有无气泡。如果发现，请将患者置于特伦德伦堡位（Trendelenburg 体位），并且抽吸右心室中液体或气体。

三、特殊手术器械

1. 急诊科开胸术托盘应尽可能简洁，只放置必要的器械（手术刀、Finochietto 牵开器、Duval 肺钳 2 把、血管钳 2 把、俄罗斯长镊 1 把、止血钳 4 把、骨刀 1 把、长剪 1 把、线剪 1 把）。此外，应能够立即提供良好的照明、开通负压吸引和应用心内除颤仪（图 15-3）。

2. 在手术室内，开胸创伤托盘应包括电动胸骨锯、带锤子的 Lebsche 刀和骨刀。外科医师和熟练的助手应佩戴头灯，以便在解剖复杂区域获得最佳照明。

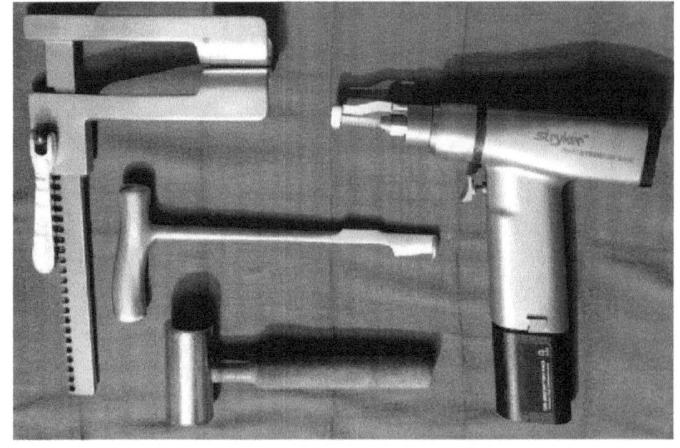

图 15-3　**胸骨正中切开所需器械：胸骨锯、Lebsche 刀、锤子、Finochietto 牵开器**

四、体位

1. 对于急诊科左侧开胸术，患者仰卧于推床上，左上肢外展或抬高过头顶。消毒液消毒前胸及两侧半胸。没有时间进行铺巾或采取细致的消毒防感染措施。

2. 在手术室中，患者应取仰卧位，双上肢外展 90°，以便麻醉到达四肢。如果实施左前外侧开胸术，左上肢应抬高到头部以上。皮肤准备和铺巾应当包含前胸和两侧半胸。如果怀疑有相关的腹内损伤，应包含腹部。

五、切口

1. 切口的选择取决于患者的临床情况、手术地点（急诊科或手术室）、是否需要胸主动脉阻断，以及疑似心脏损伤的解剖部位。

2. 被送到急诊科已经没有生命体征或即将发生心搏骤停的患者，应立即在推床上行左前外侧开胸术。这种切口速度快，不需要动力器械，并且可以为复苏而交叉阻断胸主动脉（第 4 章）。

3. 在手术室接受手术的大多数患者中，胸骨正中切口是首选切口。它能够充分显露心脏和双肺，出血相对少，术后疼痛较轻，并发症较少。但是正中切口不利于心脏后侧的显露，也不便于行主动脉阻断。

4. 对于可能需要主动脉阻断或疑似心脏后壁损伤的患者，在手术室行左侧开胸术优于胸骨切开术。

5. 双侧胸部创伤患者或仅从左侧切口不能充分显露纵隔血管时，可能需要将左侧切口延长至右胸，以形成蛤壳式切口（见第 14 章）。

六、正中胸骨切开术切口

1. 切口位于胸骨正中，从胸骨上切迹延伸至剑突。切口穿过胸肋辐状韧带，直至胸骨。采用烧灼和直角钝性分离相结合的方法，将位于胸骨上切迹处的锁骨间韧带从胸骨上分离。通过将示指放在胸骨柄后方，以确认胸骨上切迹后壁的清除情况。气动锯除非直接接触骨骼，否则无法工作。在胸骨切开时，用手术刀或电刀在胸骨正中线划痕，以引导锯子或 Lebsche 刀，在胸骨切开过程中，保持在正中位置（图 15-4 和图 15-5）。

2. 将气动锯的钩或 Lebsche 刀的刀刃放在胸骨上切迹下方，向上提起胸骨。请麻醉医师在呼气时暂时停止通气，分开胸骨，保持向上牵引，并始终保持在中线位置（图 15-6）。

3. 将 Finochietto 牵开器放在胸骨上部并撑开。如果预估进行剖腹探查，应将牵开器的横向部分置于头侧，如果可能累及颈部，则应该置于足侧。前心包现已显露出来（图 15-7）。

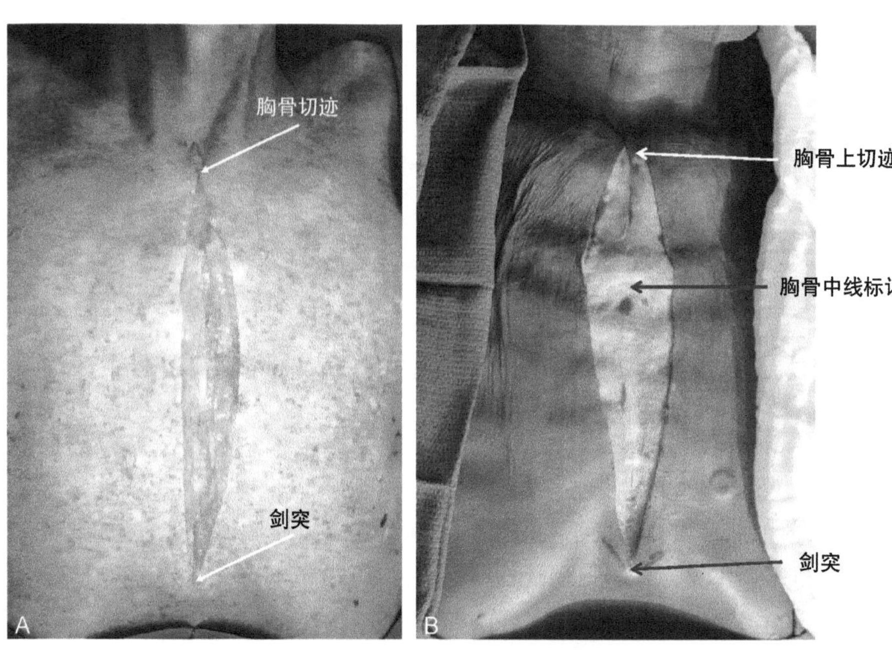

图 15-4 A. 胸骨正中切口从上方胸骨上切迹延伸至下方剑突，深至胸骨；B. 在胸骨中线标记以指导胸骨锯切开

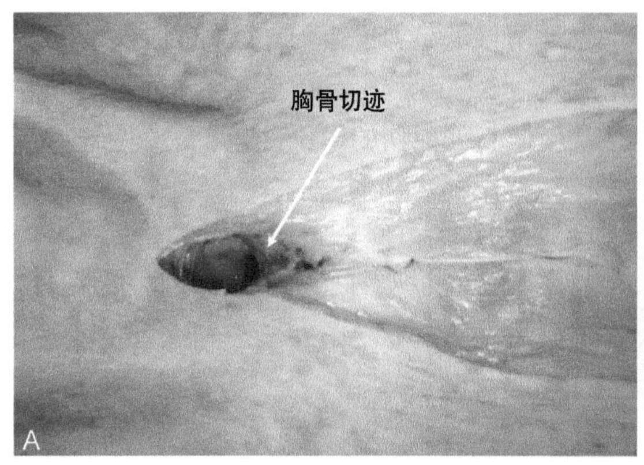

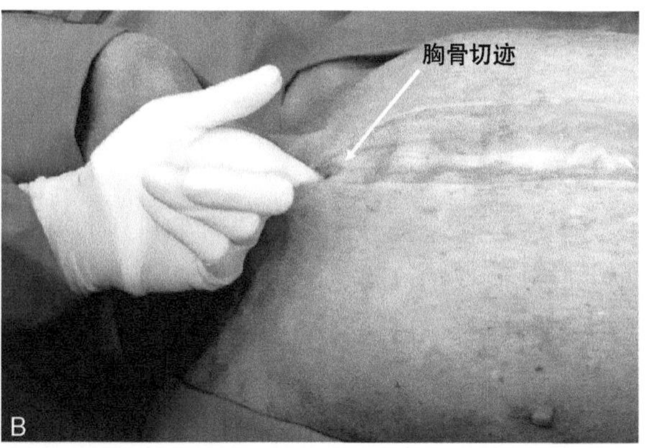

图 15-5 A. 锁骨间韧带被分开；B. 用一手指进入探查胸骨后表面，以确认在分割胸骨之前软组织已被游离

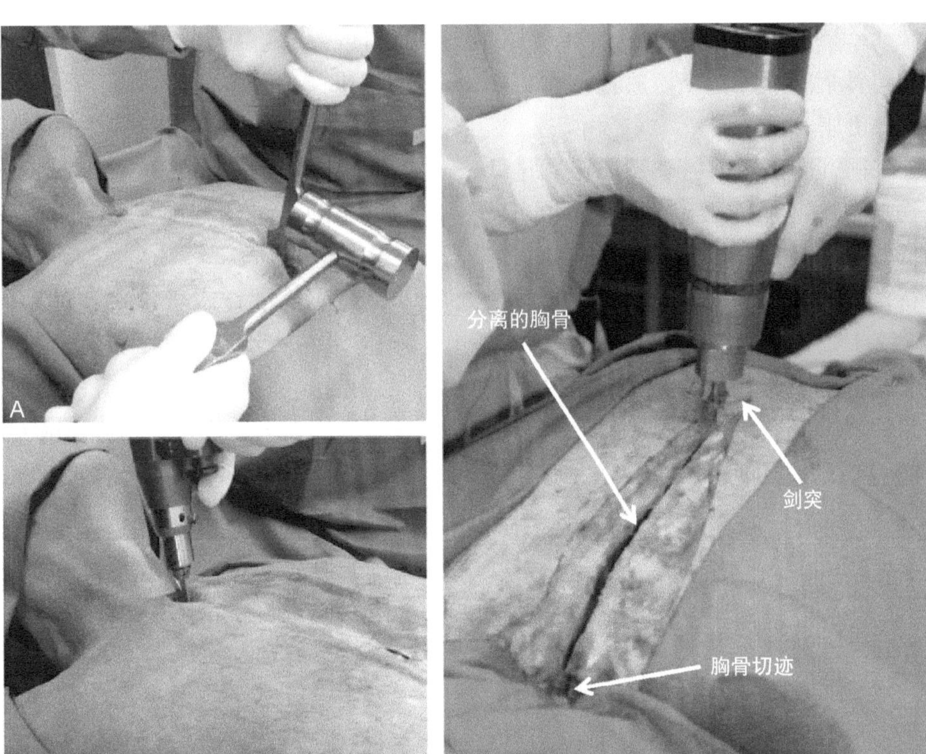

图 15-6 **然后将 Lebsche 刀或胸骨锯的钩子放在胸骨下方，并略微向上提起。将胸骨以恒定的向上牵引力分开，并始终保持在标记的中线位置**

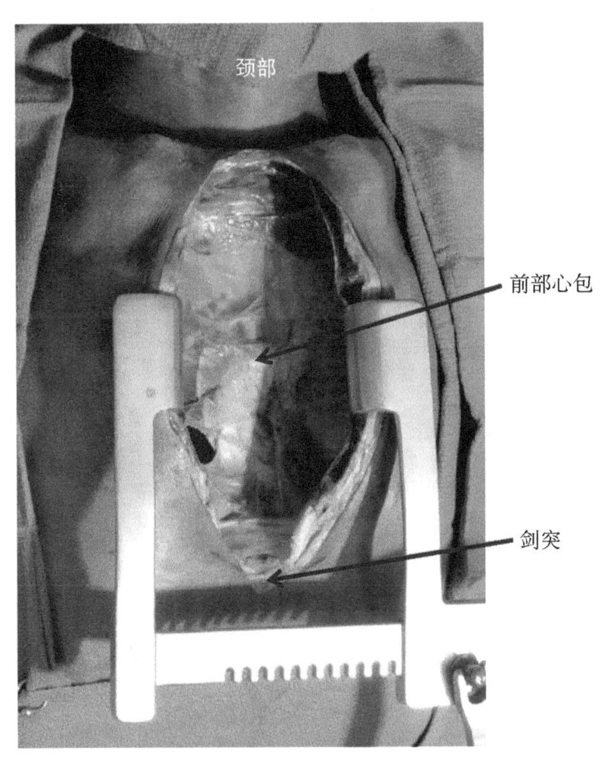

图 15-7 **用 Finochietto 牵开器打开胸骨，显露心包**

七、左侧开胸术切口

1. 切口从左胸骨旁缘开始，经左侧第 4 肋至第 5 肋间（男性选择乳头下方，女性选择乳房下皱襞处），延伸至腋后线。切口应沿着肋骨的曲线进行，指向腋窝（第 14 章，图 14-10）。

2. 在切口的前部，可见胸大肌和胸小肌，将其分离。在切口的后部，可见前锯肌并将其分开（见第 14 章）。

3. 接下来，在紧邻肋骨上缘处，分开肋间肌，以避开下方的神经血管束。使用剪刀进入胸膜腔，小心避免损伤下方充气的肺（第 14 章）。

4. 在进入胸膜腔时，进行右主支气管插管或在进入过程中暂停通气，可降低医源性肺损伤的风险。

5. 然后使用 Finochietto 牵开器，其横向部分位于下方，以防可能转换为蛤壳式切口，并撑开肋骨（第 14 章）。

提示与陷阱

1. 在胸骨切开术中，如未能分离锁骨间韧带并清除胸骨上切迹处的胸骨，会延迟入胸。必须清除胸骨上覆盖的软组织，以确保气动锯正常使用。

2. 胸骨正中切开术可能会无意中偏离中线，穿过肋软骨。为避免这个问题，可用电灼法在胸骨中线上划痕，以引导锯或 Lebsche 刀保持在中线位置。

3. 将 Finochietto 牵开器放置在胸骨下部可能会导致胸骨横向骨折。牵开器应该放在胸骨上部，因为那里的胸骨更厚、更坚固。

4. 在进行左侧开胸手术时：①切口位置过低，这可能会损伤抬高的膈肌，导致心脏上部的显露不良。不要低于第 4 肋至第 5 肋间隙。②切口没有沿肋间走行，会导致入胸腔困难。切口应向腋窝方向弯曲（第 4 章）。

5. 移除牵开器后，未检查左乳内动脉是否损伤，可能会漏诊动脉损伤和严重出血。牵开器的刀片可能会掩盖动脉的任何损伤，并在取出后导致后续出血。

八、心包切开术

1. 在没有紧急心脏压塞的情况下，用两把止血钳或镊子在中线处夹住心包，再做一个小的心包切开术切口（图 15-8）。

2. 在出现紧急心脏压塞的情况下，很难将止血钳用于心包上。在这种情况下，先用手术刀做一个小的心包切开术，然后用剪刀纵向切开心包（图 15-9）。

3. 如果进行胸骨正中切开术，则在正中线进行心包切开术。

4. 在进行左侧开胸术时，沿心包的侧面可见左膈神经，心包切开术在膈神经前方并与其平行，以便显露心脏进行评估和可能的修复（图 15-10）。

提示与陷阱

心脏压塞患者的心包可能很难钳夹住，可通过手术刀进行小范围的心包切开术，以方便进入。术中注意识别并避免损伤膈神经。

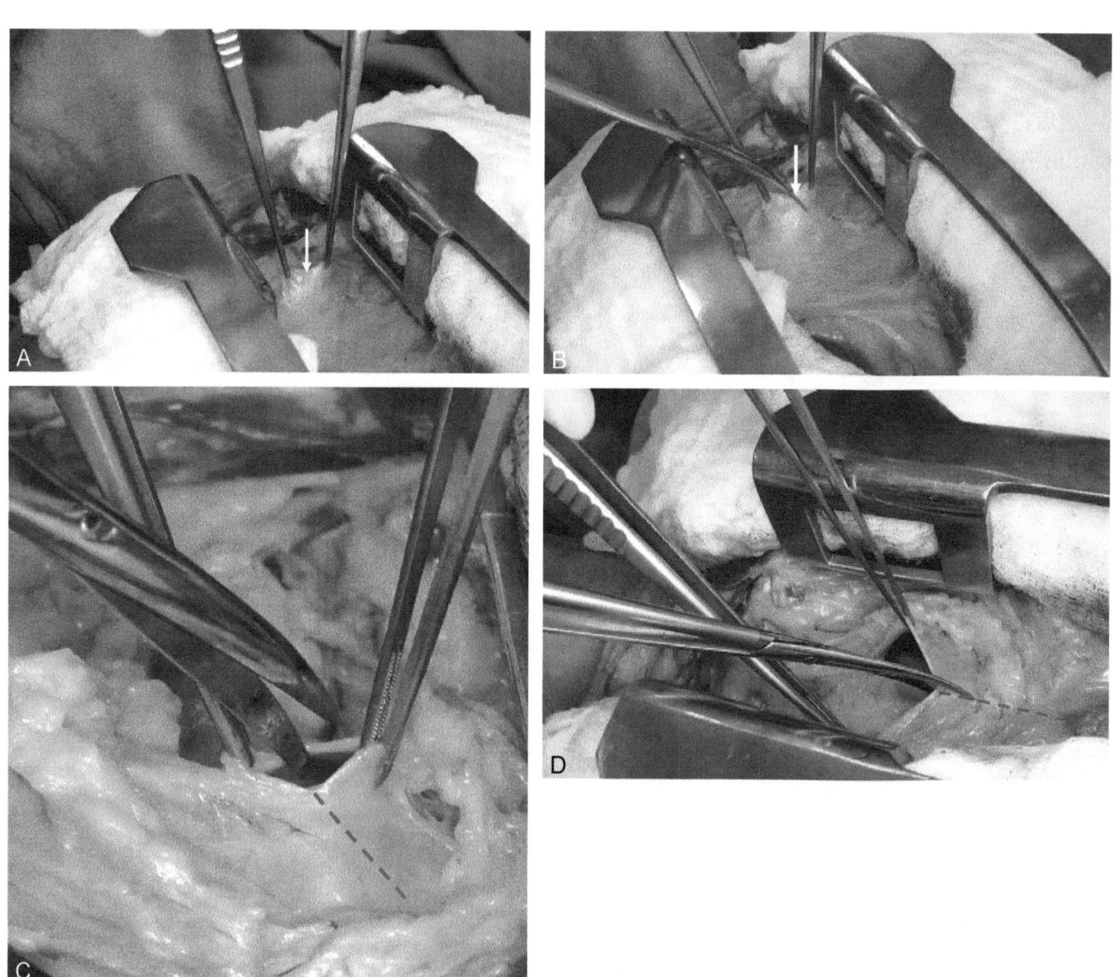

图 15-8 A. 无心脏压塞情况下采用止血钳抓住并提起心包以避免心包切开损伤心脏；B. 剪开心包；C. 用剪刀向上纵向扩大切口；D. 用剪刀向下纵向扩大切口

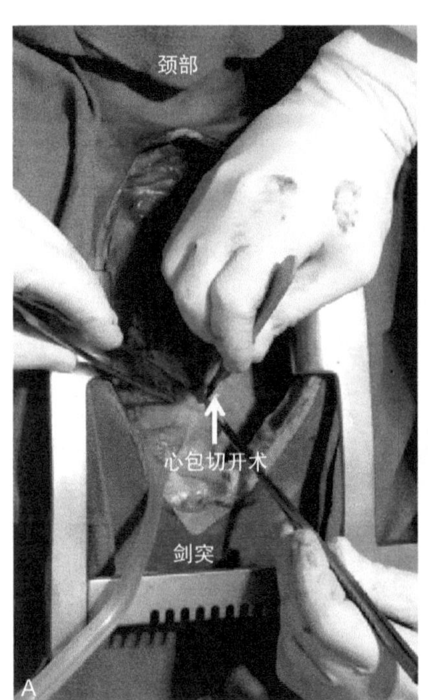

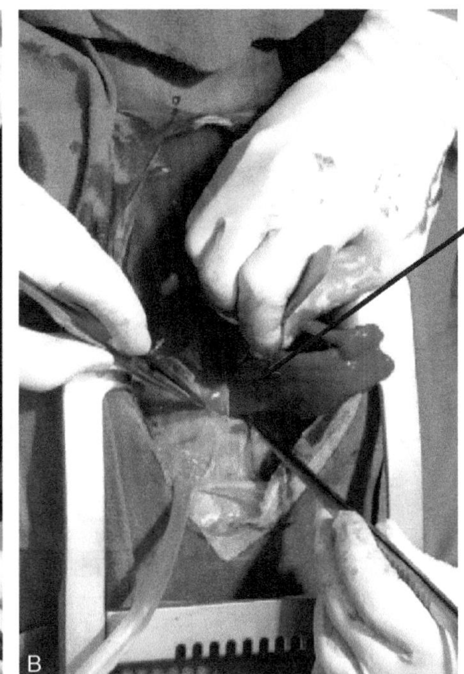

图 15-9　**A. 当出现紧急心脏压塞时，心包很难抬高，必须用手术刀切开；B. 清除心脏压塞物**

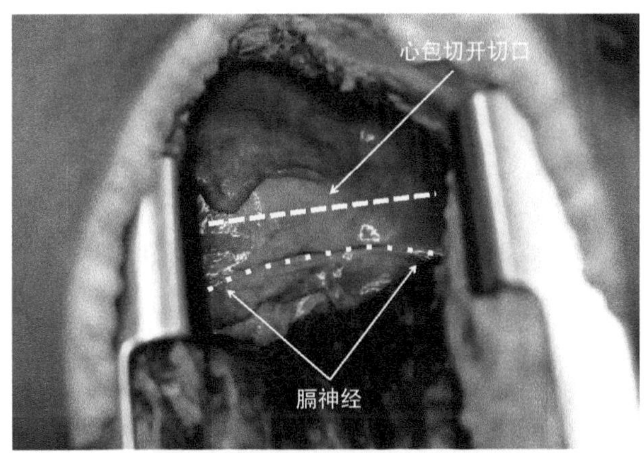

图 15-10　**从左前外侧开胸入路进行心包切开术时，必须注意不损伤膈神经。切口位于膈神经前方，与膈神经平行，便于心脏的显露**

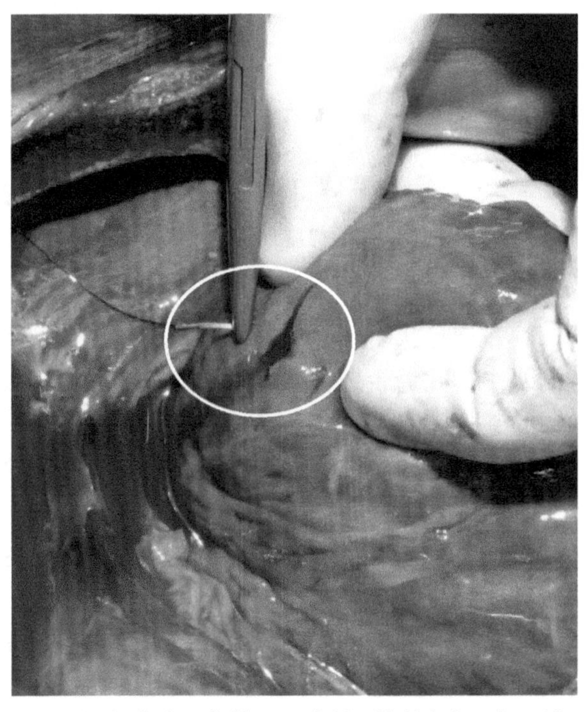

图 15-11　**拇指和示指挤压压迫创面控制出血，便于进一步缝合**

九、控制出血和心脏修复

1. 在心包切开并解除心脏压塞后，任何直接的心脏出血都可以通过指压来控制出血（图 15-11）。对于较大的心房损伤，可以使用血管钳，但要小心不要加重损伤。在急诊科进行开胸术发现较小的心脏损伤时，可以通过插入并充气 Foley 导尿管，然后轻柔牵拉导管压迫创面来实现暂时控制出血（图 15-12）。

2. 修复心脏创口可采用大号锥形针带不可吸收的 2-0 或 3-0 缝线，行“8”字缝合、水平褥式缝合或连续缝合。在大多数病例中，常规使用垫片既费时又无必要，仅用于心肌缝合时发生撕裂的情况（图 15-13）。

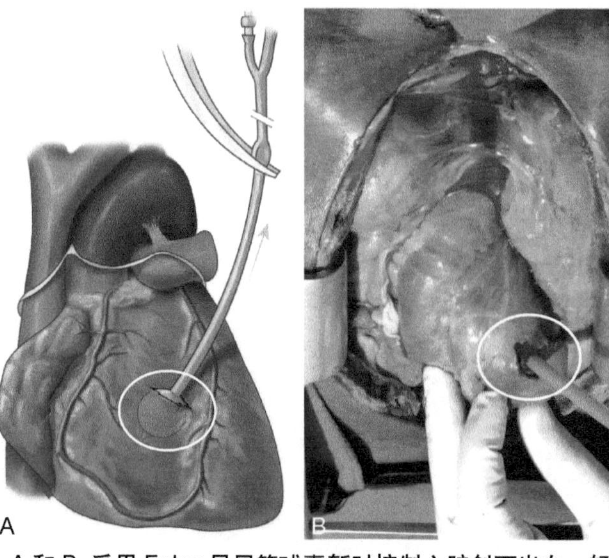

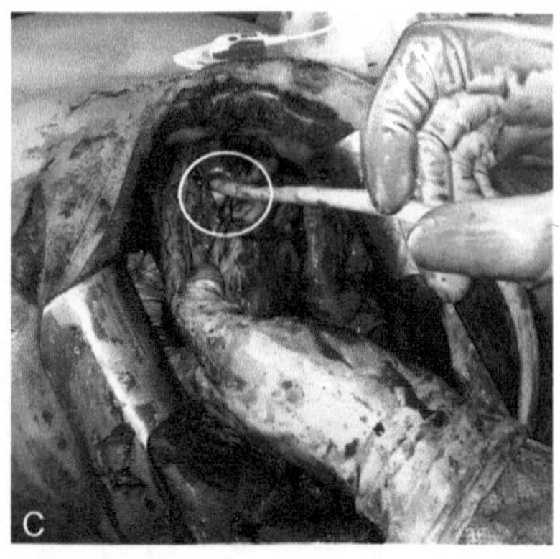

图 15-12 A 和 B. 采用 Foley 导尿管球囊暂时控制心脏创面出血。轻柔牵拉导管以压迫创面，以实现伤口的填塞。避免过度牵拉而导致创面扩大。C. 这在急诊科修复困难伤口中可能会被迅速实施，作为最终手术修复的临时措施

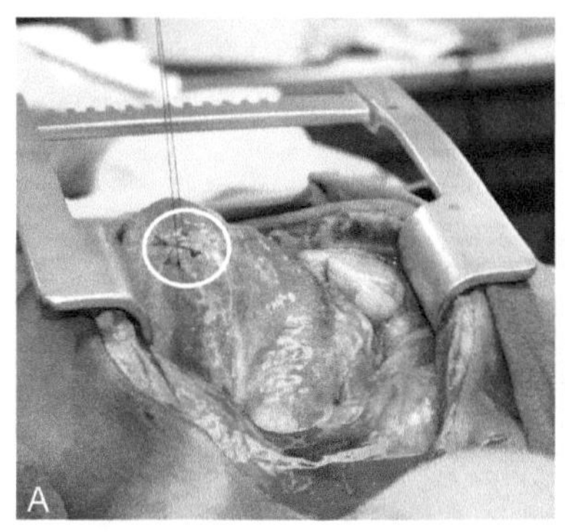

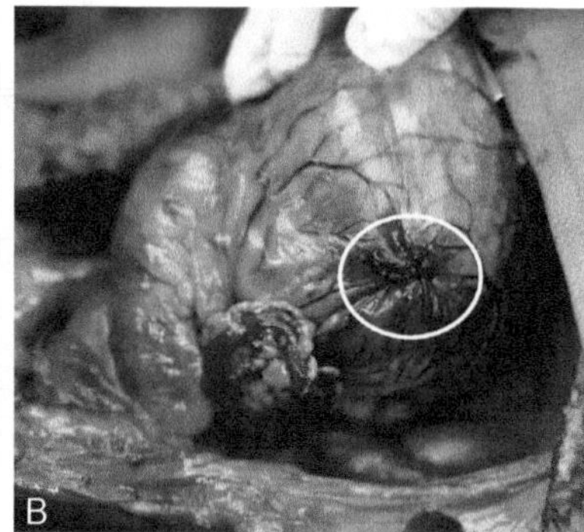

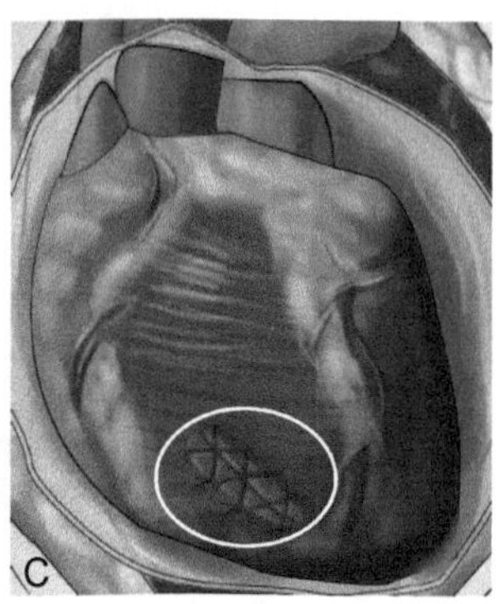

图 15-13 A 和 B. 大多数心脏创伤可以用大号锥形针、不可吸收的 2-0 或 3-0 缝线“8”字缝合修补；C. 采用“8”字缝合修补右心室伤口

3. 邻近冠状动脉主干的损伤，应采用血管下方的水平褥式缝合进行修复，以避免结扎血管和随后的心肌缺血（图 15-14 和图 15-15）。

4. 在急诊科，可以暂时使用皮肤吻合钉闭合心脏创口，对刺伤特别有效。但对于伴有心脏组织缺失的枪伤患者，效果不佳。在手术室，这些吻合钉应由缝线替换（图 15-16）。

5. 冠状动脉主干的部分离断，可以在心脏不停搏的情况下，在放大视野下用间断缝合修复。如果技术上无法实现，可以结扎冠状动脉并密切观察心脏搏动。冠状动脉远端损伤通常耐受性良好。如果未发生心律失常，则不需要其他处理。如果发生心律失常，应拆除缝线并用手指轻柔压迫，同时积极调动具有体外循环支持的心脏团队参与。

6. 在急诊手术中，通常不需要体外循环。手术的目的是挽救患者的生命。任何不危及生命的心内缺损都应在最佳条件下择期修复。

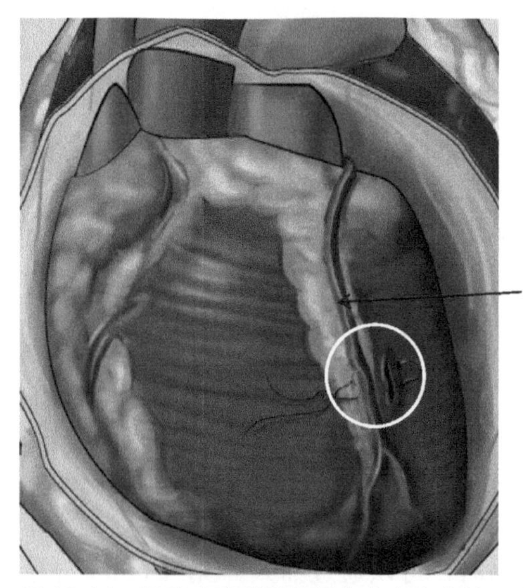

图 15-14 冠状动脉附近的损伤应当在血管下采用水平褥式缝合修补

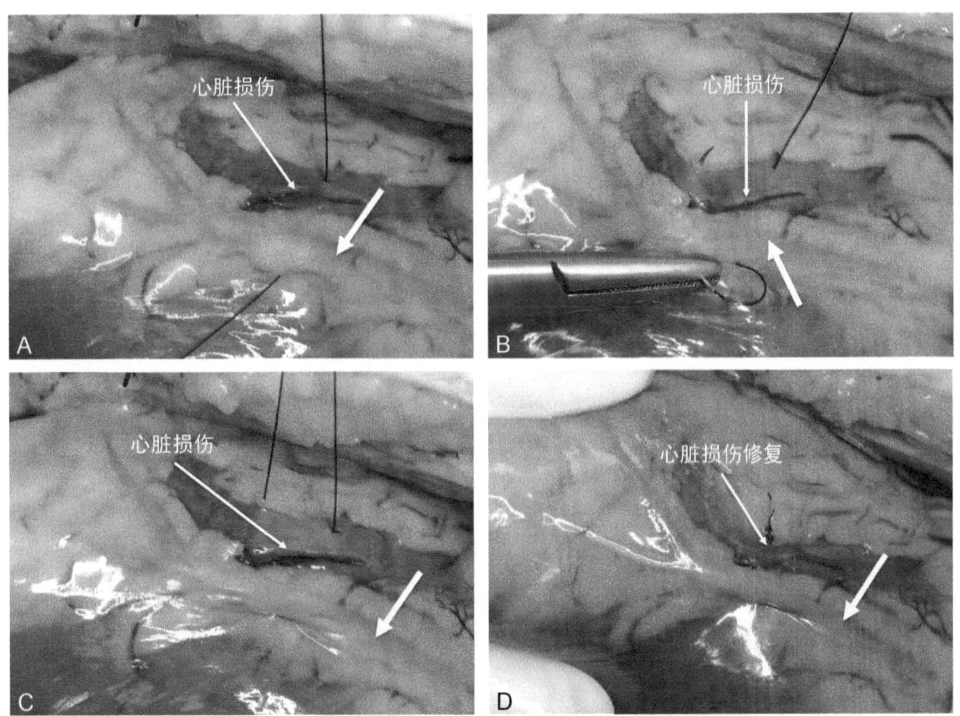

图 15-15　**采用水平褥式缝合逐步修复冠状动脉旁的损伤（白色粗箭头）。采用这种方法封闭创口可防止邻近冠状动脉的损伤、意外结扎或狭窄**

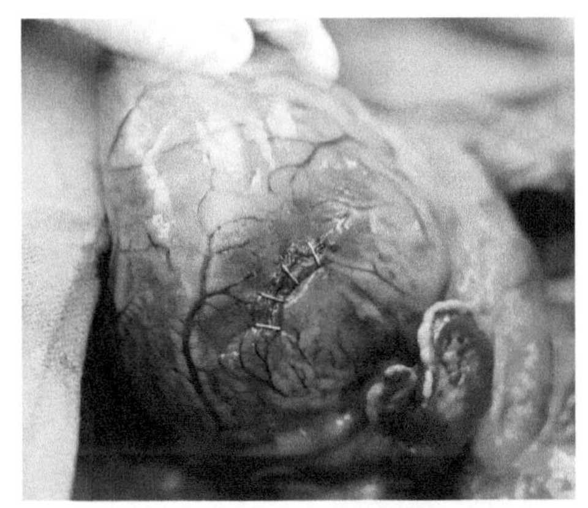

图 15-16　**没有组织缺失的心脏创口可以在急诊科用皮肤缝合器暂时缝合。在手术室应当使用缝合止血替代皮肤缝合器封闭创面**

7. 探查和修复心脏后壁的损伤非常困难，因为提起心脏很容易引起心律失常或心搏骤停。这些损伤可以通过用 Duval 夹钳抓住心尖并施加轻微的牵引和提升来显露和修复。另一种选择是用锥形针带 2-0 缝线“8”字缝合心尖部，以牵拉和提升心脏。应谨慎进行这种方法，因为牵拉可能引起心肌撕裂。

8. 另一种方法是通过在心脏下方依次放置剖腹手术垫缓慢抬高心脏位置，以适应位置的变化。不推荐通过阻断上腔静脉和下腔静脉血流以诱发心搏骤停以便于修补创面，因为即使时间很短，已经受损的心脏也很难耐受常温下的心搏骤停（图 15-17）。

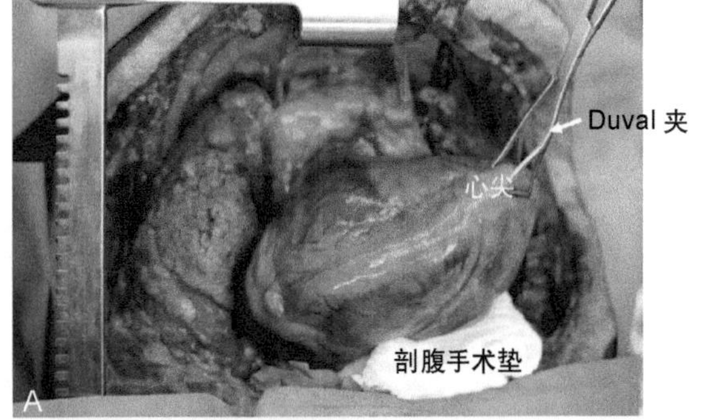

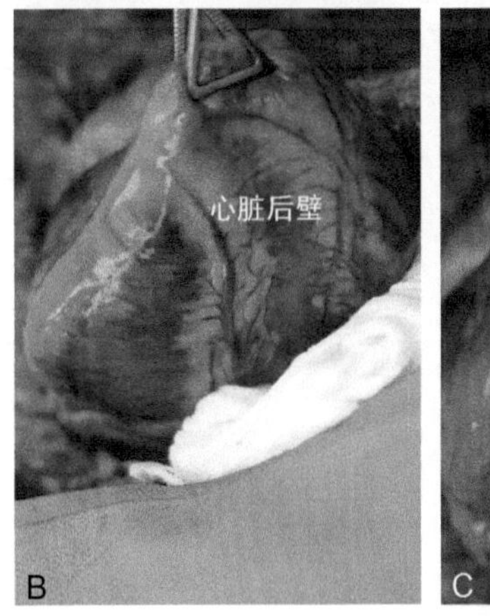

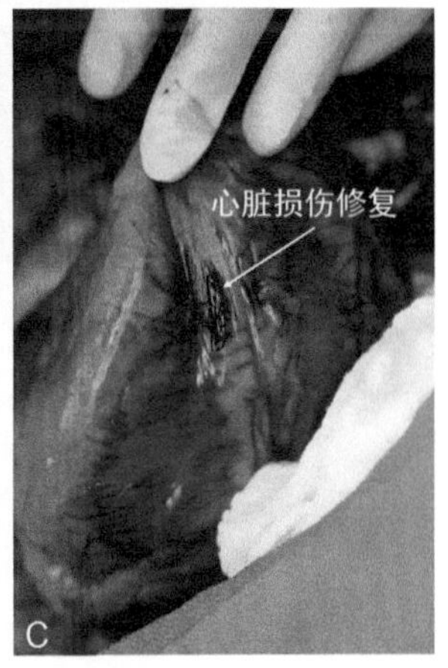

图 15-17　**A. 抬起心尖可显露心脏后壁。这一位置可以通过在心脏下方顺序放置纱布垫（一次一个）来实现或保持。B 和 C. 这种方法可以对不易显露的位置的损伤进行探查和修补。在持续性心律失常或心搏骤停发生时，应放置起搏导线并启动心外膜起搏（第 4 章）**

十、闭合心包

1. 在完成心脏修补并确保患者病情平稳后，采用 2-0 缝线连续缝合心包，为避免再次出血导致心脏压塞，在心包基部附近留下一个开口。

2. 对于那些由于心力衰竭或大量液体复苏而导致的心脏急性扩张的患者，心包应持续打开以预防心律失常。

技术风险

在有张力时，强行关闭心包可引起心律失常和心搏骤停。

十一、闭合胸骨正中切开术切口

1. 使用电烙术或骨蜡确保胸骨边缘止血。

2. 在移除胸骨牵开器后，检查胸骨下方的胸廓内动脉有无出血。这对于相对低血压的患者尤其重要，因为血管痉挛可能会缓解，导致危及生命的延迟出血。

3. 在胸骨下方放置至少一个水封式胸腔闭式引流管。

4. 使用粗针驱动器用钢线闭合胸骨。

5. 采用大号可吸收缝线闭合胸骨前筋膜（图 15-18）。

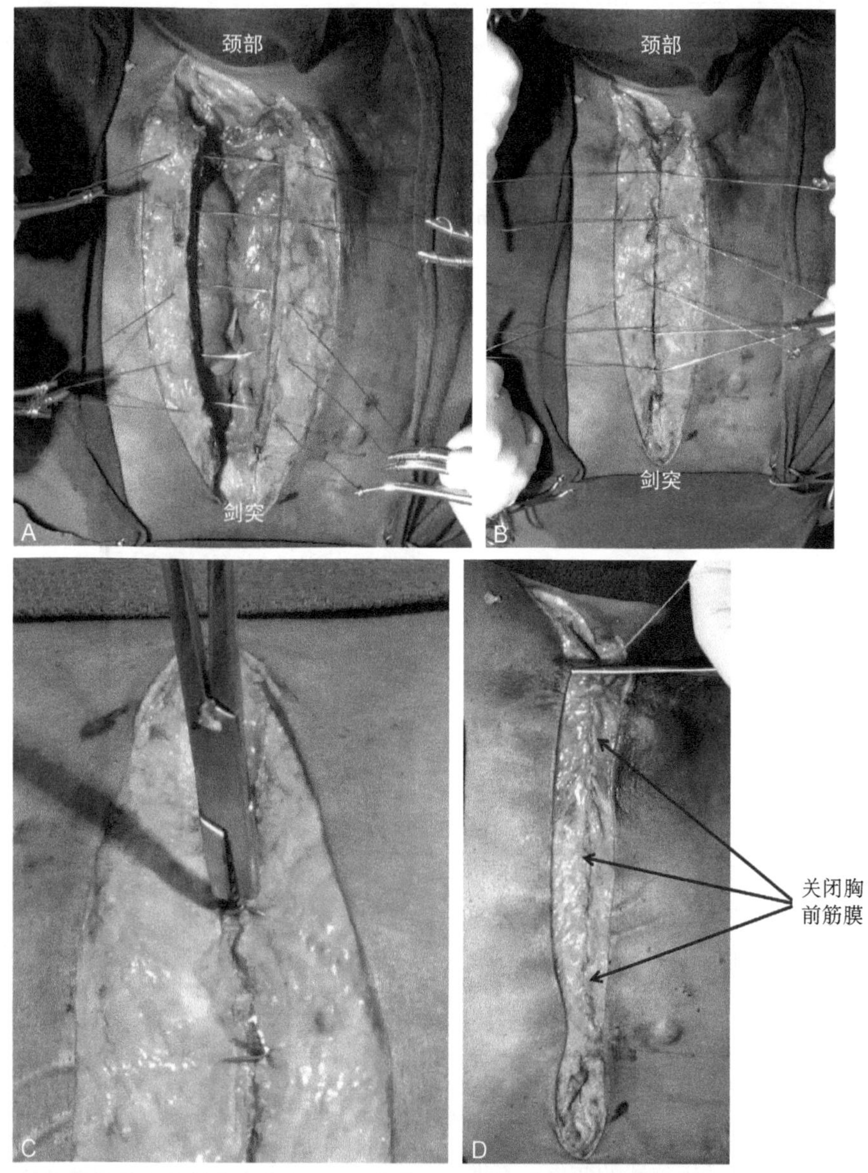

图 15-18 A ~ C. 采用钢丝关闭胸骨。每根钢丝都应该在闭合前放置，然后同时拧紧钢丝，使其接近胸骨的边缘。修剪钢丝，并用粗针进行最后的旋转加固。D. 采用大号可吸收缝线闭合胸骨前筋膜

（秦 溱 高宏光 周毅武 译）

第16章 胸部血管

Demetrios Demetriades, Vincent Chong, Stephen Varga

一、外科解剖

1. 上纵隔包含主动脉弓及其主要分支的起始部分，包括无名动脉（头臂干）、左颈总动脉近端和左锁骨下动脉近端。左、右无名静脉（头臂静脉）汇合形成上腔静脉（SVC）（图 16-1）。

2. 进入上纵隔后，首先遇到的是残留胸腺和周围的纵隔脂肪，这些组织附着在左无名静脉和主动脉弓上。

3. 左无名静脉（头臂静脉）长 6 ～ 7cm，经胸骨柄下方、主动脉弓上缘横跨上纵隔。其与右无名静脉在胸骨右侧第 1、2 肋间隙水平处交汇，形成上腔静脉（SVC）。

4. 右无名静脉（头臂静脉）长约 3cm，垂直向下走行，与左无名静脉成 90° 角汇合，形成上腔静脉。

5. 上腔静脉长 6 ～ 7cm，位于升主动脉的外侧与其平行走行，其中有一小段在心包内。

6. 升主动脉位于心包内，主动脉弓始于心包的上附着处。主动脉弓的第一个分支是无名动脉，随后分为右锁骨下动脉和右颈总动脉。主动脉弓第 2 个分支是左颈总动脉，其次是左锁骨下动脉。无名动脉和左颈总动脉起源相对靠前，而左锁骨下动脉起源稍靠后。解剖变异包括左颈总动脉和无名动脉共同起源，以及左锁骨下动脉和左颈总动脉共同起源（图 16-2 至图 16-4）。

7. 左侧迷走神经穿行于左颈总动脉和锁骨下动脉之间，在主动脉弓的前方分支进入喉返神经，喉返神经环绕在主动脉弓后面，沿着气管食管沟上行。

8. 右侧迷走神经跨过右锁骨下动脉后，随即发出喉返神经，绕锁骨下动脉后部，沿气管食管沟在颈总动脉后部上行（图 16-5 和图 16-6）。

9. 胸主动脉或降主动脉起始于脊柱左侧的第 4 胸椎。在肺门下方，降主动脉前行至脊柱前方，通过第 12 胸椎水平的膈肌主动脉裂孔进入腹腔。

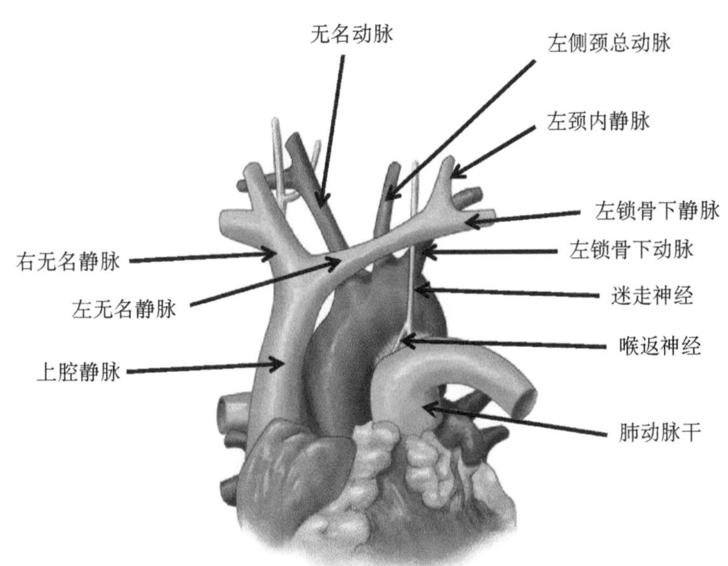

图 16-1　上纵隔血管解剖。注意左无名静脉横跨主动脉弓及其主要分支的上缘

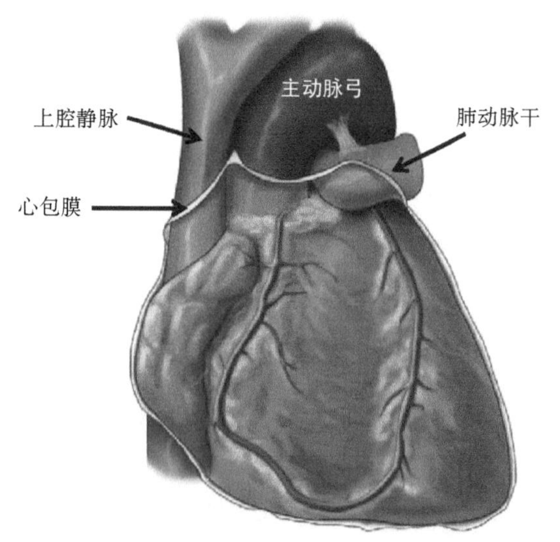

图 16-2 **大血管（主动脉、上腔静脉和肺动脉干）的根部被心包覆盖**

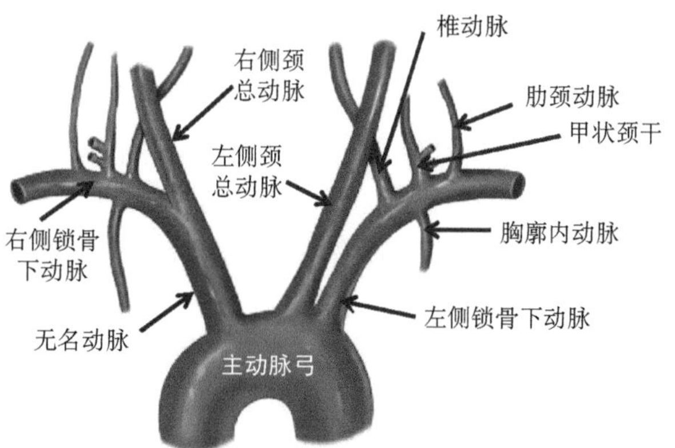

图 16-3 **主动脉弓的主要血管（无名动脉、左颈总动脉、左锁骨下动脉）。左侧颈总动脉直接起源于主动脉，右侧颈总动脉起源于无名动脉**

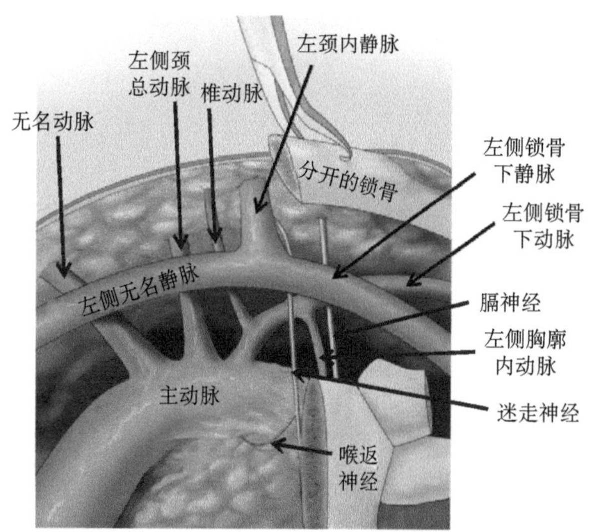

图 16-4 **主动脉弓及其主干的解剖。注意其与左无名静脉，左迷走神经和左膈神经的解剖关系。迷走神经位于胸廓内动脉的内侧，膈神经位于其外侧**

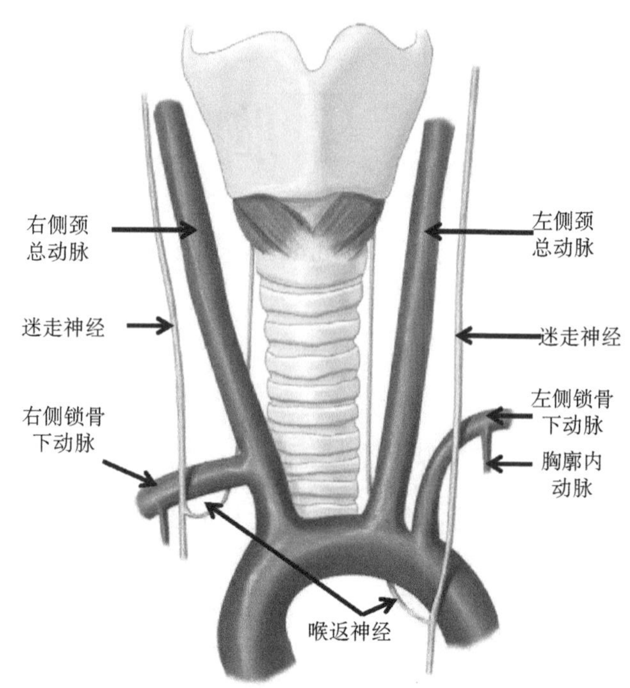

图 16-5 **迷走神经与主要血管的解剖关系。该神经在锁骨下动脉近端前方交叉。喉返神经在右侧环绕锁骨下动脉，在左侧环绕主动脉弓**

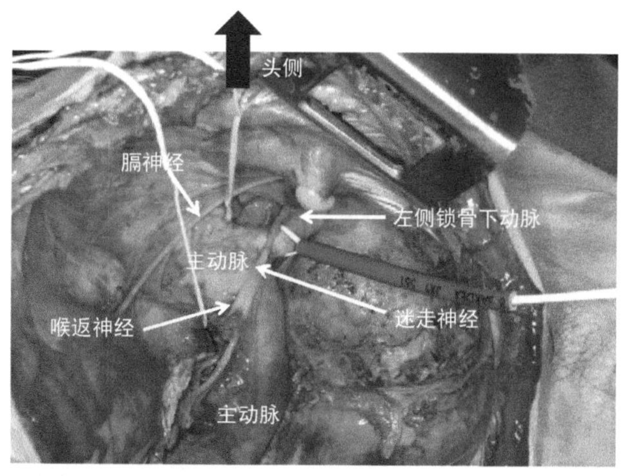

图 16-6 **左迷走神经穿过左锁骨下动脉近端和主动脉弓，在主动脉弓的下缘，发出左侧喉返神经**

10. 食管近端位于主动脉右侧。食管远端进入膈肌时，走行到主动脉前面（图 16-7）。

11. 主动脉有 9 对肋间动脉，这些动脉从主动脉的后侧发出，并分布到相应的肋间隙。当主动脉在胸腔内下降时，还会发出支气管动脉和食管动脉等其他分支。

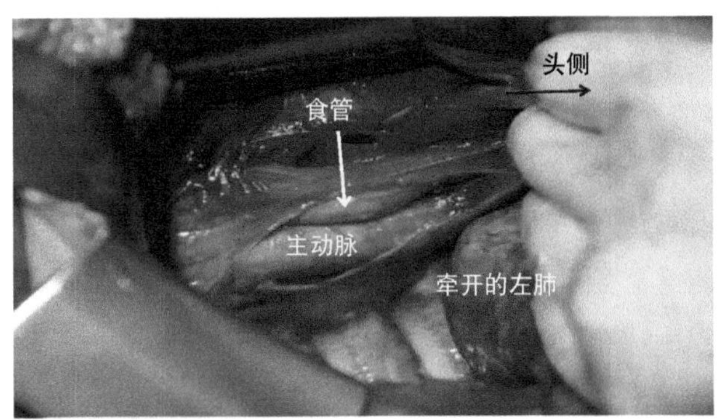

图 16-7 **食管与胸主动脉的解剖关系。食管位于主动脉右侧。食管在膈肌上方时，位于主动脉前**

二、基本原则

1. 90% 以上的胸部大血管损伤是由穿透性创伤造成的，大多数纵隔大血管穿透性创伤患者在现场就已经死亡，根本无法送到医院救治。

2. 那些能存活到医院的患者，大多数到达医院时血流动力学不稳定，需要在没有任何诊断性检查的情况下，紧急手术。

3. 到院时没有生命体征或即将发生心搏骤停的患者需行急诊复苏性开胸术（见第 4 章）。

4. 对于血流动力学稳定的疑似纵隔血管损伤患者，CT 血管造影是最有效的筛查诊断手段。

5. 胸部大血管损伤可表现为外出血或内出血，内膜损伤导致血栓形成或假性动脉瘤。因此，没有大量出血并不能排除血管损伤。

三、特殊手术器械

在手术室，开胸手术创伤托盘应包括血管器械、电动胸骨锯、Lebsche 胸骨刀和骨刀。外科医师应该佩戴头灯，以便在解剖困难的区域获得最佳照明。

四、患者体位

（一）上纵隔血管损伤体位

1. 患者取仰卧位，两臂与躯干成 90° 外展，以便麻醉医师可接触肢体进行操作。

2. 皮肤准备和铺巾应包括颈部、前胸和半侧胸壁。对于所有急性创伤手术，腹部和腹股沟也应做好皮肤准备，以应对意外的弹道轨迹或需要使用大隐静脉作为移植血管的情况。

（二）胸部降主动脉显露体位

1. 将患者置于右侧卧位（第 14 章）。

2. 如果可能，使用双腔气管导管，进入胸膜腔后让左肺萎陷。

五、切口

（一）胸骨正中切口

1. 胸骨正中切口能很好地显露上纵隔血管。此外，它还可以很好地显露心脏和双肺。

2. 胸骨正中切口也可以通过胸锁乳突肌切口延伸到颈部。锁骨区域的扩展切口则便于更远端地显露颈总动脉或锁骨下血管（图 16-8）。

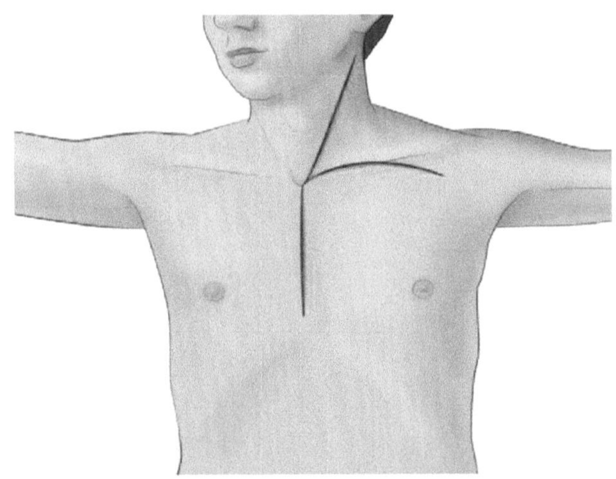

图 16-8 **胸骨正中切口可通过胸锁乳突肌切口延伸至颈部，以更好地显露颈总动脉，或延续于锁骨切口，以显露锁骨下血管远端**

（二）蛤壳式切口

1. 蛤壳式切口可以很好地显露心脏的前部、上纵隔血管和双肺。其通常是在标准前外侧开胸切口的基础上向对侧延伸而成。

2. 使用 Lebsche 刀、骨刀或大力剪在双侧第 4、5 肋间隙横断胸骨。

3. 在横断胸骨过程中，两侧胸廓内动脉都会被切断，应进行近端和远端的识别与结扎（图 16-9）。

（三）后外侧开胸切口

1. 这是处理胸部降主动脉损伤的最佳切口（图 16-10）。然而，大多数穿透性创伤病例中，由于严重的血流动力学不稳定，患者处于仰卧位，只能做延长前外侧切口。

2. 如果可能的话，使用双腔气管导管，进入胸膜腔后，使左肺萎陷。

3. 从左乳头下方第 4 肋至第 5 肋间隙开始，

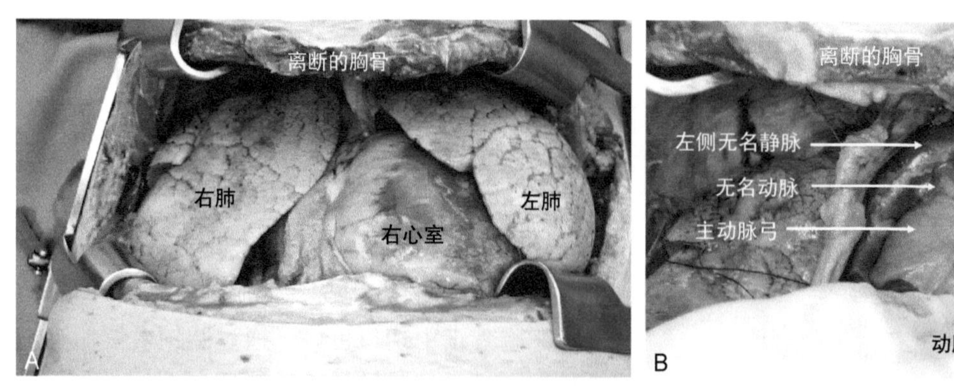

图 16-9 **蛤壳式切口是通过双侧第 4、5 肋间隙将胸骨横向切开，良好地显露心脏的前部、上纵隔血管和双肺**

向后直达肩胛骨和脊柱之间，做一个扩大的左后外侧开胸切口，确保切开背阔肌和前锯肌。

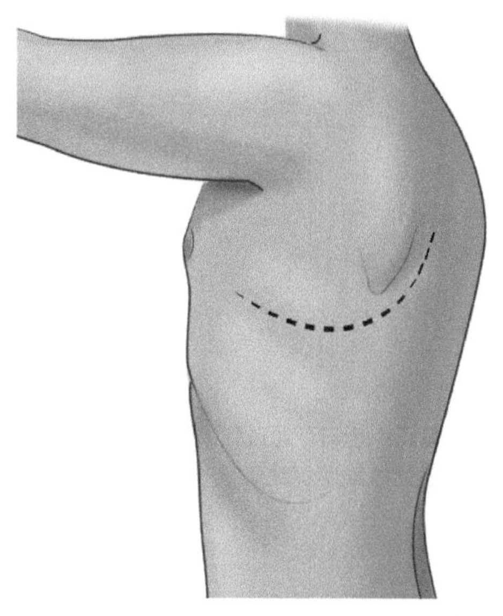

图 16-10 **胸部降主动脉显露的体位和切口**

六、显露

（一）显露上纵隔血管

1. 在进行胸骨正中切开或蛤壳式切开后，第一步是打开心包以排除心脏或大血管心包内段的损伤。

2. 如果可能，在控制血管近端和远端之后，应探查所有穿透性损伤导致的纵隔血肿。

3. 在上纵隔，紧贴胸骨下方的是胸腺残留和周围的脂肪垫。这些结构直接覆盖在左无名静脉和主动脉弓上。使用 Allis 钳，轻轻抓住这些组织并朝患者的头侧牵拉。随后进行仔细的钝性分离，以显露左无名静脉（图 16-11）。

4. 用血管环带围绕左无名静脉。进一步分离该血管可以识别出它与右无名静脉几乎垂直的交汇处，这是上腔静脉的开始处（图 16-11）。上腔静脉与升主动脉平行且位于其右侧。

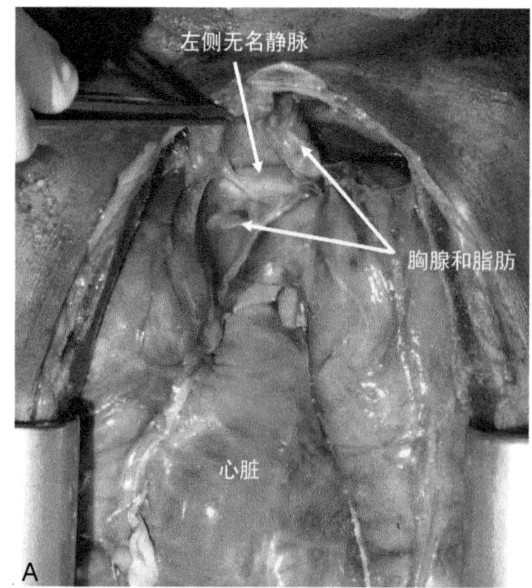

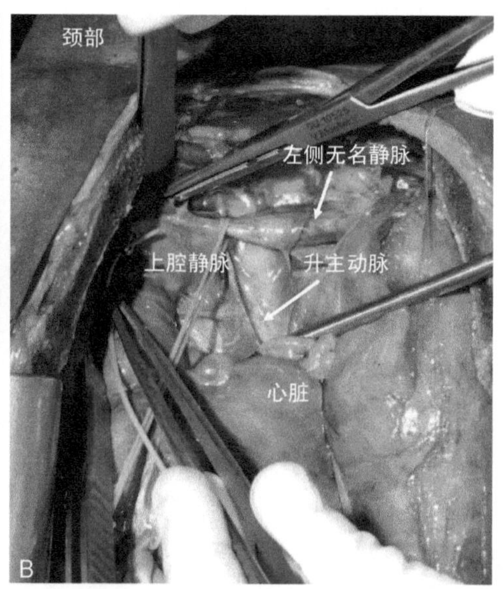

图 16-11 A. **游离胸腺和上纵隔脂肪垫。在胸骨后方的上纵隔区域，首先显露的组织是残留胸腺和其周围脂肪垫，横跨左侧无名静脉和主动脉弓，牵开这些组织即显露出血管悬吊带套住的左侧无名静脉。B. 完全游离左无名静脉，显露上腔静脉**

5. 主动脉弓和主要血管起源的显露需要牵拉开左侧无名静脉，它位于主动脉弓上缘的正上方（图 16-12）。极少数情况下，可能需要结扎左侧无名静脉，以便更好地显露横行的主动脉弓及其分支（图 16-13）。

6. 无名动脉和左侧颈动脉起源于主动脉弓的前上方，易于辨认和使用血管悬吊带控制（图 16-14），而左侧锁骨下动脉靠后，较难分离。

7. 通过胸骨正中切口难以分离显露无名动脉远端，这种情况下，可以向右侧颈部延伸标准胸

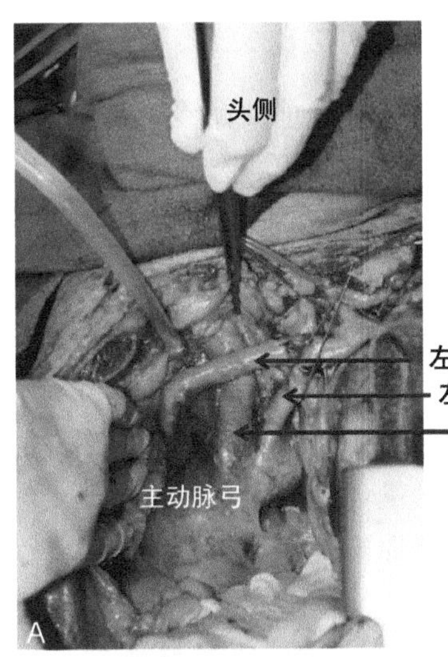

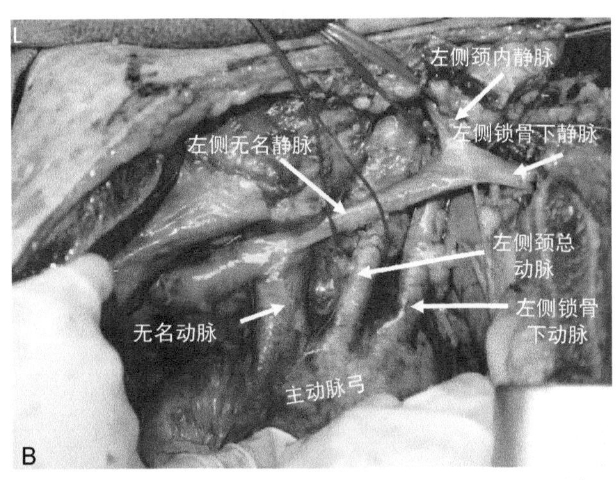

图 16-12 A. 无名动脉近端和左侧颈总动脉位于左侧无名静脉正下方；B. 左侧锁骨下动脉在后外侧，需要进一步解剖显露

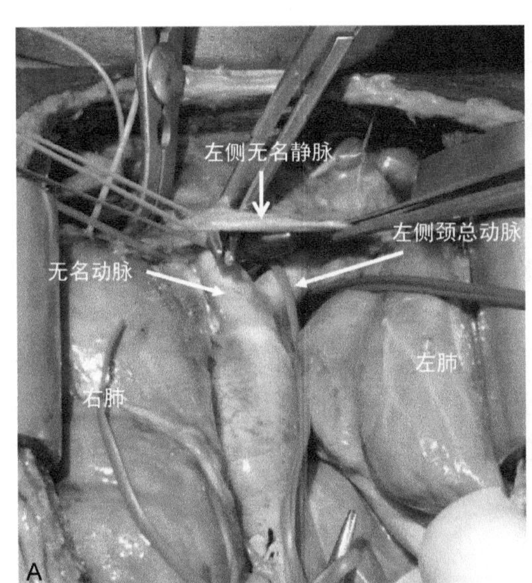

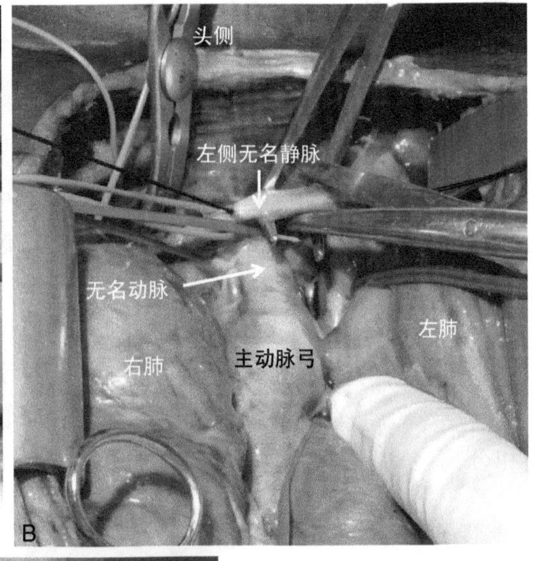

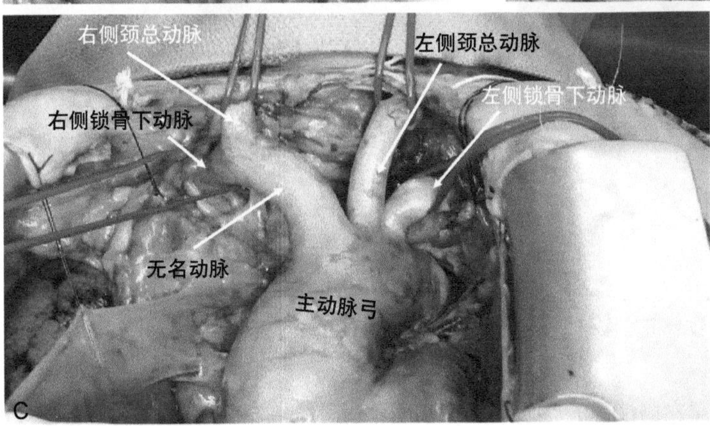

图 16-13 A. 左侧无名静脉可结扎切断，以便更好地显露横行的主动脉弓和无名动脉近段；B. 左侧无名静脉的解剖和分离；C. 充分显露左侧无名静脉分离后主动脉弓及其分支

锁乳突肌切口，以改善显露情况。

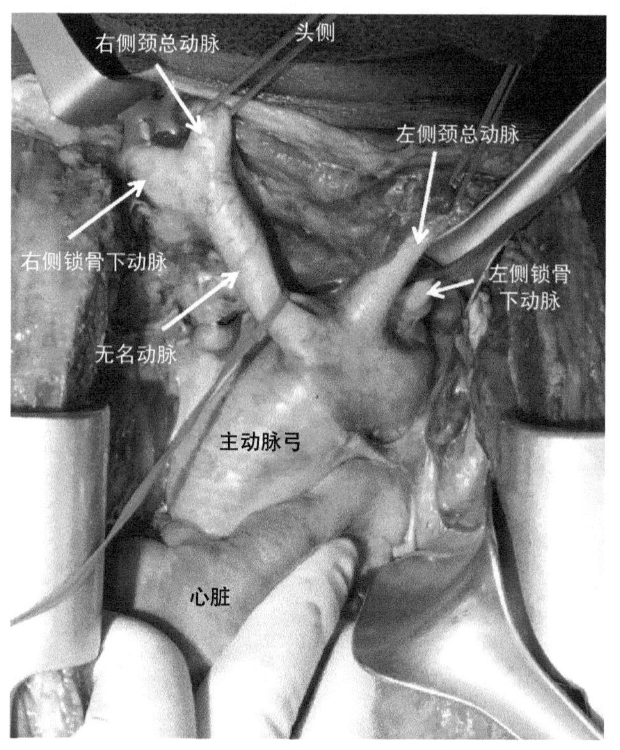

图 16-14 无名动脉、右侧颈总动脉近端及右锁骨下动脉显露

8. 左侧锁骨下动脉的游离显露可能需要胸骨正中切口联合左侧锁骨下切口（图 16-15）。

9. 左侧迷走神经沿左侧颈动脉和左侧锁骨下动脉之间下行至纵隔，并跨越主动脉弓，操作中注意识别并保护。

（二）显露降主动脉

1. 通过左侧第 4 肋间的后外侧切口可实现最佳显露。

2. 在解剖和分离主动脉时，应识别和保护食管，它位于主动脉右侧，穿过膈肌时移行至主动脉前方。

3. 在左侧锁骨下动脉和左侧颈总动脉之间，左侧迷走神经跨越主动脉弓。近端解剖时，应注意辨别保护。

七、纵隔静脉损伤的处理

1. 无名静脉结扎术通常耐受性良好，一过性上肢水肿是最常见的并发症。只有在可以通过静脉侧方缝合术且不会形成狭窄时，才考虑做静脉修复。对于急性损伤，特别是血流动力学不稳定的患者，不应采用合成移植物进行复杂的修复重建。

2. 上腔静脉的结扎会导致进展性的严重脑水肿危及生命，应尽量尝试修复或重建。

3. 由于严重低血容量患者静脉内呈负压状态，术中空气栓塞是常见的且可能致命的并发症。通过早期压迫或应用血管夹阻断静脉撕裂处，有助于预防这种并发症的发生。

八、纵隔动脉损伤的处理

许多纵隔大动脉损伤的患者来院时已生命垂危。但是，仍不建议结扎这些血管，因为这样处理可能危及生命，或造成高截肢率。只要可能，首选简单的缝合修补，刀刺伤通常适用于这种情况。伴有组织缺损的更复杂的损伤，常见于枪伤或钝挫伤，可能需要用人工血管进行更复杂的重建。对于所有涉及主动脉弓分支的损伤，采用临时性血管内分流术是理想的控制方法。然而，对于累及主动脉的损伤，技术上不可能进行分流术，在

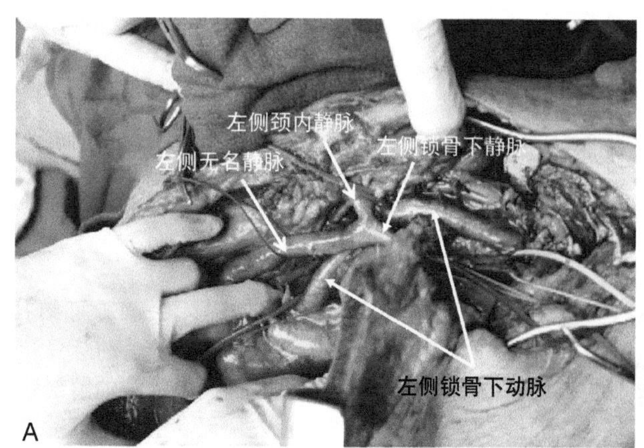

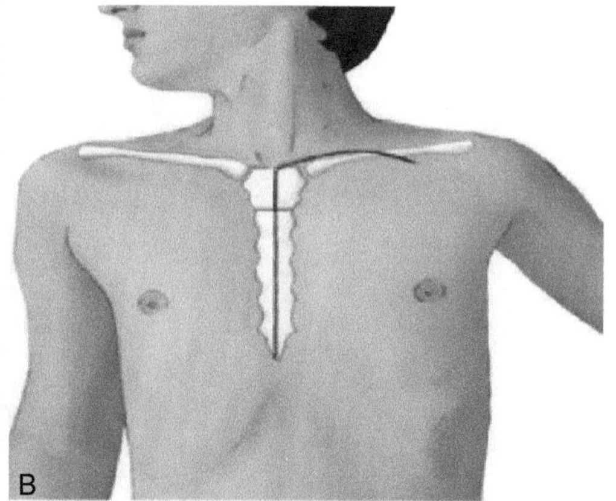

图 16-15 胸骨正中切口联合左锁骨切口，显露左侧锁骨下动脉。注意左侧颈内静脉和左侧锁骨下静脉交汇形成的左侧无名静脉

这种情况下，暂时止血和体外循环可能是唯一的选择。

（一）无名动脉和右侧颈总动脉近端

1. 确定右侧锁骨下动脉和右侧颈总动脉的起始段，并用血管悬吊带牵拉分离、血管夹控制出血。以更好地显露右侧颈总动脉，通常需要将胸骨切口延伸至右侧胸锁乳突肌切口。

2. 识别并保护跨越右侧锁骨下动脉的右侧迷走神经。

3. 对于特定的血管有小撕裂口的患者，一期修复通常是可行的。使用 4-0 聚丙烯线进行动脉侧壁缝合。

4. 大多数情况下，枪伤或钝挫伤所致无名动脉损伤，需采用血管旁路修复术。

（1）如果不能使用无名动脉的近端，则用“C”形侧壁钳钳夹心包内升主动脉近段。用 11 号刀片做主动脉切开。

（2）选择一个 8 ～ 10mm 低孔隙率针织涤纶人造血管，修剪成适当的斜面，以避免在起始部形成直角。然后用人造血管从升主动脉连接到无名动脉远端，即右侧锁骨下动脉和右侧颈总动脉分叉处近端，采用 4-0 聚丙烯线连续缝合（图 16-16）。

（3）先恢复锁骨下动脉的血流，然后恢复颈总动脉血流。

（4）一旦血管旁路建立完成，用 4-0 聚丙烯线锁边缝合无名动脉近端。

（二）左颈总动脉近端

1. 胸骨正中切口可良好显露颈总动脉近端，然而，如想获得充分的远端控制，可能需要标准的左胸锁乳突肌切口。

2. 对于情况危急的患者，使用临时动脉分流来控制损伤是一个很好的选择，但这种方法对非常近端的损伤不可行。

3. 大多数刀刺伤都可以进行一期修复。

4. 对多数枪伤或钝挫伤，需要用隐静脉或人工血管进行重建，在任何复杂的重建中，都应使用临时分流术以降低缺血性脑卒中的风险。

（三）锁骨下动脉近端

1. 左、右侧锁骨下动脉近端的显露和修复需要胸骨正中切开术联合锁骨切开术。

2. 对于情况危急的患者，使用临时动脉分流来控制损伤是一个很好的选择，这种方法对非常

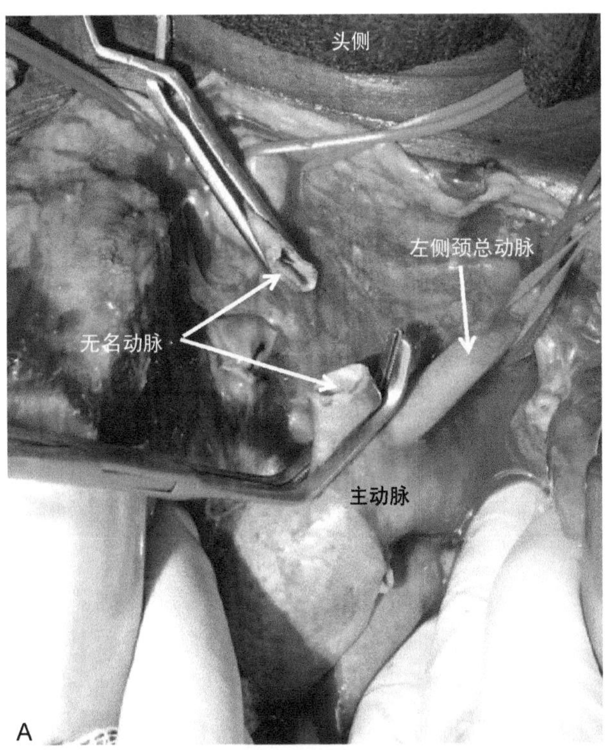

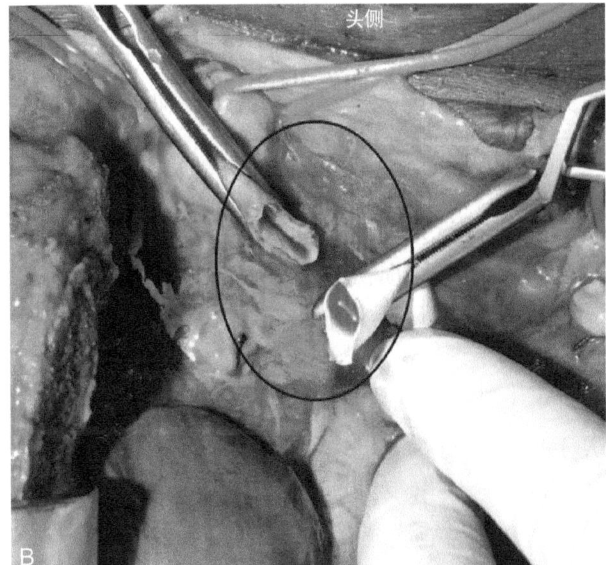

图 16-16 使用人造血管修复无名动脉复合损伤

A. 在靠近其与主动脉弓交界处的近端应用血管夹夹闭无名动脉；B. 放置一个 8 号口径的人造血管

近端的损伤不可行。

3. 因为肢体缺血和骨筋膜室综合征的发生率很高，不应将锁骨下动脉结扎视为一种可接受的损伤控制方法。

4. 大多数刀刺伤可以进行一期修复，而大多数枪伤或钝挫伤需要用 6 ～ 8mm 的聚四氟乙烯（PTFE）人工血管进行重建（第 9 章）。

（四）胸主动脉降段

1. 经扩大的左后外侧胸廓切口，显露胸主动脉。

2. 放置双腔气管导管，进入胸膜腔后使左肺萎陷，有助于显露胸主动脉。

3. 肺萎陷后，可见后纵隔结构。

4. 第一步是近端控制。首先触诊并游离左侧锁骨下动脉，然后探索到主动脉弓，分离时应注意识别和保护左侧迷走神经。

5. 一旦识别主动脉近端，小心地将手指放在左侧颈总动脉和左侧锁骨下动脉之间，环绕主动脉并确立近端可夹闭位点，用脐带线环绕主动脉，以便于放置阻断钳。

6. 一旦近端分离完成，争取远端控制。定位主动脉远端的血肿或出血部位，切开覆盖其上的胸膜，用手指环状分离主动脉，然后放置脐带绳。为了避免肋间血管撕裂，主动脉的分离应限于环向控制区域。

7. 当修复准备工作就绪后，开始使用血管钳，首先夹闭主动脉近端，接着夹闭主动脉远端，然后确保用血管夹或 Rummel 止血带控制左锁骨下动脉（图 16-17）。

8. 分离近端和远端完成后，解剖主动脉损伤部位，并评估损伤的严重程度。对于小的穿透性损伤，可以用 4-0 或 5-0 聚丙烯缝线一期修复（图 16-18）。

9. 复杂损伤或伴内膜广泛受累的损伤，需用人工血管进行修复（图 16-19）。确定主动脉末端并切除至健康组织，检查肋间是否出血；如果有，用 4-0 聚丙烯缝线缝合。

10. 首先使用不带垫片的双针 4-0 聚丙烯线连续缝合人工血管近端。近端吻合完成后，牵拉并修剪人工血管到适当的长度，进行远端吻合。在远端吻合完成之前，移除远端阻断钳，检查止血情况并排出主动脉内空气，然后完成远端吻合，移除近端阻断钳。

11. 一旦完成止血，用可吸收线缝合关闭纵隔胸膜以覆盖人工血管，使其与肺隔离。

12. 放置胸腔引流管，关闭开胸切口。

（五）提示与陷阱

1. 最严重和最常见的错误是在对局部解剖结构了解不足的情况下进行手术。

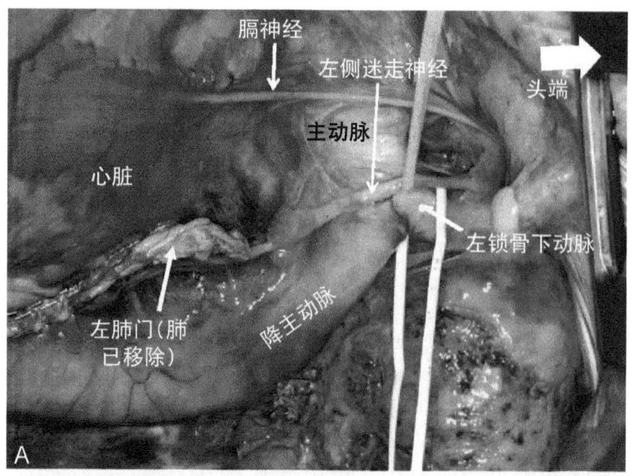

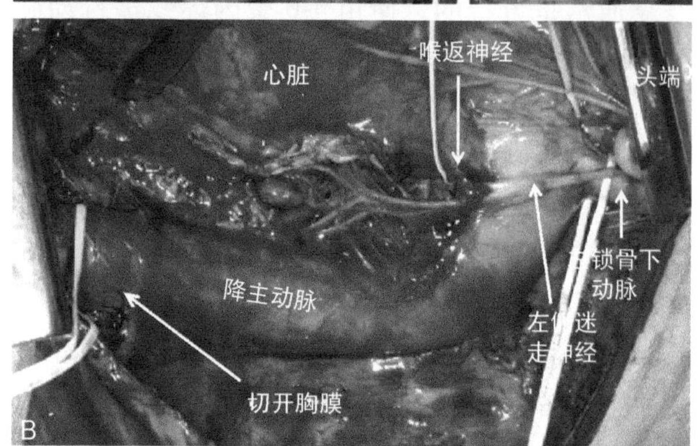

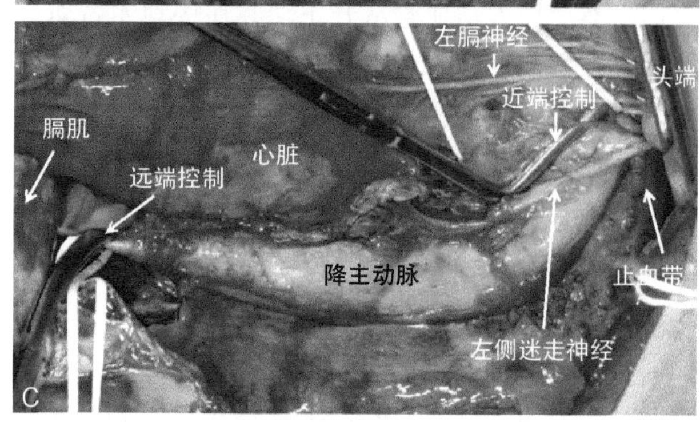

图 16-17　**A. 近端分离并确认左锁骨下动脉根部，用血管吊带（白色吊带）套住。注意识别和保护横跨主动脉弓的迷走神经（黄色吊带）。B. 分离覆盖于胸主动脉远端上的胸膜，用吊带套住主动脉，注意识别保护迷走神经，因其横跨主动脉弓并发出左侧喉返神经（RLN）。C. 控制主动脉近端和远端后，用血管钳夹住主动脉，并在锁骨下动脉（SCA）上放置 Rummel 止血带**

2. 使用双腔气管插管不是强制性的，但有助于手术显露和主动脉损伤修复。

3. 经第 4 肋间隙进行后外侧开胸切口。选择错误的肋间隙会使显露变得困难。如果通过第 4 肋间隙显露仍然不充分，可切断初始切口上方或下方的肋骨。

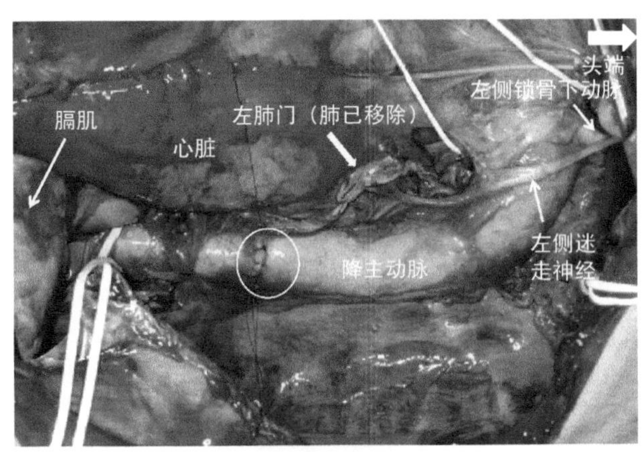

图 16-18 **控制主动脉近端和远端后，采用横向连续缝合（圆圈）修补降主动脉单纯撕裂伤**

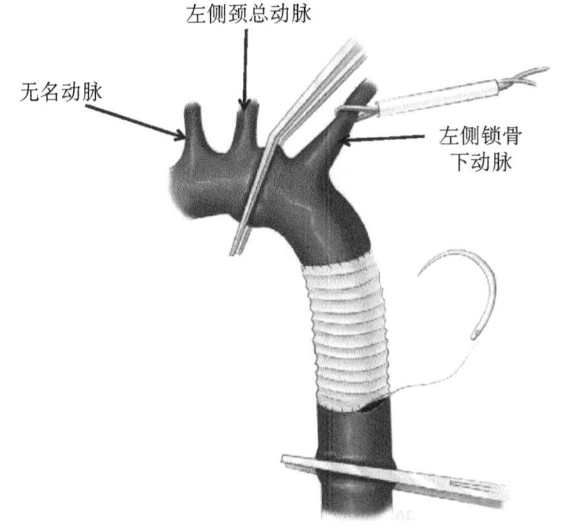

图 16-19 **控制近端和远端后，采用人工血管修复降主动脉**

4. 做蛤壳式切口后，双侧的胸廓内动脉均被切断，注意识别并结扎所有 4 个动脉末端。

5. 静脉损伤时有显著的空气栓塞风险，对于低血容量患者，可能只需要几秒就会发生危险，应尽快通过压迫或钳夹控制静脉损伤。

6. 左侧无名静脉位于残留胸腺和周围脂肪下方，在上纵隔探查时，存在意外损伤此静脉的风险。

7. 左侧迷走神经跨越主动脉弓，位于左颈动脉与左锁骨下动脉之间，在近端分离控制主动脉时，存在医源性损伤的风险。

8. 无名动脉重建过程中，如在恢复锁骨下动脉血流之前恢复颈总动脉的血流，可能将碎片或空气送到脑循环而不是上肢循环。

9. 试图在锁骨下动脉远端进行主动脉近端控制可能会使修复变得困难，因为这可能使缝合人工血管的近端主动脉过短。在左侧颈总动脉远端和左锁骨下动脉近端之间进行主动脉近端控制，可为修复提供充裕的操作空间。

10. 从脊柱旁分离主动脉远端要特别小心，确保在肋间血管之间操作，尽量减少上下分离，防止肋间血管出血和撕裂。

11. 在分离主动脉远端时，务必仔细触诊并保护食管，以防损伤。在钳闭主动脉远端时，避免累及食管。

（冯 丽 周毅武 译）

第17章 肺

Demetrios Demetriades, Jennifer A. Smith

一、外科解剖

1. 气管在胸骨角平面（第4胸椎水平）分为左右主支气管，右主支气管较左主支气管更粗、更短且更直。右主支气管分为3个肺叶支气管，分别供应右上、中、下肺叶。左主支气管分为两个肺叶支气管，供应左肺的上、下肺叶。

2. 肺有独特的双重血液供应系统。肺动脉干起源于右心室，并分出右、左肺动脉，右肺动脉走行于主动脉和上腔静脉的后方，左肺动脉走行于左主支气管的前方（图17-1）。肺动脉负责将含氧量较低的血液从体循环输送到肺泡进行气体交换。这些血管的直径较大，但供血压力较低。

3. 支气管动脉直接来自胸主动脉，其管径较小，主要为气管、支气管树和脏胸膜供血。

4. 肺的静脉回流始于由肺泡毛细血管网汇成的肺静脉。左右两侧肺各有两条肺静脉，这四支静脉通常在心包内左心房的交界处或附近汇合，这些静脉负责将含氧血液输送回心脏，再分流到体循环（图17-2和图17-3）。

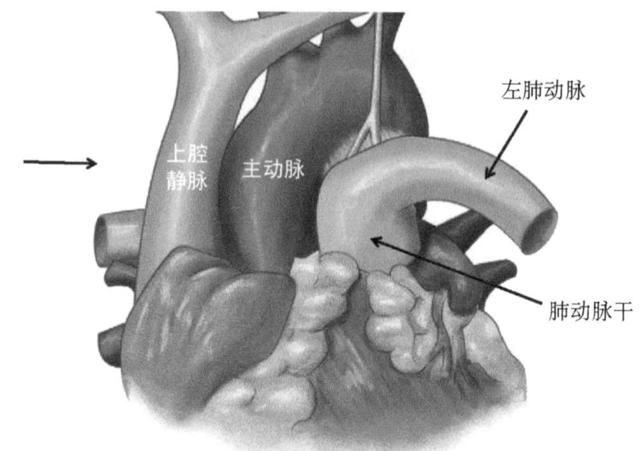

图17-1 **肺动脉干起源于右心室，并分出右、左肺动脉。右肺动脉经过主动脉和上腔静脉后方**

5. 肺的上部、前面和后面均被胸膜覆盖。在肺下缘，前后脏胸膜相互融合，从下肺静脉沿纵隔胸膜延续到膈肌，形成下肺韧带，它可以起到连接并固定下肺叶的作用（图17-4）。

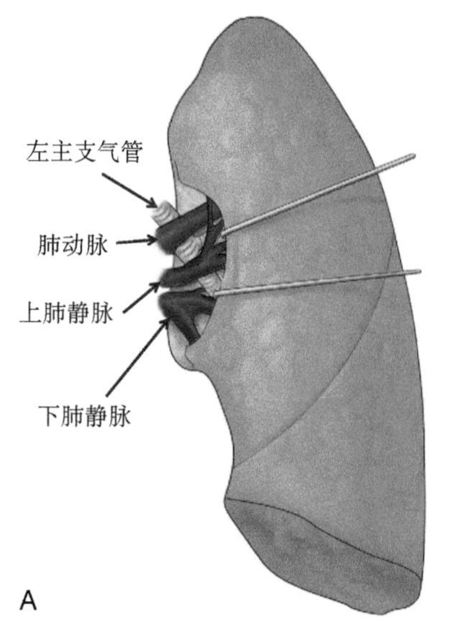

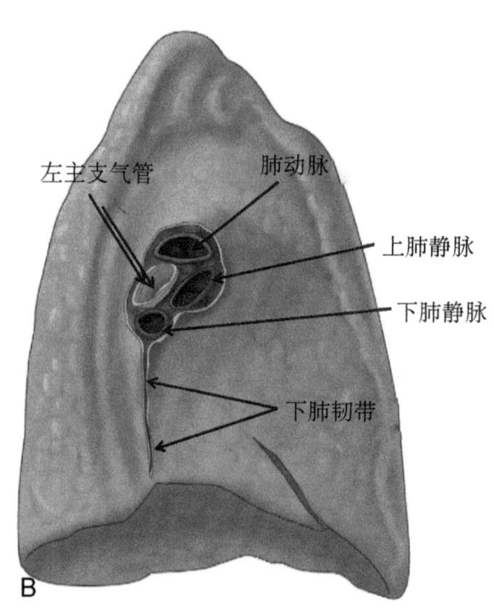

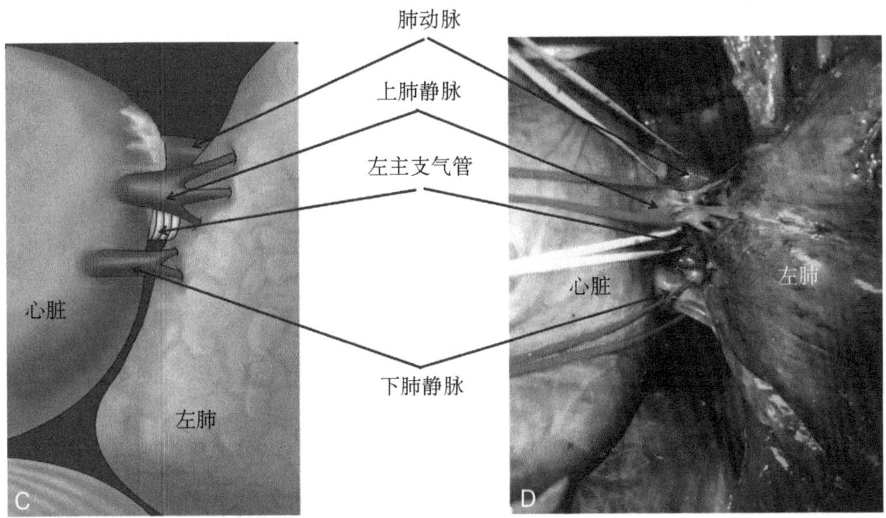

图 17-2 A 和 B. 左肺门的解剖结构。肺动脉在肺门最上方。注意观察下肺静脉和下肺韧带之间的毗邻关系。在游离下肺韧带时，要注意避免损伤静脉。C 和 D. 左肺门的解剖结构。肺动脉在肺门的最上方。注意观察下肺静脉和下肺韧带之间的毗邻关系。在游离下肺韧带时，要注意避免损伤静脉

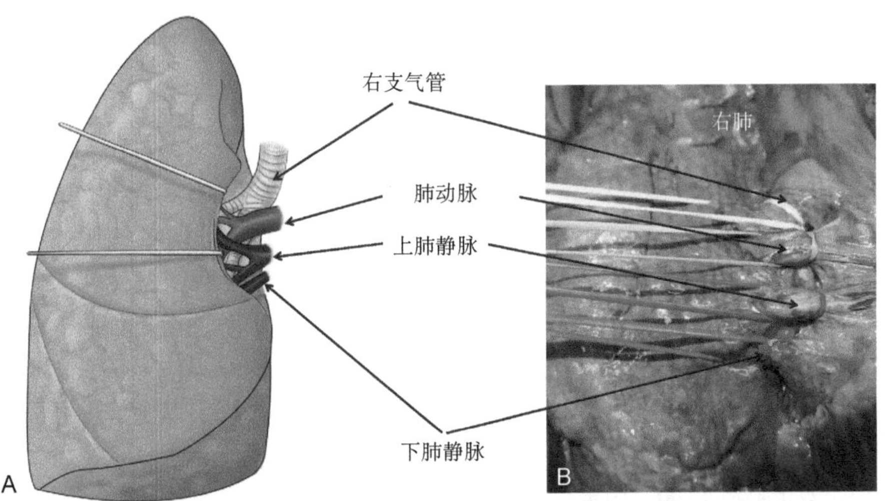

图 17-3 右肺门的解剖结构。肺门前方有两个结构，上方是肺动脉，下方是上肺静脉。最后方是右主支气管，最下方是下肺静脉

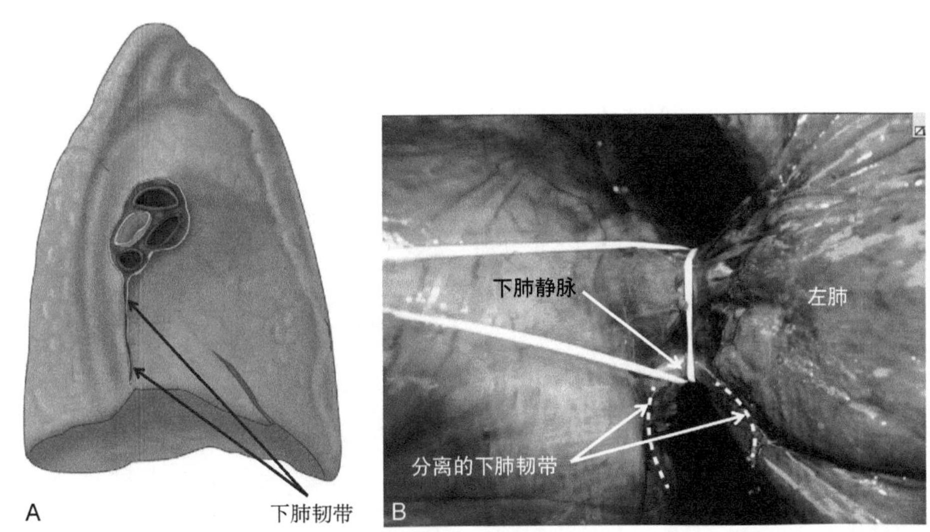

图 17-4 左肺门结构和下肺韧带。注意观察下肺静脉和下肺韧带之间的毗邻关系。游离下肺韧带时，要注意避免损伤静脉

二、基本原则

1. 肺循环的血流量大，但它是低压系统的一部分。此外，肺组织中富含组织促凝血酶原激酶。这两种原因叠加使得在大多数情况下，肺实质损伤出血可自行止血。肺门或中央性肺损伤是引起肺大出血的最常见原因，需要手术治疗。

2. 单纯通过胸腔闭式引流和对症支持治疗可安全处理 80% ～ 85% 的穿透性肺创伤和 90% 以上的肺钝挫伤。

3. 非解剖性肺切除优于更广泛的解剖性肺切除术。

4. 创伤性肺损伤后全肺切除术患者死亡率很高。

三、特殊手术器械

外科医师应该准备标准的血管托盘、Finochietto 牵开器、Duval 夹、Allison 肺牵开器、胸骨锯或 Lebsche 刀。

四、麻醉注意事项

1. 如果患者血流动力学状况允许，建议行双腔气管插管。

2. 保持低潮气量通气以降低空气栓塞风险。

五、手术体位

患者取仰卧位，双上肢外展 90° 固定。备皮范围应包括颈部、前胸、双侧胸壁、腹部直至腹股沟。

六、切口

（一）胸骨正中切口

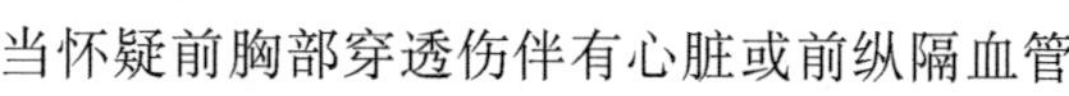

当怀疑前胸部穿透伤伴有心脏或前纵隔血管损伤时，首选此切口。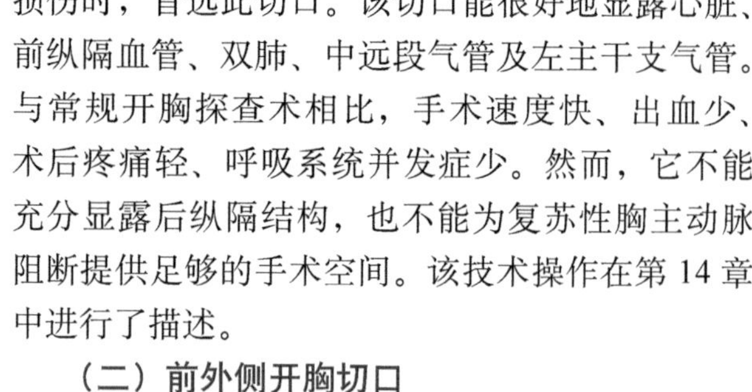该切口能很好地显露心脏、前纵隔血管、双肺、中远段气管及左主干支气管。与常规开胸探查术相比，手术速度快、出血少、术后疼痛轻、呼吸系统并发症少。然而，它不能充分显露后纵隔结构，也不能为复苏性胸主动脉阻断提供足够的手术空间。该技术操作在第 14 章中进行了描述。

（二）前外侧开胸切口

这是肺损伤患者首选切口。该技术操作见第 14 章。

（三）蛤壳式开胸切口

该切口是将标准前外侧开胸切口向对侧延伸形成，用于怀疑双肺损伤、上纵隔血管损伤或心脏复苏及主动脉阻断的情况。该技术操作见第 14 章。

七、手术技巧

1. 肺手术的方式取决于肺损伤的部位和严重程度、穿透性肺损伤的伤道形状和方向、患者的血流动力学状况及外科医师的经验。手术方式包括肺损伤缝合止血术、肺束切断术、肺楔形切除术、肺叶切除术和全肺切除术。

2. 随着肺切除范围的扩大，术后患者死亡率和并发症发生率逐渐增加。而这与损伤严重程度和是否伴发其他损伤无关。因此，对创伤患者而言，与广泛的解剖性肺切除相比，非解剖性肺切除更为可取。

（一）肺修补术

1. 这种技术适用于修复小的表浅肺损伤。在对任何大出血和漏气处进行仔细单独缝扎后，用一根大的锥形针和可吸收线进行“8”字形修补缝合（图 17-5）。在肺裂伤的边缘使用组织粘合胶可以促进创面止血并控制轻微的空气泄漏。

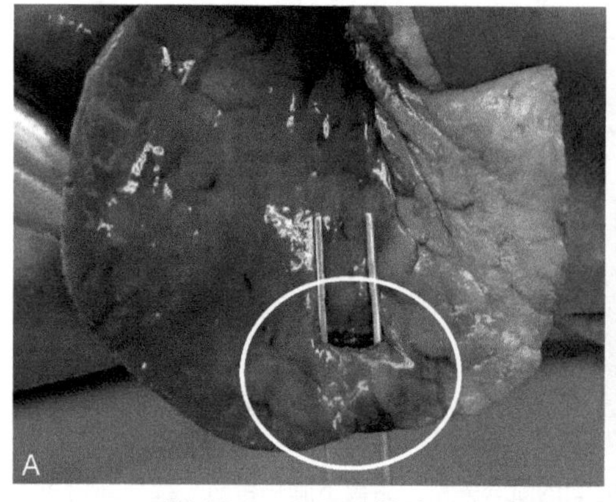

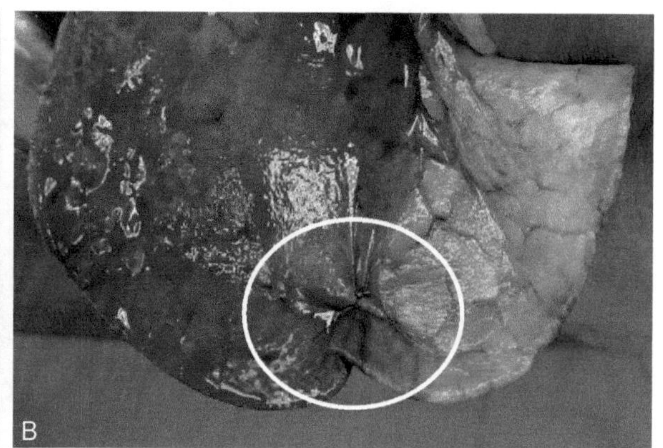

图 17-5 A. 周围性肺裂伤（圆圈），适合一期修复；B. “8”字形缝合的肺修补术

2. 然而，对于伴有出血和漏气的深部穿透性肺损伤，应避免缝合伤道的入口和出口，因为存在空气栓塞、肺内血肿和大量出血阻塞支气管树（包括对侧肺支气管）的风险。这种情况下，应行肺束切断术或肺段切除术。

（二）肺束切断术

1. 肺束切断术是治疗深部穿透性损伤伴出血和（或）大量漏气的首选方法，但不适用于疑似肺门损伤患者，肺门损伤通常需要行肺叶切除术或全肺切除术。

2. 用 GIA 吻合器打开伤道，直视下缝合任何明显的出血或者漏气，应用组织胶可能有助于减少创面弥漫性渗血和轻微漏气，最后，用大锥形针、可吸收线“8”字形缝合以关闭伤口（图 17-6）。

3. 在罕见情况下，肺束切断术可能会阻断部分肺组织的血流，继而造成局部缺血性坏死和肺脓肿。因此，肺束切断术的切断方向应尽可能与肺血管方向平行，应该评估邻近肺束切断术创面的肺组织活性，切除所有损伤失活的组织。

（三）肺楔形切除术

对于较大的周围性肺损伤，可非解剖性地切除受损的肺组织。用 GIA 吻合器，楔形切除受损肺组织。使用追加的缝合和（或）使用组织胶处理持续性出血或漏气。或者，如果没有吻合器，可将损伤肺组织钳夹、切除，然后连续缝合切缘（图 17-7）。

（四）非解剖性肺叶切除术

1. 在采用指压法或应用血管钳暂时控制肺门出血后，游离肺门血管并检查损伤情况（图 17-8）。根据损伤的解剖部位，确定是否需要进行肺叶切除术或全肺切除术。

2. 为尽可能保留正常的肺组织，解剖性肺叶切除很少用于创伤，已经被非解剖性肺叶切除术所取代（图 17-9）。

3. 行肺下叶切除术时，应游离下肺韧带。

4. 肺叶切除术时建议用支气管残端吻合器（TA 吻合器）。在移除吻合器前，用两条固定缝合线或 Allis 钳牵引支气管残端，以防止残端回缩。移除吻合器后，拉住固定缝合线检查并控制出血和漏气部位。

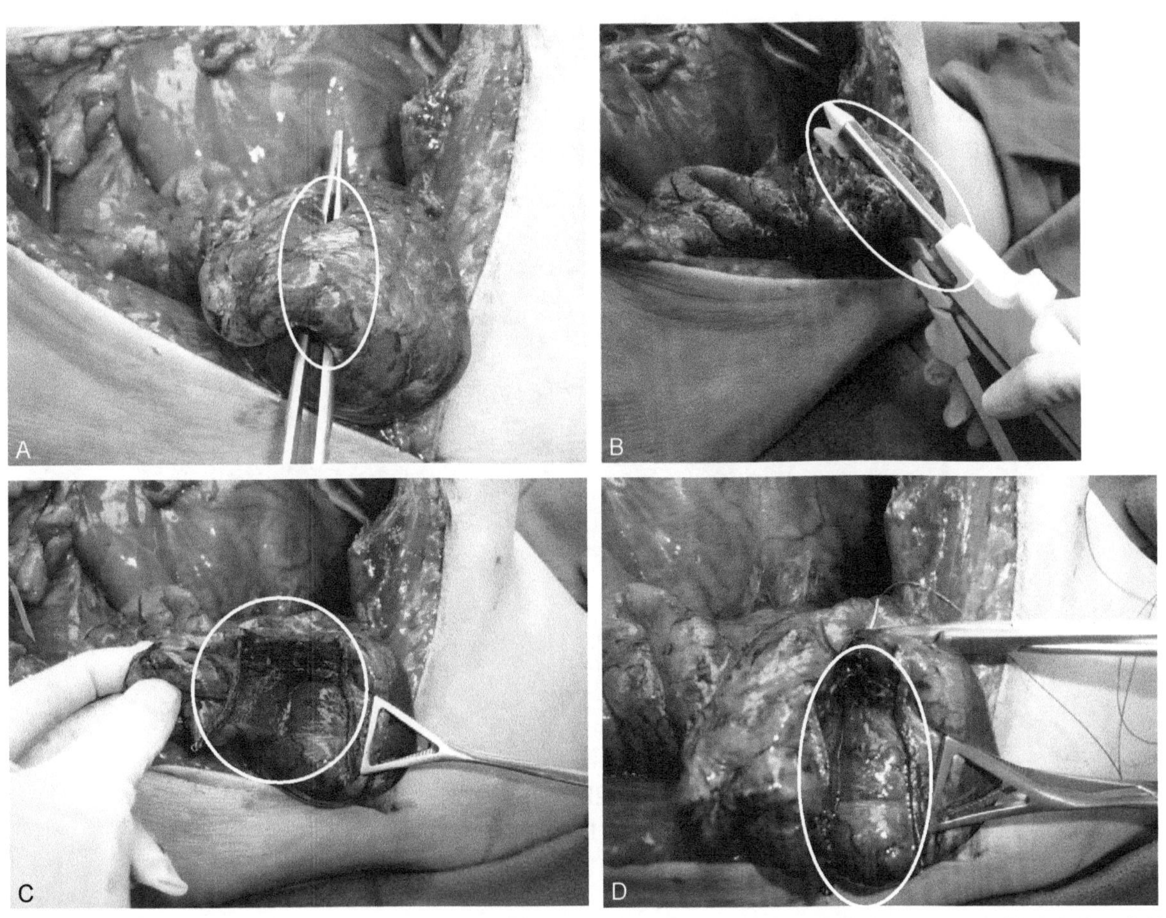

图 17-6 A. 穿透性肺实质伤口；B. 使用 GIA 吻合器钉合伤道的技术；C. 伤道敞开后的状态；D. 连续缝合伤道内的小血管和漏气处

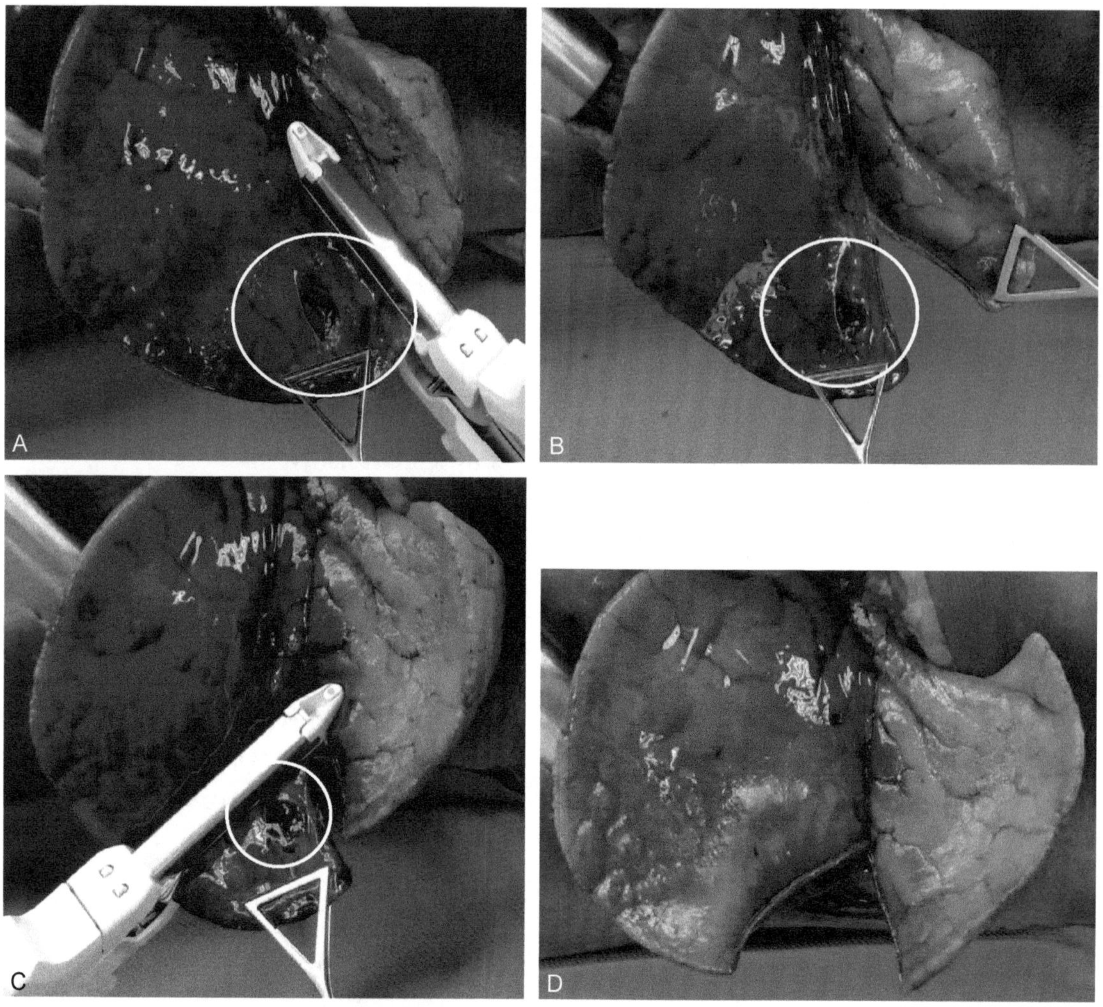

图 17-7 A～C. 使用 GIA 吻合器楔形切除肺实质，治疗周围性肺撕裂伤（圆圈）；D. 完成肺楔形切除术

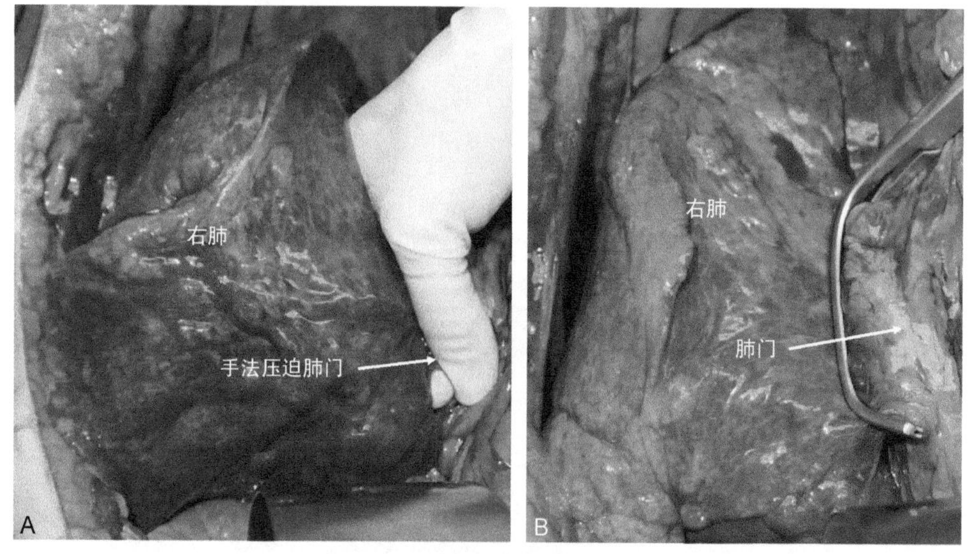

图 17-8 暂时控制肺出血的方法

A. 手法压迫右肺门；B. 血管钳阻断右肺门

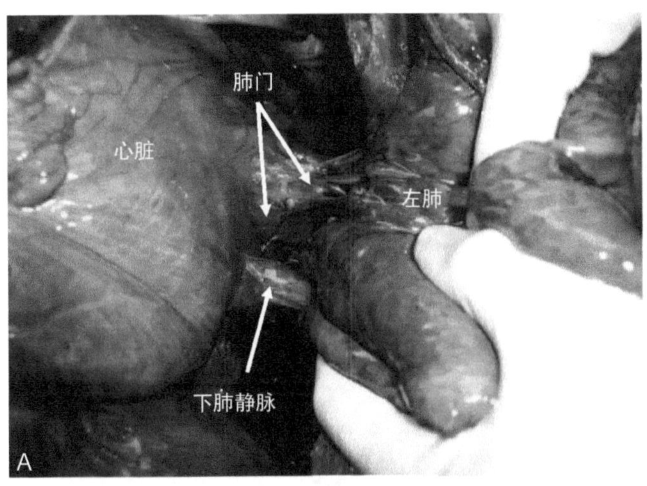

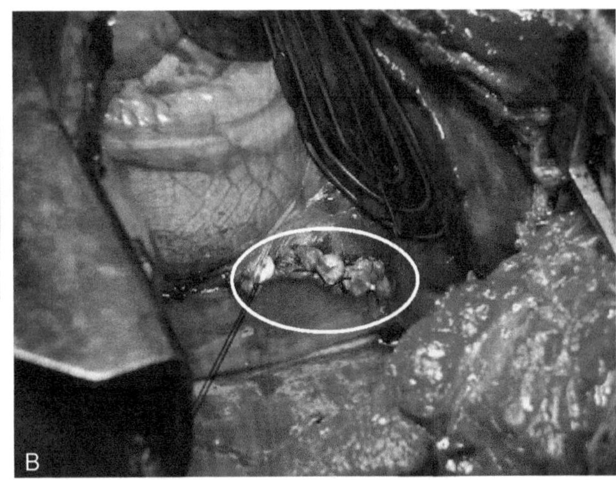

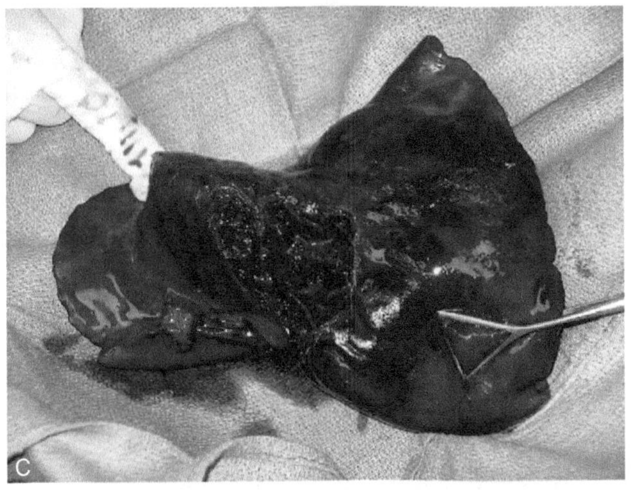

图 17-9　**A. 根据肺门血管解剖结构决定行肺叶切除术或全肺切除术；B. 非解剖性左下肺叶切除术，如有必要，可在吻合线处增加缝合线，以更好地止血和控制漏气（圆圈）；C. 使用吻合器的左下肺叶切除标本**

5. 在手术过程中，应注意避免阻断正常残余肺组织的血供。

6. 切除下肺叶后，避免残余上肺叶发生扭转。如没有及时发现并处理上肺叶的扭转，将导致正常肺组织缺血坏死（图 17-10）。为防止上肺叶发生扭转，可用锥形针、3-0 缝线缝合固定在位。

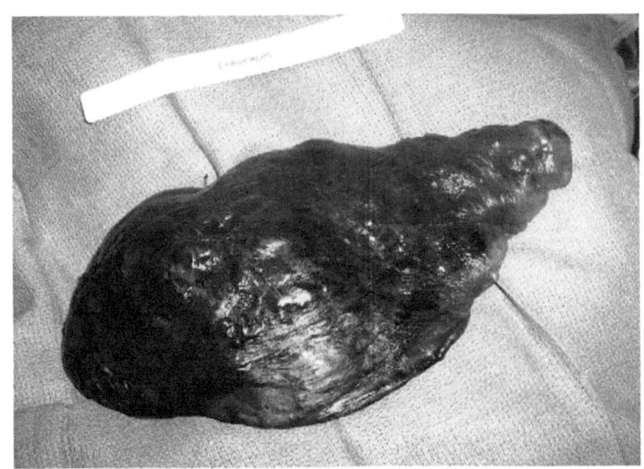

图 17-10　**下肺叶切除术后正常左上肺叶的扭转和缺血性坏死**

（五）全肺切除术

1. 对于不能修补或进行肺叶切除术的严重肺门损伤，全肺切除术是必然选择。

2. 由于肺门血管损伤，患者通常血流动力学不稳定并且有严重的活动性出血。如上文所述，实现暂时性止血的最快方法是用指压法压迫肺门，然后用血管钳阻断肺门。这是控制出血、预防空气栓塞和正常支气管树大量出血堵塞的有效策略。然而，快速肺门阻断可能会因急性右心劳损导致患者的血流动力学状况进一步恶化。肺门阻断的另一种方法是在松开下肺韧带后，进行肺门扭转来实现肺门阻断，即整个肺围绕肺门扭转 180°（图 17-11）。

3. 全肺切除术过程包括游离、结扎和离断肺门结构。然而，这种方法耗时长，术者需要熟练的技巧和经验。对于不稳定的创伤患者，用整体缝合式全肺切除术替代解剖性全肺切除术是一种可行的手术方式。

4. 使用 TA 吻合器可快速完成全肺切除术。

（1）应尽可能靠近隆突离断主支气管，以避免残端分泌物聚集，从而减少发生支气管残端瘘的风险。

（2）游离下肺韧带后，显露肺门，示指环绕肺门。

（3）在所有肺门结构周围应用和击发 TA 吻合器后，在吻合器上方约 0.5cm 处离断血管和支气管。

（4）在击发吻合器前，用两根“8”字形的固定缝线或两个 Allis 钳固定住离断残端的两个角。这样可以防止在松开吻合器后残端收缩，同时有助于确认残端出血或漏气是否控制（图 17-12）。

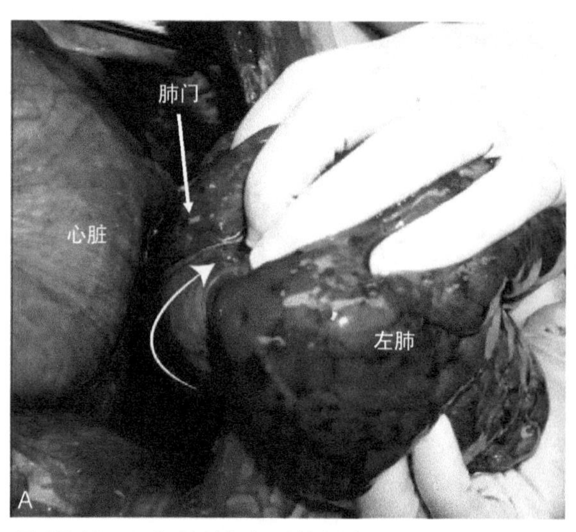

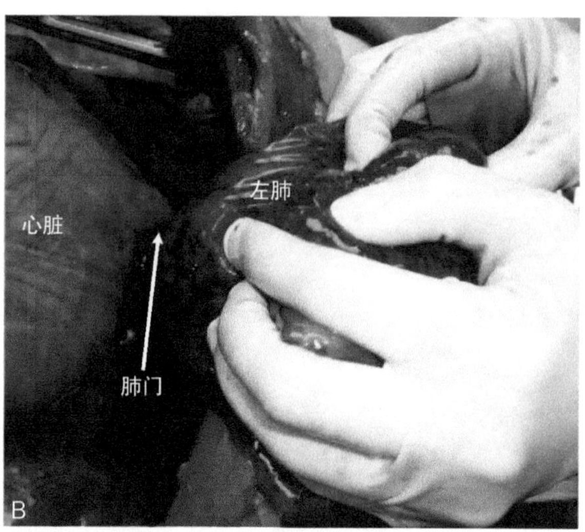

图 17-11　A. 扭转肺门暂时控制肺门出血；B. 切开下肺韧带，使肺可活动后，抓住整个肺，顺时针旋转 180°

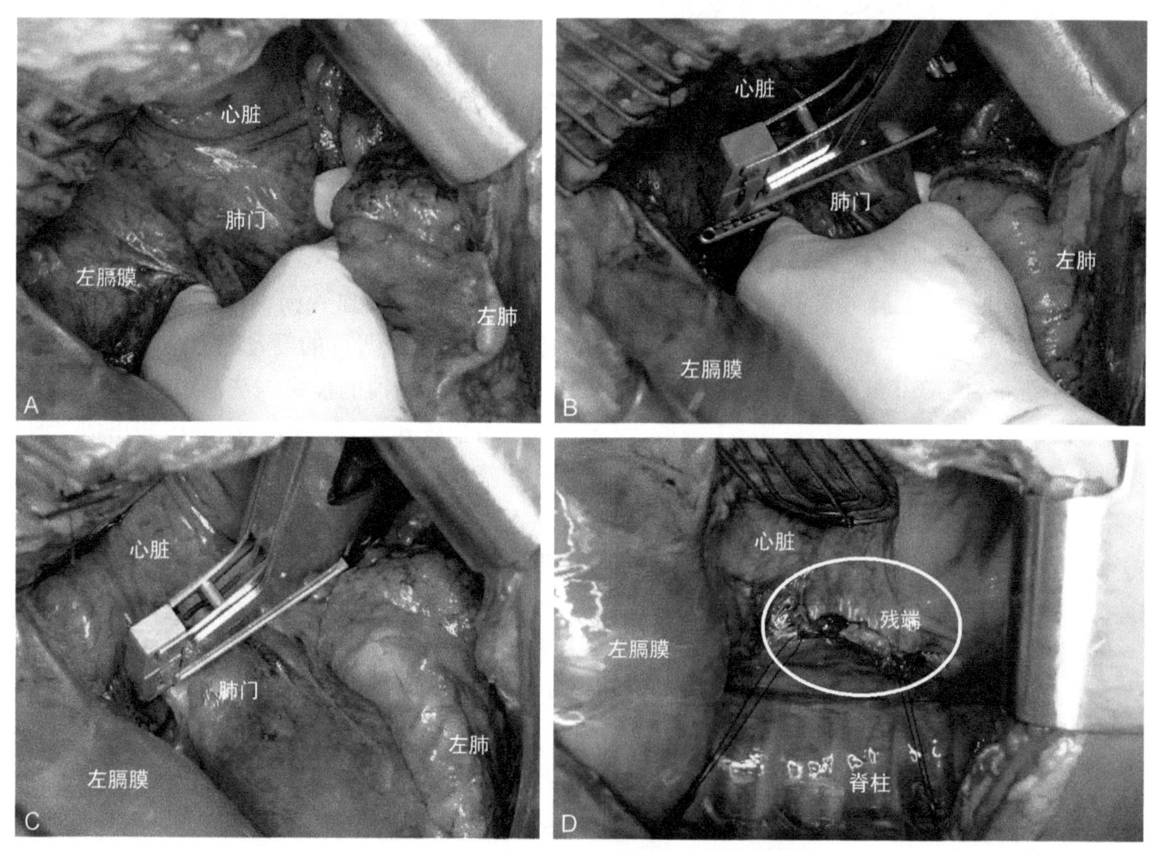

图 17-12　非解剖性切割吻合器左全肺切除技术

A. 下肺韧带切断后手法控制肺门。B.TA 吻合器阻断整个肺门内结构。C. 在距离吻合器钉仓上方约 0.5cm 处，用手术刀切断血管和支气管。D. 在移除吻合器前，在残端上缝合两根固定缝线或使用 Allis 组织钳固定住残端，防止残端回缩。任何创面的出血或漏气都可以用“8”字缝合处理

（5）可以用邻近组织，如心包脂肪垫、壁胸膜或肋间肌肉加固肺门残端。

5. 全肺切除术死亡率很高，通常是由出血或急性右心衰竭所致。

八、关闭切口

胸骨切开术或开胸术的闭合技术详见第 14 章。

九、并发症

1. *空气栓塞*

（1）这是一种潜在的致死性并发症，可能发生在同时累及支气管树和肺静脉深部的肺穿透伤或肺门损伤中。

（2）只缝合深部伤道的入口和出口极易发生空气栓塞，应避免这种做法。正确的手术方式是行肺束切断术或肺组织切除术。

（3）当患者出现心律失常或心搏骤停时，应怀疑空气栓塞的可能性，有时，在冠状静脉内可见气泡（图 17-13）。

（4）当怀疑空气栓塞时，患者取左侧卧位并头低足高，使心尖抬高，同时通过双侧心室抽吸以排出气体。

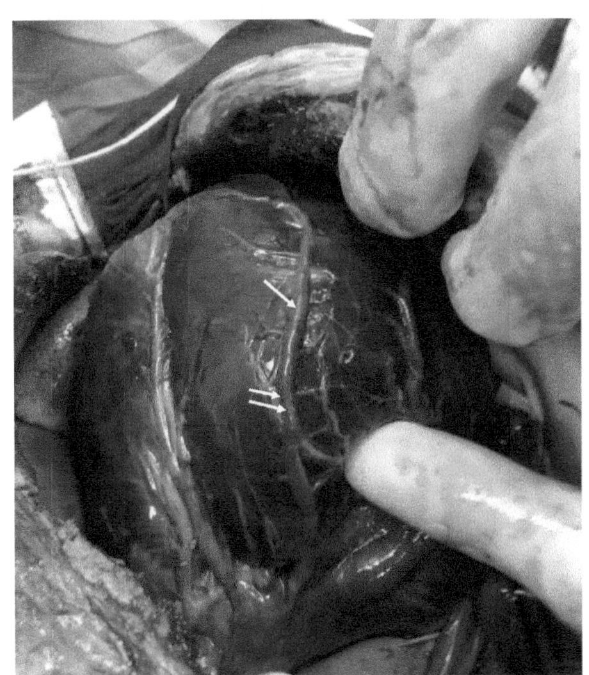

图 17-13　**冠状静脉内（箭头）出现大量气泡的空气栓塞**

2. *右心衰竭*　在大量肺组织被快速切除时，会导致单位肺组织上的血容量相对增加，进而引发右心衰竭。这种并发症应采用精准的液体管理和使用正性肌力药物以维持心输出量。

十、提示与陷阱

1. 避免只缝合深部伤道的入口和出口，以预防极易发生的空气栓塞。正确的手术方式是行肺束切断术或肺组织切除术。

2. 在行肺束切断术或非解剖性肺切除术时，残存肺组织可能会缺血坏死。确保肺束切断术或非解剖性肺切除术方向与肺血管平行，并密切关注残余肺组织的活性非常重要。

3. 用支气管残端吻合器行肺叶切除术或全肺切除术时，务必小心操作以防止肺门残端回缩，造成持续性出血的识别困难。如果吻合器不击发，可能会导致生命危险，因此在放置两根固定缝合线或 Allis 钳固定残端前，切勿移除吻合器。

4. 在创伤中，解剖性肺切除术的作用有限或无法实施时，应采用非解剖性肺切除术，以尽可能地保留肺组织。

5. 在游离下肺韧带时，需谨慎操作以避免损伤下肺静脉，只切断下肺韧带的半透明部分即可。

6. 在大的肺切除术后，必须相应地减少潮气量。同时，限制输液，因为许多患者会出现急性右心衰竭，这是术后死亡的常见原因。

7. 在肺大手术后，常规进行纤维支气管镜检查，以清除残余和对侧支气管内的积血。

8. 切开主支气管时，应尽可能靠近隆突，以避免分泌物聚集，降低发生术后残端瘘的风险。

（冯　丽　周毅武　译）

第18章 胸部食管

Anthony W. Kim, Caroline Park

一、外科解剖

1. 食管全长约25cm，始于第6颈椎水平。其体表标志为环状软骨。止于膈肌裂孔下方2～3cm处，相当于第11胸椎水平。

2. 食管分为3个部分：颈段、胸段和腹段。颈段食管始于距上颌中切牙约15cm处，长约6cm。胸段食管始于距上颌中切牙约23cm处，长约15cm。腹段食管始于膈肌裂孔处，距上颌中切牙约38cm，并向远端侧延伸2～3cm，成为胃贲门部。

3. 胸段食管位于胸椎和颈长肌上。经气管、气管分叉、左主支气管和左心房的后方。于胸主动脉右侧向下走行，随之在膈肌之上移行至主动脉的前侧（图18-1）。

4. 奇静脉位于低段胸椎体前方和食管右侧。在气管分叉水平，在上腔静脉进入心包前，奇静脉向前弓曲，汇入上腔静脉。

5. 半奇静脉从脊柱左侧跨越脊椎后，行至右侧，在主动脉、食管和胸导管后面行走，最后汇入奇静脉。

6. 在穿过中线之前，胸导管位于食管、主动脉和奇静脉之间，在气管分叉处稍下方，跨越中线进入左半胸，最终汇入左锁骨下静脉。

7. 食管没有浆膜层。这增加了吻合口瘘的风险。

8. 食管的动脉和静脉血液供应和回流是节段性的。颈部食管由甲状腺下动脉分支供血。上胸段食管由甲状腺下动脉和直接来源于主动脉的食管气管前支动脉供血。中下段食管由直接来源于主动脉的支气管食管支动脉供血。下段和腹段食管由胃左动脉和左膈下动脉小分支供血。

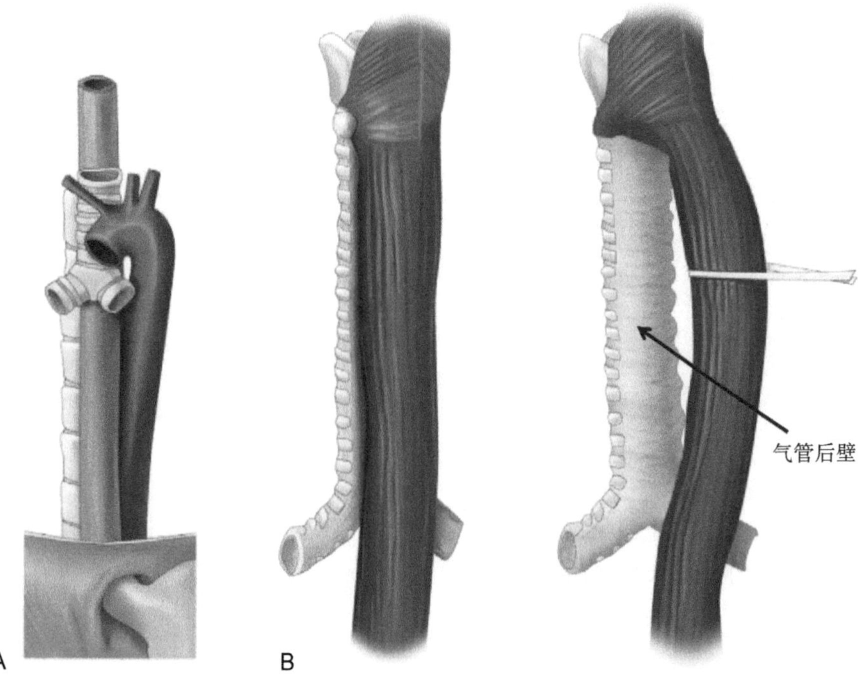

图18-1 A.食管解剖及其与脊柱、气管和胸主动脉的关系；B.颈部、胸部食管上段与喉和气管之间的解剖关系

9. 食管副交感神经支配主要通过迷走神经实现。左、右侧喉返神经在气管食管沟内上行，并向气管及颈部和上段食管发出分支。迷走神经与交感神经链的纤维结合形成食管神经丛。迷走神经伴随食管穿过膈肌，沿胃小弯继续延伸。

10. 交感神经支配来自颈部和胸部的交感神经链。

二、基本原则

1. 大部分食管损伤可以通过直接缝合或有限切除并进行一期吻合来修复。在极少数有广泛软组织缺损或诊断延误的病例中，可能需要行食管切除术，以及将胃上提或结肠间置的重建术，在本章中不予以讨论这些复杂的手术过程。

2. 一期修复或吻合应保证修复处无张力，边缘有活力和充分血液供应。一期修复重要技术原则：

（1）清除所有受伤、缺血、坏死或感染组织。

（2）将损伤处的食管肌层在损伤的上方和下方纵向切开，切口上下缘超越损伤范围，以充分显露整个黏膜损伤范围。使用可吸收缝线间断缝合，一期修复黏膜。

（3）用不可吸收缝线间断缝合修复肌层。

（4）避免食管狭窄。

（5）用血供良好的邻近组织瓣加固一期修复。

3. 在修复部位附近放置引流管。

4. 考虑放置胃造瘘管进行引流或空肠造瘘管提供营养支持。

三、特殊手术器械

1. 普通胸部手术包（Allison 肺叶拉钩、Bethune 肋骨剪，Duval 肺叶钳，Davidson 肩胛骨牵开器，Finochietto 牵开器）。

2. 1 号 Penrose 引流管，胸腔造瘘管。

3. 头灯。

四、麻醉注意事项

1. 单肺通气对于显露胸段食管至关重要。

2. 安置探条或鼻胃管。

五、患者体位

1. 上中胸段食管损伤：左侧卧位（右侧朝上）（图 18-2）。

2. 下胸段食管损伤：右侧卧位（左侧朝上）。

3. 对于因腹段食管损伤需行剖腹手术的患者，通常采用仰卧位。

4. 对于侧卧位，需确保以下几点：

（1）在腋窝下放置腋窝卷。

（2）不压迫男性生殖器。

（3）在两膝盖之间放置衬垫。

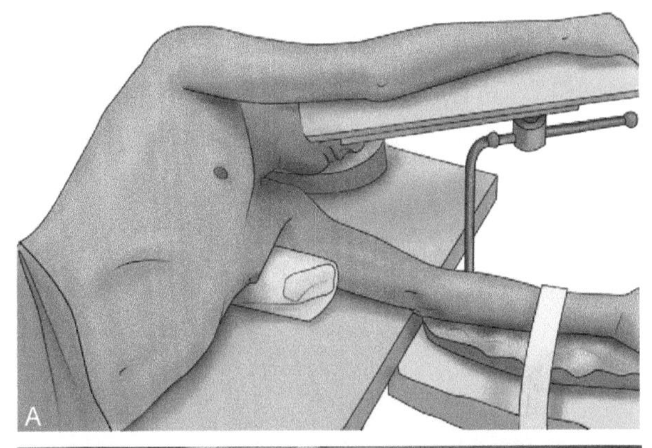

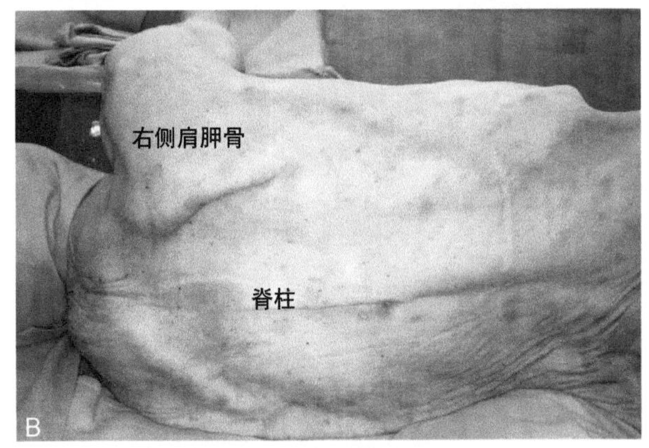

图 18-2　A. 右后外侧开胸术的患者体位；B. 患者后视图，髋关节屈曲，右臂肘关节稍屈曲。所有骨性突起都应充分衬垫

六、切口

1. 切口的选择取决于受伤位置。

2. 颈段食管：沿胸锁乳突肌做标准左颈部切口（第 7 章）。

3. 上中胸段食管：采用第 5 或第 6 肋间右后外侧开胸术。

4. 下胸段食管：采用第 7 或第 8 肋间左后外侧开胸术。

5. 腹段食管：剖腹手术。

七、标准后外侧开胸术

1. 确定肩胛骨边界并在皮肤上做标记（图 18-3A、B）。

2. 后外侧开胸术的皮肤切口是沿腋前线开始，向后延伸至肩胛骨尖端下方 1 ～ 2 横指处，然后向后上方延伸至脊柱和肩胛骨内侧缘之间的中点（图 18-3A、C）。

3. 分离皮下组织。确定并分离背阔肌，但可以保留其后的菱形肌。通过确定这两组肌群之间"空三角"，可以避免损伤菱形肌（图 18-4）。

4. 使用肩胛骨牵开器，触诊确定第几肋间隙（图 18-5）。

5. 选择从第 6 肋上缘插入分离肋间肌，可以避免损伤沿下肋缘走行的神经血管束（图 18-6A）。

6. 为避免放置 Finochietto 牵开器时，可能导致的肋骨骨折，可以用 Bethune 肋骨剪切除 2cm 的肋骨段。如果需要进一步显露，可以行肋骨次全切除术。

7. 放置 Finochietto 牵开器，用钝性分离法将肋间肌瓣从肋骨上轻柔地向下牵拉，以避免损伤神经血管束。结扎肋间肌瓣前侧，用不可吸收的缝合线标记，以备将来用作加固修复（图 18-6B、C）。

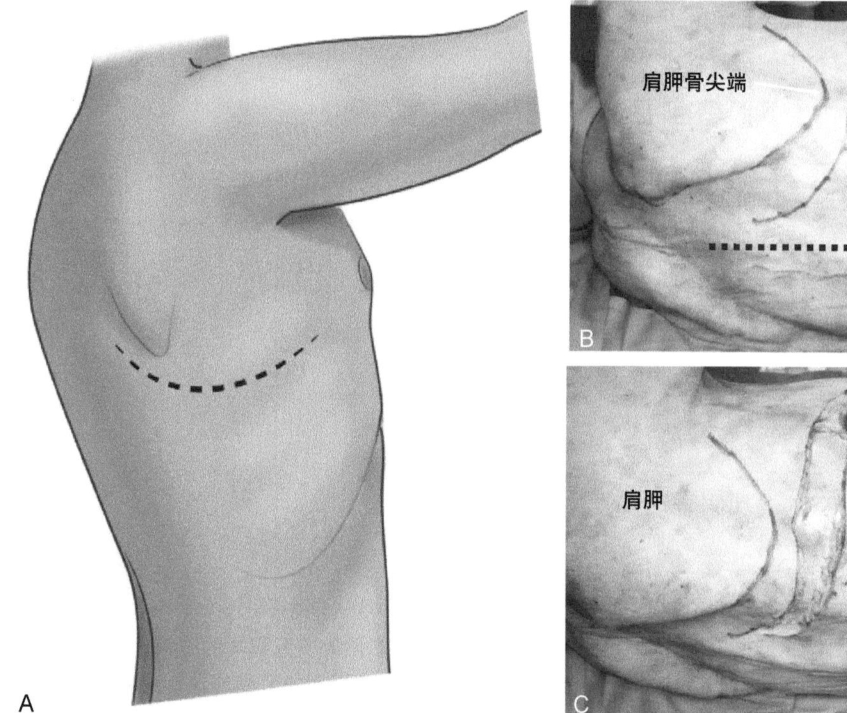

图 18-3　后外侧开胸术的皮肤切口从腋前线延伸，在肩胛骨尖端下 1 ～ 2 横指宽，在脊柱和肩胛骨内侧缘之间向后和头侧的中间延伸

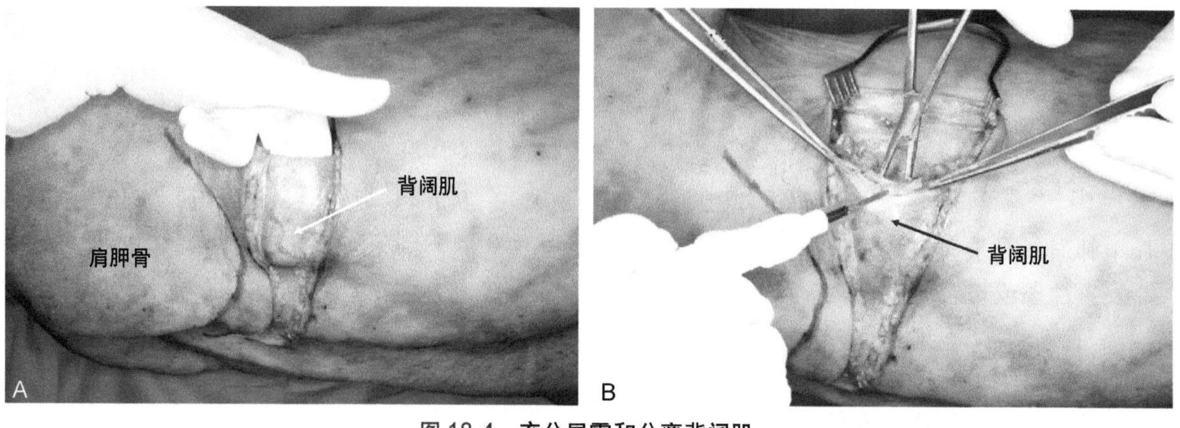

图 18-4　充分显露和分离背阔肌

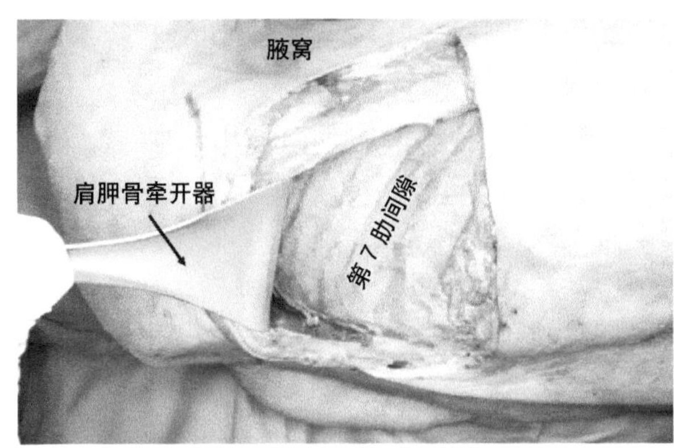

图 18-5　**肩胛骨的前部缩回显露了下肋骨和肋间间隙（肩胛骨的尖端通常位于第 6 肋或第 7 肋间隙）**

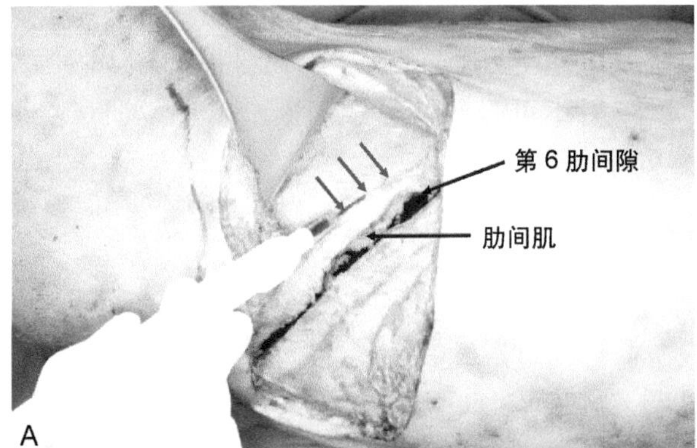

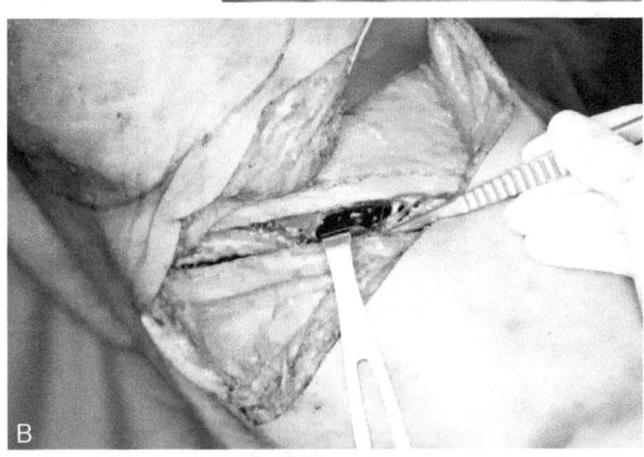

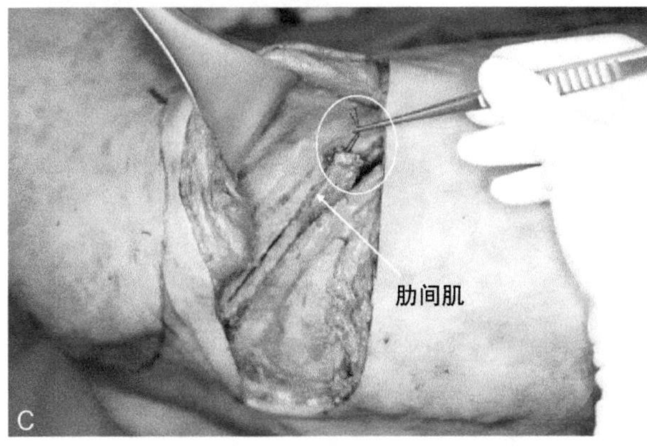

图 18-6　**A 和 B. 肋间肌止点在肋骨上缘分开（红色箭头），避开位于肋骨下缘的神经血管束。钝性剥离肋骨的肋间肌瓣。C. 结扎肋间肌瓣的前部，并用粗丝线标记（圆圈），以备后续用作加固、修复的材料**

八、显露胸段食管

1. 如上所述，通过右后外侧开胸术，显露上中胸段食管。

（1）切断下肺韧带，将右肺向内侧牵拉。

（2）显露并观察纵隔胸膜，仔细检查是否有意外损伤。清除碎片和失活组织。

（3）可见奇静脉横跨食管，走向上腔静脉（图 18-7A）。

（4）沿奇静脉的长轴方向，切开覆盖在食管上方的纵隔胸膜。

（5）如果需要更好显露，可以在奇静脉跨越食管的位置将其结扎并切断（图 18-7B）。

（6）游离食管，并用一根 Penrose 引流管环绕套住食管（图 18-8）。

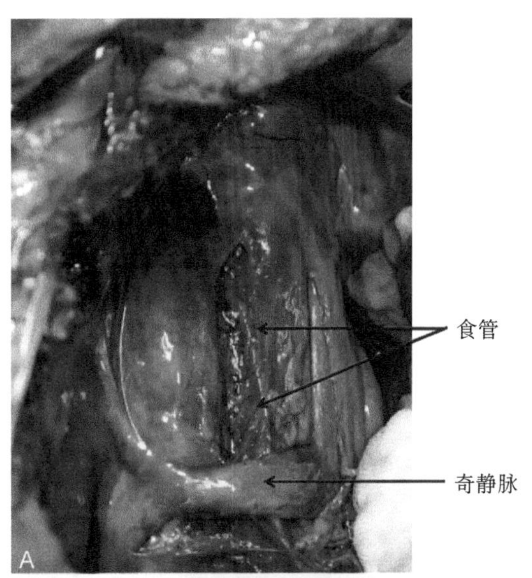

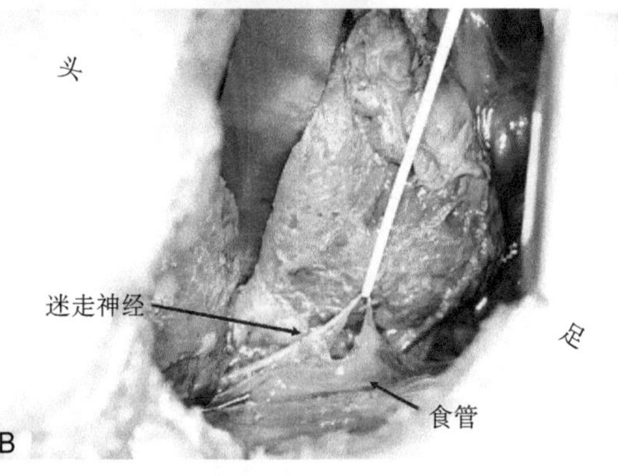

图 18-7　**A. 后纵隔伴右肺前方回缩。切开食管上的后纵隔胸膜。奇静脉，穿过食管，可以分开。B. 迷走神经被识别和保护（如图所示，左侧迷走神经走行在前，右侧迷走神经走行在后）**

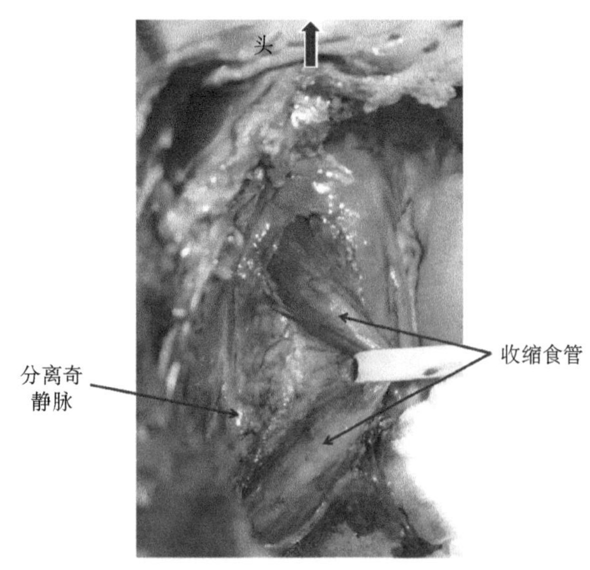

图 18-8　**将奇静脉分开，将食管剥离，并在其周围放置 Penrose 引流管进行牵拉**

2. 如上所述，通过左后外侧切口开胸术，显露食管的下 1/3 段。

（1）切断下肺韧带，向内牵开左肺。

（2）食管位于胸主动脉的右侧，放置鼻胃管后，可以很容易触摸到。

（3）切开食管上的腹膜，游离食管，并在食管上环套 Penrose 引流管。

九、食管修复

1. 识别损伤部位，游离损伤食管的上下方组织。注意在游离时不要损伤食管。纵向切开食管肌层，充分显露食管黏膜损伤程度（图 18-9A、B）。

2. 用可吸收缝线间断缝合修复黏膜（图 18-9C）。

3. 用不可吸收的缝线间断缝合修复肌层（图 18-9D）。

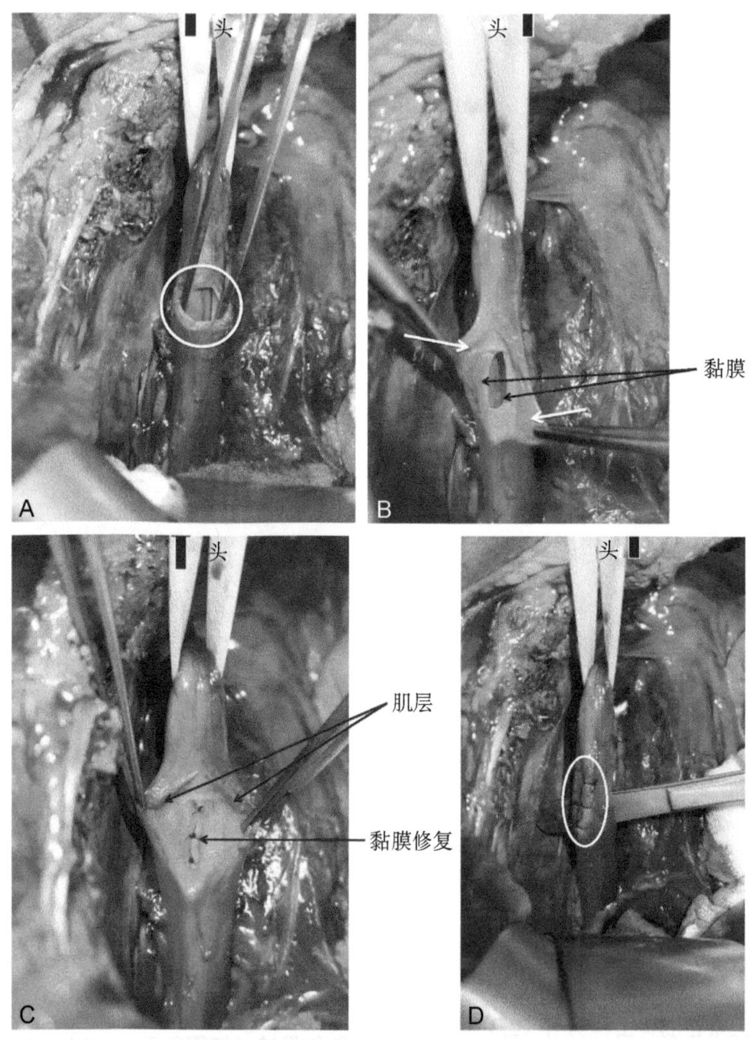

图 18-9　**A. 食管穿孔的识别（圆圈）。B. 食管肌纤维（白色箭头）纵向切开，充分显露黏膜损伤程度（黑色箭头）。C. 黏膜用间断可吸收线修复（黑色箭头）。肌层用镊子缩回（黑色箭头）。D. 肌肉层用间断的不可吸收缝线修复（圆圈）**

4. 使用邻近的壁胸膜、心包脂肪垫，或附带神经血管束的肋间肌瓣做一个胸组织瓣，将其覆盖在食管修复处，以提供额外的保护（图 18-10）。

5. 伤口充分冲洗，并使用标准胸腔引流管引流。

6. 如果之前没有放置，需引导鼻胃管通过修复部位进入胃中，同时注意要小心避免损伤修复部位。

7. 在行食管修复手术的同时，可以通过微型剖腹手术插入经皮空肠穿刺造瘘管。

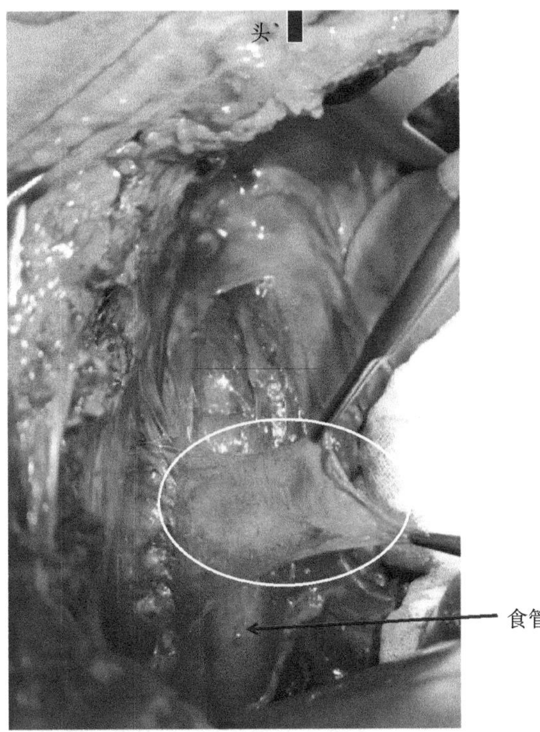

图 18-10 创建一个壁胸膜瓣（圆圈），将其带过食管修复并缝合到位

十、腹段食管的显露和修复

1. 开腹手术是修复腹段食管损伤的方法。

2. 切断左三角韧带，牵开肝，显露食管裂孔。

3. 切断胃短血管，游离胃食管交接处，更好显露损伤部位。

4. 在一期修复后，用不可吸收的缝线间断缝合食管裂孔，重新形成一个仅可容纳食管和一个手指尖的开口。

5. 放置经皮空肠穿刺造瘘管，以供术后营养。

6. 对于毁损性损伤，通过胃切开术放置环形吻合钉吻合是一种可接受的替代方案。

十一、加固组织瓣的选择

可用胸膜瓣、肋间肌瓣、心包脂肪垫瓣。

提示与陷阱

1. 延迟识别和修复食管损伤与高脓毒症并发症的发病率和死亡率相关。

2. 颈段食管瘘通常引起脓肿或食管瘘，但很少危及生命。然而，胸段食管瘘会引起严重的纵隔炎，并常危及生命。

3. 任何修补术或吻合术都应该无张力且血供良好。

4. 对所有食管修复，常规安置引流管是至关重要的。

5. 使用组织瓣来加固食管修复。这在存在相关的气管损伤时尤为重要，因为存在气管食管瘘的风险，或存在血管损伤时也很重要，因为存在动脉食管瘘的风险（图 18-11）。

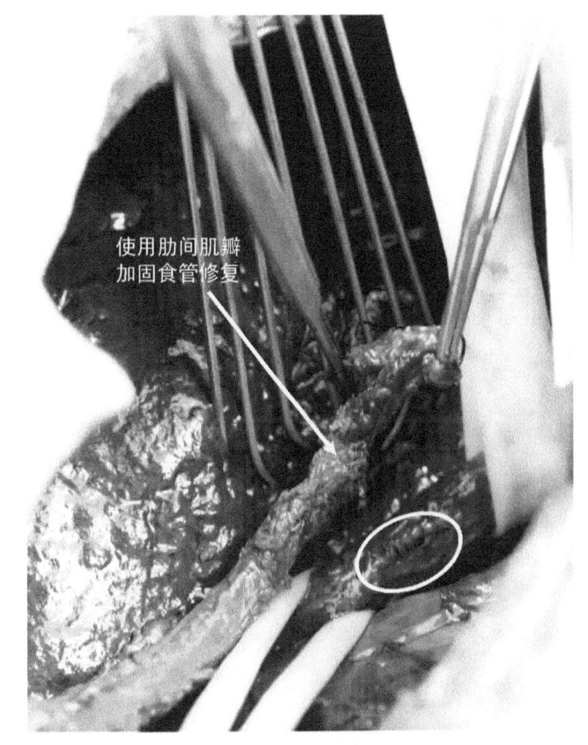

图 18-11 将肋间肌瓣动员并在食管修复上缝合固定（圆圈）

（胡 旭 刘伯夫 译）

第19章 膈　　肌

Lydia Lam, Caroline Park

一、外科解剖

1. 膈肌由周围的肌肉部分和中心的腱膜部分组成。其附着于胸骨下段、下6对肋骨和腰椎上。呼气时，膈肌达到乳头水平。膈肌的中央腱与心包底部融合。

2. 膈肌有3个重要裂孔，包括主动脉裂孔——允许主动脉、奇静脉和胸导管通过；食管裂孔有食管和迷走神经通过；腔静脉孔，包含下腔静脉（图19-1）。

3. 动脉血供源于膈动脉，其为主动脉的直接分支，从主动脉裂孔中穿出，而静脉血直接进入下腔静脉。

4. 膈肌受膈神经支配，膈神经起源于C_3～C_5神经根，经过前斜角肌，沿着心包继续进入纵隔，止于膈肌。

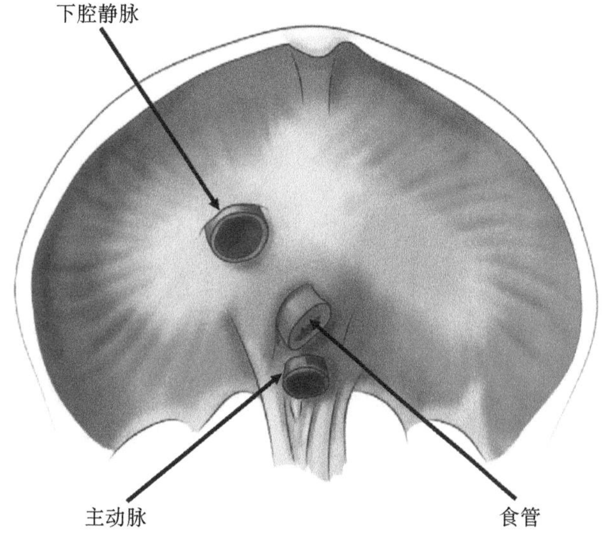

图19-1　**横膈及其主要裂孔的解剖**

二、基本原则

1. 孤立且单独的膈肌损伤诊断颇具挑战性，因为这种损伤通常没有症状，且影像学检查结果可能很微妙或不存在。

2. 未经治疗的膈肌损伤可能会导致膈疝，其在伤后很长时间才有临床表现（图19-2）。

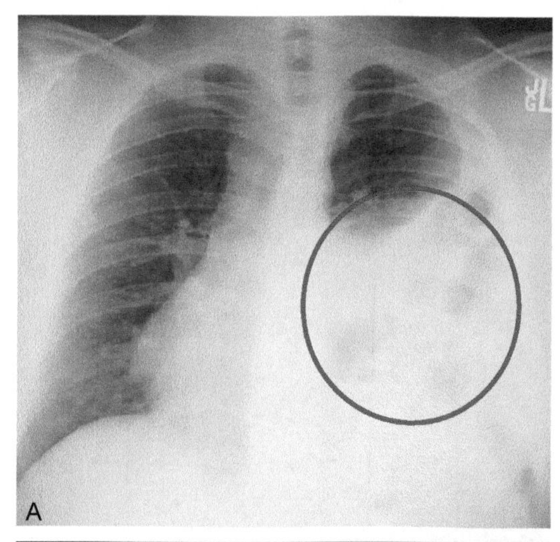

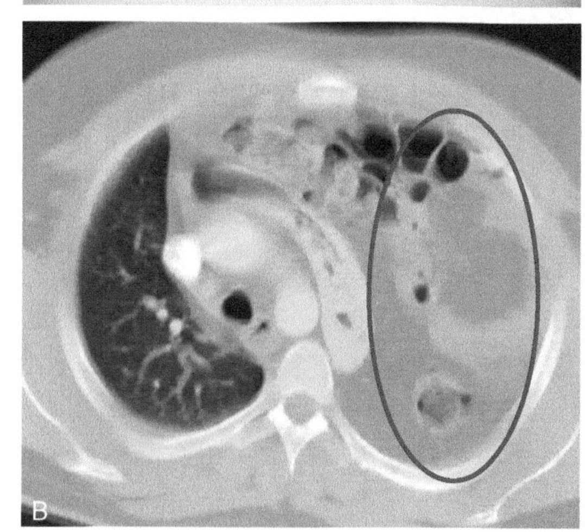

图19-2　**左膈疝伴胃和结肠位于左胸，多年前左胸腹部被刺伤**

3. 创伤性膈疝通常发生在左侧膈肌，虽然在极少数情况下，由于钝性创伤或前方的小刺伤，也可能发生右侧巨大的膈肌撕裂。

4. 最常见的膈疝内容物包括大网膜、胃和结肠。少见的是脾脏和小肠会通过未修复的损伤膈肌而疝出。

5. 膈疝可能引起肠梗阻或导致内脏疝缺血性坏死。这些情况的发生与发病率和死亡率有关。

6. 在穿透性损伤中，膈肌撕裂为 3 ～ 4cm。在钝性创伤中，膈肌撕裂明显更大，7 ～ 8cm（图 19-3）。

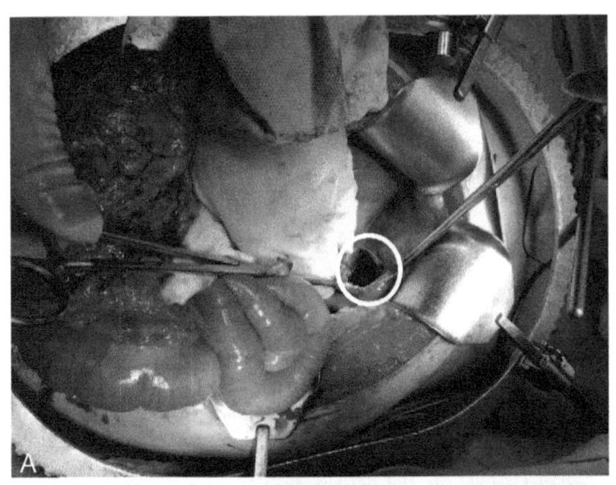

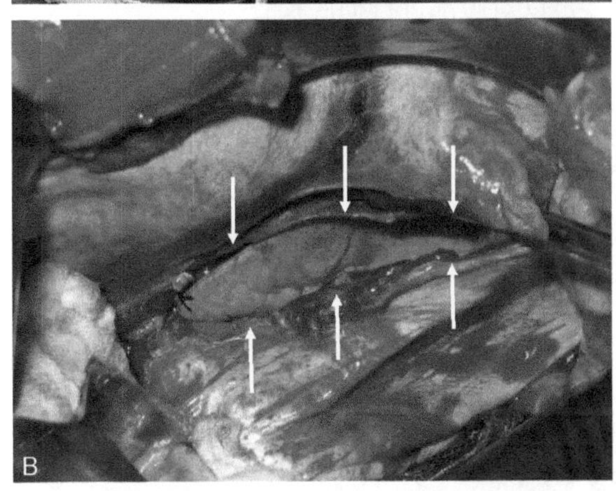

图 19-3　A. 左膈肌穿透伤（圆圈）。穿透伤的裂伤相当小，一般 3 ～ 4cm 长。B. 钝性创伤导致左膈肌破裂（箭头）。钝挫伤的裂伤较大，一般长 7 ～ 8cm。减速伤可引起横膈膜与其附着物的撕脱

7. 任何介于乳头上部和肋弓下缘之间，涉及左侧胸腹区域的无症状穿透伤，都应该在腹腔镜下进行评估以排除膈肌损伤（图 19-4）。常规的胸部 X 线或 CT 扫描不能准确地排除膈肌损伤。

8. 有血流动力学不稳定或有腹膜炎体征的患者应进行急诊剖腹探查术。

9. 无论影像学检查如何，对于无症状的左胸腹穿透伤患者应考虑进行腹腔镜评估和可能的膈肌损伤修复手术。该手术应在入院后 6 ～ 8h 后进行，以便使任何与空腔器官损伤相关的临床表现或伴白细胞增多显现出来。

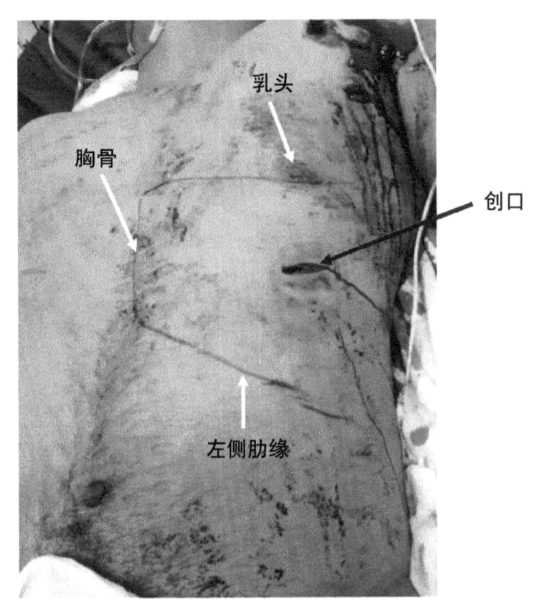

图 19-4　所有无症状的左胸腹部穿透性损伤，在乳头上方和肋缘下方之间，应进行腹腔镜检查以排除膈肌损伤

三、特殊手术器械

1. 标准腹腔镜诊断 / 治疗设备包括一个 30° 的 10mm 或 5mm 腹腔镜，10mm 或 5mm 脐孔套管针，一个 5mm 的用于牵拉和移动的套管针和一个 10mm 工作套管针（图 19-5）。

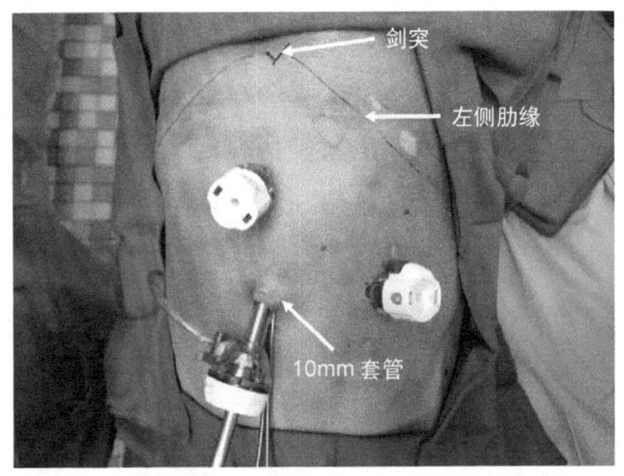

图 19-5　10mm 套管针置于脐孔上方，用于插入内镜。另外两个 5mm 的端口放置在上腹部和左腹部。如果诊断为膈肌损伤并需要修补，其中 1 个 5mm 的孔可以放大到 10mm，以允许针头通过

2. 开放性手术设备有主要的剖腹手术器械包，一个 Bookwalter 牵开器可以更好地显露后侧膈肌损伤。

四、腹腔镜修复术

（一）患者体位

患者应取仰卧位和反特伦德伦堡位，左侧朝上，应该安置胃管进行胃肠减压。

（二）放置套管针

1. 套管针放置应遵循常规腹腔镜手术三孔技术的基本原则，以便进入膈肌可能损伤的区域。首先，将标准的脐周套管针放入一个摄像机进行损伤的诊断确认。一旦损伤位置确定，可置入其他套管以最大限度地接近损伤部位（图 19-6）。

2. 在腹部充气期间，密切监测是否有张力性气胸的体征（心动过速、低血压、吸气峰压增高、缺氧）。如果怀疑有张力性气胸，应立即释放腹腔内注入的气体，并放置胸腔闭式引流管。

3. 在某些情况下，由于气体通过缺损膈肌进入胸腔，可能无法维持腹部充气压力。此时，用镊子夹住伤口的边缘，然后部分扭转伤口以封闭缺损，从而维持腹部充气。

（三）修补

1. 在使用腹腔镜评估腹部任何其他相关损伤后，轻轻牵引以减少任何通过膈肌缺损疝的内容物的突出，并评估损伤的范围。随后，将其中一个 5mm 的套管针端口上升到 10mm，以便带线针能够通过（图 19-6）。

2. 采用标准腹腔镜技术修复，使用不可吸收缝线间断“8”字缝合修补膈肌缺损，或者可以使用腹腔镜疝钉进行修复（图 19-7）。

五、开放修补术

（一）体位

1. 患者应采取仰卧位，固定双上肢。

2. 当评估胸部，发现需要安置胸腔引流管时，应进行从下颌关节到膝关节的标准创伤皮肤消毒准备。

（二）切口

1. 标准正中剖腹手术切口，从剑突处开始，长度足以对腹部进行彻底探查。

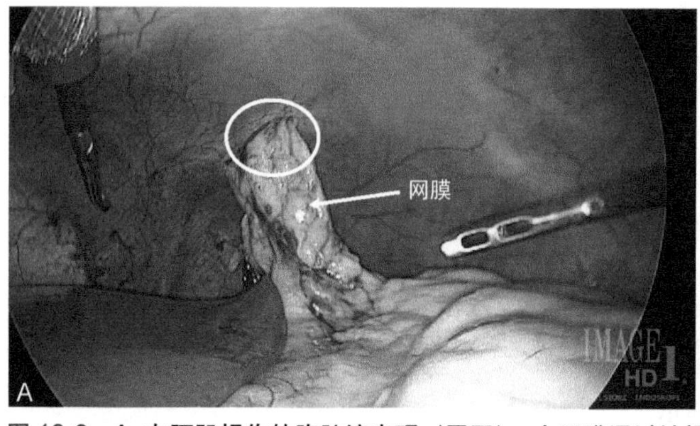

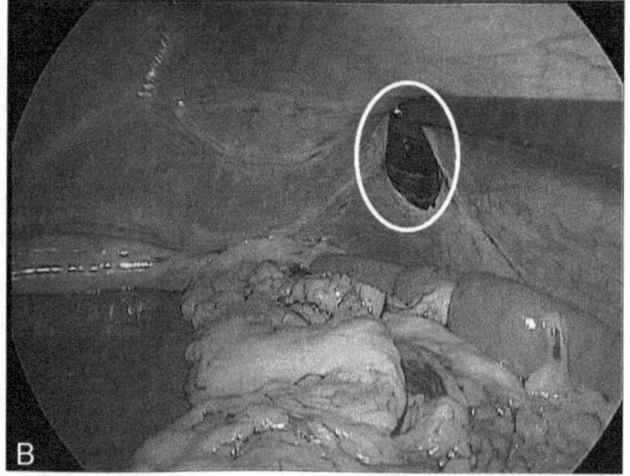

图 19-6 A. 左膈肌损伤的腹腔镜表现（圆圈），大网膜通过缺损处疝出（箭头）；B. 疝出大网膜复位后膈肌缺损

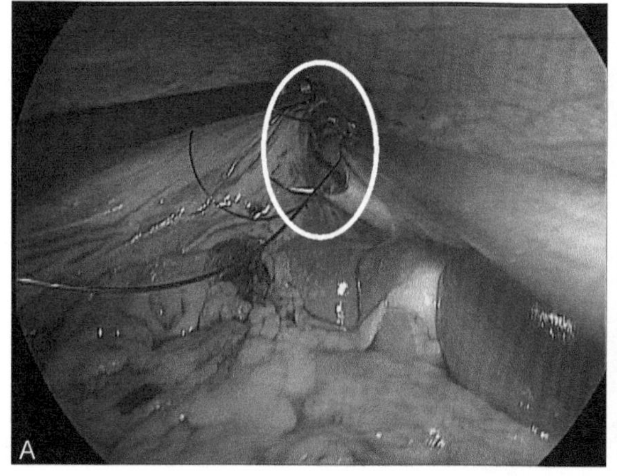

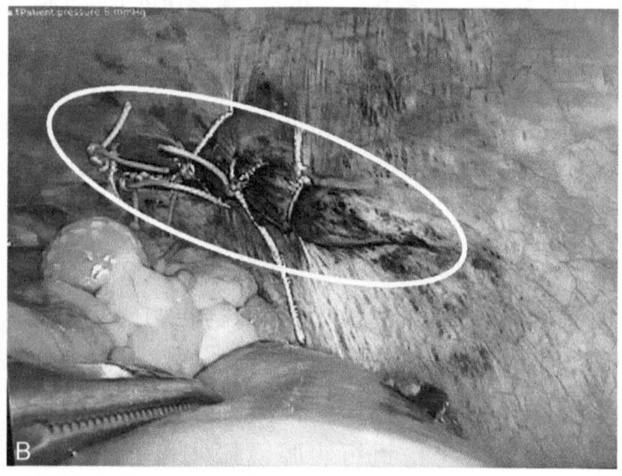

图 19-7 腹腔镜下“8”字缝合修补左膈肌缺损

2. 开胸手术绝不能用于膈肌损伤的急性修补，因为在嵌顿疝和胃或肠道坏疽的情况下，不允许进行相关的腹腔内损伤探查或切除缺血性的内脏。

3. 对于慢性膈疝，可考虑进行胸腔探查。开胸与开腹的选择根据个人偏好而定。

（三）显露

1. 患者取反特伦德伦堡位，手术台稍微转向患者右侧，以便更好地显露左侧膈肌。

2. 充分显露膈肌的关键是肋弓下缘上部向头侧牵拉。强烈建议使用固定牵开器，如 Bookwalter 牵开器。

3. 对于膈肌后损伤，可通过向内侧旋转脾脏来充分显露。

4. 用 Allis 钳夹住膈肌伤口边缘，并向前下方牵拉，以更好地显露并修复伤口。Allis 钳放置在裂口边缘顶端对齐处，以便缝合。这对于位置难以接近的后侧膈肌损伤来说特别重要（图 19-8）。

5. 如果存在膈疝，轻柔牵引以还纳疝内容物。如果必要，扩大膈肌缺损以便还纳嵌顿的内容物。探查内容物是否存在任何缺血坏死。

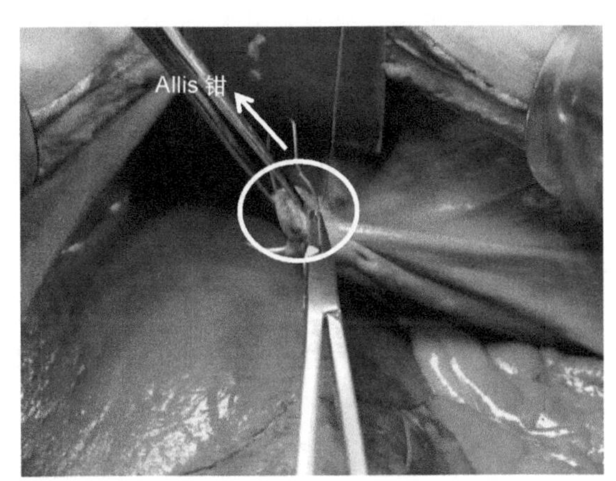

图 19-8 将 Allis 钳或 Kocher 钳置于膈肌缺损处，并进行牵引，将膈肌损伤送入手术视野，使修复变得容易

（四）修复

1. 在行膈肌修补术之前，通过缺损处将吸引导管插入胸腔，吸出任何相关的血性胸腔积液。若存在空腔器官损伤导致的污染，应对胸膜腔进行充分冲洗和抽吸。

2. 如上所述，使用 Allis 钳或 Kocher 钳将膈肌损伤拉入手术视野。

3. 使用 0 号或 1 号不可吸收丝线，通过间断“8”字缝合修补膈肌缺损（图 19-9）。

4. 高能量减速伤可能会导致膈肌从胸壁附着处撕脱。此时，需将膈肌固定于胸壁。必要时行同侧开胸手术，采用水平褥式缝合法将其固定在肋骨周围，以确保膈肌处于正常位置。在紧急情况下，通常无须使用人工补片，因为没有足够的时间发展为组织缺损和结构缺损。

5. 膈肌修补后，常规放置胸腔引流管。

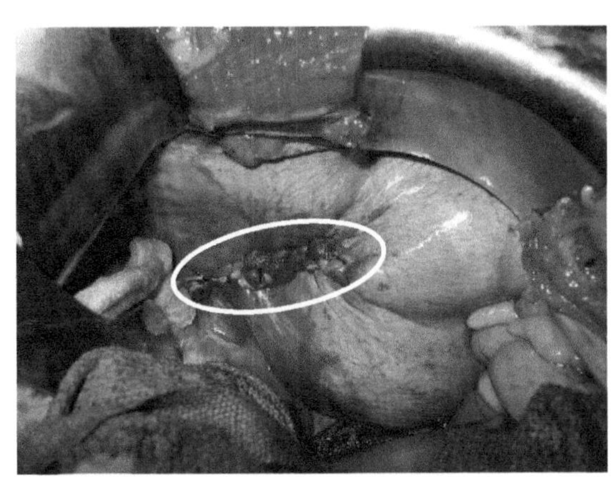

图 19-9 钝挫伤后左膈肌大面积损伤的修复

六、提示与陷阱

1. 若存在膈肌损伤，在腹腔镜手术中，向腹腔内注入气体时有引起张力性气胸的风险。密切监测血流动力学、血氧饱和度和吸气压力峰值。如果有张力性气胸的任何体征出现，应释放腹腔内注入的气体，并行胸腔闭式引流术。

2. 在有些案例中，由于气体通过缺损膈肌进入胸腔，导致腹腔压力减小，腹腔镜修补会变得很困难。用镊子或钳子夹住伤口边缘，然后部分扭转能够封闭缺损，以便进一步修复。

3. 由于在剖腹手术中显露不良，修复后侧膈肌伤口较困难。为改善显露情况，患者取反特伦德伦堡位，并将脾脏向内旋转。使用 Allis 钳或 Kocher 镊子夹住伤口边缘，将膈肌拉向剖腹手术切口。

4. 当存在肠内容物污染腹膜时，增加积脓风险。通过膈肌缺损处冲洗胸腔，以清除所有严重污染。

5. 尽管较为罕见，但在心包下修补膈肌时，应确保手术缝合线在直视范围内，以免意外损伤心肌。

6. 膈肌修补后，常规放置胸腔引流管以便进行术后引流。

（胡 旭 刘伯夫 译）

第20章 肋骨骨折的外科固定

Travis M. Polk, Paul Wisniewski

一、外科解剖

1. 肋骨解剖。左右两侧各有 12 根肋骨。所有肋骨向后都与脊柱的椎体连接。第 1 ～ 7 肋骨向前直接连接到胸骨，第 8 ～ 10 肋骨向上连接到肋软骨。第 11、12 肋骨是前方无附着处的游离肋。肋间静脉、动脉和神经在肋间隙延伸走行，肋间隙位于每根肋骨的下缘。

2. 前胸壁

（1）胸大肌：起于锁骨中内 1/2 的前表面和胸骨前表面，止于肱骨上段。血供来自胸肩峰干的胸支。

（2）胸小肌：起于第 3 ～ 5 肋骨，近肋软骨处，止于肩胛骨的喙突。

3. 侧胸壁

前锯肌：起于第 8、9 肋骨的外侧面，止于肩胛骨内侧缘。

4. 后胸壁

（1）背阔肌：起于下胸椎棘突和髂后上棘，止于肱骨上段。

（2）斜方肌：起点广泛，上至枕外隆凸，下至胸 12 椎体棘突。止于锁骨和肩胛的外侧 1/3 处。

（3）竖脊肌：起于第 9 ～ 12 胸椎棘突及髂嵴后部的内侧斜面。

（4）可通过背阔肌上缘、斜方肌外侧缘和肩胛骨下缘围成的“听诊三角”，触诊肩胛骨下缘骨折。

二、基本原则

1. 肋骨固定术旨在稳定胸壁，以改善呼吸并减轻疼痛。以下病例应考虑该手术，如连枷胸，尤其是患者难以脱离呼吸机时。

住院的最初几天内进行早期肋骨固定术是最佳时机。

2. 对连枷胸患者，行肋骨固定手术可缩短机械通气时间、ICU 住院时间、住院时间，并降低肺炎发生率和行气管切开术的可能性。

3. 在手术固定过程中，应该固定有明显骨折移位的肋骨。如果胸壁稳定，肋骨骨折无移位、不严重的连枷胸也可以单侧保留，无须固定。第 1 ～ 3 肋骨，由于很稳定且难以触及，很少需要固定。

4. 尽管有些医师倾向于直接进入胸膜腔进行开放冲洗，但也经常使用电视胸腔镜（VATS）手术清除残留的血胸，确保肺组织充分复张，并检查膈肌。所有病例都需要放置胸腔引流管进行胸膜腔减压。

5. 术前进行支气管镜检查可确保清除分泌物，以及便于细菌检查。如果细菌检测阳性，应给予抗生素治疗，以预防侵入性操作引起的感染。

6. 术前准备应包括进行高分辨率胸部三维重建 CT。此检查可以评估肋骨骨折的移位程度和手术方法（图 20-1）。

7. 有许多不同的固定装置，大多数时候使用带锁紧螺钉的金属板固定。创伤外科医师最常用的装置是钛合金肋骨板（单板或 U 形钢板）或可吸收肋骨钉。每个固定装置都有不同的肋骨固定方式，应该仔细阅读设备说明书。本章所使用的设备是 2.3mm × 7mm 无钻锁定螺钉的钛合金肋骨固定板。

三、特殊手术器械

1. 胸部手术器械包。
2. 肋骨固定装置（图 20-2）。
3. 胸腔引流管。
4. 可选：电视胸腔镜 -VATS 设备。

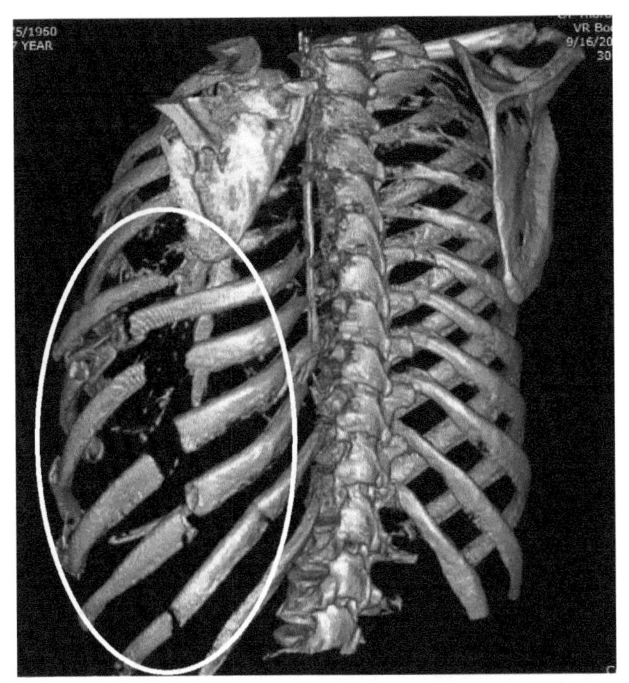

图 20-1　三维 CT 重建显示连枷胸段多发双肋骨骨折（圆圈）

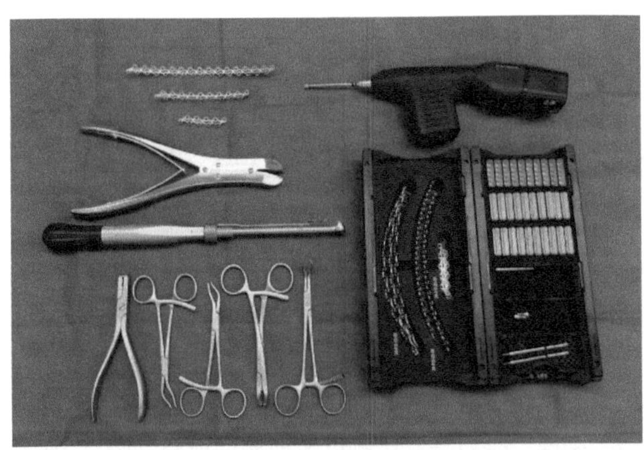

图 20-2　肋骨电镀系统。关键设备（自上而下顺时针方向）：成形肋板、动力螺丝刀、螺钉和钢板、复位夹具、肋板夹具、板弯曲机、直角螺丝刀和钢板切割机。有许多市售的肋骨钢板系统，外科医师应仔细阅读每个系统的说明

四、体位

最佳体位取决于需要固定的肋骨和手术方式。

（1）前侧：仰卧位，双臂外展 90°，也可将双臂悬于手术台的臂托上。

（2）侧面：侧卧位。腋卷可以用作额外的支撑。臀部要用大胶带或固定带固定。一腿保持伸直，一腿在膝盖处弯曲，两腿之间有适当的填充物。上臂向前向上延伸，固定在一个加垫的臂架上。必须注意避免过度伸展手臂，以防止臂神经损伤。

（3）后侧：俯卧位，患侧手臂以臂架支撑方式悬吊在手术床外。手臂应支撑在比手术床低的手术支架或凳子上。这有助于调动和提升肩胛骨，以改善手术区域显露。

五、手术技术

1. 肋骨固定的 3 种常规方法包括前侧 / 乳房下、后外侧和后侧。选择哪一种手术方式取决于骨折的位置。理想的情况是，切口应直接位于骨折处或可以很容易地分离肌肉皮瓣来显露多处骨折段。前路手术在仰卧位进行，而后外侧手术通常通过侧卧位进行，或者，从俯卧位接近后肋骨。虽然侧卧位定位可以进行更大面积的肋骨骨折固定，但俯卧位和仰卧位的优势在于无须重新定位即可直接进入两侧胸腔。

（1）前侧 / 乳房下

1）切口：与标准前胸外侧切口相似。切口应沿胸骨缘在骨折上进行，乳房下切口向上外侧延伸至腋窝后方（图 20-3）。

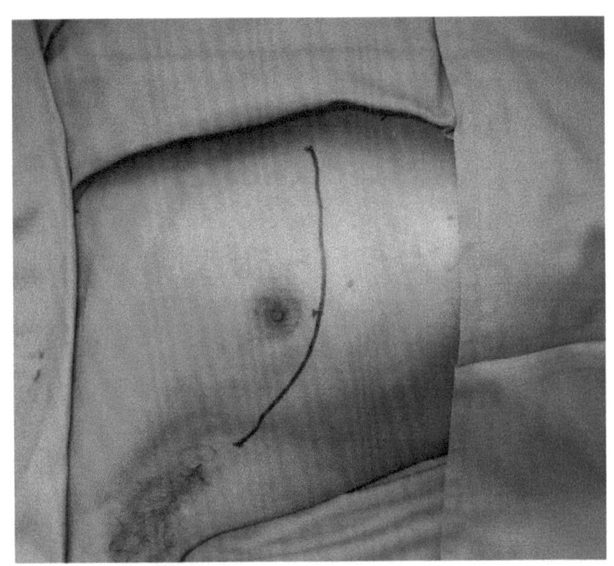

图 20-3　乳腺前 / 乳腺下入路采用与前外侧开胸相似的切口。它从胸骨旁缘开始，沿着肋骨向腋顶的弯曲，在腋后线结束。根据目标肋骨的水平来调整切口的水平

2）解剖：包括将胸大肌向后移动以进入下层肋骨表面（图 20-4）。

3）分离前锯肌和胸小肌以显露骨折的肋骨（图 20-5）。

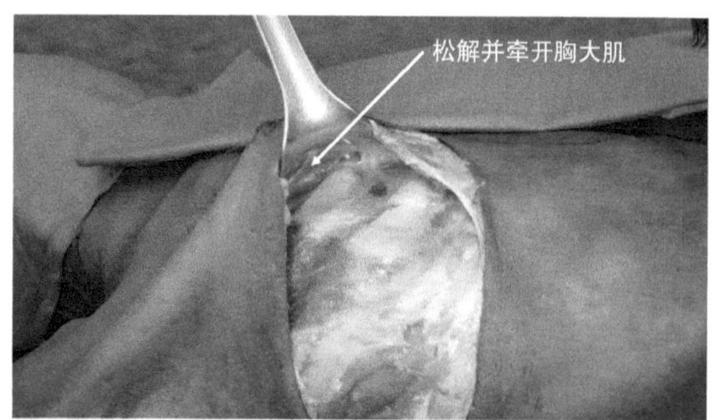

图 20-4 胸大肌从前胸壁后方动员以显露下方肋骨

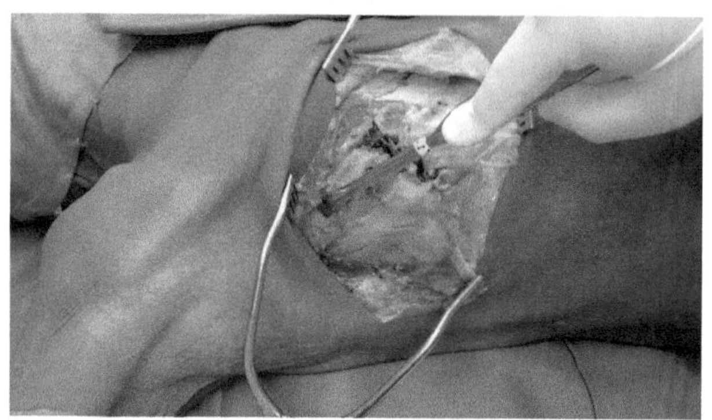

图 20-5 在活动胸大肌后，必须将前锯肌纤维从下面的肋骨上清除以进行钢板固定

（2）后外侧：切口和入路与后外侧开胸手术类似（手术入路的详细描述见第 4 章）。

（3）后侧

1）切口：沿肩胛线或胸椎旁，以显露更多的肋骨。

2）解剖：始于斜方肌外侧缘和背阔肌上缘，直到通过“听诊三角”进入肩胛下间隙（图 20-6）。

3）可以抬高肩胛骨进入后上肋骨。分离下方前锯肌组织以及活动竖脊肌内侧对视野显露是很必要的（图 20-7）。

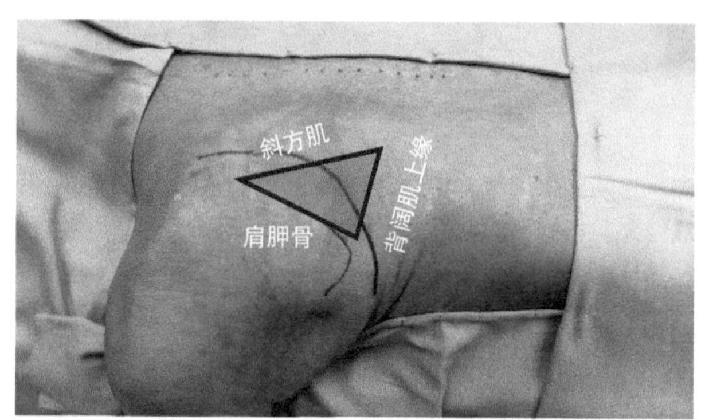

图20-6 后上部肋骨可以通过肩胛骨周围的曲线切口显露，并向外侧延伸。通过“听诊三角”（红色三角）进入肩胛下间隙

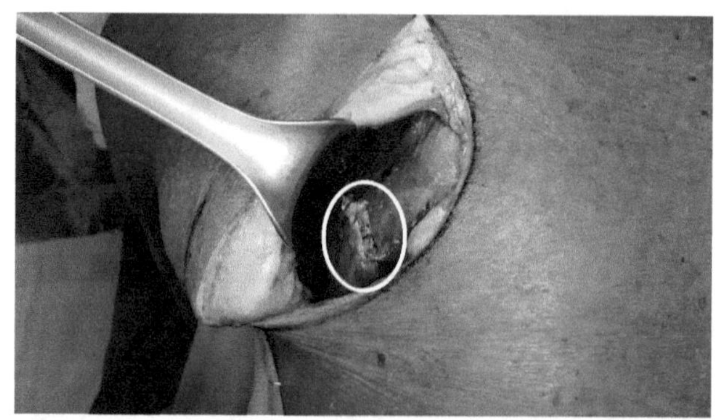

图 20-7 肩胛骨抬高，显露其下方肋骨骨折（圆圈）

2. 无论采用何种方法，其余手术过程均遵循相同的常规原则。

（1）显露必须有足够的视野复位骨折，并为钢板和皮质螺钉留出适当大小的空间（图 20-8）。

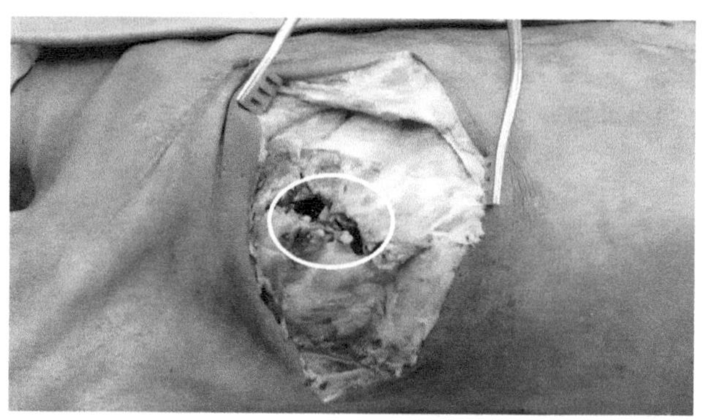

图 20-8 前外侧入路。分离胸大肌后可见第 5 肋骨和第 6 肋骨骨折

（2）所有肋骨骨折复位，并使用复位钳对齐肋骨段，确保“骨对骨”接触以实现最佳愈合（图 20-9）。

（3）肋骨固定钢板在使用前，应根据伤口大小和胸壁弯曲弧度进行修整和成形（图 20-10 至图 20-13）。

（4）用复位夹将钢板固定在骨折部位。

（5）然后，使用手动或电动螺丝刀植入皮质螺钉（图 20-14）。所有螺丝都应用手拧紧，以确保它们完全啮合并锁紧（图 20-15）。可以使用直角螺丝刀处理难以到达的位置（图 20-16）。虽然没有图示，但一些肋骨固定装置需要测量深度和预钻孔以安置螺钉。

（6）应使用可吸收缝线缝合分离的肌肉。这为内固定器械提供了血管分布良好、健康的软组织覆盖，从而避免压力性坏死。彻底冲洗伤口，并分层缝合。

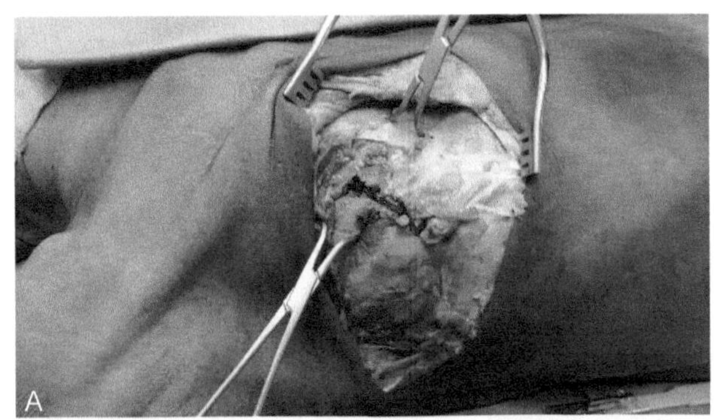

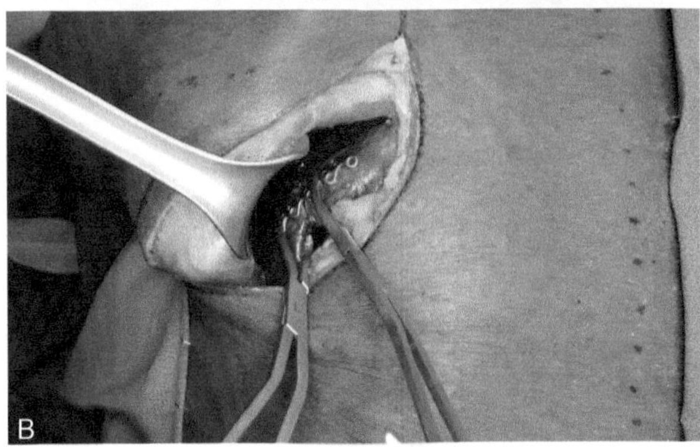

图 20-9　**复位夹具用于活动肋骨，实现骨折对线**
A. 前骨折视图；B. 后骨折复位使用较长角度夹子

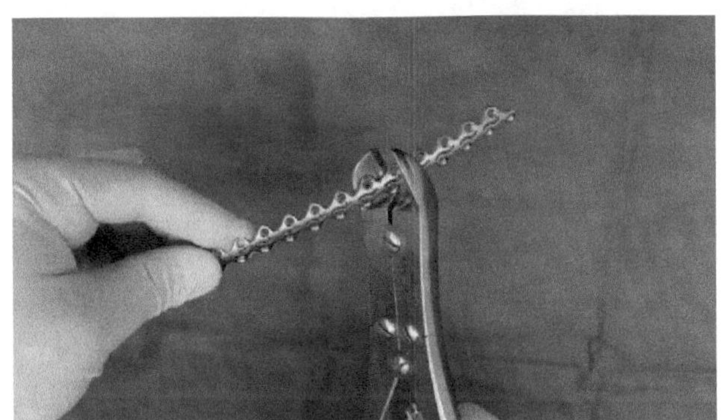

图 20-10　**用大剪刀将钢板剪成适合伤口的大小**

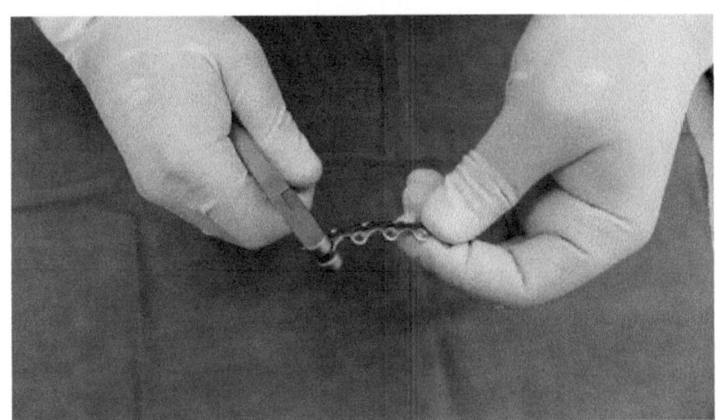

图 20-11　**钢板需根据所固定肋骨的曲度进行预弯塑形**

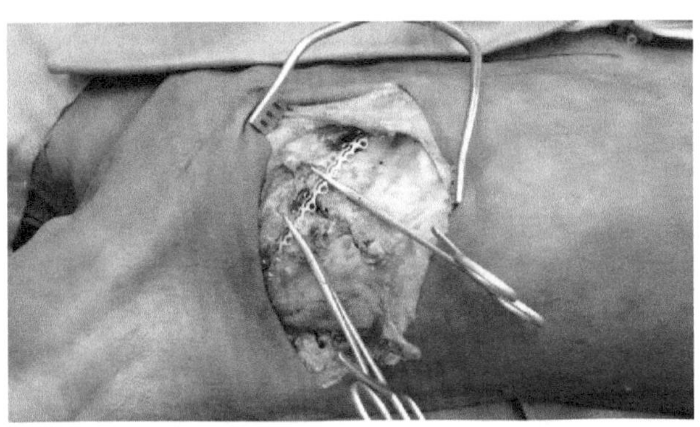

图 20-12　**钢板夹将钢板固定在肋骨上并维持骨折复位**

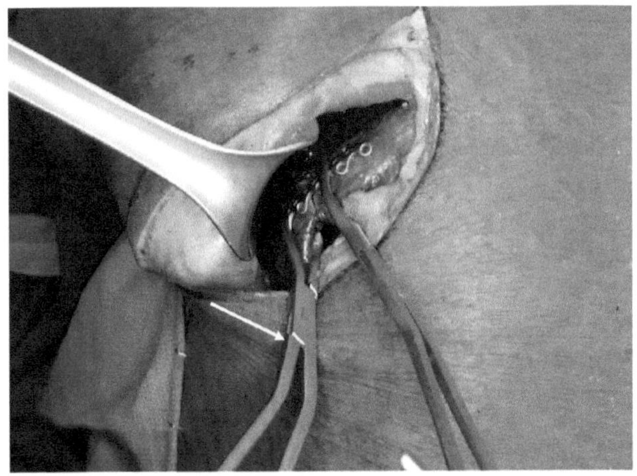

图 20-13　**长角度钢板钳（箭头）可以用于后方或困难的位置**

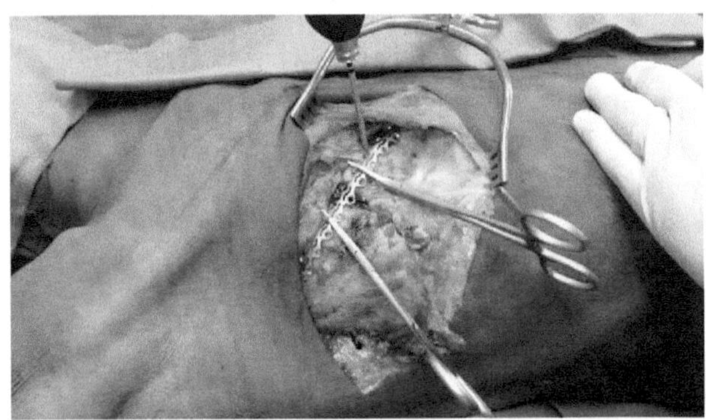

图 20-14　**动力螺丝刀用于放置自钻锁单皮质螺丝**

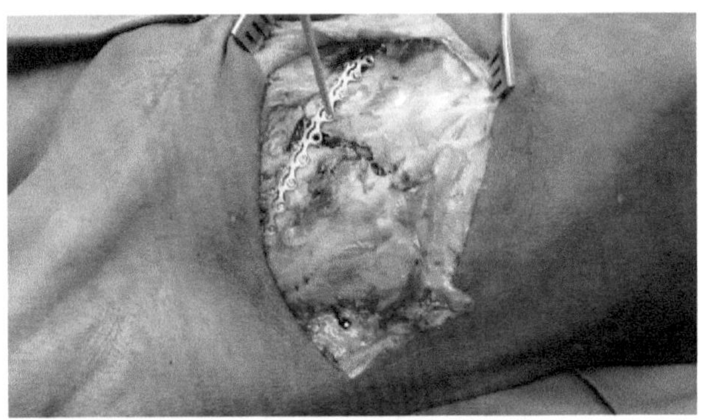

图 20-15　**每个螺钉都是手工拧紧以确保锁定到位**

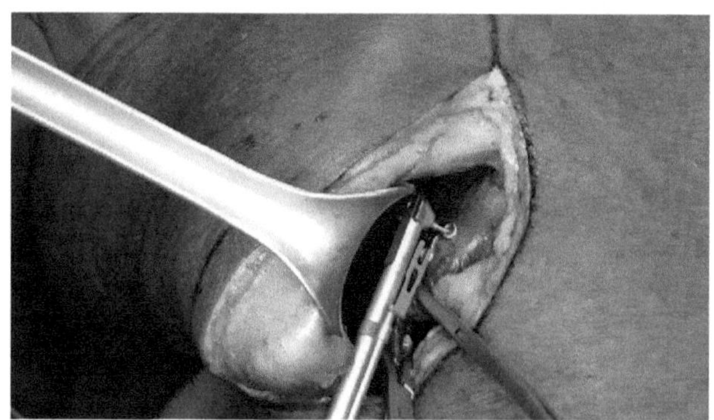

图 20-16　在肩胛骨下或其他困难部位使用直角螺丝刀

（7）在肋骨板电镀过程中常会进入胸膜。如果担心有胸膜侵犯或医源性肺损伤，建议行胸腔穿刺引流术。

六、提示与陷阱

1. 建议采用保留肌肉的技术，以避免胸壁功能障碍和术后疼痛。无论采用何种方法，通常都可以实现保护肌肉。

2. 前肋和后肋骨折很难固定。对于非常靠前的肋骨骨折，建议将其固定到胸骨上，而不是肋软骨上。后路骨折固定必须向骨折后方至少延伸 3 ～ 5cm，才能使钢板固定有效。

3. 通过电视胸腔镜手术（VATS）进行胸膜内固定适用于所有肋骨骨折，对于非常靠后的肋骨骨折可能更容易进行。这需要将钢板反向塑形。

4. 如果钢板没有很好地固定在肋骨上，并且没有被“锁定”，必须扭转螺钉并重新夹紧钢板，使螺钉可以完全啮合骨皮质并牢固地将钢板固定在适当的位置（图 20-17）。

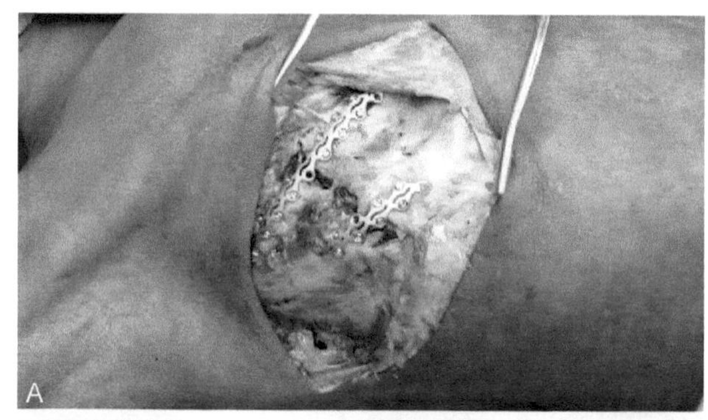

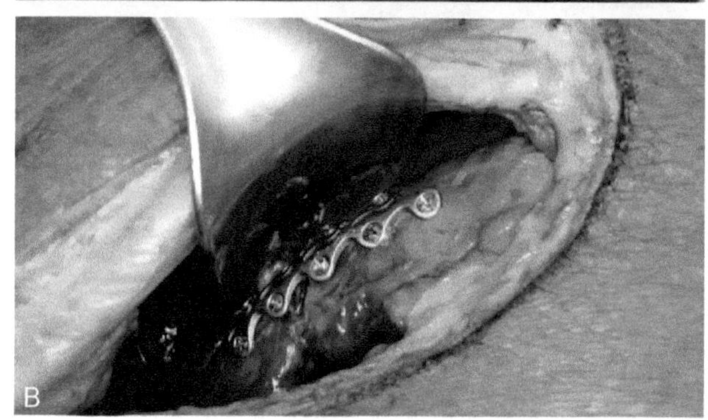

图 20-17　完成肋骨固定

A. 前第 6 肋骨和第 7 肋骨骨折；B. 肩胛下后肋骨骨折

（胡　旭　刘伯夫　译）

第 21 章 电视辅助胸腔镜手术清除残留血胸

Aaron Strumwasser, Matthew J. Forestiere

一、基本原则

1. 大多数创伤性血胸可以通过安置胸腔引流管成功治疗。

2. 残留血胸的定义是在初次进行胸腔穿刺引流后，胸腔内残留的积血量超过 300 ～ 500ml。

3. 诊断残留血胸的金标准是进行非增强型胸部计算机断层扫描（CT）。胸部 X 线检查不能准确诊断残留血胸（图 21-1）。

4. 对于既往有胸腔手术史、呼吸衰竭或显著对侧肺损伤（如挫伤、肺不张或肺炎）的患者，禁忌使用电视辅助胸腔镜手术（VATS），因为此类患者可能无法耐受单肺通气。

5. 理想情况下，电视辅助胸腔镜手术应在伤后的最初 3 ～ 5d 完成。早期（入院 72h 内）实施电视辅助胸腔镜手术清除残留血胸可减少住院时间、手术次数和治疗费用。如果在伤后 7 ～ 10d 以上进行电视辅助胸腔镜手术，由于血凝块和致密粘连，手术就会更困难，疗效也会更差。

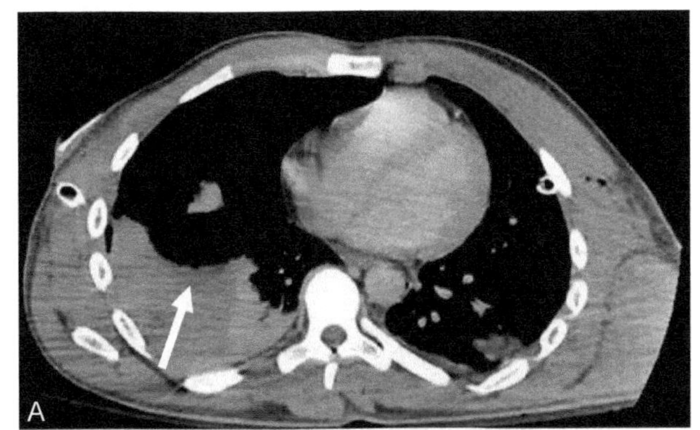

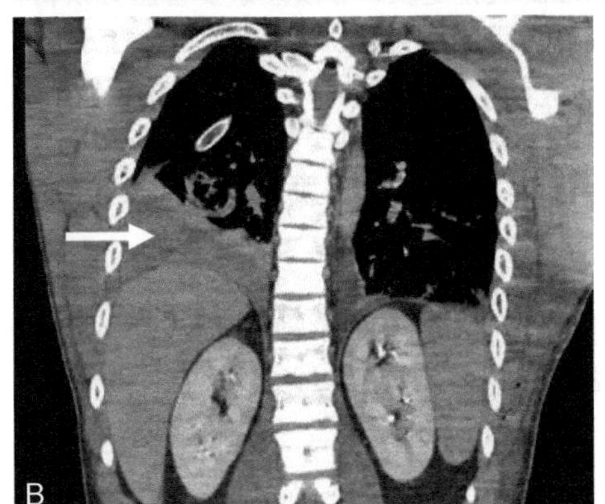

图 21-1 右侧残留血胸的 CT 图像（白色箭头）

二、患者术前准备和体位

1. 插入双腔气管导管后，将患者侧卧于真空豆袋上（手术侧朝上）。臀部用宽胶带固定在手术床上。

2. 如无脊柱损伤，手术台应该在患者的髋部位置进行弯曲调整，以增加肋骨分离度，减少肋间神经损伤和术后慢性疼痛的风险。

3. 非手术侧手臂被伸展放置在手术台上，以便于麻醉医师进行麻醉操作。手术侧手臂伸展，并在肘部弯曲，固定在手臂托板上。肘部应该向上（头部方向）伸展，在肩部上方放松，以免影响手术医师（图 21-2 和图 21-3）。

4. 小腿弯曲，大腿保持伸直，膝盖之间垫一个枕头。所有的骨性突起和腋窝（臂丛神经）都应妥善垫好，以防止臂丛神经和腓神经（最常见的神经损伤）出现神经失用。

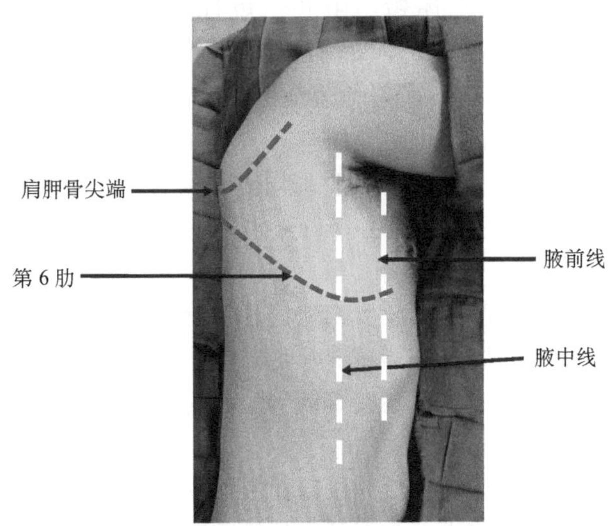

图 21-2 在侧卧位，需要注意的外部标志包括肩胛骨尖端、腋中线和腋前线

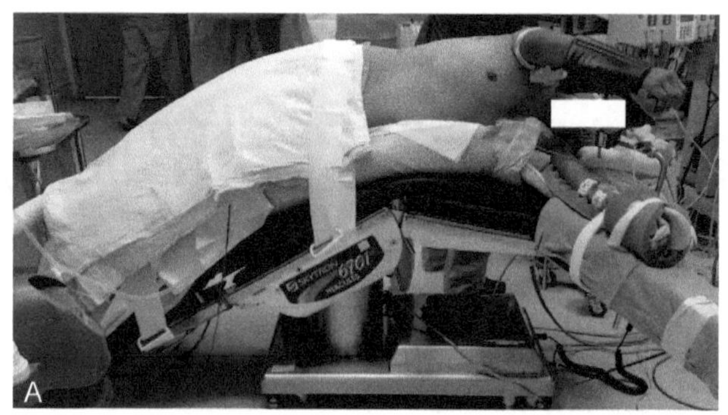

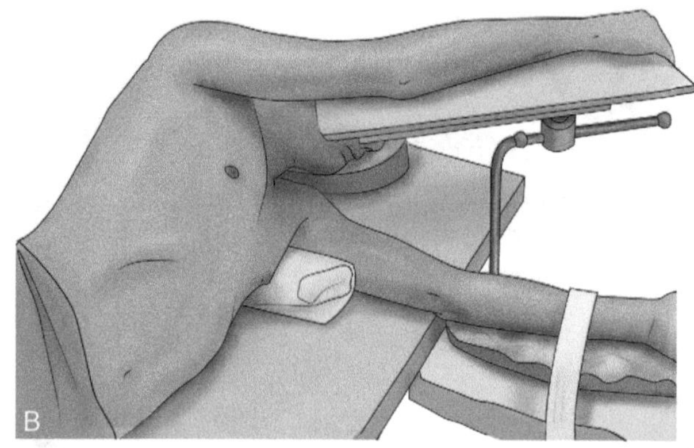

图 21-3 A. 标准胸腔镜定位。必须注意妥善垫好双臂，以避免医源性肌肉骨骼或神经损伤。千斤顶刀位打开下部肋骨间隙，便于套管针进入和使用。B. 下方的手臂伸展于手术台上，以便麻醉操作。上方的手臂伸展并在肘部屈曲，固定于臂板上。肘关节应向头侧延伸至肩关节上方，以免妨碍手术

5. 侧卧位时，要标注的穿刺点的外部标记包括肩胛骨尖端及腋前线和腋中线。

（一）手术器械

所需的基本器械：① 关节式胸腔镜（5mm 或 10mm，0° 或 10°）；② 10mm 短金属套管；③ 长、短弯环钳；④ 长、短 Harken 钳；⑤ 长 Metzenbaum 剪刀；⑥海绵固定环钳；⑦花生米钝性剥离钳；⑧内镜吻合器（如果有组织切除需要）；⑨开胸托盘；⑩可使用带吸力的强力冲洗器来分解血块，并从肺和胸膜顶周围剥离假膜；⑪标准胸腔穿刺引流管（图 21-4）。

（二）外科技术

1. 麻醉医师放置双腔气管导管（或单腔气管导管主干插管），将术侧胸腔放气。

2. 手术医师站在术侧胸腔的前侧，助手站在术侧胸腔的后侧。

3. 套管针端口的数量和位置应根据血胸的位置确定。在大多数有基底外侧或后外侧残留血胸的患者中，通常只需要 3 个套管针端口，形成等

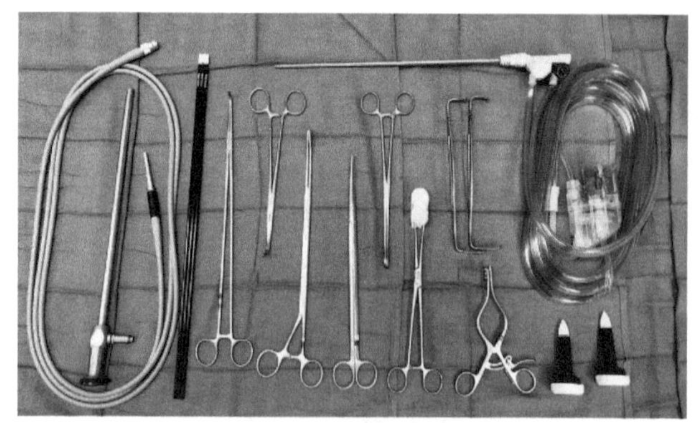

图 21-4 电视胸腔镜手术所需的器械。摄像机，10mm 关节式胸腔镜。器械方面，10mm 短金属或胸腔镜套管针，长短弯环钳，长短 Harken 钳，长 Metzenbaum 剪刀，牵引器，Weitlaner 牵开器，海绵环钳，一个 Kittner 或钝性剥离钳和一个强力抽吸冲洗器

腰三角形。初始套管针端口为 10mm，以容纳胸腔镜，通常沿腋中 / 腋后线放置在第 6 肋至第 7 肋间隙附近。第 2 个工作套管针端口通常位于腋前线第 5 肋至第 6 肋间隙上方，以便更好地观察基底部。第 3 个套管针端口放置在腋后线第 6 肋至第 7 肋间间隙中。对于消瘦的患者，可以直接通过切口插入胸腔镜器械，而无须使用套管针（图 21-5）。

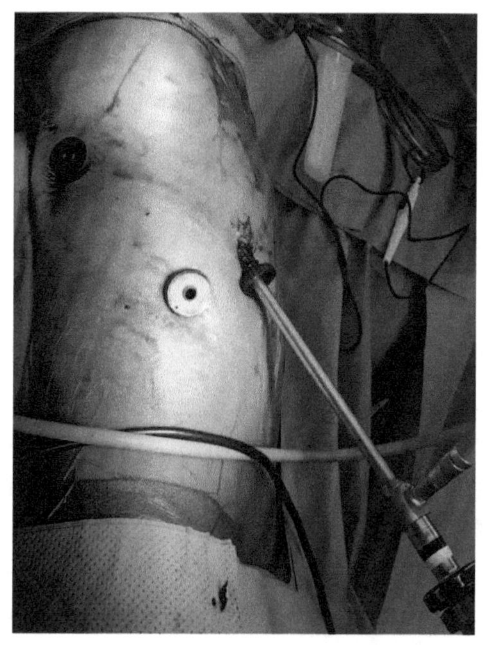

图 21-5 电视胸腔镜接口和摄像头的插入
孔的数目和位置应根据血胸的位置来确定

4. 一旦进入胸腔，用钝性剥离钳和强力冲洗器清除粘连，以利于完全肺剥离（图 21-6）。

5. 通过使用大量温盐水或无菌水间歇性抽吸

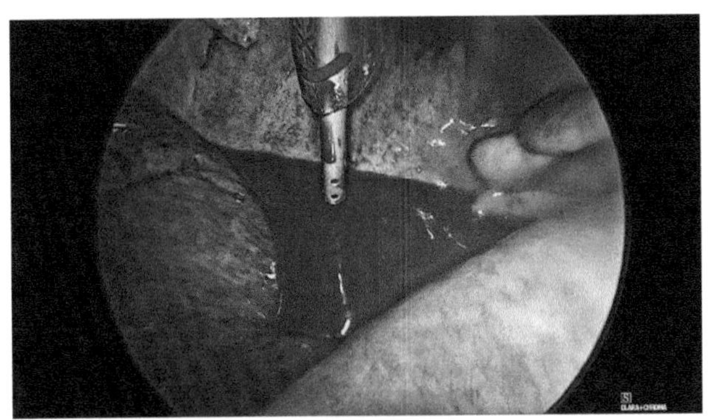

图 21-6　**插入吸头导管协助排出血胸**

冲洗来清除残留血胸。如果组织较厚且致密，可以卸下工作套管针端口，并插入手持式 Yankaur 吸引器。可以使用带吸力的强力冲洗器来分解血凝块，并剥离肺和壁胸膜周围的假膜。

6. 可以用环钳去除明显的血凝块，并小心剥离胸膜（图 21-7）。

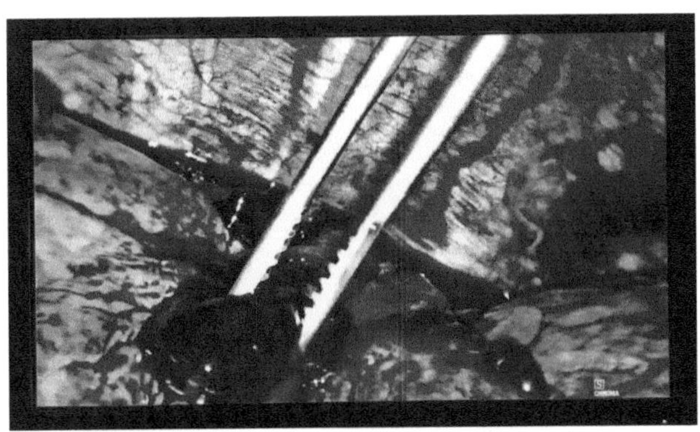

图 21-7　**用环钳除去血块**

7. 如果胸腔积血特别严重，可能需要进行胸膜剥离手术。考虑到可能需要额外的显露和出血的风险，转为开胸手术是必要的。

8. 对于内脏胸膜的小撕裂，可使用纤维蛋白胶。胶水通常就足够了，不需要缝合修补。

9. 手术结束时，多次用温盐水或无菌水冲洗胸腔。请麻醉医师再次行肺复张。通过浸入肺中的气泡，寻找撕裂或漏气的地方。

10. 通常在套管针孔处放置两根胸腔引流管：一根 28 号胸腔引流直管放在肺前，另一根 28 号直角胸腔引流管放置在肋膈沟的基底部。

11. 肌肉或筋膜层用可吸收缝合线做“8”字缝合，然后用表皮下缝合线或吻合器进行标准皮肤缝合。

三、提示与陷阱

1. 应始终通过 CT 扫描对残留血胸进行放射学诊断并制订 VATS 手术计划。胸部 X 线片不能准确诊断残留血胸（图 21-8）。

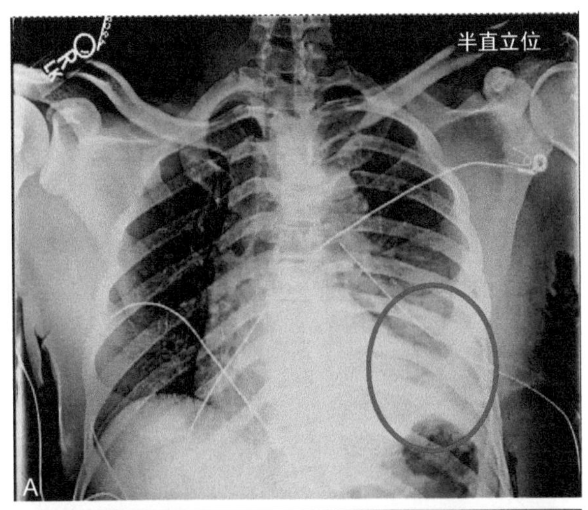

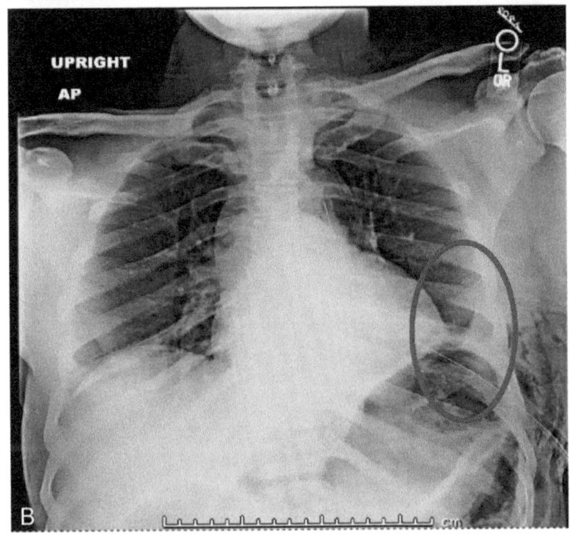

图 21-8　**胸腔引流血胸前后的 X 线片**

A. CT 扫描证实胸腔积血；B. X 线片显示的胸腔积血

2. VATS 应该在受伤后的前 3 ～ 5d 尽早进行。晚期进行 VATS 更加困难，且成功率低。

3. 双侧肺损伤的患者可能无法耐受 VATS 手术时通常需要的一侧肺萎陷。

4. 切记在胸腔镜直视下进行肋间神经和胸膜阻滞，以减轻术后疼痛。

（胡　旭　刘伯夫　译）

第六部分

腹　　部

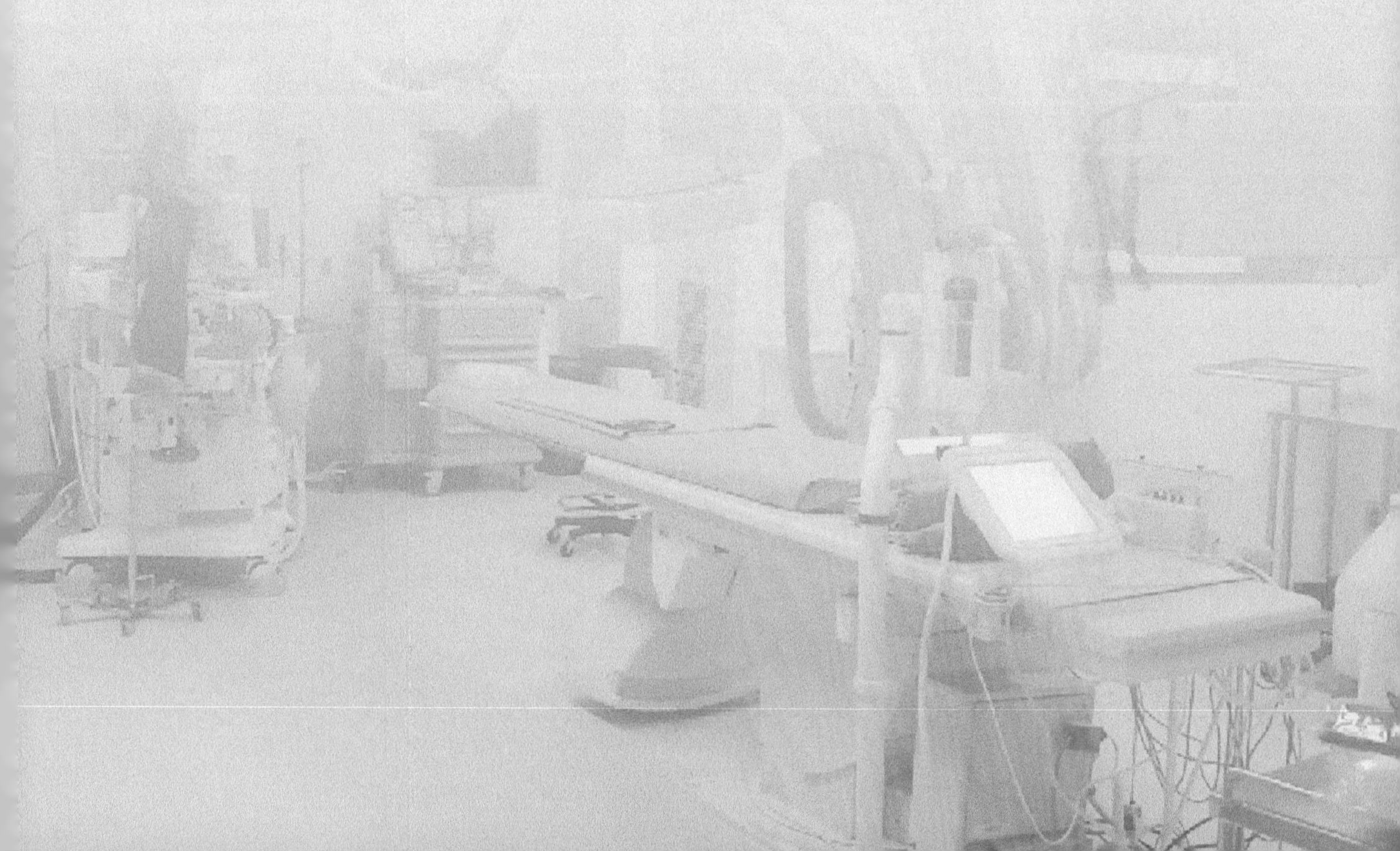

第22章 腹部创伤手术基本原则

Damon Clark, Zachary D. Warriner, Lisa L. Schlitzkus

一、外科解剖

1. 腹前壁有 4 块肌肉：腹外斜肌、腹内斜肌、腹横肌和腹直肌。前 3 块肌肉的腱膜包裹腹直肌形成腹直肌鞘。

2. 腹白线是一条位于正中线的腱膜，从剑突到耻骨联合，并分隔左右腹直肌。腹白线在脐上方最宽，此处便于进入腹腔。

3. 基于血管损伤救治，腹膜后通常分为 4 个解剖区域（图 22-1）。

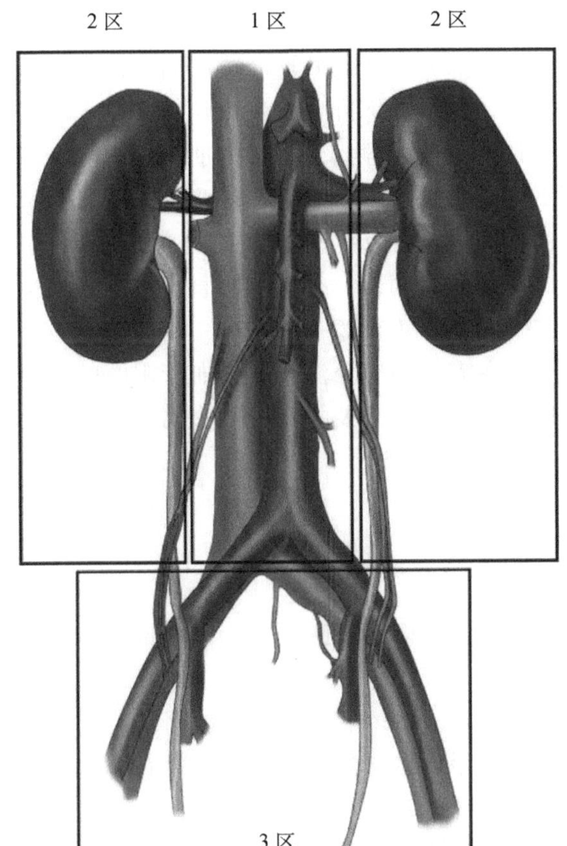

图 22-1 **腹膜后血管分区：1 区包括从主动脉裂孔到骶岬的中线血管；2 区包括肾和肾血管；3 区包括盆腔腹膜后部分的髂血管**

（1）1 区：从主动脉裂孔延伸至骶岬。这个区域进一步分为结肠系膜上区和结肠系膜下区。结肠系膜上区包括肾上主动脉及其主要分支腹腔干、肠系膜上动脉（SMA）、肾动脉、上腔静脉（IVC）及其主要分支，肠系膜上静脉（SMV）。结肠系膜下区包括肾下主动脉和下腔静脉。

（2）2 区：包括肾、结肠旁沟、肾血管和输尿管。

（3）3 区：包括盆腔腹膜后腔隙，有髂血管和输尿管。

（4）4 区：包括肝周区域，有肝动脉、门静脉、肝后腔静脉和肝静脉。

二、基本原则

1. 腹腔出血和腹膜炎的手术治疗并不相同。

2. 外科医师在治疗腹部创伤的首要任务是止血。在此之后，应该对腹腔所有的组织器官进行全面的探查，以确保修复其他不危及生命的损伤。

3. 条件允许情况下，需在患者病情发展致危重（如凝血障碍、低体温、酸中毒）之前进行早期损伤控制。在做出需要损伤控制的决定时，外科医师需要考虑损伤的性质、合并损伤和患者生理状况、医院条件、外科医师水平和实现确定性修复所需的时间。

4. 脾和肾等器官的切除和修复应取决于损伤严重程度和患者生理状况。

5. 如果损伤控制性填塞不能止血，不应终止手术，而应重新探查、确认，采用一切手术方式控制出血。

6. 在损伤控制过程中，腹部应始终保持开放状态，采用暂时性关闭技术。这可以防止发生腹腔高压或腹腔间隙综合征，并可在必要时再次立即探查。

三、患者手术体位及皮肤准备

1. 患者采用仰卧位，双臂外展至 90° 以便允许麻醉获得复苏通道。

2. 如果确定患者伴有直肠或肛管损伤，可将患者置于截石位。

3. 床轨应能用并显露，以便在两侧放置固定手术牵开器。

4. 标准的创伤手术区域准备包括上至患者下颌，下至患者双侧膝关节，两侧达腋中线之间区域。对于术中可能需要大隐静脉移植的患者，将腹股沟区域纳入手术准备很重要（图 22-2）。

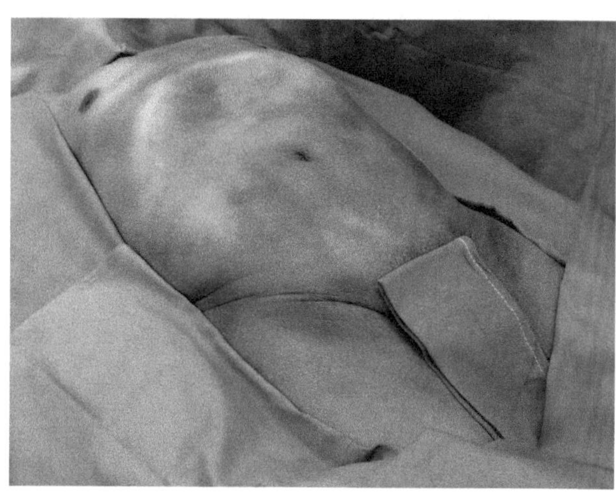

图 22-2 创伤剖腹患者手术体位和皮肤准备

皮肤准备范围包括从下颌到膝、两侧为接触床面以上区域（后腋窝线）

四、手术切口

1. 中线正中切口剖腹手术是创伤手术的标准切口。切口的范围由怀疑受伤部位及患者生理状况决定。为保证腹部充分地显露并全面探查，切口应足够长。对于血流动力学不稳定的钝性伤、穿透伤和不明轨迹的弹道伤，应考虑剑突至耻骨联合切口。在所有创伤剖腹手术中，常规应用从剑突至耻骨联合切口是不可取的（图 22-3）。

2. 对于低血压患者开腹后应迅速进入腹腔，而不在切口局部止血浪费时间。需将皮肤、皮下组织和腹白线快速切开。切开腹白线的最佳位置是脐以上 2 ～ 3cm 腱膜最宽处，可以降低进入腹直肌鞘的风险。然后清除腹膜外脂肪，辨认并进入腹腔，可用手指在脐上最薄的位置确定进入腹膜腔（图 22-4）。

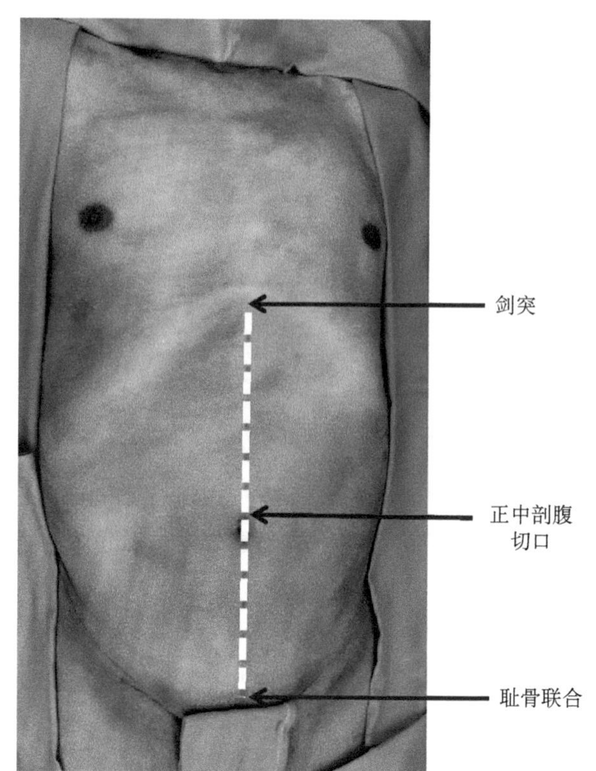

图 22-3 正中切口从剑突到耻骨联合，根据怀疑的损伤决定切口的位置和范围

3. 在部分复杂的肝后叶或肝后大静脉损伤的病例中，通过在标准中线正中切口基础上增加右肋下切口来改善显露。标准的肋下切口在肋缘以下 1 ～ 2 横指处，应避免两个切口之间形成锐角，造成皮肤缺血性坏死。分别离断腹直肌、腹外斜肌、腹内斜肌和腹横肌。须确认腹直肌内的腹壁上动脉的确切止血（图 22-5）。

4. 在需要心房分流或肝全血管阻断的严重肝损伤病例中，有必要将正中剖腹切口扩展至胸骨正中切口（图 22-6）。胸骨正中切开术在第 15 章中有介绍。

五、特殊手术器械

1. 任何创伤性剖腹手术应该准备基本的血管器械。

2. Bookwalter 牵引器或其他固定的手术牵引器会改善手术区域的显露，尤其是在解剖学上的困难区域（图 22-7）。

3. 强烈推荐头灯。

4. 可以准备电热双极血管闭合系统（LigaSure 设备）。在需要肠道切除的情况下可快速分离肠系膜，同时也是肝切除和脾切除术的有用工具（图 22-8）。

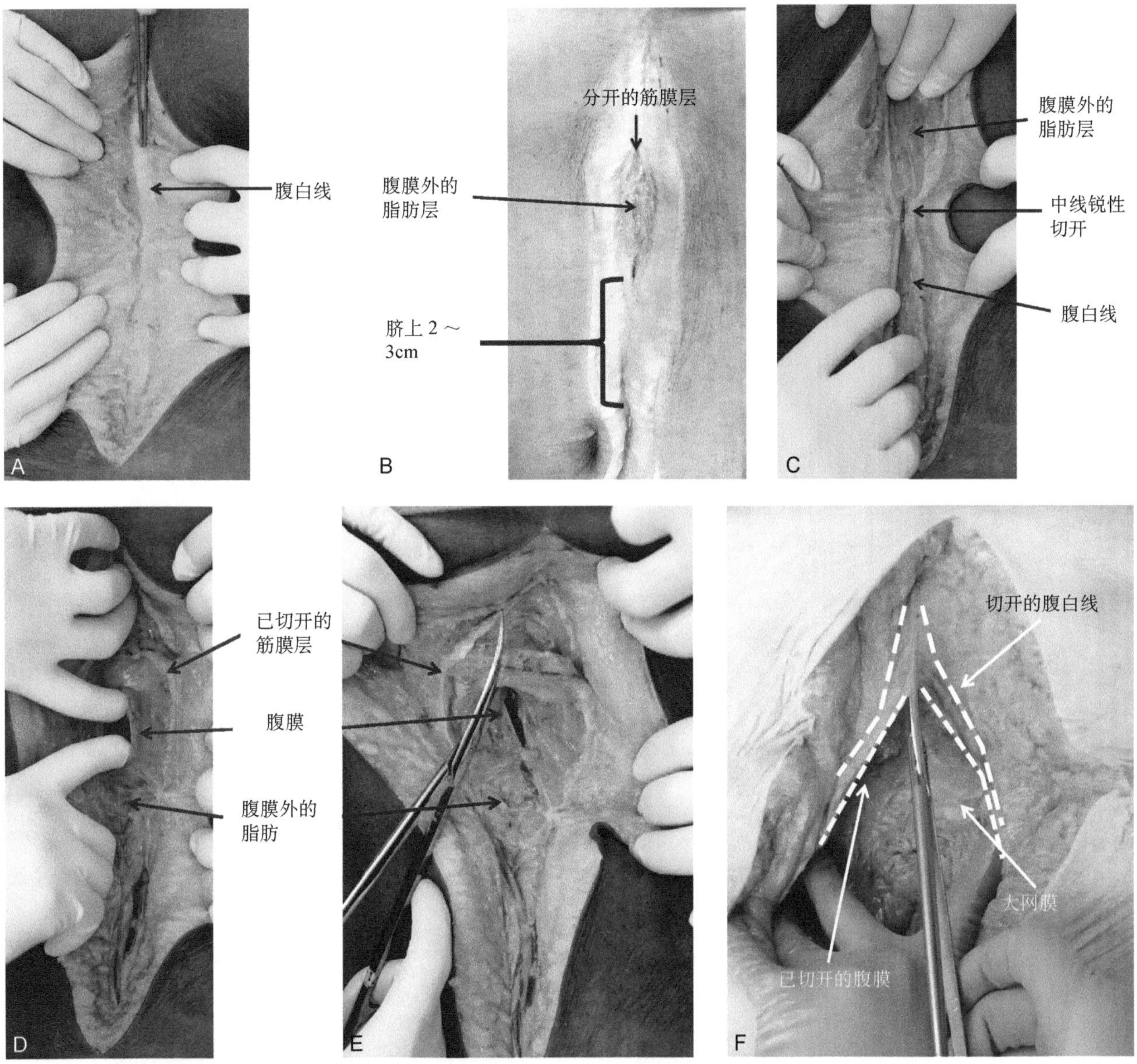

图 22-4　A. 正中剖腹切口。切开皮肤和皮下组织，露出腹白线。B. 腹白线在脐上方 2 ～ 3cm 处切开，此处是筋膜最宽处。C. 沿中线筋膜继续锐性切开，避免进入腹直肌鞘，显露下层腹膜外脂肪。D. 切开腹膜进入腹腔。E. 扩展到切口全程。F. 切开腹白线和腹膜后可见下方的大网膜

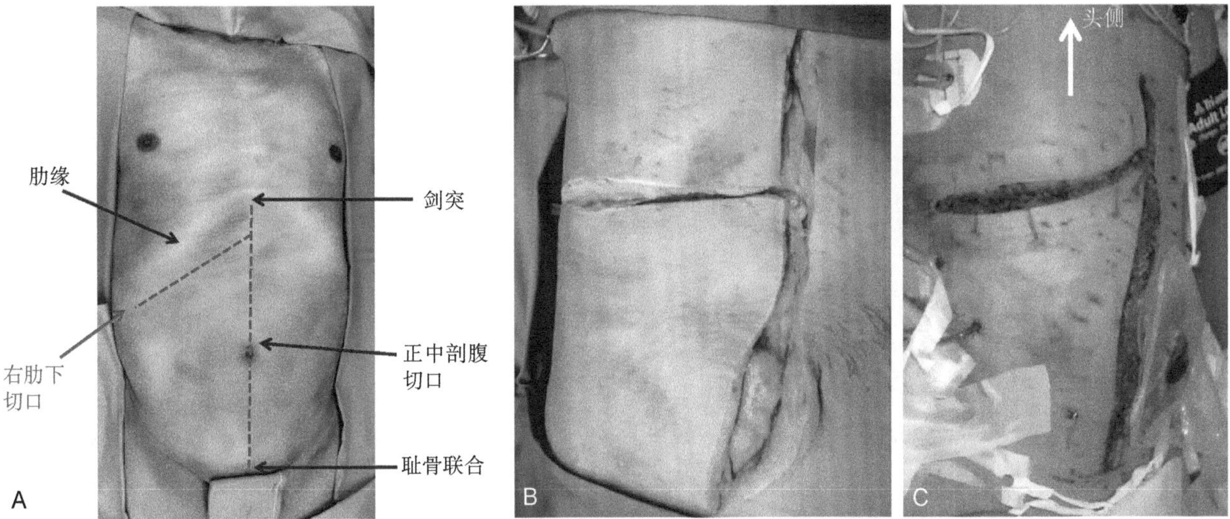

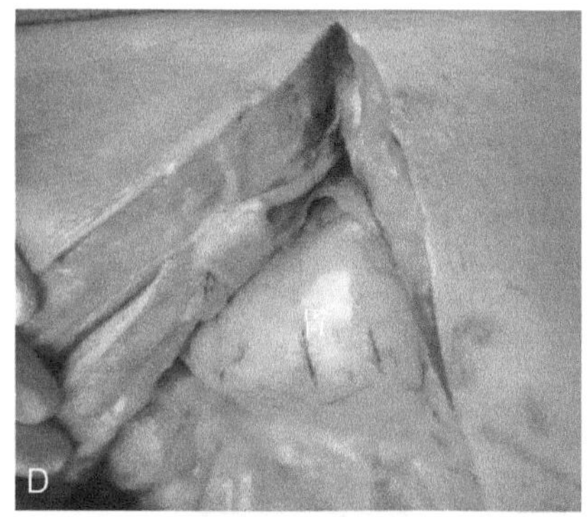
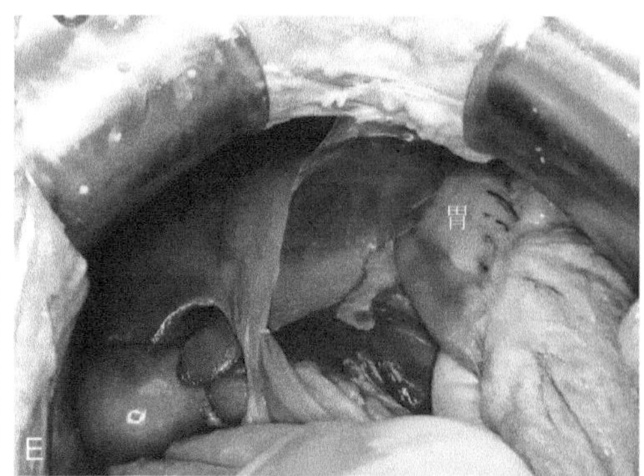

图 22-5 A ~ C. 在标准正中剖腹切口基础上增加右肋下切口以改善肝显露。肋下切口在肋缘 1 ~ 2 横指处。避免在两个切口之间形成锐角造成皮肤缺血性坏死。D. 正中剖腹切口显露肝较差。E. 在正中切口上增加右肋下切口，改善了肝显露

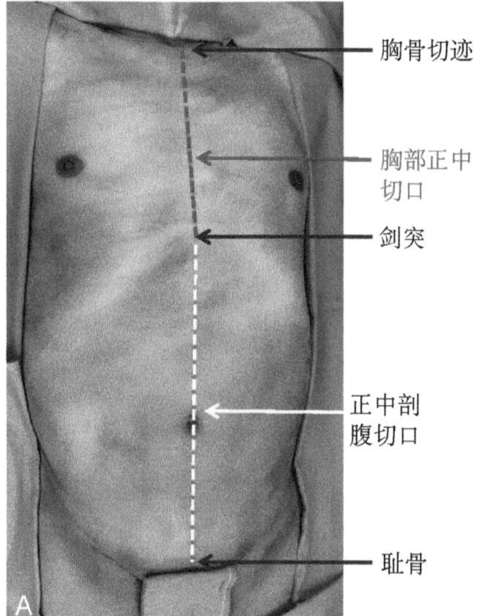

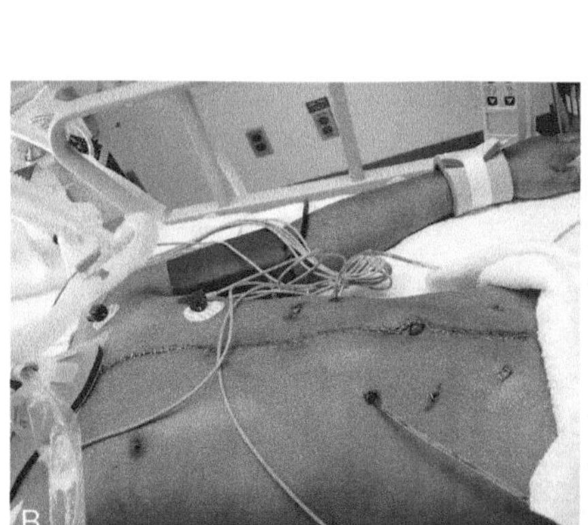
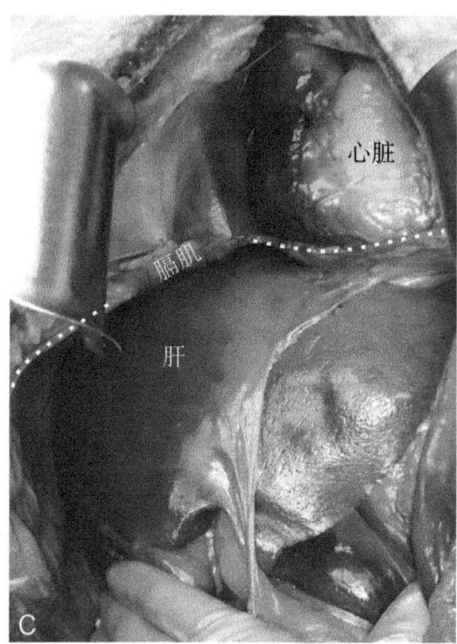

图 22-6 在合并胸内损伤，或严重肝损伤需要心房分流术或肝血流完全阻断时，将正中剖腹切口延长连接到胸骨中线切口

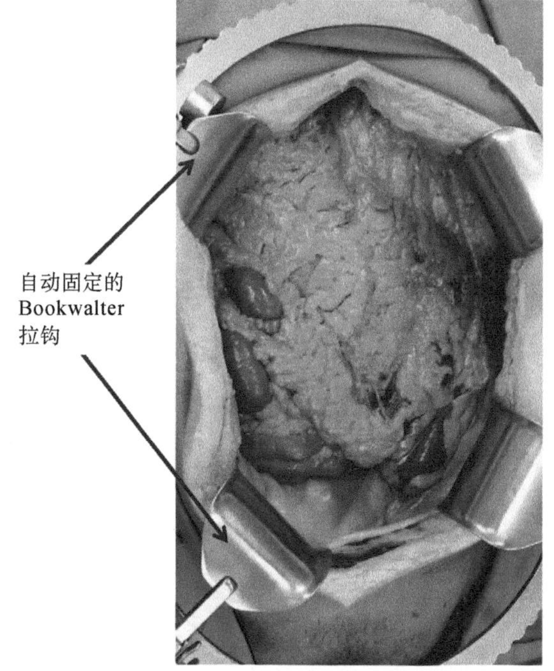

图 22-7 自动固定的 Bookwalter 拉钩，可免手拉，改进剖腹术中显露

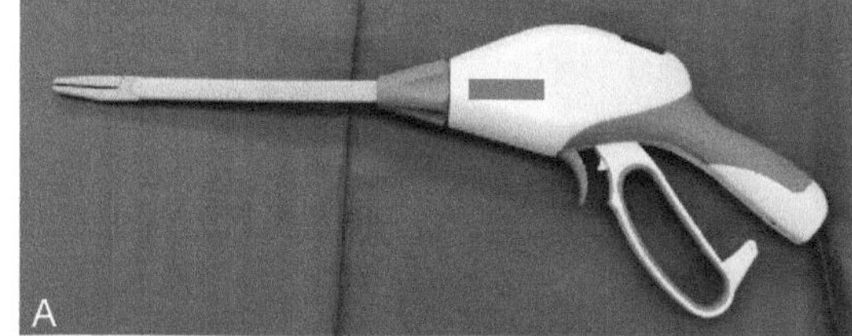
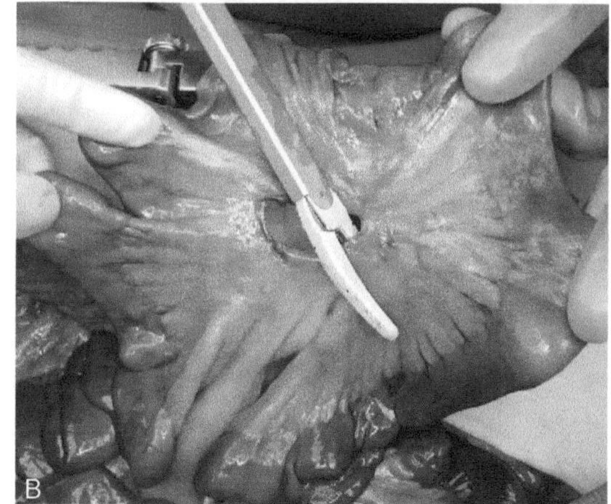

图 22-8 使用电热双极血管闭合系统分离肠系膜

A. 电热双极血管闭合系统（LigaSure 设备）；B. 此设备在需要行肠切除术处理系膜时或非解剖肝切除术时可快速分离

六、腹腔探查

1. 进入腹腔的首要任务是暂时控制所有明显出血，通常采用结扎或直接压迫方法止血。

2. 定向填塞比四象限盲目填塞止血更有效。如对于单独的左上象限刺伤患者，进行所有象限填塞止血是没有意义的。

3. 压迫后未能止血的严重出血，可考虑临时压迫膈肌下的主动脉。在膈肌下 2 点钟方向，分离没有血管的左侧膈肌区域利于夹闭膈肌下的主动脉。但是，如果有结肠上区血肿或出血，则可能无法实施膈下主动脉阻断。在这些病例中，可能需要进行左胸切开术并在膈上横行夹闭主动脉止血。另一种选择是放置一个血管内主动脉阻断球囊，阻断膈肌下方血流。这项技术在第 24 章中有描述。

4. 用温暖潮湿的毛巾包裹小肠并完全移出腹腔有利于显露探查。

5. 所有穿透伤所致血肿都需要探查。唯一的例外是稳定的肝后血肿。探查这些血肿是一项困难且有潜在危险的操作，可能导致肝后下腔静脉和肝静脉无法控制的出血。

6. 一般不探查钝性伤所致的稳定性血肿。然而，所有十二指肠旁的大血肿，以及大的、进展性的及破溃的血肿都应探查。

7. 如果需要显露肾下主动脉或下腔静脉，应向内侧旋转翻起器官，它沿着结肠白色的 Toldt 旁线起始段，从腹膜反折出游离结肠，继续在小肠肠系膜根部下方进行剥离，使小肠、右半结肠和横结肠完全移出，腹膜后完全显露，十二指肠游离（Kocher 手法）可完全显露肝下腔静脉、肾血管和胰头（图 22-9）。

8. 控制创伤性出血后，需全面检查腹腔，探查和治疗其他损伤。

（1）肠道检查应该从十二指肠悬韧带到直肠，向头侧用双手提起横结肠，在横结肠系膜的中心、底部可见十二指肠悬韧带，应仔细检查、确认小肠两侧和肠系膜缘，以免遗漏损伤。这在穿透伤时尤其重要，特别是遭受枪伤或多次刺伤的患者（图 22-10）。

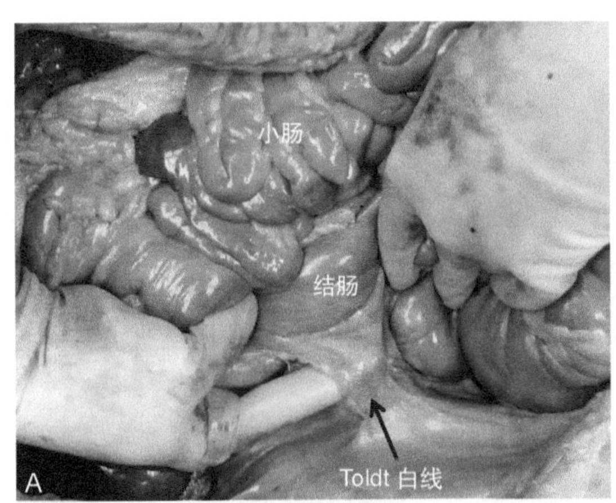

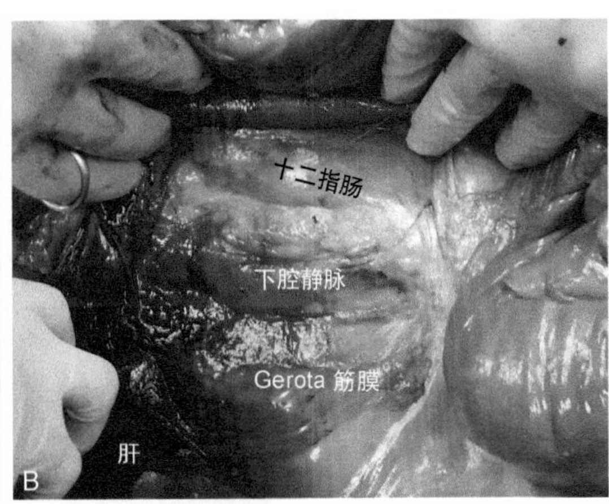

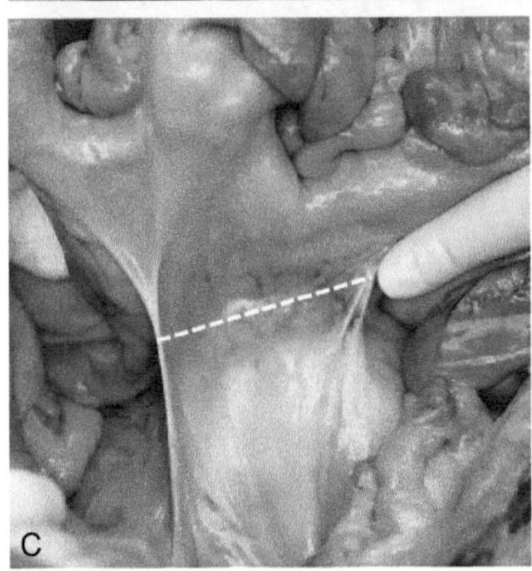

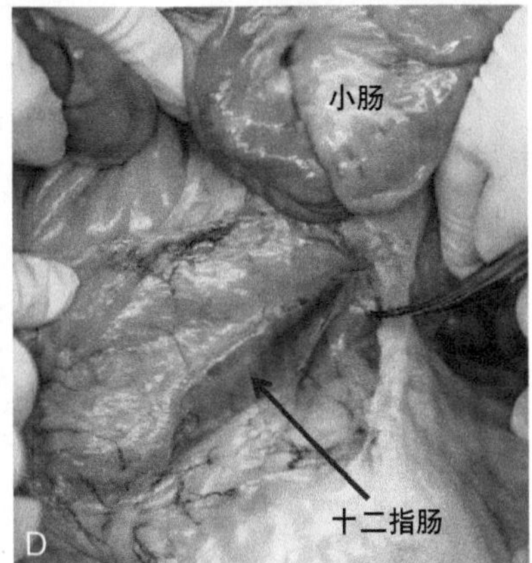

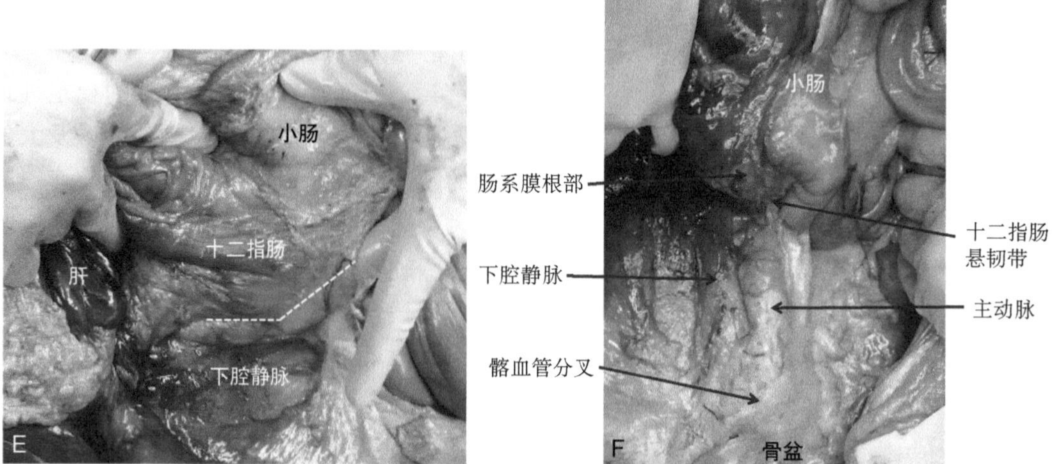

图 22-9 A. 右内侧内脏旋转首先在 Toldt 白线结肠腹膜反折处切开，自后腹壁将结肠向前分离。B. 十二指肠游离（Kocher 手法）可显露十二指肠第二和第三部分、下腔静脉（IVC）和 Gerota 筋膜。C 和 D. 从回盲肠交界处切开腹膜后至十二指肠悬韧带，继续沿回结肠血管下方的小肠系膜根部翻转右内侧脏器。此手法可将小肠向左翻起显露十二指肠的第三和第四部分。E. 通过十二指肠游离（Kocher 手法）完成右内侧器官旋转，可进一步显露下腔静脉、肾血管和胰头的后部。F. 完成右内侧器官旋转，将小肠和右半结肠向头侧和左胸侧翻起，显露下面的肾下主动脉和下腔静脉

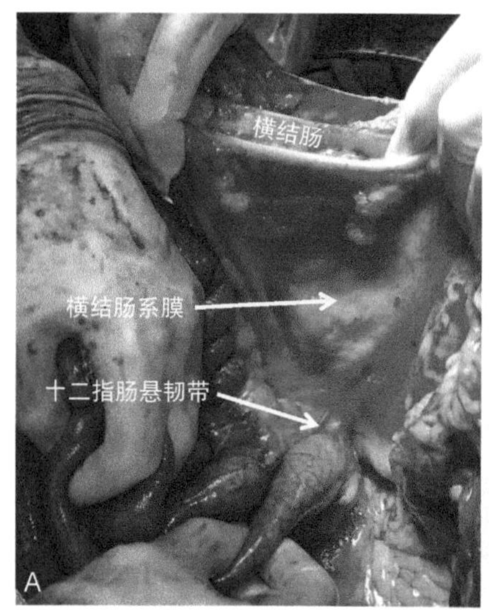

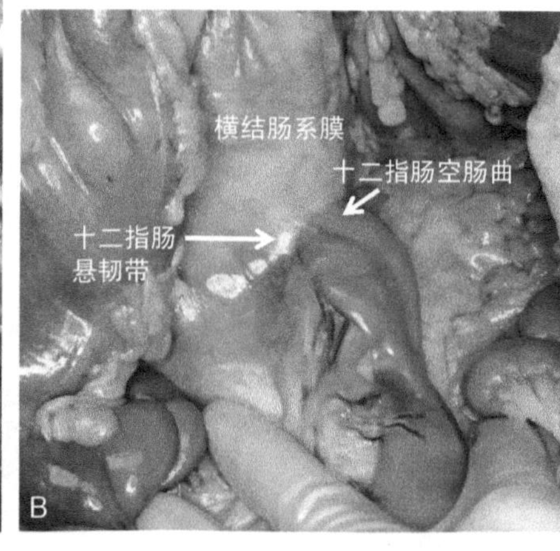

图 22-10 在十二指肠悬韧带处确定小肠的起始段，双手提起横结肠，向患者胸部牵拉，十二指肠悬韧带位于横结肠系膜中部基底

(2) 左侧或右侧小肠移出后可仔细检查左侧和右侧结肠，检查结肠壁周围血肿，以排除潜在的损伤。

(3) 将横结肠向骨盆方向牵拉，可显露胃前壁和十二指肠近端（图 22-11）。

(4) 将胃大弯与横结肠之间的胃结肠韧带分开进入小网膜囊，可探查胰腺和胃后壁（图 22-12）。

(5) 肝和脾应视诊和触诊有无损伤，在肝或脾后面用纱布垫抬高，可改善肝和脾的探查。

(6) 所有空腔器官浆膜下血肿都应进行探查并检查是否有穿孔。

(7) 应常规触诊检查膈肌是否有损伤。

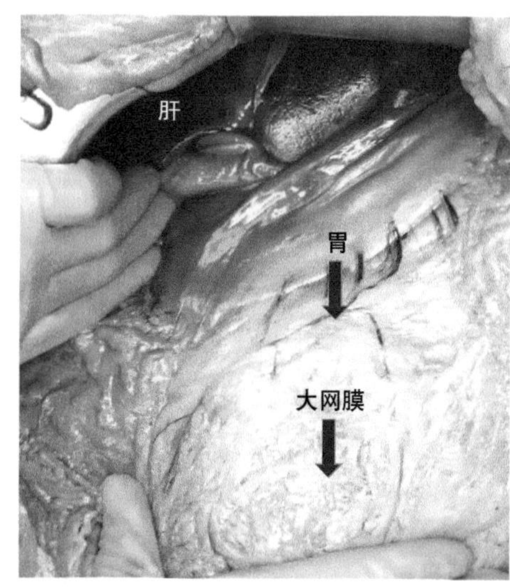

图 22-11 通过向下牵拉（箭头）胃大弯和大网膜探查胃前壁

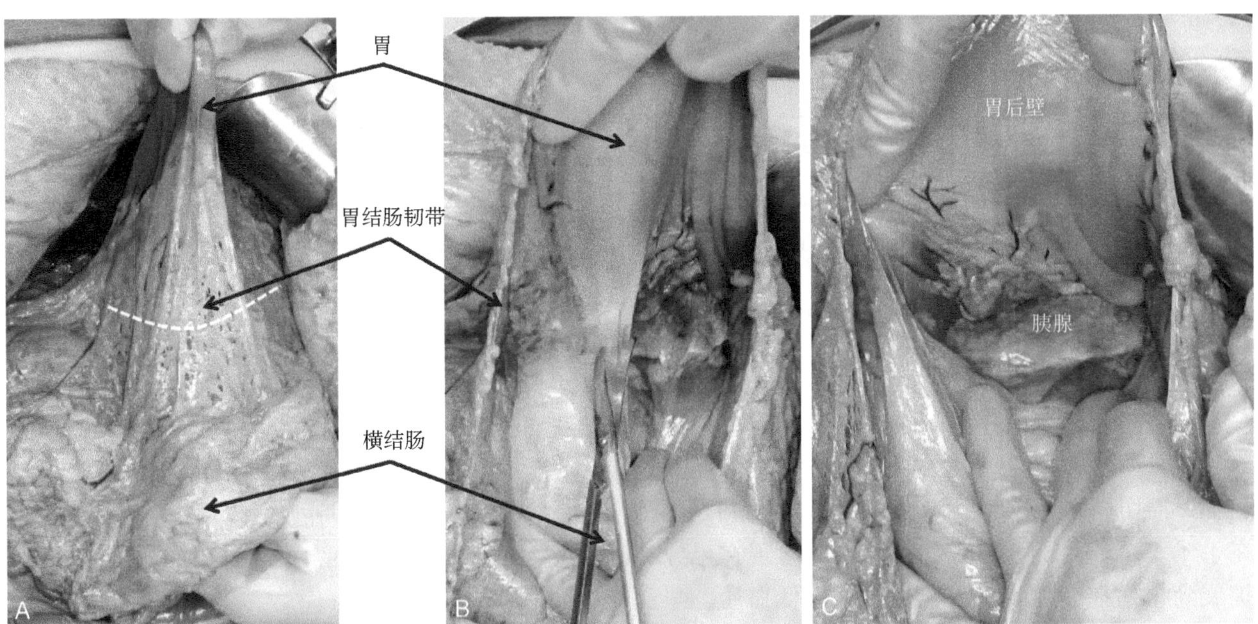

图 22-12　分离胃结肠韧带进入小网膜囊，胃向前、头侧提起，横结肠压向骨盆方向，紧绷后切开胃结肠韧带最薄处（白色虚线）即进入小网膜囊。锐性分离胃后的无血管附着处可显著改善显露。C. 探查小网膜囊。这样可评估胃后壁和胰腺的损伤

(8) 应触诊双肾，确定其是否存在，以及大小是否正常。尤其对于考虑肾切除时非常重要。如果患者能承受，尽可能保留肾。

七、肠吻合

在创伤手术中，手法缝合与吻合器吻合的预后相同。关于单层缝合和双层缝合、连续缝合和间断缝合的数据也是相似的。对于小儿病例，建议采用单层吻合术，以避免吻合口狭窄。

八、关腹

1. 对于某些特殊的病例，如复杂的肝或胰腺损伤，建议采用闭式引流。然而，常规引流腹腔是没有作用的。

2. 尽可能关闭腹壁筋膜，但对于有腹腔间隙综合征或腹内高压症风险的患者，暂时关闭是可以接受的。所有患者术后应密切监测腹腔内压力(第 23 章)。

3. 术中有污染的情况下，为防止切口感染或导致术后切口裂开，切除器官应保持腹腔开放。

九、提示与陷阱

1. 在手术过程中，与麻醉医师团队的持续沟通是至关重要的，以确定是否需要损伤控制。

2. 患者在伴有血流动力学不稳定的腹部穿透伤时，由于存在近端髂静脉或下腔静脉损伤的可能，应避免从下肢静脉建立输液通路。

3. 外科医师应考虑常规使用头灯，特别是对于不明损伤或位于复杂解剖部位的损伤。

4. 从脐上方 2 ～ 3cm 的白线切开，此处腱膜最宽，可减少进入直肌鞘的风险。

5. 所有穿透伤引起的血肿，不论大小，都应探查，仅稳定的肝后血肿例外。

6. 小肠多发穿孔时，开始修复或切除之前，要明确所有的穿孔，比起小肠多处修复或切除后多个吻合口增加吻合口瘘的风险而言，切除一段小肠行单一吻合更安全。

7. 复杂的腹部创伤，关闭腹壁后，通过监测膀胱压力、气道压力峰值和其他生理参数评估术后腹腔内高压或腹腔间隙综合征的风险。

（刘　冬　吕　林　张连阳　译）

第23章 损伤控制性手术

Mark J. Kaplan, Demetrios Demetriades

一、基本原则

1. 损伤控制（damage control，DC）最初是指在手术室中使用的外科技术，这一概念现在已经扩展到损伤控制性复苏，包括允许性低血压、早期经验性成分输血治疗，以及预防和治疗低体温和酸中毒。

2. 损伤控制技术可以应用于大多数解剖区域和结构，包括颈部、胸部、腹部、血管和骨折部位。

3. 损伤控制性手术是一种简化的手术，其目的是迅速控制出血与污染，以便结束初次手术，减少手术应激，聚焦复苏。损伤控制性手术适用于存在不可逆性休克和死亡风险的进行性生理衰竭患者。生理复苏后，患者返回手术室进行确定性重建并关闭相关腔隙。

4. 损伤控制性手术的适应证

（1）患者处于以下一些“极端”状态：凝血功能障碍、低体温（< 35℃）、酸中毒（碱缺失> 15mmol/L）、乳酸水平升高、顽固性低血压。

（2）难以控制的出血性损伤，包括复杂肝损伤、腹膜后损伤、纵隔损伤、颈部损伤和复杂性血管损伤。

（3）医疗条件不允许处理损伤时，如农村、战场，或者缺乏经验没有足够的医疗技术水平的外科医师。

5. 为了获得最理想的治疗效果，应在患者到达“极端”状态之前尽早考虑损伤控制。同时需要考虑损伤的性质、患者的生理状况、合并症、可用的医疗资源和外科医师的经验技术水平。损伤控制性手术的时机是决定患者预后的关键。

二、腹部损伤控制

1. 在腹部损伤控制性手术中，初次探查的目标是暂时控制出血和空腔器官损伤后内容物的溢出。最终的重建时机是在生理状态稳定后，理想情况下在 24 ～ 48h 限期进行。

2. 可以通过使用负压辅助关闭系统暂时性关腹。

（一）腹腔出血暂时性控制

1. 通过对出血部位（肝、腹膜后或骨盆等）给予紧密的纱布填塞、应用局部止血剂、气囊填塞压迫（适用于源自肝或腹膜后深的穿透伤隧道活动性出血）、大静脉损伤结扎而非修复、损伤动脉暂时分流，或者是组合应用上述措施以达到暂时控制出血的目的（肝与血管的特定损伤控制技术见相应章节）(图 23-1)。

2. 如果在结扎主要出血病灶和非解剖性切除无活性的肝组织后，仍有持续性出血，应考虑使用纱布填塞技术（第 27 章）。肝创面使用可吸收网布包裹，再用纱布填塞。可吸收网布可以永久存留于腹腔，在第二次剖腹探查手术时移除纱布，而不会引起出血。

3. 局部止血剂对控制小出血通常有效，但对大出血收效甚微。

（二）控制肠液溢出

建议对损伤肠管进行结扎或缝闭，而不进行吻合，以暂时控制肠液溢出（图 23-2)。确定性的消化道重建通常于第一次手术后 24 ～ 36h 进行。然而，考虑到这种方式可能导致闭袢性肠梗阻，尤其在使用血管升压药的患者中会促进细菌和毒素移位、加重肠缺血，部分外科医师不支持这种方法（图 23-3)。因此，离断的肠管在术后 24h 内应考虑吻合尽可能减少术后并发症的发生。如果预计肠管离断状态持续超过 24h，应尽可能行一期吻合或肠造口术。我们支持尽可能在损伤控制性手术中重建消化道连续性或造口转流肠液。

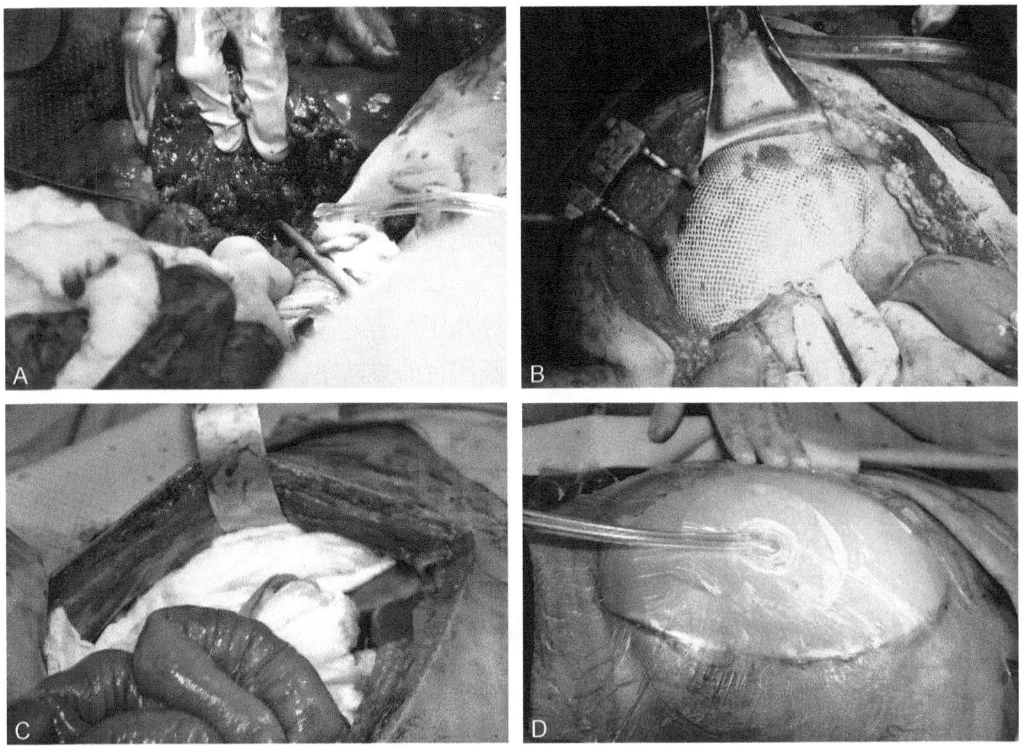

图 23-1　严重肝损伤采用填塞方法行损伤控制

A. 大出血结扎和非解剖性清创后。B. 用可吸收网布将肝严密包裹。严重肝损伤采用损伤控制性手术。C. 肝损伤处用纱布紧密填塞。D. 用 ABThera 负压吸引系统暂时关闭腹壁

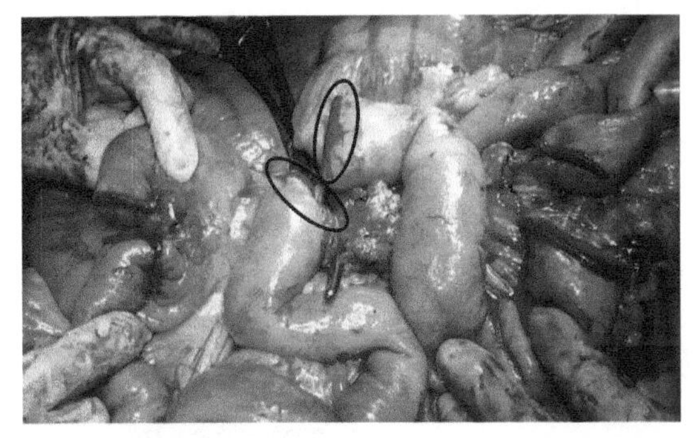

图 23-2　通过缝闭受伤的肠道（黑圈）而非吻合来实现阻止肠液溢出的损伤控制

（三）暂时性关腹

1. 在损伤控制性手术后，由于存在较高的腹腔内压升高或腹腔间隙综合征发生风险，不应缝合腹壁筋膜或皮肤，应常规采用暂时性腹腔关闭（temporary abdominal closure，TAC）。

2. 暂时性腹腔关闭技术会影响预后，包括生存率、并发症及确定性关闭腹壁筋膜的成功率与时间。

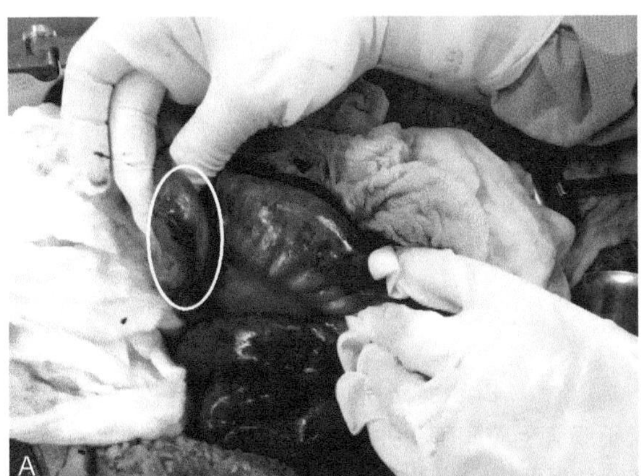

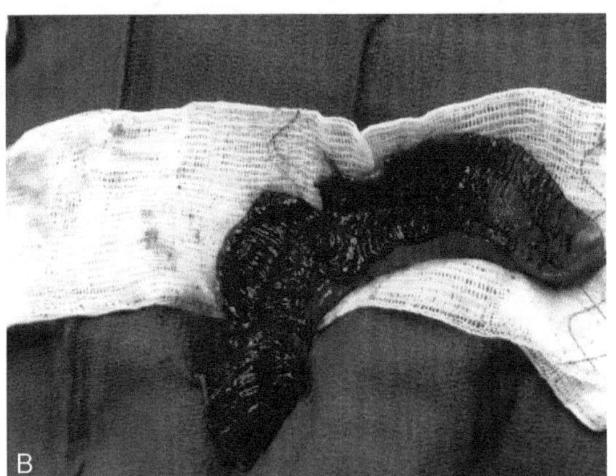

图 23-3　A. 损伤控制和肠道离断 48h 后，缝闭端近侧（白圈）肠道缺血；B. 坏死肠黏膜

3. 理想的暂时性腹腔关闭是预防内脏损伤，主动引流腹腔内任何感染或毒素物质，最大限度地减少肠空气瘘的风险，保护筋膜和腹壁完整性，便于再次手术，并有助于实现早期确定性关腹。

4. 在过去的10年中，许多材料和技术被用于暂时性关腹，包括“Bogota袋”、Wittmann补片、可吸收合成网片和各种负压治疗（negative pressure therapy，NPT）装置。NPT装置的优点是可以主动引流受污染或富含毒素的腹腔液体，同时最大限度地减少腹壁回缩（图23-4）。

（1）用3L无菌冲洗袋或无菌X线片包装袋很容易制作一个“Bogota袋”，然后将其钉合或缝合到筋膜或皮肤上就可以预防腹腔内器官损伤，并将腹腔高压症或腹腔间隙综合征的风险降至最低。“Bogota袋”限定用于腹腔内出血的损伤控制并预计在损伤控制术后24～48h进行确定性关腹的患者。其主要缺点是不能有效地清除任何污染或毒素和富含细胞因子的腹腔内液体，也不能防止腹壁筋膜层回缩。

（2）NPT技术彻底改变了开放腹腔的管理，提高了生存率，减少了并发症，并提高了早期筋膜闭合的成功率。最常用的NPT技术是Barker的负压封闭装置和ABThera系统（KCI，圣安东尼奥，德克萨斯州）（图23-5）。

1）Barker的负压封闭装置包括一个有孔的、无黏附的聚乙烯片放在肠管和腹膜之间，用湿润

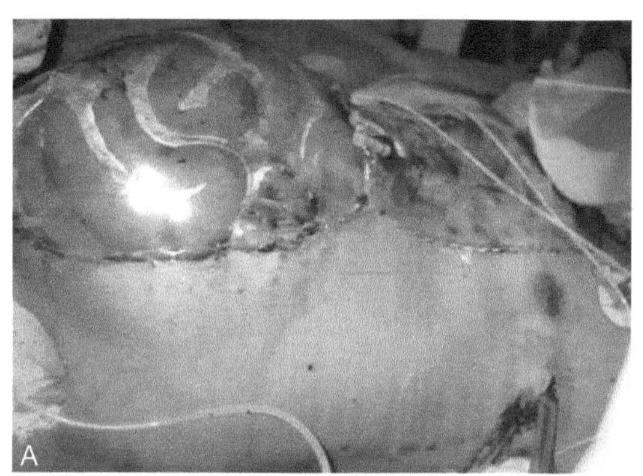

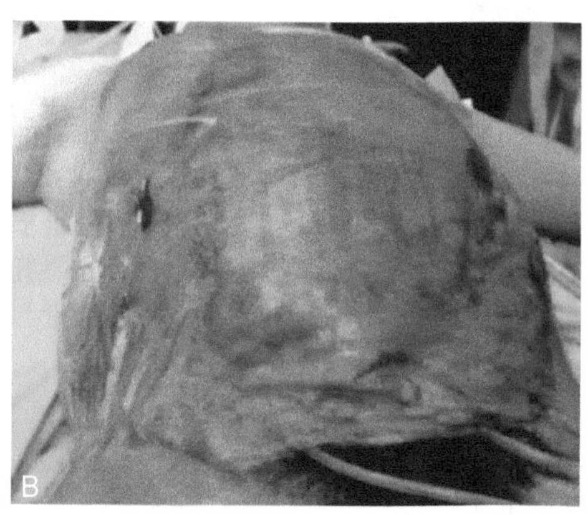

图23-4 A.用塑料布“Bogota袋”暂时性胸骨切开关闭；B.腹腔关闭。这种方法不能有效地清除腹腔液体，也不能避免腹腔失容

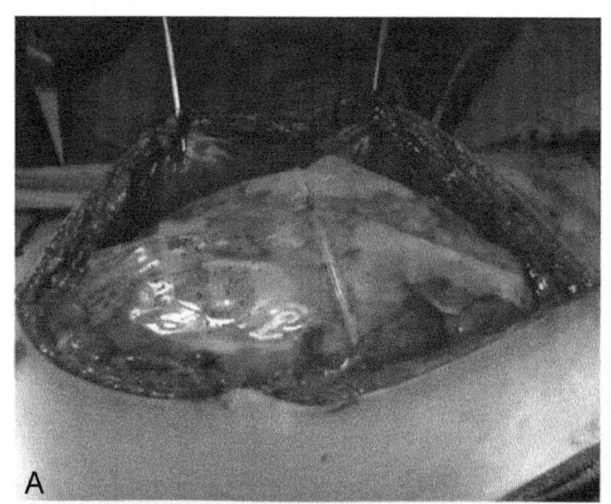

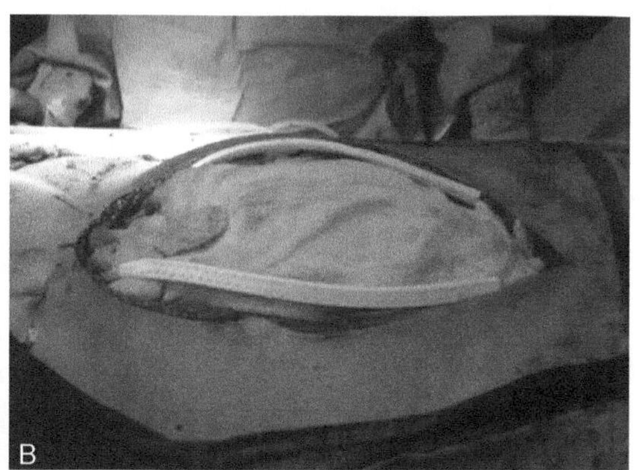

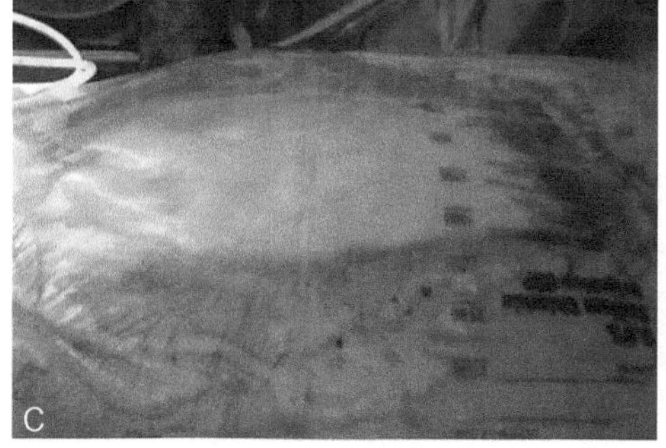

图23-5 A. Barker负压封闭装置。将有孔的无黏附聚乙烯片置于肠管上腹膜下，并用湿润的手术巾或纱布覆盖；B.在纱布上放置两个硅胶引流管，并在伤口上放置透明贴膜以保持密封；C.引流管连接到持续壁式吸引

的手术巾或纱布覆盖，并于其上放两根大的硅胶引流管，在伤口上粘贴一层透明贴膜以保持密封状态。引流管连接到 100 ～ 150mmHg 的负压进行持续吸引。每 24 ～ 48h 更换一次敷料系统，同时在没有张力的情况下拉拢切口顶部与底部的筋膜。一些外科医师在术后 24 ～ 48h 使用这种技术，然后改用负压封闭引流技术治疗。

2）ABThera 系统（KCI）是一种常用的 NPT 装置，它由以下 4 个部分组成（图 23-6 至图 23-9）。

5. 第一层是内脏保护层（visceral protective layer，VPL），由聚氨酯海绵及包裹于带小孔的聚乙烯网片中的 6 个辐射状海绵延伸部分组成。这一层直接位于肠管与腹膜之间，进入结肠旁沟和盆腔。VPL 一般不需要剪裁，如果要剪裁，应从海绵方块中间分离，拔出并丢弃剩余海绵。应在任何造口或饲养管的位置修剪侧缝，以使 VPL 在其周围充分伸展。

6. 第二层由多孔的椭圆形海绵组成，可修剪为需要的尺寸，放置在 VPL 上、筋膜下并完整覆盖保护性海绵。

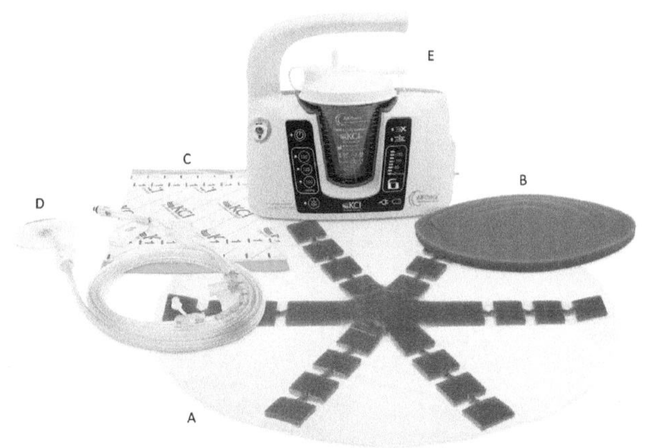

图 23-6 用于腹腔暂时性关闭的 ABThera 负压引流装置

A. 器官保护层；B. 多孔泡沫海绵；C. 半封闭贴膜；D. 带接口垫的引流管；E. 泵

7. 第三层是放置于第二层之上，位于两侧筋膜之间的海绵。

8. 第四层是覆盖海绵的半封闭贴膜。

在粘贴膜上剪开一直径为 1cm 的开口，显露出下面的海绵，接连接口垫和引流管并密封。负压使海绵压缩，对切口施加内侧牵引力，吸引出腹腔内液体，然后收集到可更换的引流瓶中。

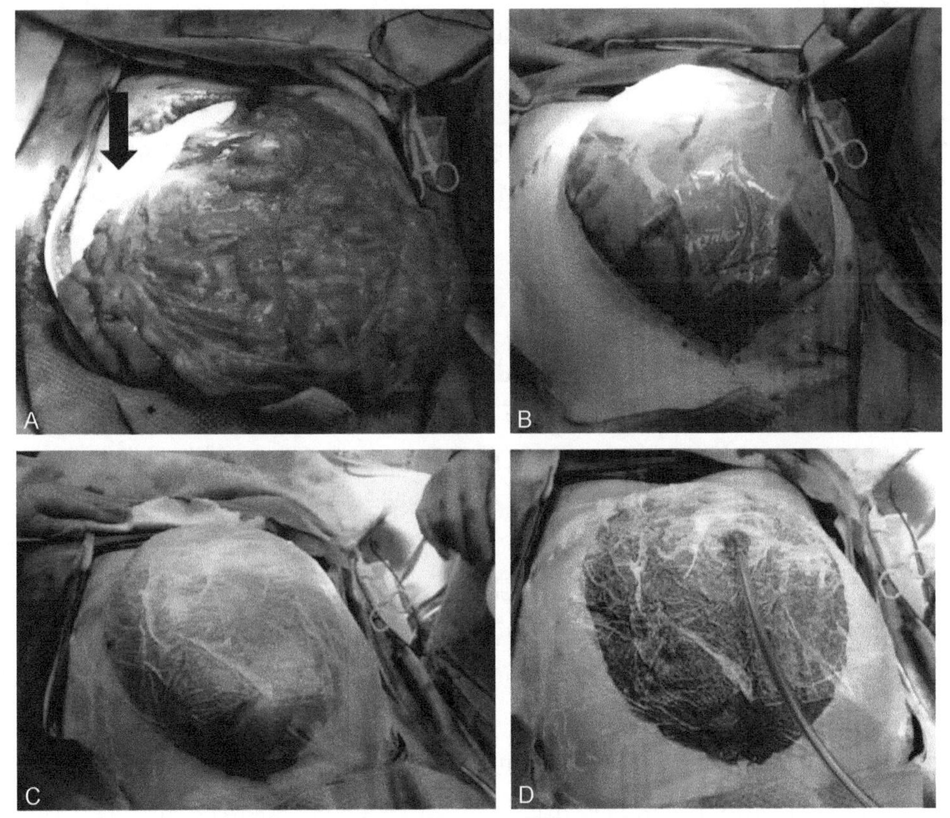

图 23-7 应用 ABThera 装置行腹部暂时性关闭

A. 严重肝损伤使用肝周填塞（箭头）；B. 内脏保护层置于内脏和腹膜之间；C. 应用两层多孔海绵（一层在腹膜下，一层在腹部切口边缘之间），覆盖透明的半封闭贴膜；D. 接口垫和引流管

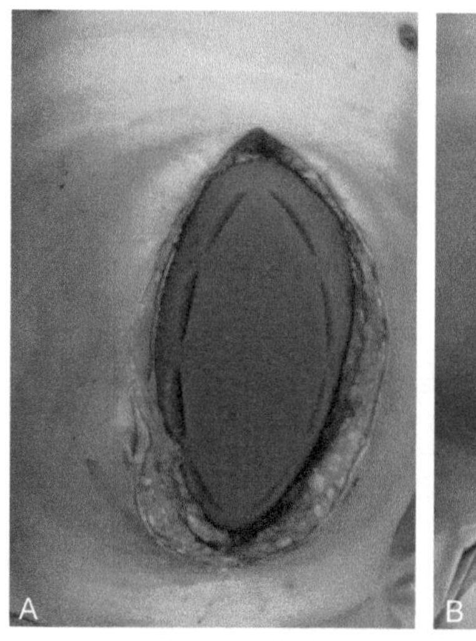

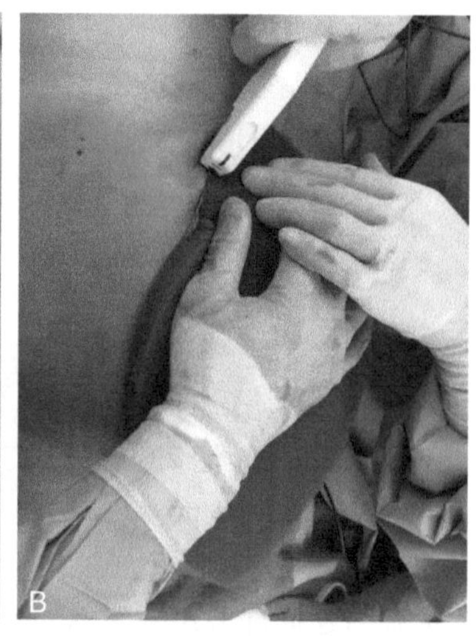

图 23-8　**应用 ABThera 装置行腹腔暂时性关闭**

A. 将第一层多孔海绵放置在腹膜下面；B. 第二层放置在腹部切口边缘之间

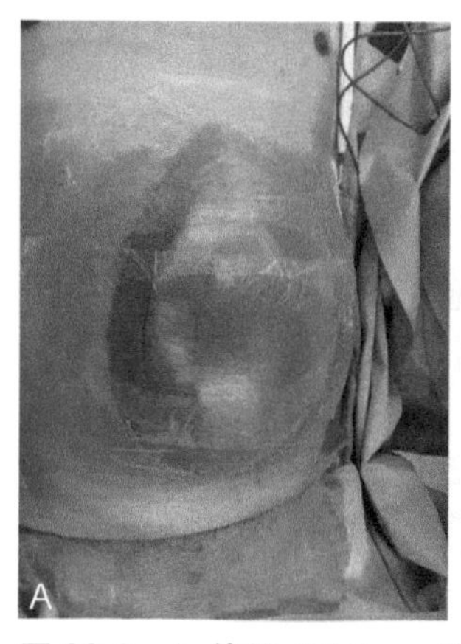

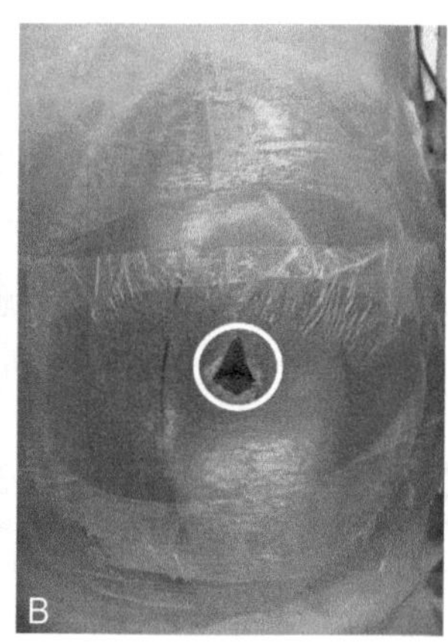

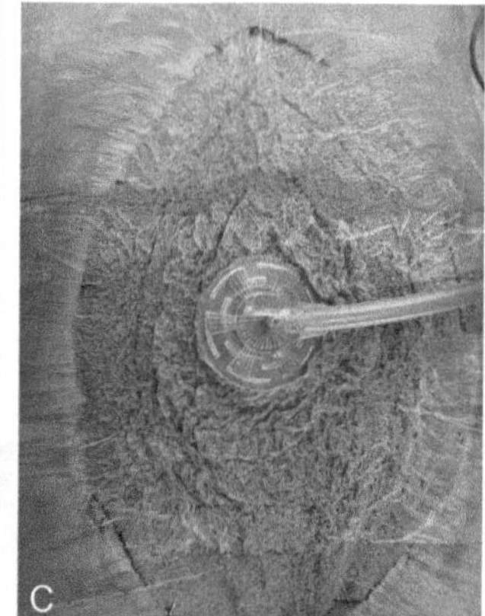

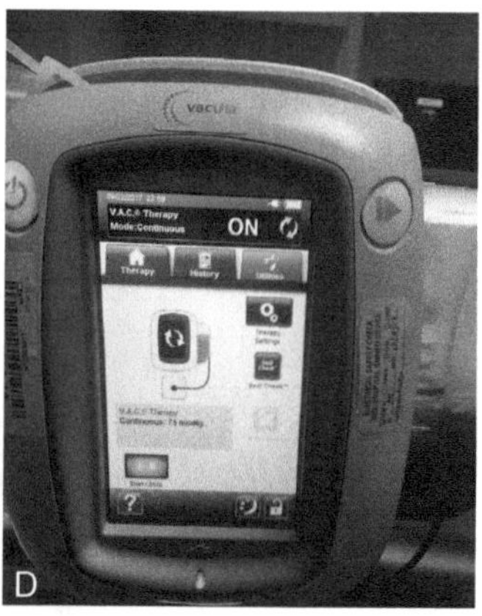

图 23-9　**A. 使用 ABThera 装置暂时性关闭腹腔：将半透膜黏附在泡沫上。然后在半封闭贴膜中央做 1cm 直径的开口（圆圈）。B. 显露下面的泡沫海绵。使用 ABThera 装置暂时性关闭腹腔。C. 一个管路系统接口垫放置在半透膜的开口上。D. 该管路与负压泵连接**

9. 通常每 2 ～ 3 日在手术室更换一次敷料，并逐渐关闭腹壁。最理想的负压为 125mmHg，由于负压治疗会增加出血的风险，在有出血的情况下，最初应使用较低的压力（25 ～ 50mmHg）。确保在保证完全止血后，可以施加更高的压力。

（四）NPT 注意事项

1. 在未完全止血的情况下，使用高负压可加重出血。在这种情况下，一开始采用低负压是可取的。如果负压吸引出大量血液，应立即停止负压吸引，并将患者重新送入手术室探查止血。

2. 在少数的病例因 NPT 敷料暂时关闭腹腔可能发生腹腔压力升高，在负压引流装置应用的最初几个小时内，应监测膀胱内压力。

3. 海绵不应该直接接触肠管，否则会有形成瘘的风险。

三、关闭腹壁筋膜

1. 在 5 ～ 7d 进行早期、确定性关腹，可以减少与开放腹腔相关的并发症。应在无张力及无腹腔高压症复发风险的情况下实现关腹。

2. 当所有腹腔内填塞物被移除、残余感染被清除、肠道水肿消退时，应考虑一期筋膜缝合，在多数情况下，初次手术后几天内即可进行。

3. 部分患者因持续的肠道水肿或腹腔感染无法早期关闭腹壁筋膜。在这种情况下，每次返回手术室更换敷料时，在筋膜缺损的顶部和底部间断缝合尝试渐进性关闭腹腔。各种筋膜牵引系统联合 NPT 有助于关闭腹壁（图 23-10）。

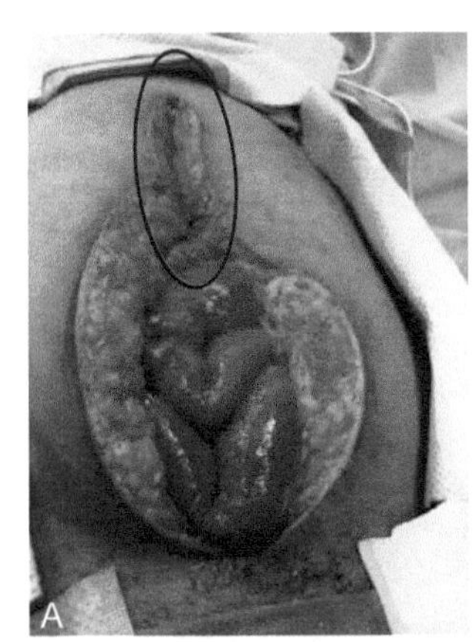
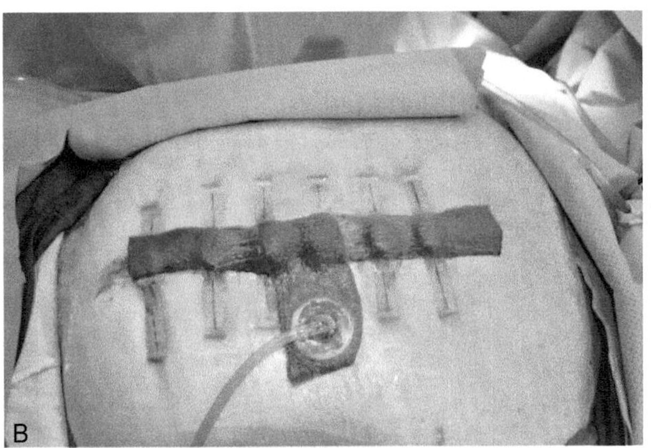

图 23-10　难以关闭的腹腔，使用渐进式筋膜关闭技术

A. 每次回手术室时，在筋膜缺损的顶部或底部给予间断缝合；B. 筋膜牵引系统可与负压治疗结合使用，以促进腹壁关闭

4. 对于持续存在大面积筋膜缺损的患者，应该考虑使用人工合成网片或生物网片，或者采用组织分离与自体组织移植进行确定性腹壁重建。

四、提示与陷阱

1. 在患者病情发展至“极端状态”之前，应早期进行损伤控制。损伤控制的时机是决定患者预后的关键。

2. 介入放射学是损伤控制的重要组成部分。应将患者直接从手术室转运至血管造影室，如果条件允许可使用复合手术室。

3. 损伤控制术后仍持续出血应立即在手术室进行手术探查。不要认为是凝血性功能障碍所致出血。

4. 用于暂时性腹腔关闭的负压治疗类型可以影响预后。

5. 当患者出现出血时，避免使用高负压治疗。

6. 在应用 ABThera 装置或任何其他 NPT 时，要确保海绵不直接接触肠管，否则会有形成瘘的风险。

（王革非　吕　林　译）

第 24 章 复苏性主动脉球囊阻断术

Elizabeth R. Benjamin, Kazuhide Matsushima

一、基本原则

1. 复苏性主动脉球囊阻断术（REBOA）是一种用于失血性休克时，通过阻断胸主动脉或低位腹主动脉加以控制腹部或盆腔内出血的暂时性止血策略。

2. 通过体表解剖标志、超声引导或开放性手术将 REBOA 导管经由鞘管于右侧或左侧股总动脉处置入。而后球囊于胸主动脉或腹主动脉处膨胀扩张，使之有效发挥微创主动脉横行阻断钳的作用。

3. REBOA 的过程只需要几分钟。

4. REBOA 是腹腔或盆腔出血发生低血压患者的理想选择，可在急诊医学科、重症医学科或手术室内进行相关止血操作。

5. REBOA 球囊放置可以通过体表定位标志、X 线、造影或超声加以引导和确认。球囊充盈程度的设置应基于有创血压监测、触诊和影像学证据。

6. REBOA 禁用于胸内、颈部或面部出血的患者，以及高度怀疑胸主动脉钝性伤及心博骤停的患者。

7. 主动脉阻断是暂时的复苏措施，应在球囊扩张后，立即将患者送往手术室或介入治疗室进行损伤的确定性处理。

8. REBOA 球囊扩张可导致远端缺血，因此，应尽量减少阻断时间。

二、外科解剖

1.REBOA 放置需要进入股总动脉，将鞘通路置入点设于股总动脉分叉上方是至关重要的，以减少肢体远端缺血的风险。

2. 根据放置 REBOA 的不同目的，将胸主动脉和腹主动脉分为 3 个区域（图 24-1）。

（1）1 区：左锁骨下动脉开口处到膈肌。

1）降主动脉在 T_{12} ～ L_1 处穿过膈肌。

2）1 区球囊膨胀的体表标志是胸骨中部。

（2）2 区：腹腔干到肾动脉。由于有腹腔器官和肾血管损伤的风险，特别是对存在动脉粥样硬化的患者，应避免在 2 区放置球囊。

（3）3 区：肾动脉到主动脉分叉。

肾动脉在 L_2 水平分出，主动脉在 L_4 ～ L_5 平面分为左、右髂总动脉。

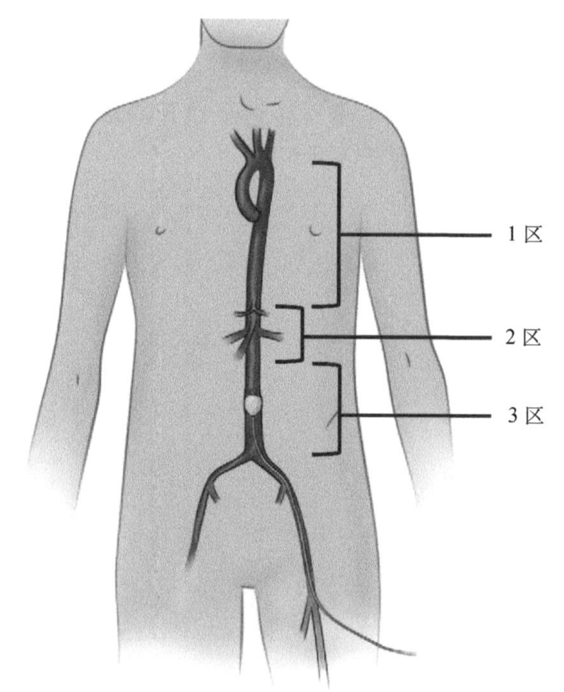

图 24-1　为达到 REBOA 放置的目的，主动脉被分为 3 个解剖区域

1 区 . 从左锁骨下动脉发出处远端至膈肌，是控制腹部或盆腔出血的理想区域；2 区 . 腹腔器官和肾血管的区域，在这个区域应避免放置 REBOA；3 区 . 骨盆和会阴出血的阻断区域，所属范围为肾血管远端和主动脉分叉以上的区域

三、特殊手术器械

1. 目前有多种用于血管内阻断主动脉的球囊可供选择。目前多采用 7 ～ 12F 鞘导套（图 24-2）。有线和无线导管套件均可供选择，球囊扩张容量根据制造商的使用说明有所不同。鉴于不同器件穿刺技术和扩张容积的差异很大，使用者必须熟知器件且在制造商处接受专业培训。

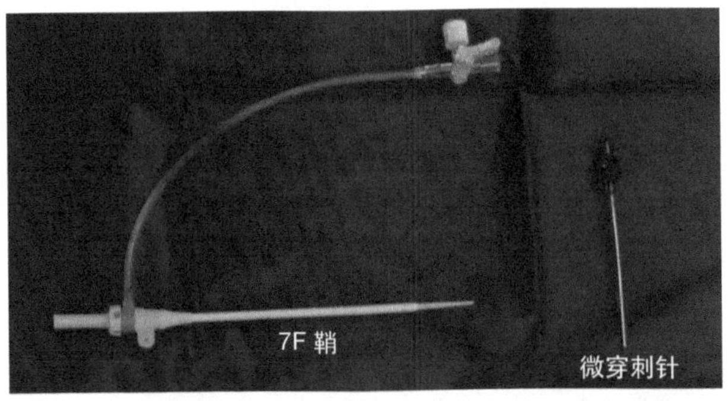

图 24-2 **通过经皮或开放技术可进入股总动脉。根据可获得的导管系统，股总动脉需使用 7F 或更大的鞘管以置入 REBOA 导管**

2. REBOA 置入所需附件因导管、导丝、扩张器、注射器和动脉监测设备的不同而有所差异。

3. 目前的无线导管系统需要一个 10 ～ 30cm^3 的注射器来扩张球囊，另外一个 10cm^3 的注射器来冲洗动脉端口，理想状态下安置好导管后可以通过一套动脉导管连接设备持续监测血压。

4. 便携式高频探头超声仪（选配）。

5. 考虑到切开显露股动脉入口的可能，应备有基本的切开手术包。

6. 通过 REBOA 球囊端口注入稀释的造影剂。

7. 指导放置、阻断和阻断后管理的理想方法的有创动脉通路和监测系统 （选配）。

四、穿刺技术

1. 患者取仰卧位，髋部稍外展。

2. 双侧腹股沟区备皮和消毒铺巾。任意一侧均有可能作为 REBOA 置管入路。

（一）动脉鞘管置入

1. 为确保鞘管管径可以进入并尽量减少远端缺血并发症的发生概率，鞘管应于股总动脉分叉上方置入。

2. 可于腹股沟韧带下约 2cm 处进入股动脉，其与耻骨联合和髂前上棘的距离大致相等。床旁超声的使用可以提高置管的速度和准确性（图 24-3）。如果无法获得床旁超声，建议采用切开腹股沟区路径显露动脉。

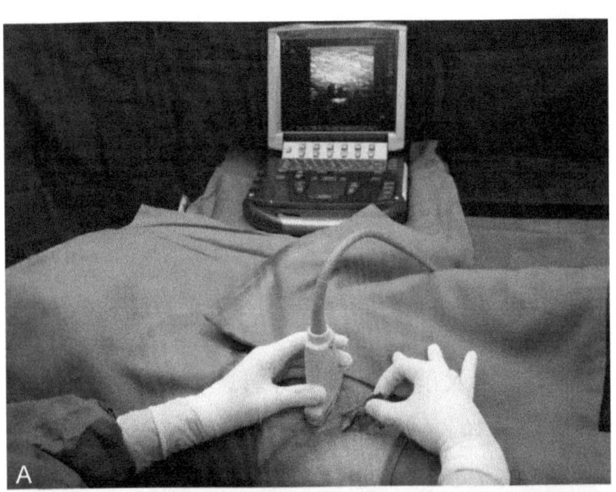

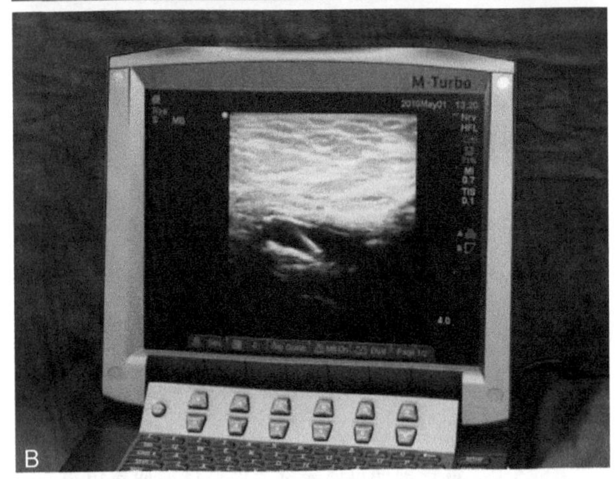

图24-3 **A. 超声引导下可以确定穿刺针是否进入股总动脉。B. 置管入路选择位于股总动脉分叉上方对于确保鞘管置入安全是必要的。导丝进入动脉可以用来确定合适的动脉切开位置**

3. 根据所要置入的 REBOA 导管大小选择合适的鞘管。一个 7F 鞘管可以适配多种已经商业化的动脉导管。

4. 可使用微穿刺针或标准动脉置管套件经皮置入股总动脉。

5. 一旦确认动脉回流，采用 Seldinger 技术小心地将导丝和鞘管置入（图 24-4），此外，也可以先置入动脉导管，而后利用鞘管扩管以利于 REBOA 放置。

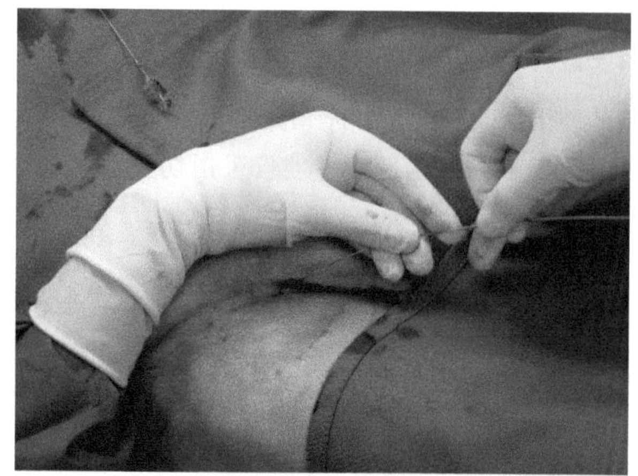

图 24-4 使用标准 Seldinger 技术放置动脉鞘

（二）REBOA 导管置入和定位[1]

1. 在插入前，应测量导管，以估计其到达目标位置的距离（图 24-5）。

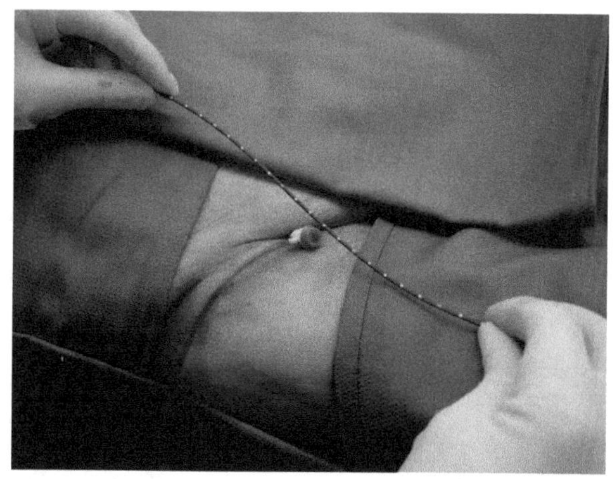

图 24-5 置管前通过体表标志评估球囊放置位置

（1）放置于 1 区：将球囊放置在胸骨中段，测量胸骨中段到插入点的距离，估计所需的置管深度。

（2）放置于 3 区：体表标志不太可靠，建议使用影像学来指导放置。或者，球囊可以在 1 区扩张，在手术室或造影成像时调整到 3 区。

2. ER-REBOA ™设备具有一个“P”形可弯曲的尖端，一个适形性球囊，具有用于外部测量的厘米标记，在球囊上下端有不通透 X 线的标志点，以及用于球囊上方监测压力的动脉端口（图 24-6）。膨胀容积通常为 2 ～ 8cm^3。

3. 在置入 REBOA 导管之前，应先行动脉通路冲洗并完全释放球囊。不需要对球囊进行测试，不建议在插入前行球囊充气（图 24-7）。

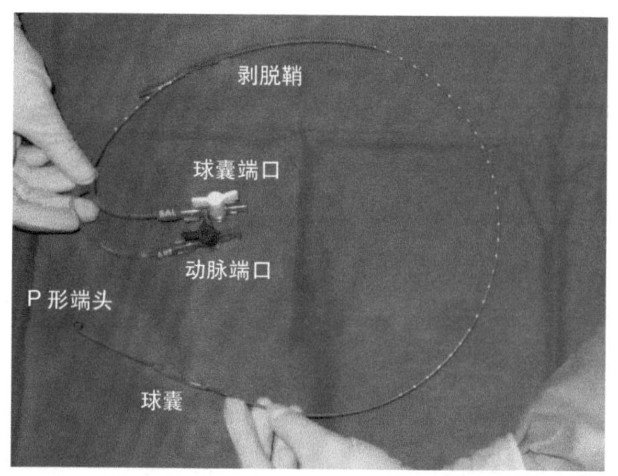

图 24-6 市面上已有几种用于主动脉血管内闭塞的球囊。图中为 ER-REBOA ™装置。这是一个带有动脉监测端口的无线导管。有一个 P 形端头，一个柔顺的球囊，以及用于外部测量的厘米标记，球囊上方和下方有不透射线的标记

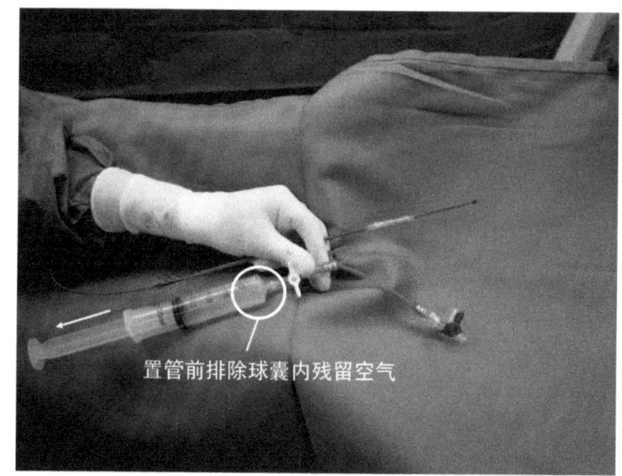

图 24-7 气囊口的三通在负压下关闭，以确保在置管前抽出球囊内的所有残余空气

4. 将橘色剥脱鞘小心地旋转至球囊和“P”形端头，从而为导管的插入做好准备。橘色剥脱鞘可被插入动脉鞘约 1cm 或更少，便于“P”形端头和球囊通过鞘管阀（图 24-8）。但需要注意的是，橘色剥脱鞘不能完全插入动脉鞘。

5. REBOA 导管经股动脉置入，一旦球囊通过鞘管阀，剥脱鞘即被移除。

6. REBOA 导管推进到预定测量深度，如导管推进时遇到阻力，不宜继续推进。

---

[1] 本章的目的是描述使用 7F 号鞘 ER-REBOA ™导管安置的过程。在应用和使用时，注意制造商的说明。

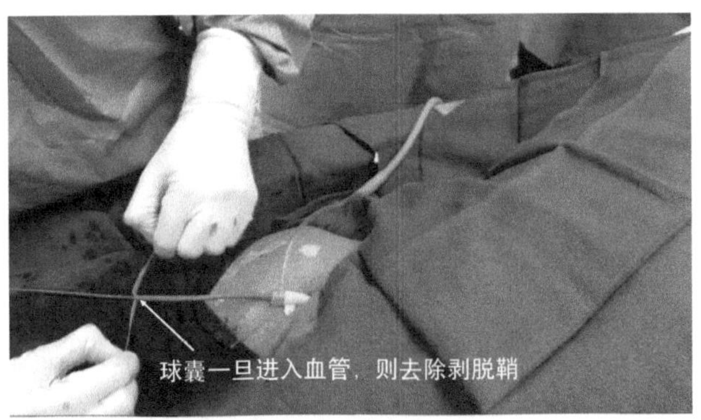

图 24-8　**剥脱鞘使“P”形端头变直并保护导管球囊。其仅插入鞘内不到 1cm，以便于球囊通过鞘管阀。一旦完成这一步，剥脱鞘即被移除**

（三）扩张球囊

1. 在扩张前应通过影像学确定球囊位置。X 线和造影是最常用的确认方法。如果影像学不能立即获得，应以体表标志指导球囊放置。

2. 一旦到达预定位置，则注射入稀释造影剂扩张球囊（图 24-9）。

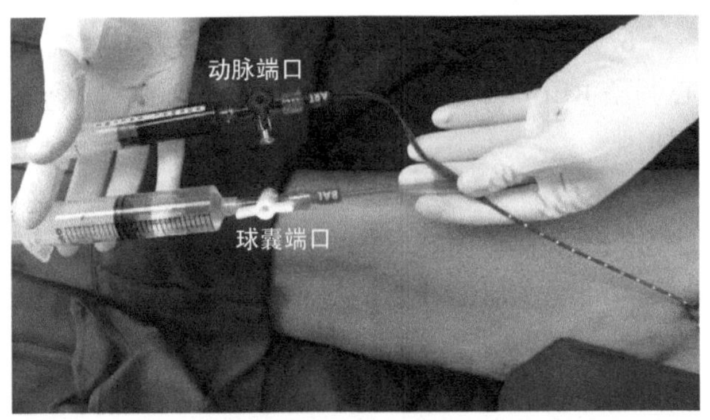

图 24-9　**动脉端口被冲洗并用于连续动脉压力监测。使用稀释的造影剂扩张球囊，通过 X 线片或透视确定球囊的位置和形态**

3. 球囊扩张的体积由制造商规定，并应在置入前进行核实。建议通过有创血压监测、球囊触觉反馈和触诊股动脉脉搏实时确定实际充盈容积。球囊的位置和形态可以通过 X 线评估。应避免过度膨胀，因其可导致内膜损伤或球囊破裂。

4. 应记录球囊扩张时间并监测缺血时间。应经常检查置管部位远端脉搏和筋膜室，以监测肢体缺血和骨 - 筋膜室综合征情况。

5. 一旦球囊扩张并定位后，应固定导管避免球囊移位（图 24-10）。

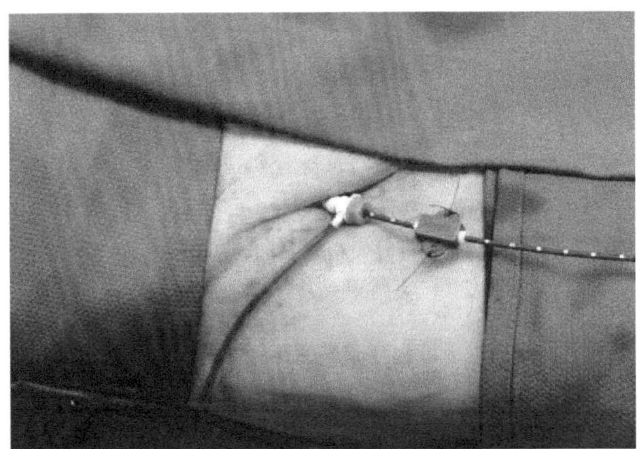

图 24-10　**确认到位后，应固定导管避免移位**

五、拔管

1. 在拔除 REBOA 导管之前，慢慢地将球囊完全抽空致塌陷。

2. 一旦球囊去除张力，应立即将 REBOA 导管从主动脉内取出。导管易致血栓形成，长时间留置可增加并发血栓的风险。

3. 若不再需要 REBOA 导管，应尽早撤出动脉鞘管。在没有肝素冲管的前提下，鞘管容易促进血凝块形成，进而增加远端栓塞的风险。拔除导管前应抽吸导管鞘的输注口，以确认导管尖端没有血栓形成。

4. 对于 7F 鞘套，可以手动拔除导管，并于置管位置持续按压 30min。如果有持续出血或其他局部并发症，建议立即切开探查腹股沟区。

5. 较大的动脉鞘管应在直视下撤除。动脉修补同样应采用开放手术的方式。

6. 24h 后应进行动脉超声检查，评估置管部位是否存在假性动脉瘤。

六、并发症

1.REBOA 球囊扩张的目的是阻断球囊远侧主动脉血流。球囊扩张长期放置于 1 区可导致内脏、肾和下肢缺血，引发肠缺血、急性肾损伤、骨 - 筋膜室综合征或截肢。

2. 球囊过度扩张或超出放置范围会导致血管内膜损伤和动脉损伤。

3. 特别是对于已有动脉损伤或血管弯曲疾病的患者，REBOA 导管可导致夹层或血管损伤。

4. 即使动脉通路相关并发症早期并不明显，但同样最终可导致严重并发症。

（1）7F 鞘套所致的并发症虽然不常见，但仍有部分可引起严重的局部损伤，包括动脉横断、破裂或血栓栓塞，所有这些都可导致远端缺血和肢体丧失。将动脉鞘置于股总动脉分叉点上方，可将这种风险降至最低。

（2）缺血再灌注损伤增加罹患肢体骨 - 筋膜室综合征的风险。

（3）置管部位的血肿或假性动脉瘤可于撤除 REBOA 导管后通过血管超声发现。

七、提示与陷阱

1. REBOA 导管放置中最为复杂的部分是筛选适合的患者，并明确使用这一复苏技术的时机。

（1）REBOA 球囊扩张导致球囊近端的压力增加。因此，对于胸廓、颈部、面部出血的患者不建议进行球囊充气。在这些病例中，REBOA 导管球囊扩张会加重出血。

（2）在心博骤停的情况下，开胸手术仍然是标准的治疗方法，因为它既是一种复苏的方法，也是一种潜在的治疗手段。

（3）决不能将 REBOA 应用于怀疑胸主动脉钝性伤的患者。尝试应用 REBOA 可能导致损伤加重或胸主动脉的立即破裂。

2. 动脉鞘管必须置于股总动脉内。放置于股浅动脉或分叉处可导致包括肢体缺血在内的严重并发症。

3. 鞘管移位可导致动脉损伤或血管阻断。经常性的对置管点远端血管进行检查是非常必要的。血管和骨 - 筋膜室的检查至少应持续至撤除导管后 24h，应进行血管超声检查排除置管部位假性动脉瘤的可能。操作者应做好进行开放式血管探查、修补，栓子取出或旁路桥接，以及发生骨 - 筋膜室综合征时行下肢筋膜切开术的准备。

4. 若条件允许，应在 REBOA 球囊扩张前进行影像学检查，以确认球囊位置。球囊放置不当可导致严重并发症（图 24-11）。

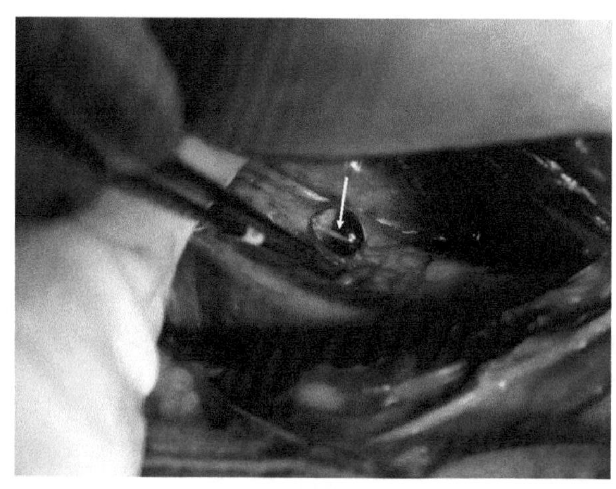

图 24-11　切开左侧后腹膜见左髂总动脉内球囊扩张（箭头）

5. 建议在球囊扩张时持续监测动脉血压，以确定合适的膨胀容积。条件允许时，建议行 X 线检查明确球囊形态。

6. 应根据导管型号和患者血流动力学情况小心调整 REBOA 球囊膨胀容积，从而避免球囊过度扩张。

7. REBOA 导管移位很常见，尤其是低位导管。建议在置入部位固定导管并定期确认导管位置。

8. 部分 REBOA 指的是部分充盈血管内球囊的策略。目前，该策略可由操作者根据实时血压波动，并结合持续的复苏措施，动态调整球囊容积予以实现。

9. REBOA 作为一种暂时性阻断技术，应当被视为进行确定性救治的桥梁。应尽量缩短血管阻断时间，同时操作者应做好应对球囊释放后再灌注期间生理功能变化的准备。

（张画羽　吕　林　译）

第25章 胃肠道

Morgan Schellenberg, Lisa L. Schlitzkus, Kenji Inaba

一、特殊手术器械

1. 创伤剖腹手术包。
2. 自持式腹部牵开器，如 Bookwalter。
3. 充足的照明，包括头灯。
4. 如果需要，应配备暂时性腹腔关闭套装。

二、体位

1. 患者取标准创伤体位：仰卧，双臂外展90°，备皮范围从颈部到膝。

2. 如果考虑直肠损伤且患者血流动力学稳定，则取截石位。

三、切口

1. 腹部正中切口是腹部探查的标准创伤切口，而且可以显露胃肠道。

2. 为了修复广泛的胃食管交界处损伤，可能需要行左侧开胸手术。

3. 显露肝后静脉可能需要右肋下切口。

四、胃

（一）外科解剖

1. 胃食管交界处指腹段食管和胃贲门。

2. 胃底在脾上方，两者由胃脾韧带连接，其内走行有胃短动脉。

3. 胃血供由小弯侧的左、右胃动脉和大弯侧的左、右胃网膜动脉提供。

4. 胃底的血液供应是由来自远端脾动脉的胃短动脉提供。

（二）基本原则

1. 无论致伤机制如何，为了排除损伤，必须完全直视探查胃前壁和胃后壁。

2. 分离胃结肠韧带进入小网膜囊后可显露胃后壁。将胃翻向头侧，横结肠翻向尾侧，这样可以检查胃后壁和胰腺（图 25-1 和图 25-2）。

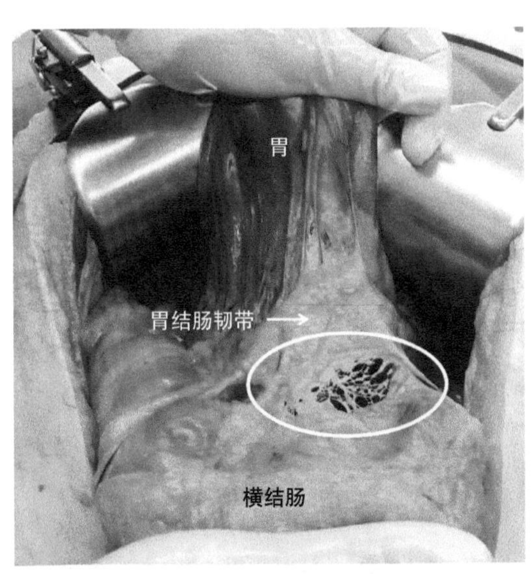

图 25-1　进入小网膜囊

胃向头侧、横结肠向尾侧牵引，分离胃结肠韧带无血管区（圆圈）

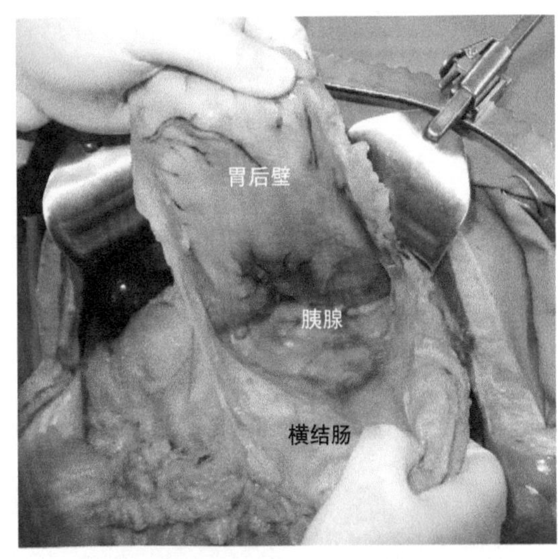

图 25-2　在胃结肠韧带分离后，通过向下牵引横结肠，将胃提起，可以很好地显露胃后壁和胰腺

3. 大多数胃损伤可行一期修复来处理，可采用一层或两层缝合法，或者吻合器楔形切除损伤。

（三）胃食管交界处损伤

1. 胃食管交界处是解剖上显露困难的区域，尤其是肥胖患者，显露它可能具有挑战性。如果将患者置于反特伦德伦堡位，放置自持式牵开器，使用良好的头灯，可改善显露。

2. 显露胃食管交界的第一步是切开左三角韧带并游离肝左叶（图 25-3）。第二步是触摸到腹部食管（先前放置的鼻胃管有助于识别食管），切开食管表面腹膜。腹主动脉在食管的左后方，可在两者间游离。将 Penrose 引流管绕过食管牵拉（图 25-4）。第三步是分离膈肌左侧 2 点钟方向无血管区，显露远端胸段食管（图 25-5）。

3. 大多数胃食管交界处损伤可在清除所有失活组织后行一期修复。修补术应无张力，并以大网膜或胃底包埋（图 25-6）。

4. 毁损性损伤可能需要局部切除，然后进行手法或吻合器食管胃吻合术，并用大网膜或胃底包埋。

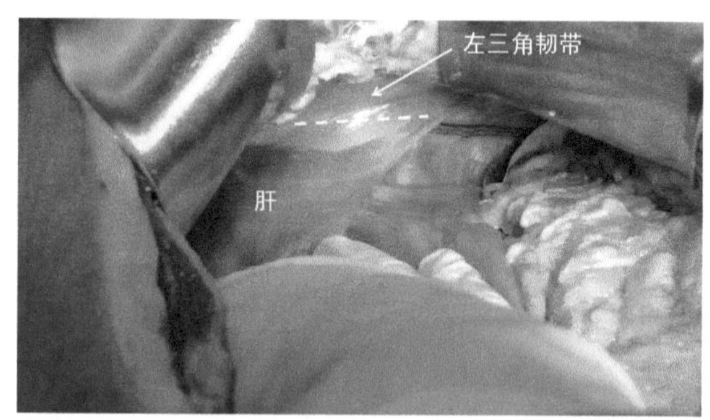

图 25-3 显露胃食管交界处的第一步是肝左叶的游离，切开左三角韧带（虚线）

5. 严重的胃食管交界处损伤，合并大血管损伤和血流动力学不稳定的情况下，需要考虑实施控制出血和减少污染的损伤控制性手术，在 24 ～ 48h 后行重建手术。延迟胃食管交界处重建，在开腹手术的基础上，可能还需要左侧开胸术，可以用 EEA 吻合器进行钉合吻合或者手工缝合来完成（图 25-7）。

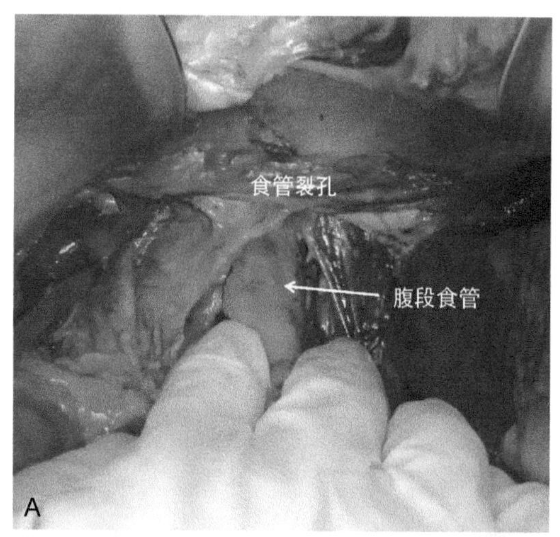

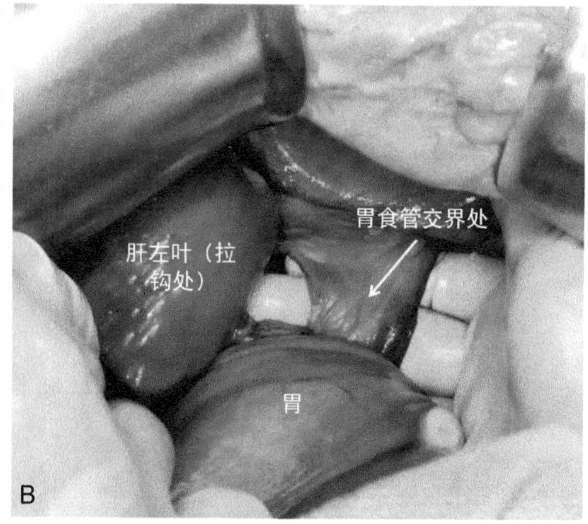

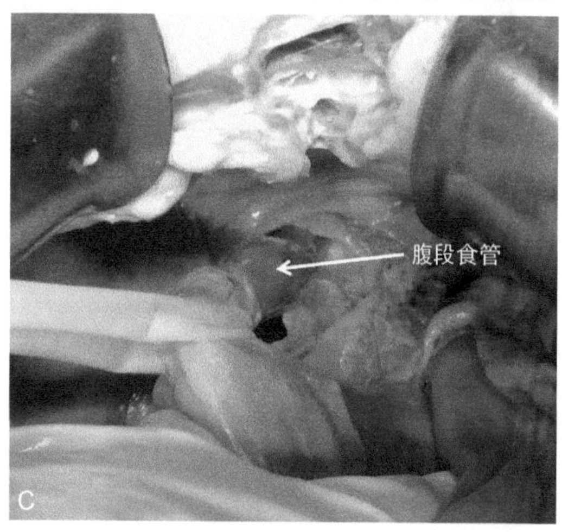

图 25-4 A. 食管裂孔下方剥离覆盖腹膜后充分显露腹段食管；B. 腹段食管与主动脉之间用手指剥离，可游离出胃食管交界处；C. 在胃食管交界处分离食管后，可以用 Penrose 引流管牵引

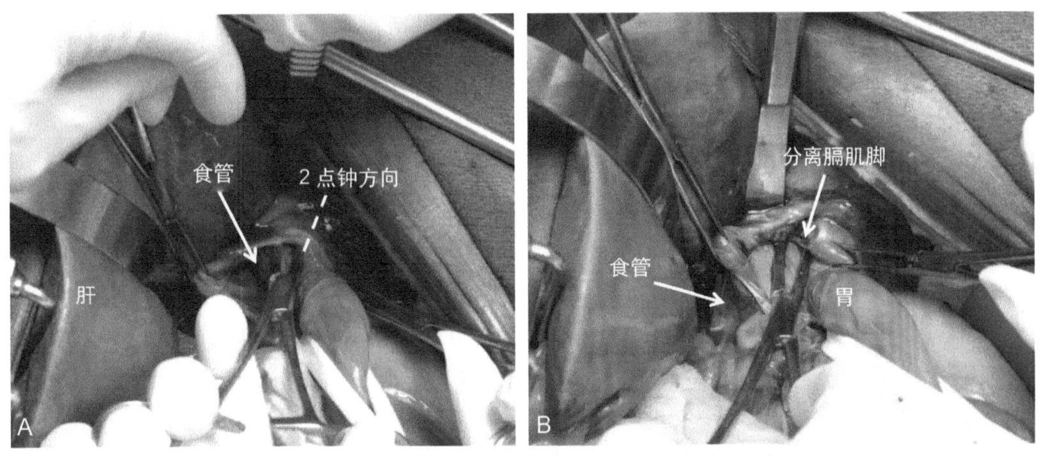

图 25-5 **在横膈肌2点钟方向分离膈肌脚可改善食管显露**

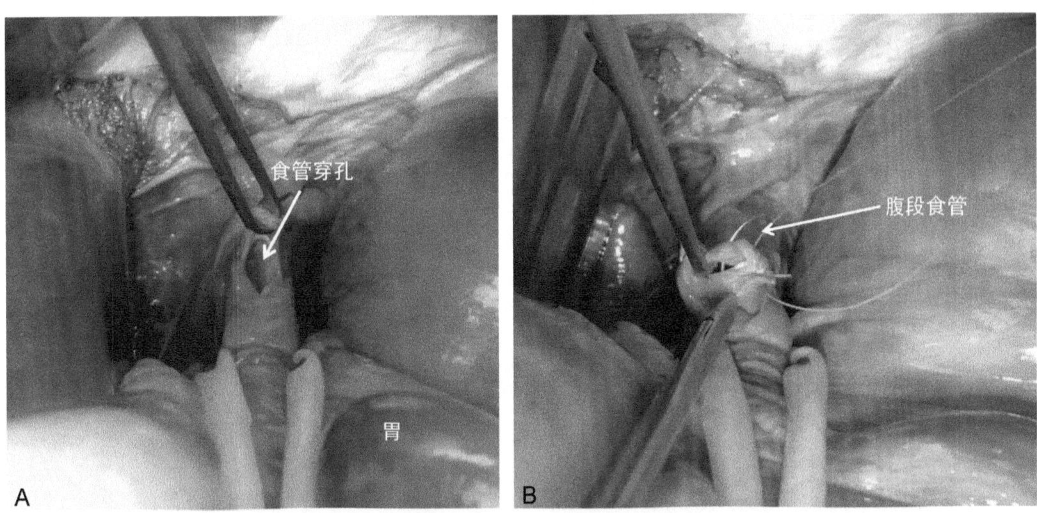

图 25-6 **大多数损伤主要在坏死组织清创后修复**

A. 对坏死组织进行清创；B. 对清除坏死组织的腹段食管进行一期修复

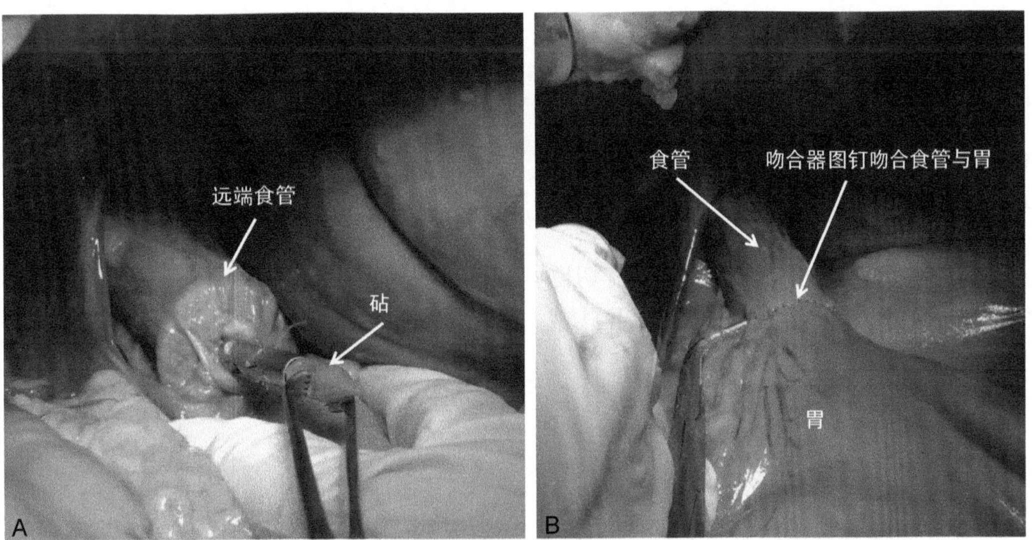

图 25-7 A. EEA 吻合器已连接远端食管，等待吻合胃端；B. 已完成食管胃吻合术

6. 复杂的胃食管交界处损伤，应考虑安置空肠营养管，或者也可在术中放置幽门后鼻胃管，以便在发生吻合口瘘时实施肠内营养。

（四）幽门损伤

1. 单纯性幽门损伤的一期修复可采用幽门成形术，以避免狭窄（图 25-8）。

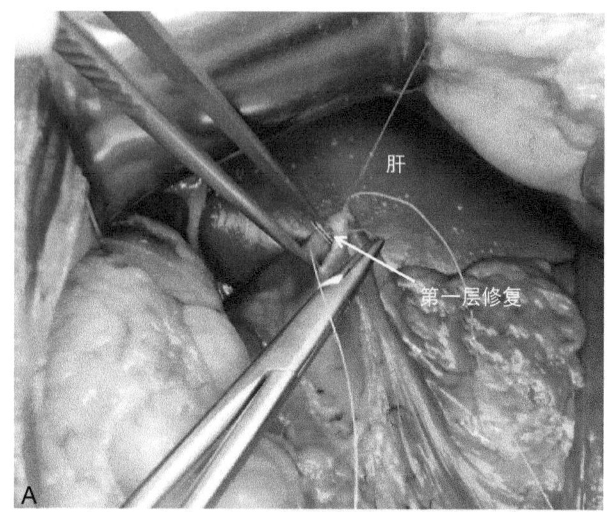

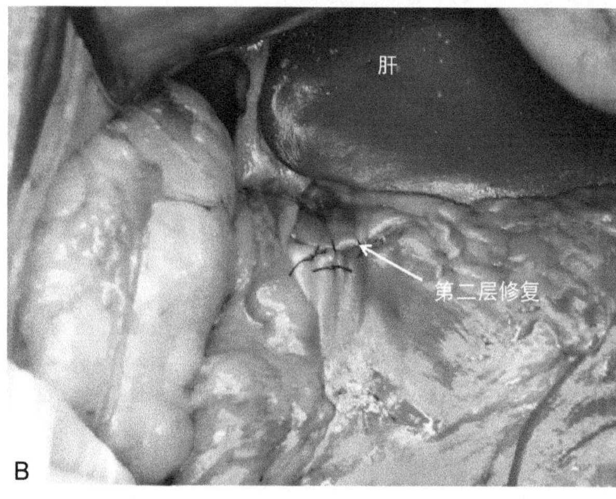

图 25-8 单纯性幽门损伤的一期修复可通过幽门成形术来完成，以避免狭窄。修复可以采用一层或两层缝合法

2. 更复杂的幽门损伤可能需要行胃窦切除术。重建方案包括 Billroth Ⅰ式、Billroth Ⅱ式或 Roux-en-Y 方式。

3. 在复杂的幽门成形术时可考虑胃空肠吻合术。

（五）提示与陷阱

1. 创伤患者必须探查胃前壁及胃后壁。

2. 穿透伤所致胃壁血肿，特别是沿着胃大、小弯时，必须打开，以排除隐匿的损伤。

3. 大多数胃食管连接处损伤可以仅通过腹部切口、适当地游离左侧膈肌脚来显露。修复后可以用大网膜或胃底包埋。

五、小肠

（一）外科解剖

空肠和回肠的血液供应和静脉回流分别来自肠系膜上动脉（superior mesenteric artery，SMA）的分支和汇入肠系膜上静脉（superior mesenteric vein，SMV）的属支。SMV 位于 SMA 的右前方。脾静脉在胰颈后方与 SMV 汇合，成为门静脉起点。

（二）基本原则

1. 钝性伤后小肠穿孔常累及对系膜缘。另一种类型的创伤是在高速减速所致损伤，引起肠系膜撕裂，可能导致肠道失去血供（图 25-9）。

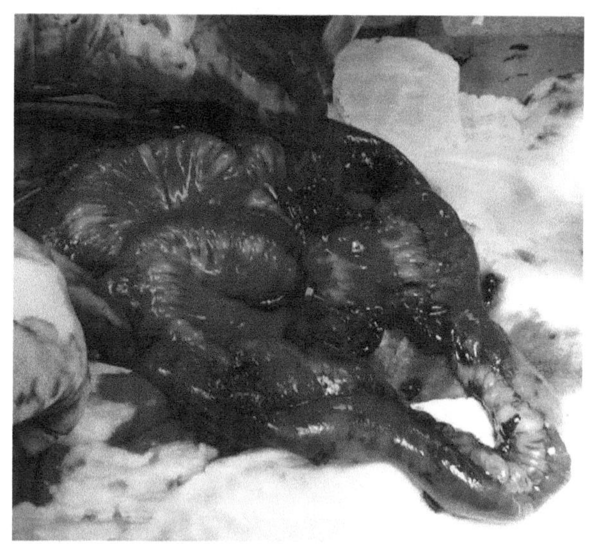

图 25-9 因减速力所致肠系膜桶柄样损伤，注意肠道缺血坏死

2. 术中对小肠的评估必须有条不紊地进行，避免遗漏损伤。必须探查从十二指肠悬韧带到回盲瓣的整个小肠和肠系膜。

3. 在决定行一期修复或切除吻合前，应评估整个小肠。如果仔细检查发现多处小肠损伤，与多处一期修复相比，切除损伤节段可能是一种更合理的干预措施。

4. 为避免狭窄，肠切开术应在清除失活组织后采取横行一期缝合修复。

5. 吻合器吻合或手工缝合的选择很大程度上取决于外科医师的习惯。

6. 肠道连续性中断状态会造成完全肠梗阻，

加重缺血；细菌或毒素移位，即使在损伤控制性手术中，也应尽可能避免。

（三）提示与陷阱

1. 肠壁血肿，特别是穿透伤所致，应仔细排除并去除潜在损伤。

2. 在小肠损伤的计划性修复或切除之前，确保已检查了从十二指肠悬韧带到回盲瓣的全部小肠，以排除其他小肠损伤。如果多处肠道损伤需多次行肠切除或修复手术，一次性切除吻合优于多处肠切除与缝合。

3. 尽管患者能够耐受切除一定长度的小肠，但应尽量保留至少100cm，尽可能避免短肠综合征。

4. 尽可能避免肠道的连续性中断状态。

六、结肠

（一）外科解剖

1. 升结肠的血液供应和静脉回流分别来自SMA和SMV的终末分支回结肠和右结肠动脉和静脉。

2. 横结肠的血供和静脉回流分别来自SMA和SMV的终末分支中结肠动脉和静脉。

3. 降结肠由IMA和IMV的终末分支左结肠动脉和静脉供血和回流。

4. 乙状结肠的血供和静脉回流分别来自IMA和IMV的分支乙状结肠动脉和静脉。

5. 脾曲结肠处于IMA和SMA血供交界处，易发生局部缺血和吻合口漏。

6. 脾曲结肠通过脾结肠韧带与脾下极相连。过度牵拉脾曲结肠可撕裂脾包膜，引起难处理的出血（图25-10）。

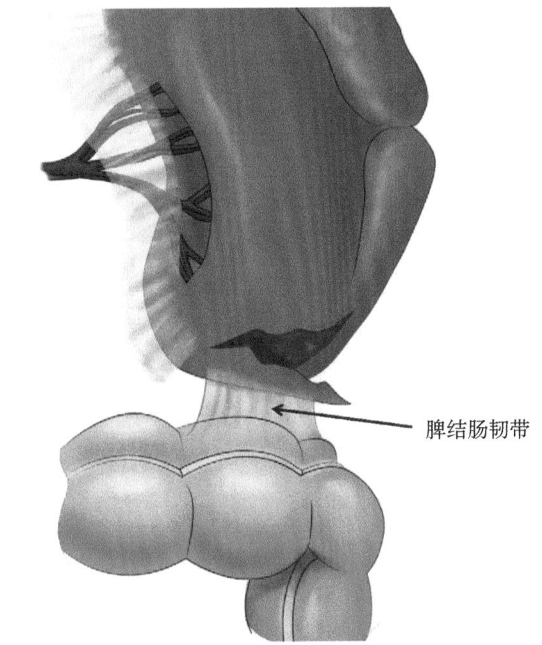

图25-10 过度牵拉脾曲结肠可引起脾包膜撕裂和出血

（二）基本原则

1. 应探查所有穿透伤引起的结肠周围血肿，以排除潜在的损伤。

2. 控制出血要优于控制肠道内容物溢出。粪便溢出和腹腔污染可以通过穿孔的钳夹、手工缝合或吻合器钉合来暂时控制。

3. 切除术适用于毁损性损伤。在非毁损性损伤中，应行一期两层缝合修复。

4. 吻合器吻合与手工缝合的选择在很大程度上是外科医师的判断问题，对吻合口瘘没有影响。

5. 对结肠一期修复的患者不推荐行结肠造口术，无论是否合并损伤、污染、输血或血流动力学不稳定。

6. 对于需要切除的毁损性损伤，现有证据支持行一期吻合术。结肠造口转流仅用于少数血液供应差、修补不满意或有疑问的腹膜外直肠损伤患者。

7. 由于结肠损伤后伤口感染发生率高，通常应在首次手术时保持皮肤切口开放，并延迟缝合皮肤。负压吸引治疗是治疗开放性伤口的有效方法。

（三）提示与陷阱

1. 在结肠处理过程中最具有挑战性的是脾曲部分。在处理结肠过程中，应小心避免可能引起脾包膜撕脱和难处理的出血的结肠过度向下牵拉。

2. 所有结肠损伤，特别是枪伤，在任何修复前都要良好清创。在毁损性损伤中，切除术后应确保残留边缘健康、灌注良好，吻合口无张力。

3. 在游离左侧或右侧结肠时，应识别并保护输尿管。

七、直肠

（一）外科解剖

1. 直肠长约15cm，只有上2/3的前面和上1/3的侧面被腹膜覆盖。下1/3完全位于腹膜外，这增加了显露和修复任何损伤的难度。

2. 直肠的血液供应分别来自肠系膜下动脉发出的直肠上动脉，髂内动脉发出的直肠中动脉和阴部内动脉发出的直肠下动脉。

（二）基本原则

1. 腹腔内直肠损伤的处理方法与结肠损伤相似，绝大多数可行一期修复。

2. 在处理直肠损伤时，常规的粪便转流、骶前引流和直肠远端冲洗并没有任何优势，可能会导致较差的预后。粪便转流应在无法满足修复直肠、腹膜外直肠损伤等特定的情况下选择采用。

3. 低位腹膜外直肠损伤可以在医疗技术水平允许情况下通过经肛门修复。如果损伤是毁损性的，应行结肠造口术。

4. 正确构建的袢式结肠造口术可实现完全的粪便转流，避免结肠末端造口术（Hartmann 术）后的复杂重建。Hartmann 术仅用于直肠广泛毁损的患者（图 25-11）。

5. 因为位置低不适合经腹修复，位置高又不适合经肛门修复，故腹膜外损伤很难修复，可以单独使用近端结肠造口术转流，而不需要修复穿孔。

（三）提示与陷阱

1. 怀疑直肠腹膜外损伤的患者手术时应取截石位，以便行乙状结肠镜检查评估，并考虑经肛门修复直肠低位损伤的可能性。

2. 低位直肠损伤可经肛门修复，高位直肠损伤可经腹腔修复。在中段直肠损伤，显露可能困难。在这种情况下，应考虑不修复直肠穿孔的近侧乙状结肠袢式造口术。

3. 结构合理的袢式结肠造口可以达到满意的粪便转流。在靠近结肠造口远端肠袢处，在腹外斜肌腱膜表面通过结肠系膜放置一塑料棒，或丝线缝合线穿过系膜缝合于腹外斜肌腱膜形成支撑。

4. 如果存在相关的泌尿生殖系统或血管损伤，应用大网膜隔离修补患处，以减少直肠膀胱瘘或

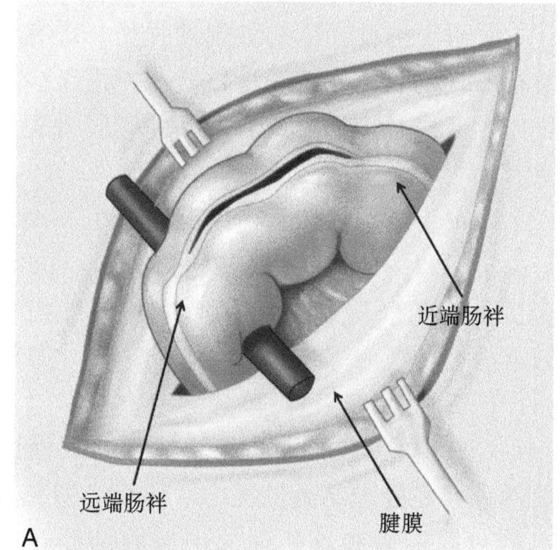

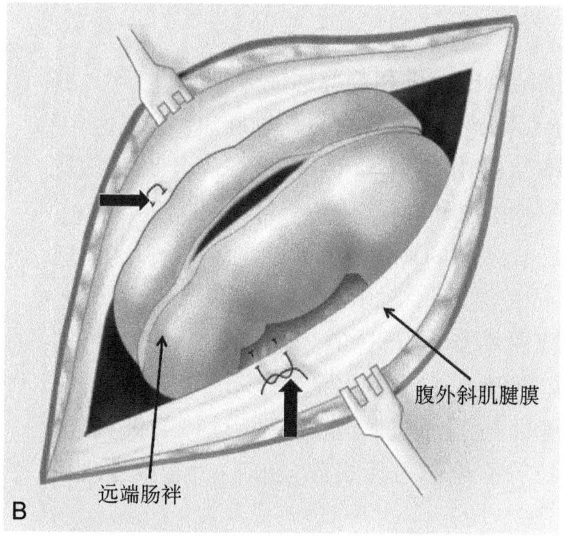

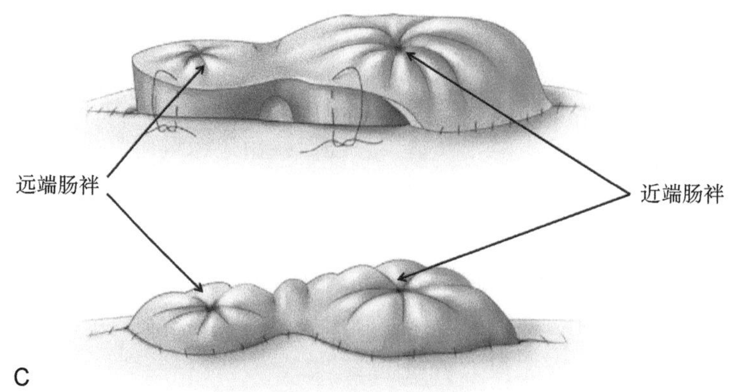

图 25-11 **完全转流粪便的结肠袢式造口术**

A. 在靠近结肠造口远端袢处塑料棒穿过结肠系膜形成支撑；B. 靠近结肠造口远端袢使用水平褥式缝合腹外斜肌腱膜（粗箭头），完成结肠袢式造口的腱膜支撑；C. 完成转流性结肠袢式造口术

血管移植物感染的风险。

5. 对于开放性骨盆骨折后的复杂肛门直肠损伤，应采用止血、伤口填塞，行乙状结肠造口术处理。

八、战伤相关结直肠损伤

1. 战伤与普通损伤有显著性差异。爆炸伤或高速弹片损伤比大多数普通损伤更具破坏性。在决定结直肠损伤手术处理方法时，应考虑医疗后送、长时间转运和缺乏连续性救治等情况。

2. 单纯性结肠损伤可以通过清创和双层吻合或缝合处理。爆炸伤或其他灾难性结直肠损伤应考虑行结肠造口术。

（谭嘉鑫 吕 林 译）

第26章 十二指肠

Elizabeth R.Benjamin, Edward Kwon, Demetrios Demetriades

一、外科解剖

1. 十二指肠位于右肾和肾血管、右侧腰大肌、下腔静脉和主动脉的前方（图 26-1）。

2. 十二指肠长约25cm，是小肠最固定的部分，并且没有肠系膜。解剖上可分为4个部分。

（1）十二指肠上段（第一部分）在其周径的前半部分位于腹膜内。在上面，上段附着于肝十二指肠韧带，后壁与胃十二指肠动脉、胆总管和门静脉相连。

（2）十二指肠降段（第二部分）与胰头共内侧边界。其后面为右肾内面、右肾血管和下腔静脉。肝曲结肠和横结肠从其前面横跨过。胆总管和主胰管汇入十二指肠降段内侧壁。

（3）十二指肠水平段（第三部分）也完全位于腹膜后。其后方为下腔静脉和主动脉。肠系膜上血管从十二指肠水平段前面跨过。

（4）十二指肠上升段（第四部分）长度约2.5cm，除最远端外，主要位于腹膜后。跨过主动脉前并上升到主动脉左侧，在十二指肠悬韧带处与空肠相连。

3. 胆总管走行于肝十二指肠韧带内侧方，位于十二指肠上段和胰头后面，部分嵌于胰头实质内。主胰管汇入胆总管形成Vater壶腹，开口于十二指肠降段。壶腹部距幽门约7cm。副胰管于靠近壶腹部约2cm处汇入。

4. 十二指肠的血供与胰头密切相关。胰头和十二指肠降段的血供来自胰十二指肠前、后动脉弓（图 26-2）。这些动脉弓位于十二指肠“C”环附近的胰腺表面。试图在这些部位分离这两个器官通常会导致十二指肠缺血。

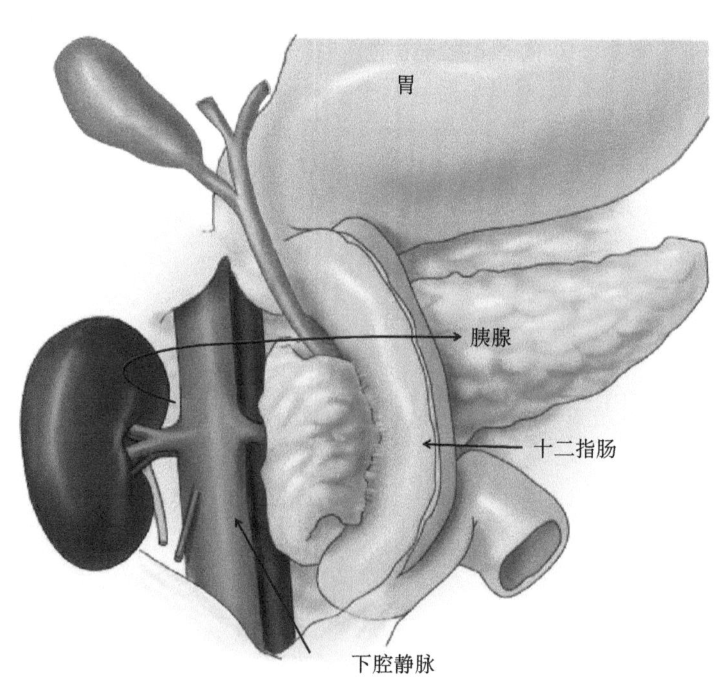

图 26-1 十二指肠位于右肾和肾血管、下腔静脉和主动脉的前面，十二指肠和胰头内旋后可见

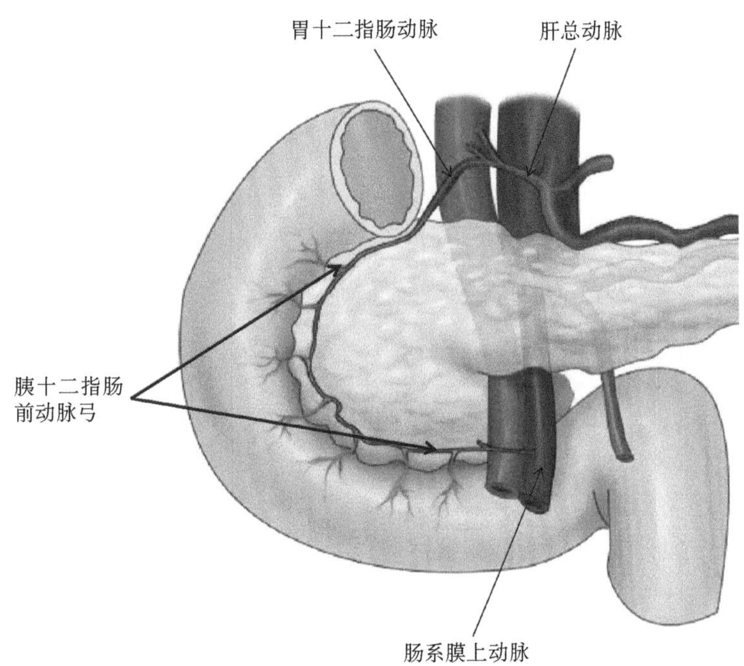

图 26-2　**胰头和十二指肠降段血供来自胰十二指肠前、后动脉弓。试图在这些部位分离胰头和十二指肠通常会导致十二指肠缺血**

二、基本原则

1. 所有继发于钝性伤或穿透伤的十二指肠周围血肿，在剖腹术中均应进行探查，以排除潜在的穿孔（图 26-3）。然而，如果没有合并其他损伤，CT 诊断钝性伤血肿可以观察。

2. 大多数十二指肠撕裂伤可采用清创和十二指肠横行缝合术处理。

3. 因为靠近壶腹部，且在游离时损伤血管可能性大，十二指肠降段切除和一期吻合术风险高。

4. 涉及十二指肠降段内侧的损伤可通过十二指肠侧方切开从腔内更有效地探查。由于存在血流阻断和十二指肠坏死的高风险，应避免从胰头处切开十二指肠。

5. 不推荐常规行幽门旷置术。幽门旷置术仅用于需要复杂修复或血供不足的严重损伤患者。

6. 对于复杂的胰十二指肠损伤，应考虑遵循损伤控制策略和延迟性重建。

7. 十二指肠修补术应采用负压封闭引流法行损伤处周围广泛引流，负压引流不能直接接触修补处。

8. 对于复杂性十二指肠损伤的患者，应考虑通过空肠造瘘行远端肠内营养。

9. 累及胰头的严重十二指肠毁损较为罕见，可能需要行胰十二指肠切除术。这些病例应考虑遵循损伤控制策略，实施分期的切除后延迟重建。

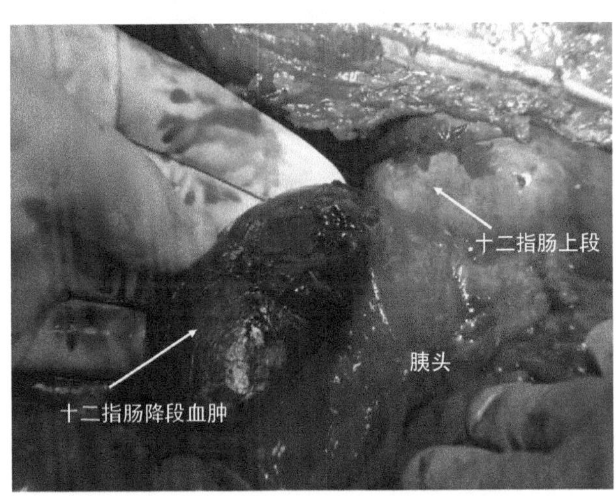

图 26-3　**因钝性伤所致十二指肠降段血肿**

所有钝性伤或穿透伤所致的十二指肠血肿在剖腹术中均应探查，以排除潜在的穿孔

三、特殊手术器械

特殊手术器械包括完整的创伤剖腹手术托盘，Bookwalter 腹部自动牵开器，手术头灯。

四、体位

1. 标准仰卧位，手臂外展 90°。

2. 从乳头平面到大腿中部的标准创伤准备范围。

五、切口

沿标准正中线从剑突到耻骨联合行剖腹探查手术切口。

六、手术技术

（一）显露

1. 采用腹部自动牵开器有助于牵拉腹壁，将肝拉向头侧，以显露十二指肠与幽门交界处。

2. 十二指肠上段的前壁很容易见到。

3. 移开右半结肠，显露十二指肠降段和水平段的前壁（图 26-4）。

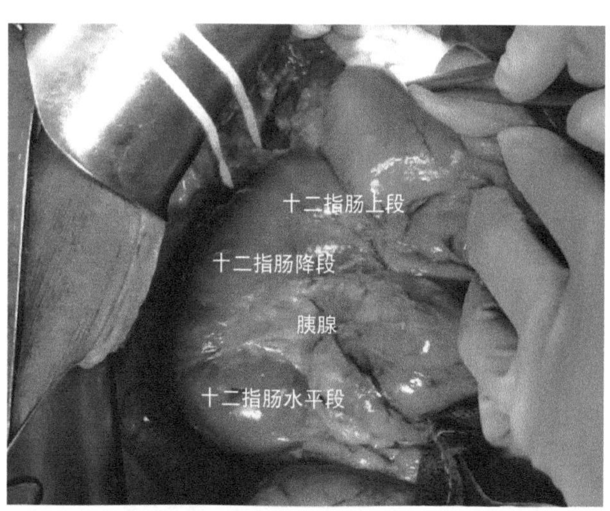

图 26-4 **十二指肠上段前部位于腹腔内，容易见到。游离肝曲结肠后可见十二指肠降段、水平段前壁和胰头**

4. Kocher 手法是通过切开十二指肠上段、降段和水平段近端的外侧腹膜，直至肠系膜上静脉（SMV）处，从而显露其侧面。

（1）十二指肠 C 环和胰头向内侧牵拉，显露其后表面，防止损伤肠系膜上静脉，应避免过度向上牵拉。

（2）后方可见右肾的 Gerota 筋膜和下腔静脉（图 26-5）。

5. 采用翻起右侧器官或 Cattell-Braasch 手法，增加对十二指肠水平段、上升段剩余部分和腹膜后血管的显露（图 26-6）。

（1）切开从肝曲结肠至盲肠段的右结肠外侧腹膜附着处，将结肠向内翻起。

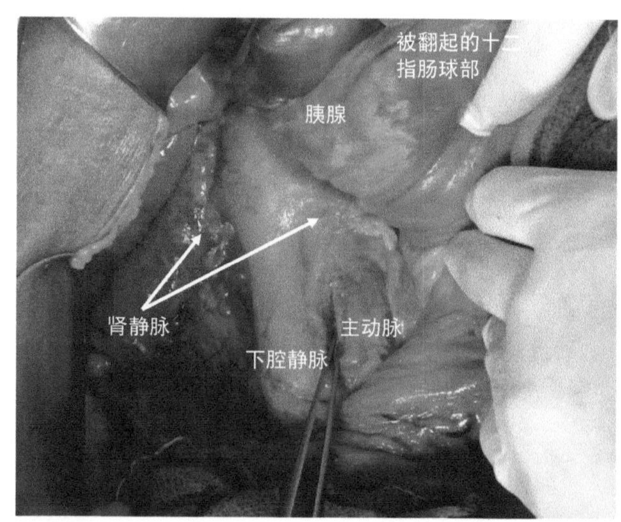

图 26-5 **做 Kocher 切口，十二指肠向内侧游离，直到显露下腔静脉和左肾静脉**

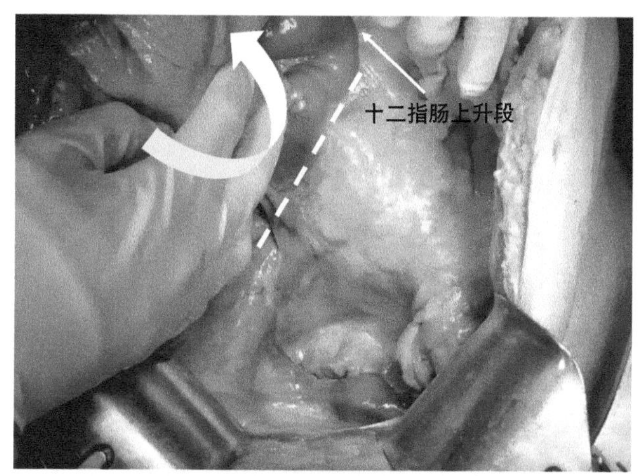

图 26-6 **在施行 Cattell-Braasch 手法时，右半结肠被牵拉向右侧。从回盲部向十二指肠悬韧带倾斜，沿后腹膜在小肠肠系膜下切开。此时腹腔器官完全向上翻转，露出十二指肠上升段**

（2）当右半结肠移至腹腔中部时，可显露十二指肠降段和水平段前壁。

（3）继续从回盲部向十二指肠悬韧带斜行、沿腹膜侧切口下缘切开小肠系膜后腹膜，将右半结肠和小肠向头侧和左侧牵拉。

（4）肠系膜上血管随着小肠向头侧和左侧牵拉，不再跨过十二指肠，可见十二指肠水平段和上升段近端（图 26-7）。

6. 切开十二指肠悬韧带可显露十二指肠上升段远端（图 26-8）。

（1）向上牵拉横结肠，向右下方轻柔牵拉小肠。十二指肠悬韧带位于肠系膜根部，十二指肠上升段于肠系膜血管下显露。

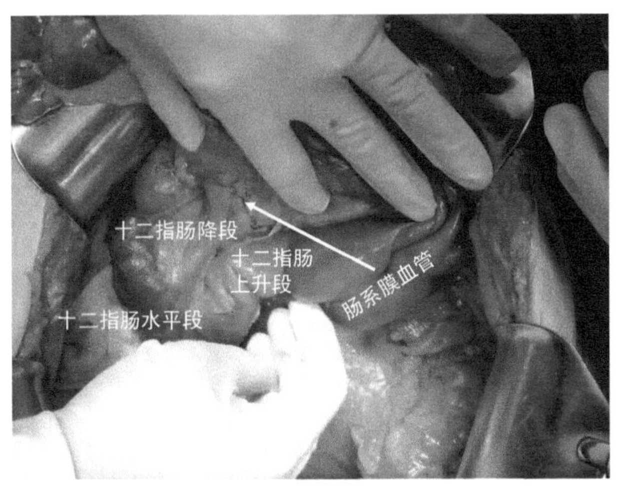

图 26-7 **通过将腹腔器官向左上翻转，完全显露整个十二指肠**

（2）为防止在分离前损伤血管，应触诊肠系膜根部，以确定十二指肠悬韧带右侧肠系膜上血管的位置。

（3）在完成 Kocher 和 Cattell-Braasch 手法操作后，整个十二指肠可以游离并显露出来以便修复损伤（图 26-9）。

（二）修复

1. 十二指肠血肿必须在术中探查，以排除潜在的穿孔。在血肿上切开肌浆层清除血肿，仔细检查十二指肠血肿部位是否有全层损伤。

2. 大多数十二指肠撕裂伤可以进行清创和一期修复。修补应分两层横向进行。内层采用 3-0 可吸收线进行全层连续缝合，外层采用 3-0 缝线

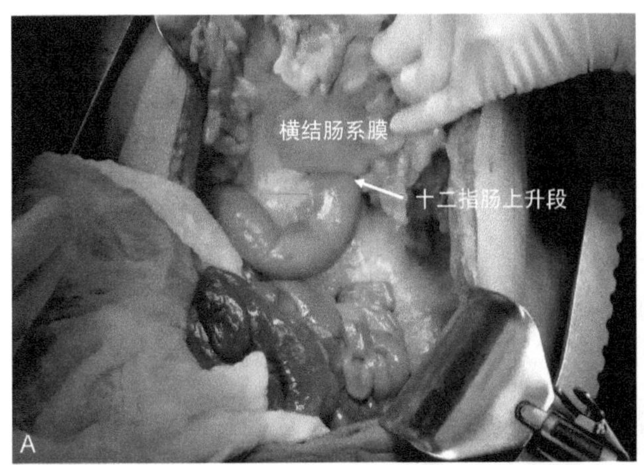

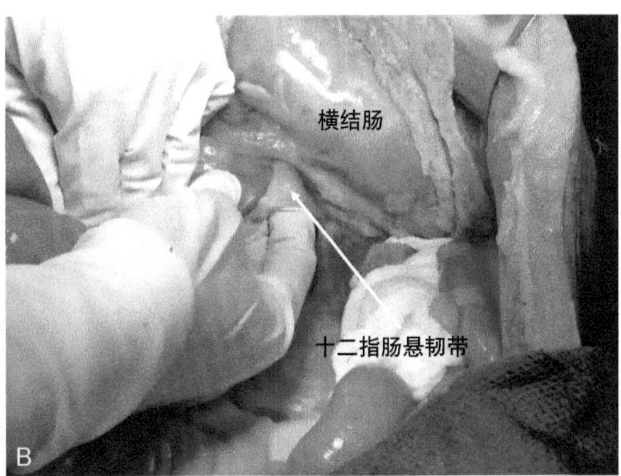

图 26-8 **因为十二指肠悬韧带附着在横结肠系膜底部，也可以通过切开十二指肠悬韧带来显露十二指肠上升段远端**

A. 将横结肠系膜向上牵拉。B. 分离十二指肠悬韧带，显露和移出十二指肠 - 空肠交界处

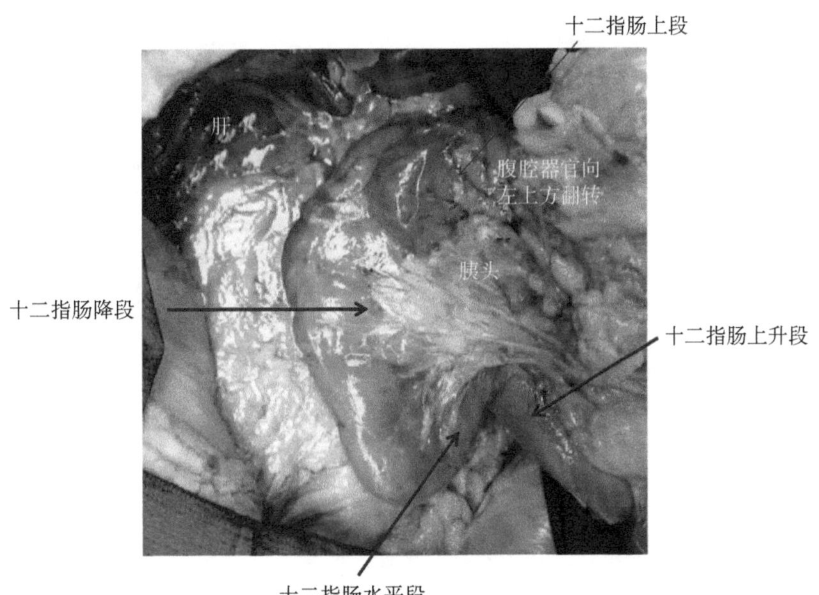

图 26-9 **采用 Cattell-Braasch 手法后十二指肠各部分完全显露。腹腔器官向左上方翻转，肠系膜上血管不再横跨十二指肠**

间断浆肌层缝合，注意避免修补部位的十二指肠肠腔变窄。

（1）如果不能充分游离十二指肠行横行缝合，可以在不造成明显狭窄的情况下，采用纵行缝合方式修复损伤。如果有明显的管腔狭窄，除了修补外，还应进行胃空肠吻合术。

（2）可以用邻近的网膜覆盖修复处。

（3）有些损伤可能不适合一期修复，而需要更复杂的修复，如空肠黏膜瓣或浆肌瓣修补。

3. 横断损伤及周长大于50%的十二指肠上段、水平段和上升段损伤可能需要行节段性切除术、十二指肠-十二指肠吻合术或十二指肠-空肠吻合术。

（1）切除损伤节段，采用3-0可吸收缝线全层连续缝合和3-0间断浆肌层缝合方法，双层端对端手工吻合。

（2）如果无法完成无张力吻合，可能需要行十二指肠空肠Roux-en-Y吻合术。

4. 十二指肠降段节段性切除受壶腹部和血液供应的限制，胰腺的存在使其在游离时特别容易损伤血管。

5. 对于十二指肠降段损伤、同时存在胰腺和十二指肠损伤或其他高风险损伤的修复，应选择性地采用幽门旷置术（图26-10）。

（1）沿胃大弯、靠近幽门处切开胃前壁。

（2）通过胃切口找到并用巴氏钳提出幽门，以0号可吸收缝线荷包缝合的方式闭合幽门行幽门旷置。

（3）另一种方法是用TA55 4.8mm吻合器关闭幽门后十二指肠（图26-11）。

（4）通过之前的胃切开处行胃空肠吻合术。

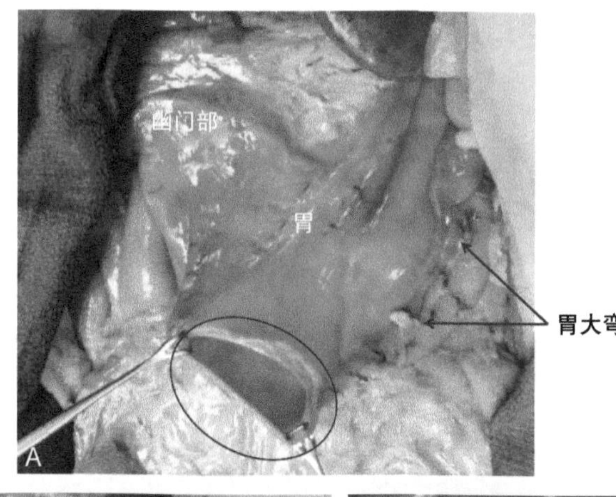

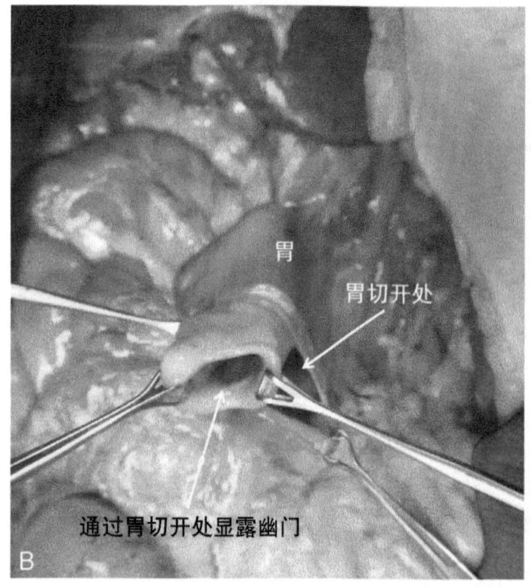

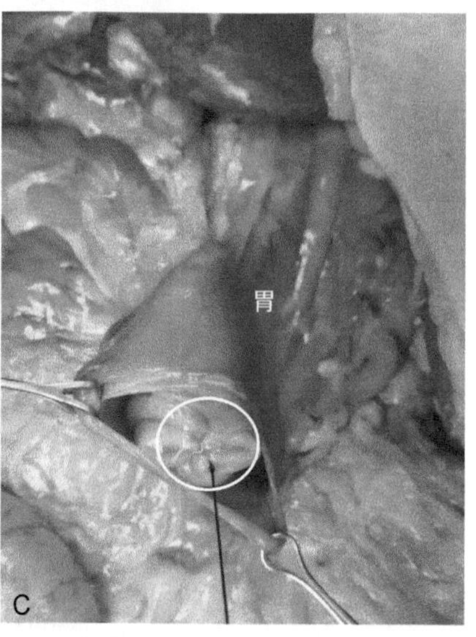

图26-10 A. 幽门旷置术：沿着胃大弯做胃切开术（圆圈），也用于胃空肠吻合术。B. 然后用Babcock钳夹住幽门并通过胃切开处提出。C. 用0号可吸收缝线闭合幽门（圆圈），并行胃空肠吻合术

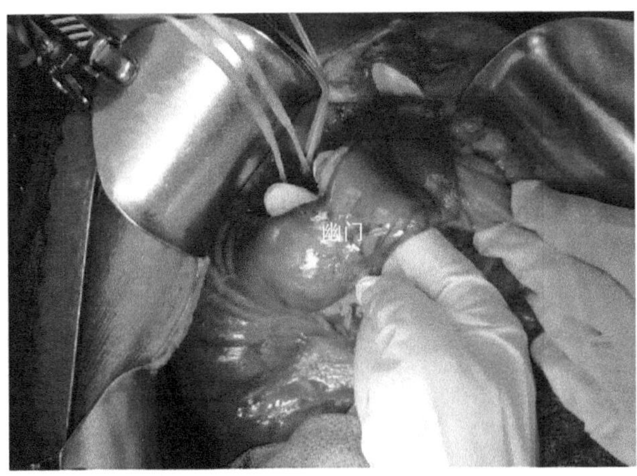

图 26-11　**吻合器幽门旷置术：幽门后表面分离开窗，使 TA 吻合器穿过幽门**

6. 胰头和十二指肠的破坏性损伤可能需要胰十二指肠切除术（Whipple 手术）。

（1）这些患者通常血流动力学不稳定，建议的处理方法是彻底切除后，将延迟重建纳入第二次计划性手术。

（2）应考虑出血的相关来源，包括从表层到深层：①十二指肠和胰腺；②肠系膜上血管和门静脉；③下腔静脉、肾血管和主动脉。

7. 十二指肠损伤的损伤控制性手术技术包括切除后不做吻合、损伤部位广泛引流和损伤外置，十二指肠侧方造瘘和计划性延迟重建术。

七、提示与陷阱

1. 采用 Kocher 和 Cattell-Braasch 手法时，肠系膜上静脉及其分支容易因过度牵拉而受损。

2. 在涉及十二指肠降段的修复和吻合术中应注意仔细辨认和保护 Vater 壶腹。

3. 十二指肠降段与胰头分离常容易导致十二指肠缺血坏死。

4. 分离十二指肠悬韧带时，应小心操作，以免损伤右侧肠系膜上动脉和左侧肠系膜下静脉。

5. 十二指肠降段内侧的损伤可通过十二指肠侧壁切开从腔内探查。

6. 在包括胰十二指肠复合体在内的复杂损伤中，应考虑延迟性重建的损伤控制性手术方式。一旦病情稳定，应尽早进行重建，以避免肠水肿和肠梗阻。

7. 在复杂的损伤中，应考虑通过鼻空肠营养管或空肠造瘘管进行肠内营养。

8. 负压封闭引流管应放置在十二指肠修补部位周围，但不应直接覆盖十二指肠修补部位。

（朱长举　胥伶杰　译）

第 27 章 肝和胆道损伤

Kenji Inaba, Zachary D.Warriner, Kelly Vogt

一、外科解剖

1. 肝由以下韧带固定在位。

（1）镰状韧带向前连接肝与膈肌和脐上方前腹壁。

（2）冠状韧带横向延伸，将肝与膈肌相连。从肝上的下腔静脉（IVC）开始，冠状韧带的外侧延伸，形成附着在膈肌上的左、右三角韧带。

2. 解剖学上 Couinaud 分段法将肝分成 8 个经典节段，由于切除平面并非按照解剖学进行，而是由损伤程度决定的，故在创伤性肝切除术中，并没有得到实际应用。然而，外部解剖标志可能有助于规划手术操作。

（1）肝中静脉沿胆囊中部与下腔静脉之间的平面走行，是肝左叶和肝右叶的分界线（图 27-1A）。

（2）镰状韧带将肝左叶分成内侧和外侧两部分。

（3）术中应谨慎切开镰状韧带，以免损伤供应下方的左叶内侧段的门静脉和上方的肝静脉。

3. 肝后下腔静脉长 8 ～ 10cm，部分嵌入肝实质内。在一些病例中，下腔静脉被肝完全包裹，使显露和修复更为复杂。

4. 肝有 3 条主静脉（左、中、右），还有多条副静脉。肝主静脉的前 1 ～ 2cm 位于肝外，其余 8 ～ 10cm 位于肝内。在约 70% 的患者中，肝中静脉在进入下腔静脉之前汇入左肝静脉（图 27-1B）。

5. 肝总动脉起源于腹腔动脉。它提供大约 30% 的肝血流和 50% 的肝氧合。大多数患者的肝总动脉在肝门处分为肝左、右动脉。在较为常见的解剖变异中，右肝动脉可能来自肠系膜上动脉。较少情况下，整个动脉供应可能来自肠系膜上动脉。或者，在 15% ～ 20% 的患者中，左肝动脉可能来自胃左动脉。

6. 门静脉在胰头后方由肠系膜上静脉和脾静脉汇合而成，提供大约 70% 的肝血流和 50% 的肝氧合。门静脉在肝实质水平分为左、右肝外支。

7. 肝门包括肝动脉（内侧）、胆总管（外侧）和门静脉（后方，胆总管和肝动脉之间）（图 27-2）。

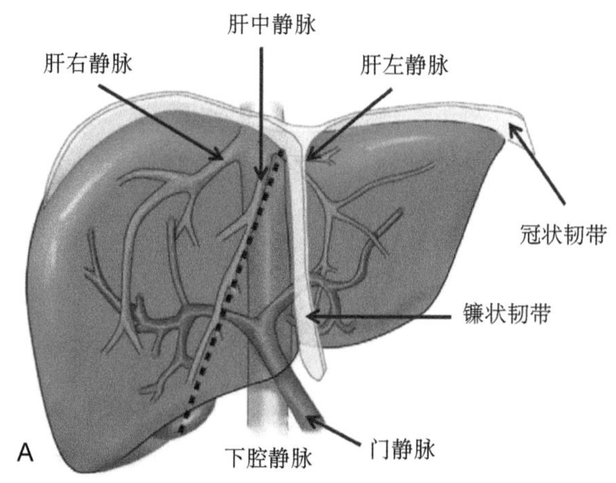

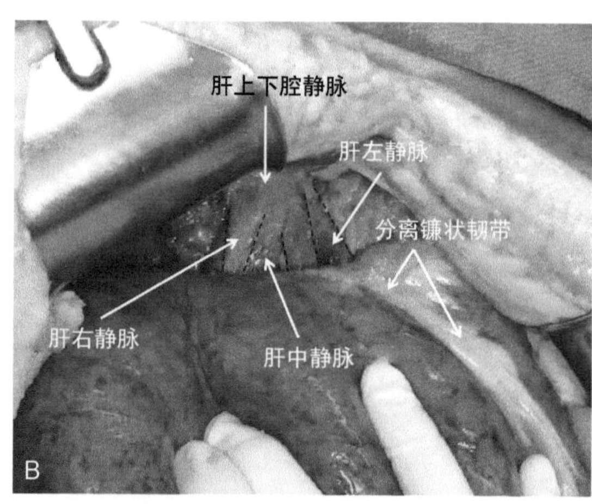

图 27-1 A. 肝外科解剖。肝中静脉沿胆囊中部与下腔静脉（IVC）之间的平面（虚线）走行。术中应谨慎沿镰状韧带进行分离，以免损伤供应下方的左叶内侧段的门静脉和上方的肝静脉。B. 切开镰状韧带和右冠状韧带后，可见三条主要肝静脉的肝外部分，为肝上下腔静脉提供静脉回流

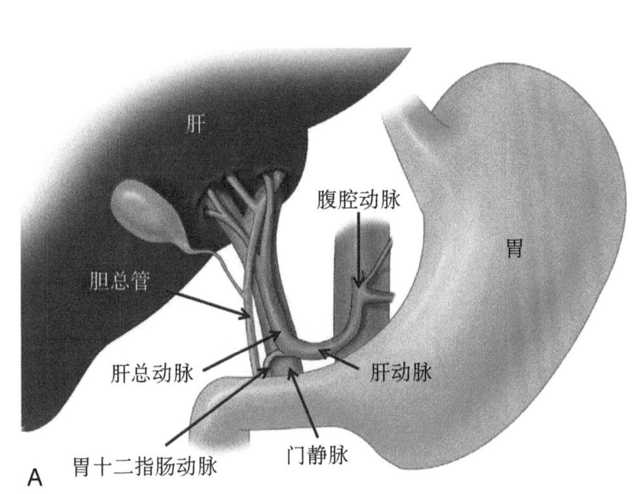

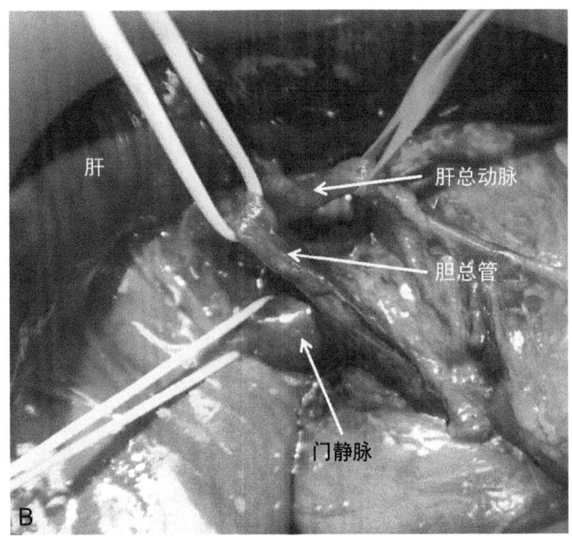

图 27-2 **肝门包括肝动脉（内侧）、胆总管（外侧）和门静脉（后）**

8. 切除胆囊后右肝管较易显露。

9. 左肝管、左肝动脉、左门静脉分支在靠近镰状韧带处进入肝实质。

二、基本原则

1. 肝是最易受损的腹腔内实质性器官。

2. 大多数肝损伤不需要手术干预。

3. 血管栓塞术是非手术治疗严重肝损伤的有效的辅助手段，尤其是在 CT 增强扫描提示有活动性出血迹象的患者中。在复杂肝损伤的损伤控制性手术填塞后，血管栓塞可能是一种有效的辅助手段。

4. 损伤控制性手术颠覆了复杂肝损伤的处理方式，在适当的情况下，应尽早考虑。填塞是肝损伤控制性手术的主要手段。

5. 已局限稳定的肝后血肿不应手术。如果血肿持续扩大或渗漏，可单用填塞法控制，则该技术应作为手术治疗的选择。手术结束后，将患者送往重症监护室进行复苏治疗。特别是存在已填塞的肝实质损伤时，血管栓塞术可能有用。患者在生命体征完全稳定后，可返回手术室取出填塞物。

6. 通过切开镰状韧带和冠状韧带，使肝充分游离，对于处理肝后外侧损伤至关重要。

7. 如果向前牵拉肝时，肝后出血加重，应怀疑肝后下腔静脉或肝静脉损伤。

8. 在 80% ～ 85% 的手术患者中，肝损伤可以通过相对简单的外科技术来处理，如采用局部止血剂、电凝、超精细缝合或引流的方法。剩下的 15% ～ 20% 的病例需要更复杂的外科技术。

三、特殊手术器械

1. 理想的手术室是具备血管栓塞能力的复合手术室。

2. 应准备一个包含血管器械的标准创伤剖腹手术包。如果需要正中胸骨切开术来改善肝后方下腔静脉的显露情况，应提供胸骨切开装置。

3. 自持式的腹壁牵开器，如 Omni-flex、Bookwalter 或 Gomez。

4. 建议能配备电热双极血管闭合系统（Liga-Sure 设备）。

5. 外科手术头灯可以改善肝右侧和解后部损伤的视野。

四、体位

1. 患者取仰卧位，上肢外展 90°。

2. 皮肤消毒准备应包括胸部、腹部和腹股沟区。

3. 上、下半身用加温装置保暖。

五、切口

1. 初始切口应为正中剖腹切口。此切口对肝后部和肝外侧的显露有限。根据解剖区域和肝损伤的程度，可能需要附加切口（图 27-3）。

2. 为更充分地显露肝后外侧损伤，可能需要增加右肋下切口，形成初次剖腹手术的“T”形切口。

3. 可能需要正中胸骨切开术，以便对肝上下腔静脉的心包内段进行肝血管闭塞术，或进入心脏进行房室分流术（图 27-4）。

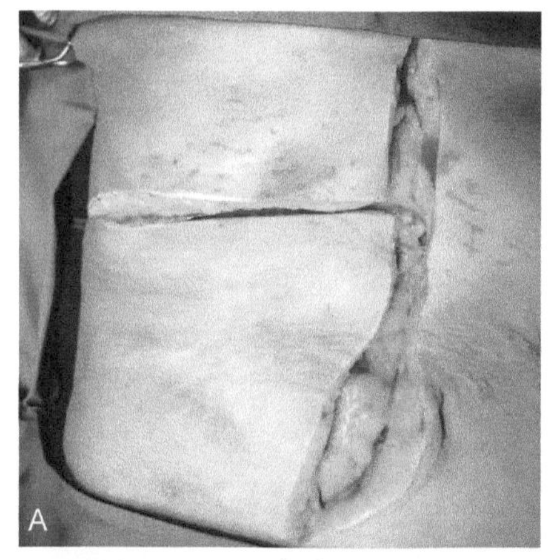

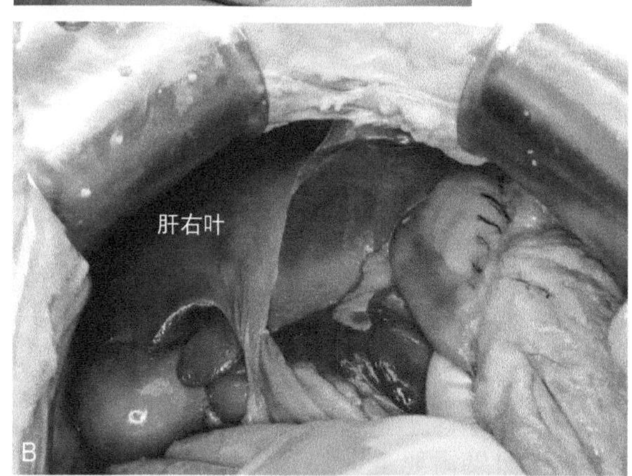

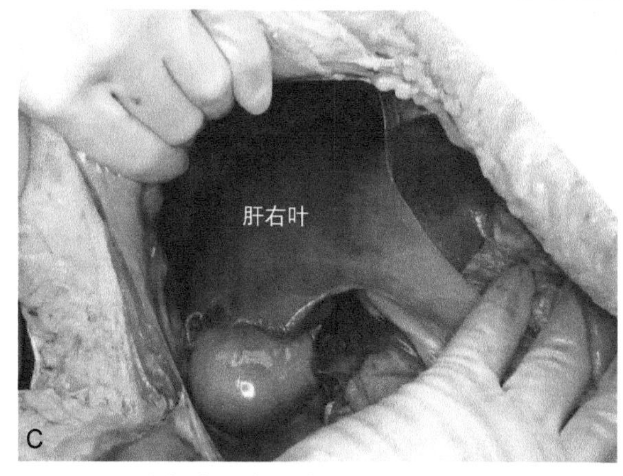

图 27-3　**A. 在标准正中剖腹手术切口的基础上增加一个右肋下切口，以改善肝的显露；B. 正中线剖腹手术时肝显露不良；C. 增加右侧肋下切口可改善肝显露**

4. 如果患者已接受过右侧开胸手术，建议将剖腹手术与开胸手术结合起来，以充分显露肝后侧和肝后静脉结构。然后将膈肌分离，注意保留部分膈肌用于重建。

5. 如果患者存在严重的肝损伤，建议采用损伤控制性手术填塞，应及早确定这一策略，并保持腹壁和韧带完整，以便进行更有效的填塞。

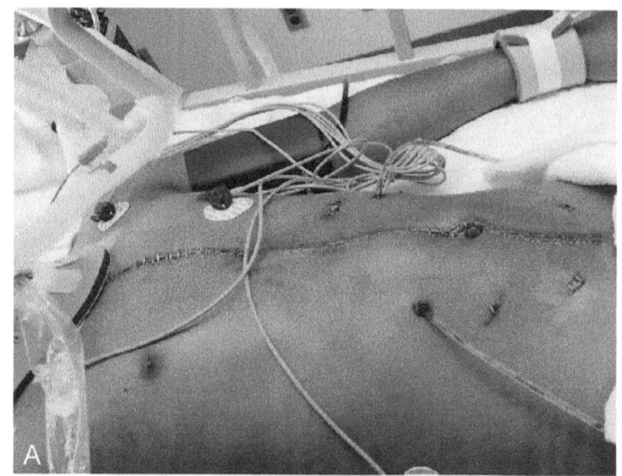

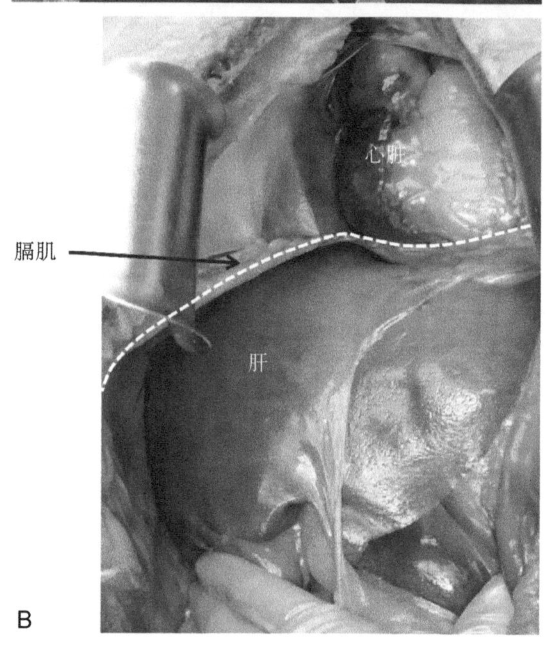

图 27-4　**如果需要进入下腔静脉心包内段以阻断肝血管，或需要进入心脏进行房室分流术时，可在正中剖腹切口基础上增加胸骨正中切口**

六、手术技术

1. 进入腹腔后第一步是评估肝损伤程度，并探查其他相关损伤。

2. 暂时控制肝出血的方法是对肝伤口进行适当指压止血。如果指压止血不起作用，用血管夹通过 Winslow 孔（Pringle 手法）交叉夹持肝门结构，减少流向肝的血流，以减少出血（图 27-5）。

（1）将左手示指插入 Winslow 孔中，然后用拇指捏住。其后可以用非损伤性血管钳或 Rummel 止血带来代替。

（2）安全使用 Pringle 手法的持续时间未知，但阻断时间不超过 30min 的患者很少出现任何问题。

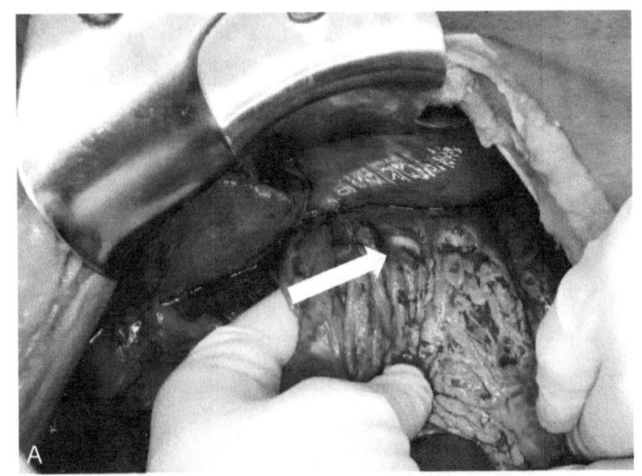

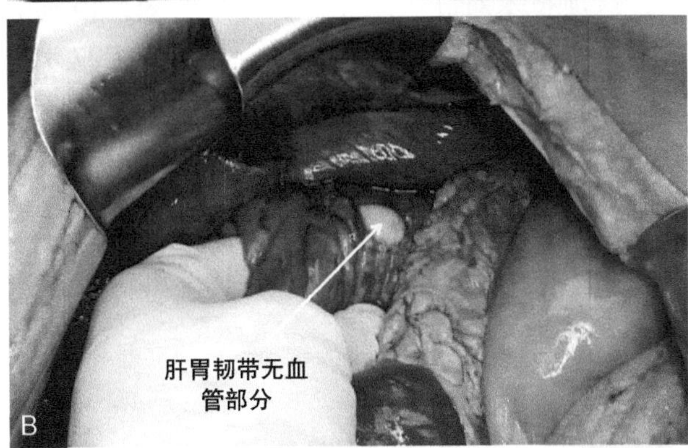

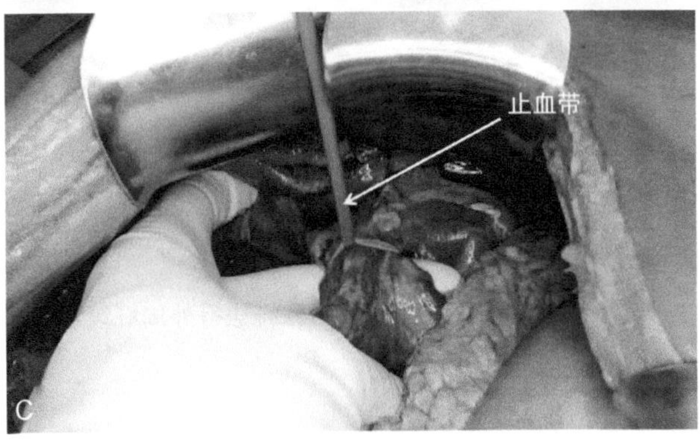

图 27-5　Pringle 手法

A. 左手示指插入 Winslow 孔（箭头），联合拇指按压住肝门结构；B. 肝胃韧带的无血管部分；C. 然后将其分离，以便放置非损伤血管夹或 Rummel 止血带

（3）重要的是要认识到，用 Pringle 手法无法控制出血时，可能提示存在解剖异常，或是肝静脉和（或）肝后下腔静脉出血。

3. 在严重损伤的处理中，充分显露肝至关重要。第一步是将 3 ～ 4 块剖腹手术垫放在肝后面，膈肌下面，并向前、向下牵拉肝。

4. 如果这个方法不能充分显露肝，下一步是松解镰状韧带和冠状韧带，游离肝。在向后分离镰状韧带的过程中，应注意避免损伤肝静脉。为快速完成该操作，在两手指间镰状韧带处轻压肝，并迅速离断无血管韧带（图 27-6）。

5. 肝深部裂伤出血通常可以通过直接缝合结扎或夹闭主要出血点来控制，继之用大号钝头肝针、0 号线进行深部“8”字无张力创面缝合（图 27-7）。

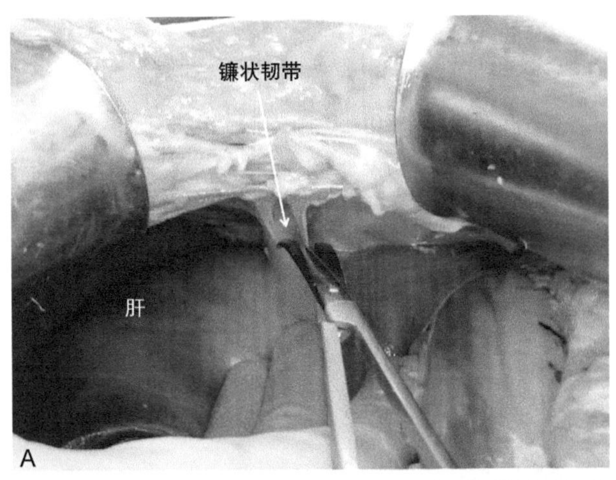

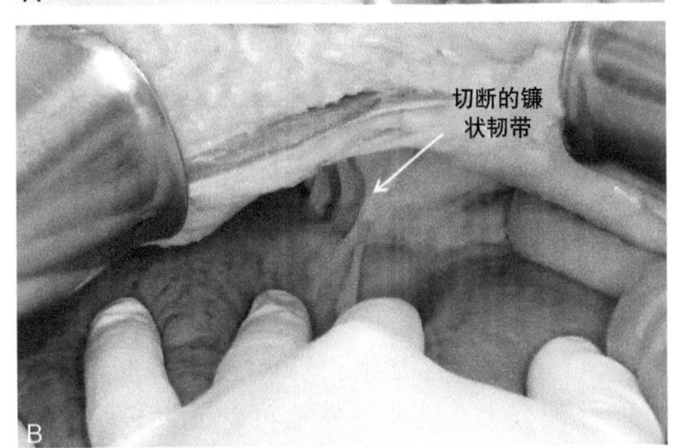

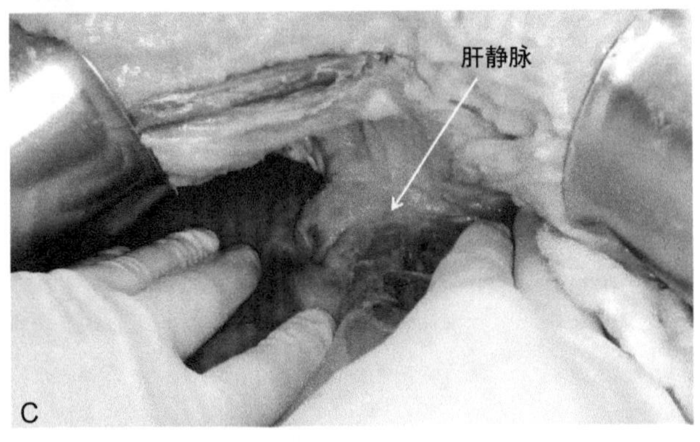

图 27-6　切开镰状韧带

A. 在两手指间镰状韧带处轻压肝，并迅速切开无血管的韧带；B. 在向后分离镰状韧带的过程中，应注意避免损伤肝静脉；C. 游离至接近肝静脉和下腔静脉汇合处

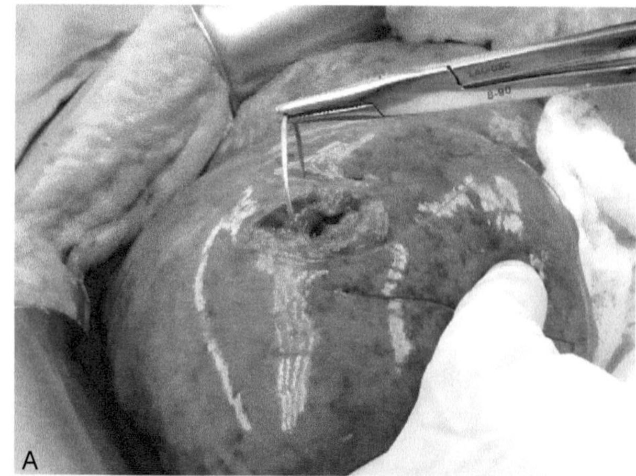

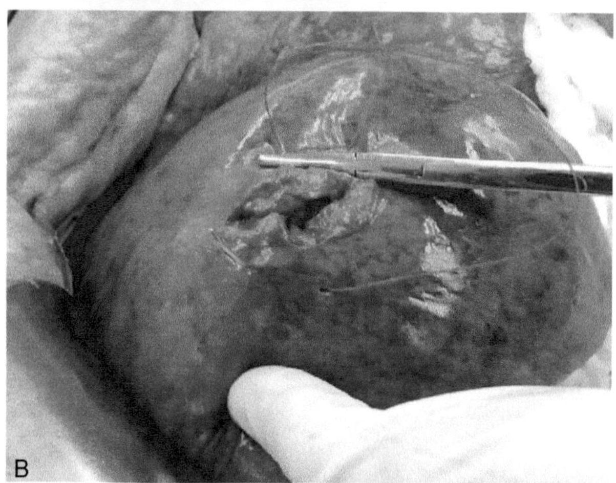

图 27-7　**肝深部裂伤出血控制性手术用大号钝头肝针、0 号线进行深部“8”字无张力缝合。针头成 90° 进入肝实质，以避免缝合打结时造成肝实质撕裂伤**

（1）由深层缝合引起的肝内脓肿或胆道出血可能性被夸大。这些并发症可以通过 CT 诊断，并通过经皮穿刺引流或血管造影栓塞治疗。

（2）大网膜填塞大面积肝损伤可能有助于填充缺损或支撑修复。

6. 肝深部弹道或刀伤引起的严重出血可以通过伤道切开、直接止血或球囊填塞压迫止血来控制。

（1）用止血剂或纱布填塞出血伤道通常对控制大出血无效，还会导致大面积肝内血肿。

（2）可以依次使用直线型缝合器切割、手法阻断血管和胆管分支结扎技术或电热双极血管闭合系统（LigaSure 装置）沿伤道进行外周肝段切除术。这项技术对肝边缘损伤部位最有效，但对于适当显露中部损伤可能也是必要的（图 27-8 和图 27-9）。

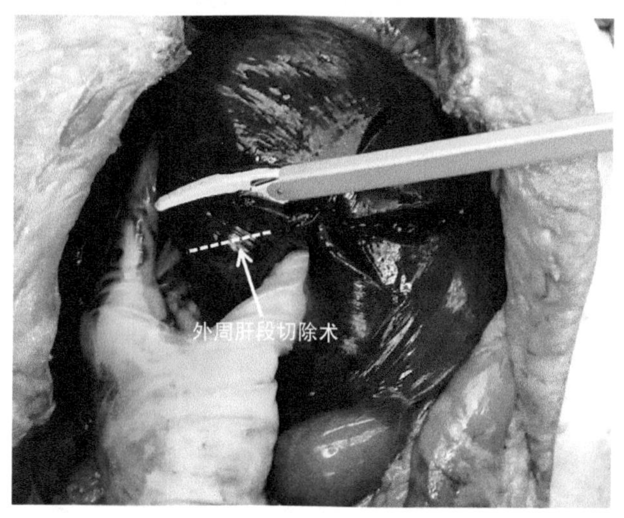

图 27-8　**采用电热双极血管闭合系统进行外周肝段切除术**

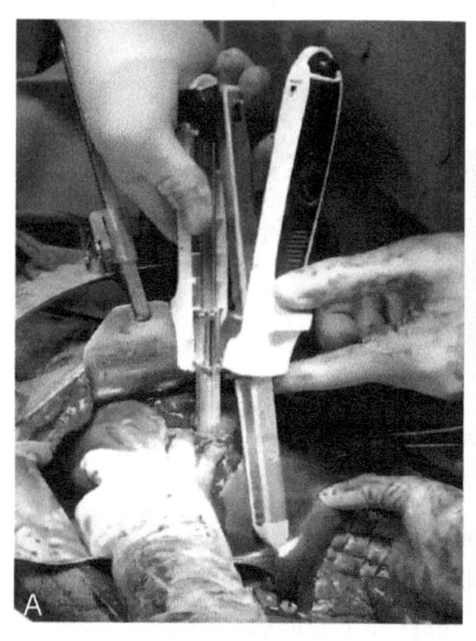

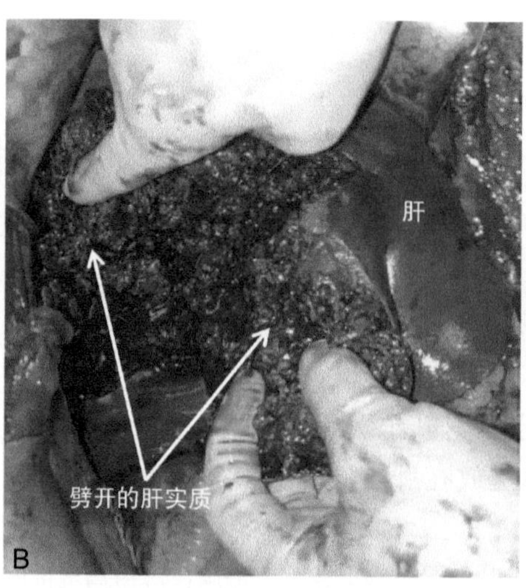

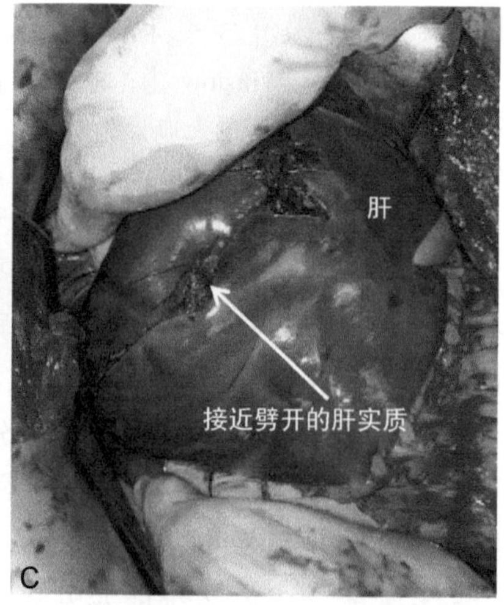

图 27-9　**A. 中央肝段切开术，在缺损处放置直线型缝合器，切开肝实质，显露并控制肝中部出血；B. 完成肝段切开，显露视野，以便结扎中心部位动脉、静脉和胆管；C. 结扎止血后，使分割的肝实质相互靠拢以协助止血和控制潜在的亚段性胆漏。可以通过缝合、肝周填塞或放置可吸收补片来维持肝组织对合状态**

（3）对于位置更深的伤道，肝段切除术需要分离大量的正常肝实质，将导致额外出血，特别是凝血功能障碍的患者。另一种替代肝段切除术的方法是使用球囊导管进行损伤控制性填塞术。可使用的球囊导管包括专为食管静脉曲张设计的 Sengstaken 和 Blakemore 导管、大号 Foley 导管、Penrose 引流管定制球囊或外科手套。其中，Foley 导管最易快速获得，并且在特定的损伤模式中相当有效。然而，如果使用 Foley 导管，可能需要数根导管才能充分填充伤道。一旦出血得到控制，就要进行肝周损伤控制性填塞。在再次探查和取出之前，球囊应一直保持在原位，直至患者恢复正常。术后应考虑血管造影评估（图 27-10）。

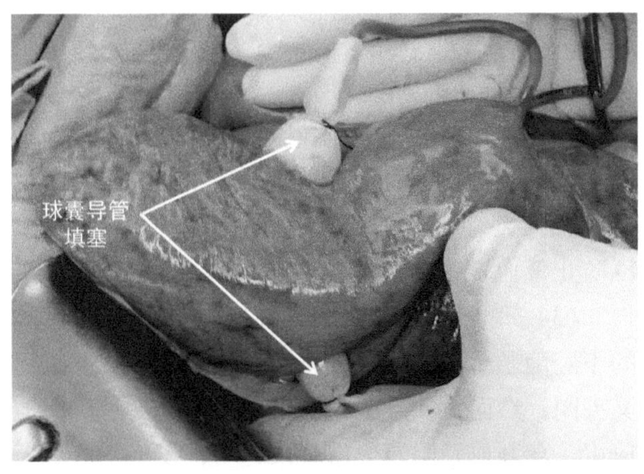

图 27-10　使用 Penrose 引流管制作球囊填塞肝中心部位的穿透性伤道。球囊应一直保持在原位，夹闭的导管通过侧腹壁引出，以便必要时在随后的血管造影术中放气

7. 广泛的肝实质损害，通常是由于严重的钝性伤或高速枪伤，深层缝合通常无法修复。在这些情况下，出血可以通过其他技术来解决，包括肝周填塞、肝切除、肝动脉结扎、全肝血管阻断和房室分流（图 27-11）。

8. 对于生理功能受损和不能快速止血的复杂肝损伤患者，应考虑用肝周填塞的方式进行早期损伤控制治疗。

（1）填塞技术很重要。完整肝韧带增加了填塞的有效性，除非有必要进行充分显露，否则不应常规松解肝韧带。

（2）如果有的话，可以使用已上市的局部止血药物；但主要是使用剖腹手术棉垫。

（3）疑似肝后静脉出血时，应将肝向后压，压迫下腔静脉，不要在肝后面放置任何填塞物。

（4）为避免在再次手术移除剖腹手术垫时肝受伤表面出血，可以在肝受伤表面上、填塞物下垫一个可吸收补片。当填塞物被移除时，补片将永久性地留在原部位（图 27-12）。

（5）在肝实质部分破裂的情况下，剖腹手术棉垫可用于再次填塞和止血。

（6）如果填塞不能控制出血，就必须去除填塞物，寻找是否有大的出血灶。如果填塞不能控制出血，患者不应离开手术室。

（7）肝周填塞后发生腹腔间隙综合征的风险很高，腹部应该始终保持开放，采用暂时性关腹技术。

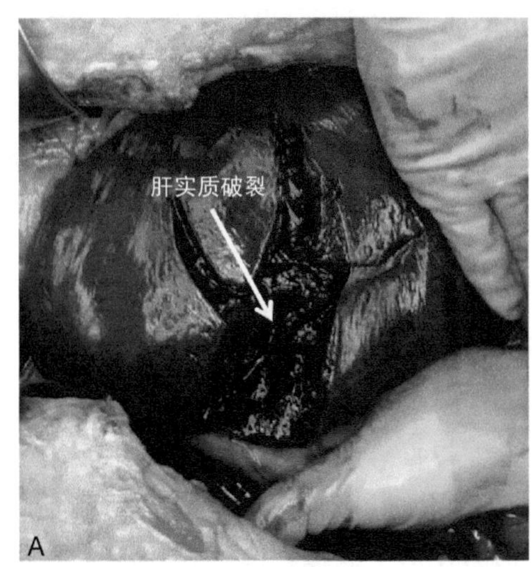

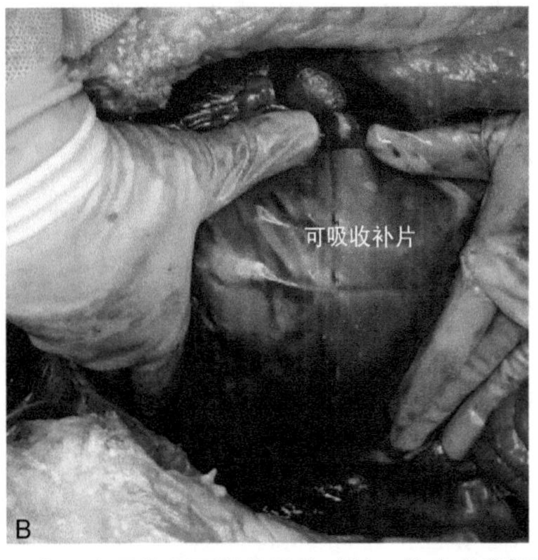

图 27-11　对于伴有广泛肝实质损伤的伤情（A），在填塞前可在肝表面放置可吸收网片（B）。待患者病情稳定后取出填塞物时，该网片可永久留在原位。这种方法可降低在取出填塞物时再次出血的风险

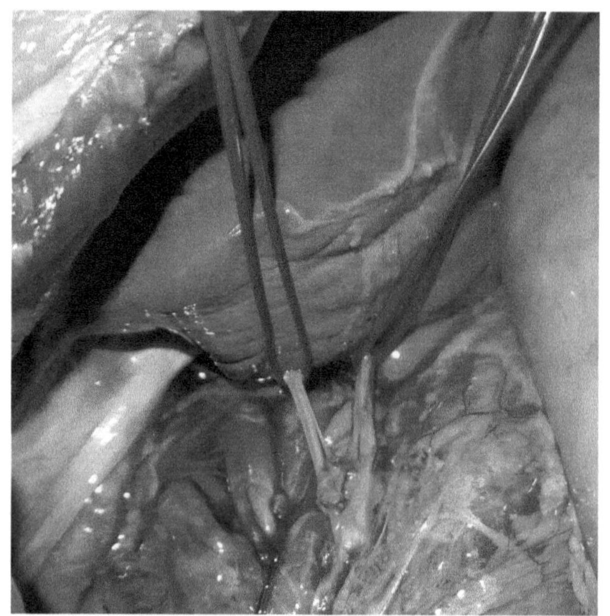

图 27-12 **在某些情况下，肝动脉分支分离、结扎或血管夹夹闭可能有效，但这些方法应仅在暂时性阻断时才考虑采用**

（8）所有接受肝填塞术的病例都应考虑术后早期血管造影，以对潜在出血部位进行评估。复合手术室将使手术过程更便捷。

（9）一旦患者的生理状况稳定下来，就应尽快清除肝周填塞物，通常在 24 ～ 36h 进行。

9. 对于肝实质失活或持续出血，缝合或肝周填塞无法控制的病例，可能需要进行非解剖性肝切除术。一般来说，很少行解剖性大部肝切除术，该手术方法应该在肝周填塞不能有效控制出血的破坏性肝实质损伤时使用。

非解剖性肝切除术可以在探查肝实质的同时进行，然后夹闭或缝合结扎血管和胆管分支，或使用电热双极血管闭合系统。

10. 在极少数情况下，使用止血夹进行选择性肝动脉阻断可能有用。只有在暂时阻断导致出血减少的情况下，才能夹闭动脉（图 27-12）。

（1）同时存在肝动脉结扎、肝实质损伤和低血压等综合因素常导致肝坏死，故该方法仅适用于难治性出血（图 27-13）。

（2）对于肝动脉直接损伤的罕见情况，也可考虑结扎。分流是一种替代性损伤控制方案，可根据损伤的大小和位置进行考虑。

11. 当损伤不适合切除时，如果肝周填塞无法有效止血，可以通过全肝血管阻断暂时控制出血。该方法有利于促进出血区域的可视化和修复（图 27-14）。

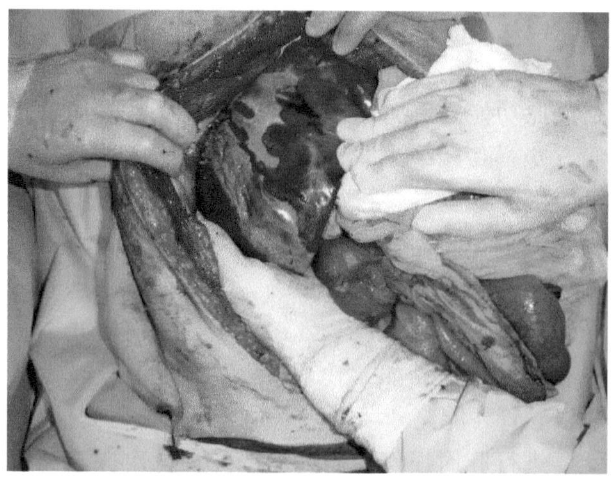

图 27-13 **肝动脉结扎、肝实质损伤和低血压等因素综合作用常导致肝坏死**

（1）血管阻断包括阻断膈下主动脉、肝上下腔静脉、肝下下腔静脉和肝门。

（2）夹住主动脉是必要的，且应最先进行，以防止低血容量性心博骤停。

（3）理论上，可以通过在膈肌和肝穹窿之间的下腔静脉上应用血管夹来实现下腔静脉的肝上交叉夹闭。然而，实际上，由于填塞术越来越广泛地应用，全肝血管阻断应用越来越少，仅用于肝后下腔静脉或肝静脉受损等非常严重的损伤。在这些患者中，由于血肿和出血，尝试在下腔静脉放置止血夹是非常困难的，而且很有可能使损伤恶化。在这种情况下，通过有限的下段胸骨劈开切口夹闭心包内下腔静脉可能是更好更安全的选择。

12. 对于某些复杂的肝后静脉损伤，不能用其他侵入性损伤较小的方法来处理时，可以考虑使用房室分流术（房室分流术的细节见第 33 章）。

（1）房室分流能减少肝后静脉出血，但不能完全停止出血。

（2）手术医师团队的经验和行房室分流术的时机是决定预后的关键因素。在发生严重凝血功能障碍和严重低体温之前应尽早考虑手术。

（3）治疗毁损性肝损伤或肝撕脱伤可能需要完全切除肝实质，导致患者肝衰竭。虽然这些损伤的存活率极低，但也有肝移植成功的报道。使用此技术时应特别谨慎。

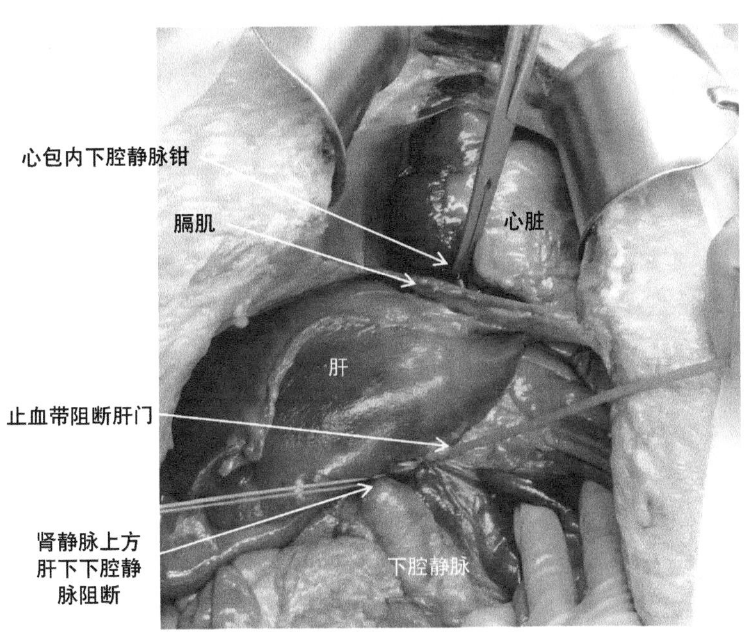

图 27-14　经正中剖腹切口联合胸骨切开全肝血管阻断。心包内下腔静脉用非创伤性血管钳夹闭，肝门用 Rummel 止血带通过 Winslow 孔阻断，同时使用血管吊带阻断肾静脉上方肝下下腔静脉

七、肝外胆管损伤

1. 尽管使用可吸收缝线对创面较小的胆囊行胆囊修补术是安全的，但对于大多数胆囊损伤而言，最好的治疗方法还是胆囊切除术。

2. 由于健康年轻人的胆总管较细，损伤很难修复，导致术后发生狭窄可能性也很大。

（1）完全性胆总管横断伴广泛的组织缺损最好采用 Roux-en-Y 胆肠吻合术。

（2）胆总管不完全横断可以首先尝试进行修复。通过单独的胆总管切开术插入 T 管并修复 T 管上方的胆管损伤，可以降低狭窄的风险。

（3）对于出现危及生命情况的患者，不应尝试任何胆总管重建手术。在这种情况下，可以结扎胆总管，或者，可以在损伤部位近端胆管中放入导管，并穿出皮肤进行体外引流。待患者病情稳定后再进行胆肠吻合术重建。

（4）如果术前担心胆管树损伤，推荐进行胰胆管磁共振造影。如果手术过程中存在顾虑，可通过进入胆囊或胆总管进行胆管造影以进行适当的评估。

八、术后并发症

1. 文献报道，存活的严重肝损伤患者（Ⅲ至Ⅴ级）术后肝相关并发症的发生率高达 50%。

2. 这些并发症包括早期或晚期出血、肝坏死、肝脓肿、胆汁瘤、胆瘘、假性动脉瘤、动静脉瘘、胆道出血和肝内胆管狭窄。

3. 肝相关并发症的临床表现发生时间可能从几天到几个月不等。有些并发症，如胆汁瘤、假性动脉瘤或动静脉瘘，早期可能无症状，只是在后期表现出危及生命的症状。

4. 对于严重肝损伤，无论是手术还是非手术治疗，推荐术后常规进行 CT 扫描。

九、提示与陷阱

1. 在择期肝手术中，按解剖学上将肝分成 8 个典型的肝段是可行的，但该方法在创伤患者手术中不可行。

2. 对于 80% ～ 85% 的手术患者，肝损伤可以通过相对简单的手术技术来处理，如局部应用止血剂、电凝、浅表缝合或引流。其余 15% ～ 20% 的病例则需要更复杂的手术操作。

3. 采用标准的正中切口的剖腹手术很难显露肝后外侧损伤。增加一个右肋下切口，分离肝韧带，在肝后放置剖腹手术纱垫，能显著改善显露情况。

4. 肝周填塞和血管栓塞术是治疗复杂性肝损伤的重要外科进展。应在患者出现危及生命的境况之前，尽早考虑这些方式。

5. 对于疑似肝后静脉出血，为了有效填塞，不应在肝和下腔静脉之间放置填塞物。应紧靠下腔静脉和肝静脉向后压迫肝以止血。

6. 填塞得太紧可能会阻塞下腔静脉，阻碍静脉回流，从而导致血流动力学不稳定。

7. 稳定的肝后血肿不宜探查。在活动性出血的情况下，如果填塞有效，则无须继续进一步探查。

8. 在所有复杂性肝损伤中使用负压封闭引流装置。

9. 高级别肝损伤，无论手术治疗或非手术治疗，均应高度警惕避免发生并发症。

（王　楠　胥伶杰　译）

第28章 脾损伤

Demetrios Demetriades, Matthew D.Tadlock

一、外科解剖

1. 脾位于第 9 ～ 11 肋间、膈肌下方，在胃左侧及左肾前上方。胰尾在解剖位置上靠近脾门，因此在脾切除或结扎脾门时易受损伤。

2. 脾由 4 条韧带固定，包括位于后外侧的膈脾韧带和脾肾韧带，位于内侧的胃脾韧带及下方的脾结肠韧带。脾肾韧带起始于左肾前表面的 Gerota 筋膜，延伸至脾门，呈双层折叠状，包裹胰尾和脾血管。膈脾韧带将脾后内侧与膈肌相连，而脾结肠韧带连接脾下极和脾曲结肠。胃脾韧带是唯一的血管韧带，包含 5 ～ 7 条起源于脾动脉远端、进入胃大弯的胃短动脉。过度牵拉脾曲结肠或胃脾韧带很容易撕裂脾包膜，导致非常棘手的出血（图 28-1 至图 28-4）。

3. 脾的活动性取决于这些韧带的解剖结构。对于韧带较短且发育良好的患者，脾的活动度更差，术中为避免进一步的脾损伤，需要仔细分离。

4. 脾门包含脾动脉和脾静脉，通常与胰尾密切相关。胰尾和脾门之间的间隙因人而异。

5. 脾动脉是腹腔干的一分支，沿胰腺上缘向脾门走行，分为上、下极动脉。这种分支出现的部位有很大的差异。大多数人（约 70%）在离脾 5 ～ 10cm 处有分散的或水母样的分支。约 30% 在距离脾 1 ～ 2cm 处形成单一的分支结构。

6. 脾静脉伴行于脾动脉的后下方，汇集肠系膜下静脉的血流，与肠系膜上静脉汇合形成门静脉。

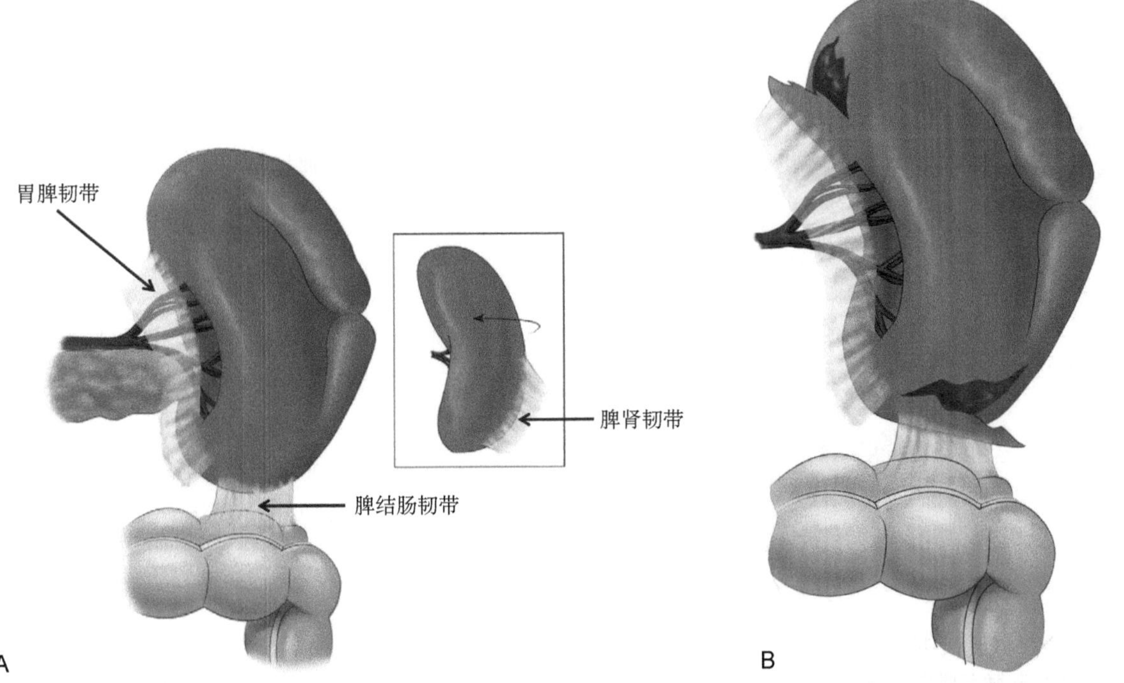

图 28-1　A. 脾由 4 条韧带固定：后外侧的膈脾韧带和脾肾韧带、内侧的胃脾韧带及下方的脾结肠韧带。脾内旋（小图）显露膈脾韧带和脾肾韧带。B. 对脾、胃或脾曲结肠的过度牵引可能导致包膜撕脱和出血

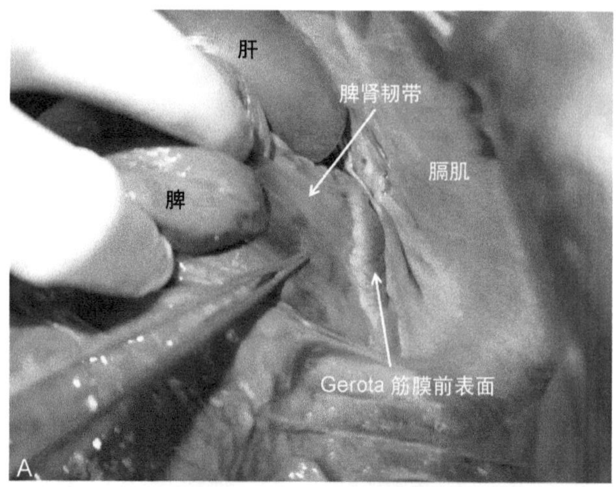

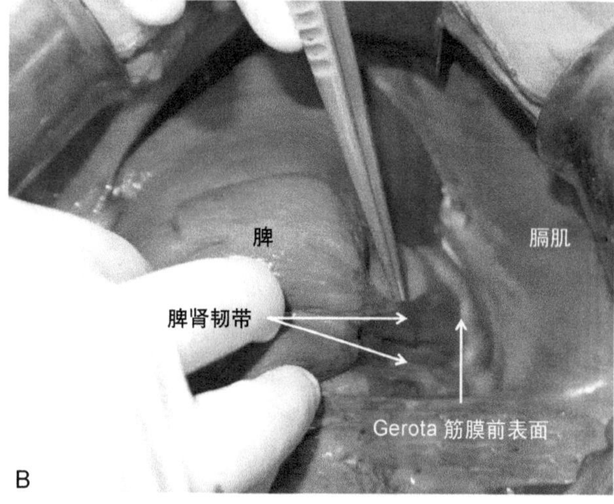

图 28-2 **脾内旋显露脾肾韧带，该韧带从左肾 Gerota 筋膜前表面开始延伸至脾门**

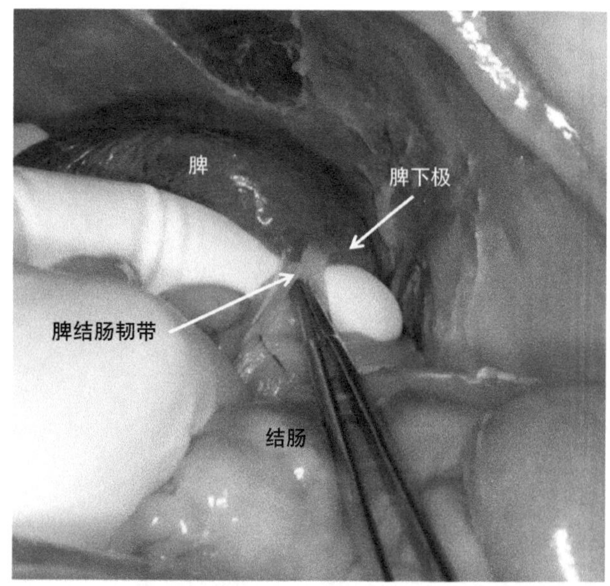

图 28-3 **脾结肠韧带连接脾下极和脾曲结肠，是无血管的。过度牵拉可引起脾包膜撕脱和出血**

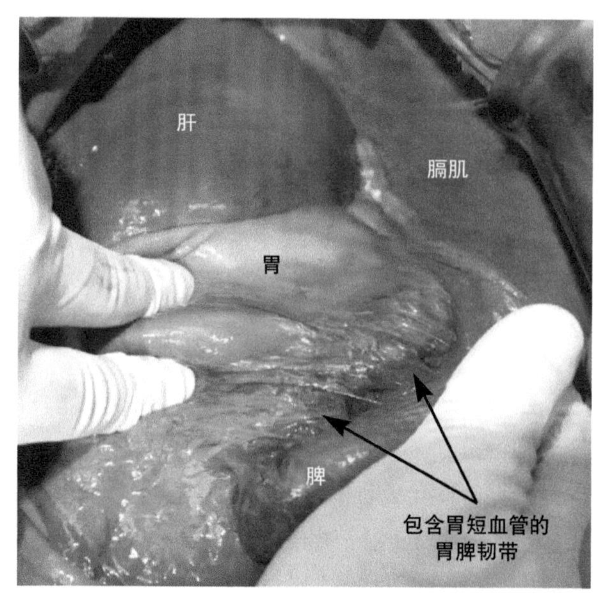

图 28-4 **胃向内侧牵拉，脾向外侧牵拉，显露胃脾韧带和胃短血管**

二、基本原则

1. 脾是钝性伤或穿透伤后第二位最常受伤的腹部实质性器官。

2. 钝性伤后致脾损伤的患者，约 80% 可行非手术治疗，但前提是血流动力学稳定，包括血红蛋白稳定且无腹膜炎表现。对于创伤负荷较重、凝血功能障碍或严重创伤性颅脑损伤患者，脾损伤行非手术治疗并非明智之举。

3. 血管栓塞是级别较高的脾损伤非手术治疗的一种辅助手段，特别是增强 CT 扫描显示有造影剂外渗患者。

4. 所有急诊脾切除术的患者都应在出院前接种疫苗。

三、特殊手术器械

1. 标准的创伤剖腹手术包，包括血管器械。

2. 可自持式的腹部拉钩（如 Bookwalter 牵引拉钩）。

3. 电热双极血管闭合系统（LigaSure 装置）。

4. 在尝试保脾的情况下，应准备有可吸收网或预制的脾网兜。

四、体位和切口

患者取仰卧位，双臂外展，消毒范围自乳头至膝关节。创伤患者应取上腹部正中切口，自剑突下逐层切开进腹。

五、显露

1. 进腹后，外科医师经常会发现腹腔内大量积血。应迅速清除积血，并用大纱垫填塞于左上腹，暂时控制出血。

2. 下一步是充分显露和探查脾迅速确定手术方案。术者可将右手轻轻滑向脾的后外侧表面，并向内下轻柔牵拉脾然后在左侧膈肌下方和脾后面放置3～4块大纱垫，以便更好的显露脾（图28-5）。

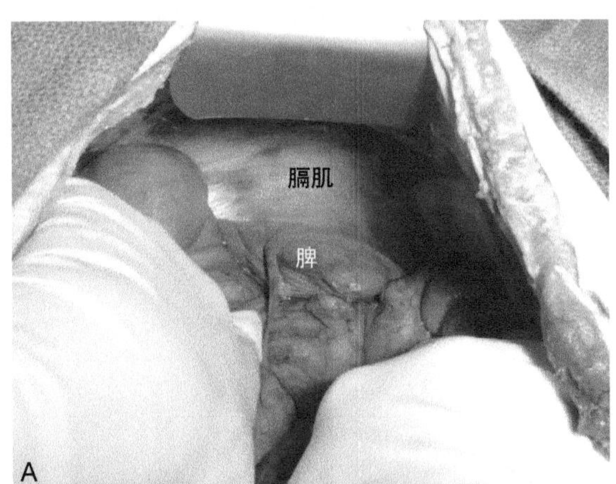

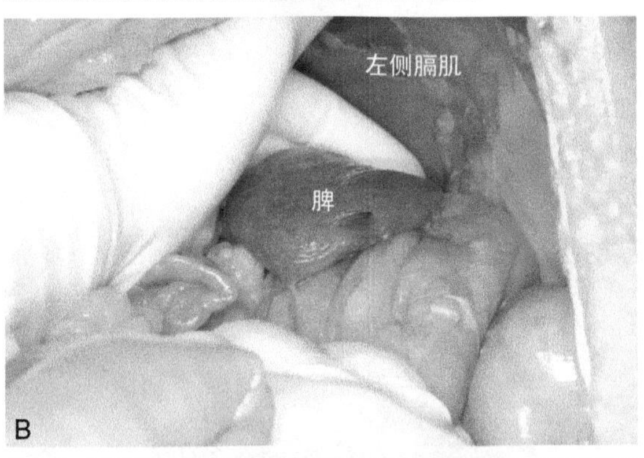

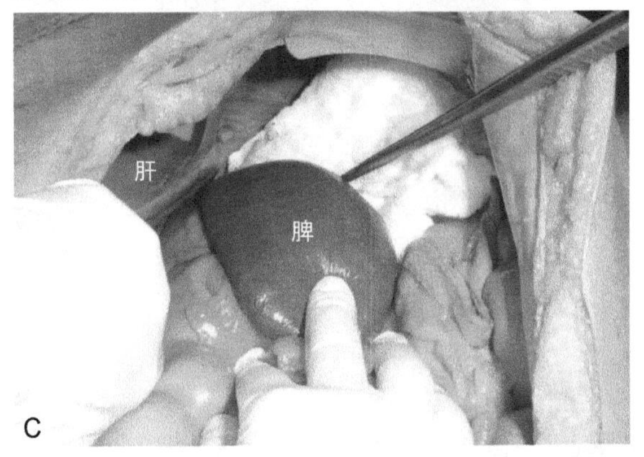

图28-5 A. 从手术台右侧观察，脾位于左侧季肋区深处。如果脾位置较深或者靠后，将增加显露难度；B. 术者左手置于脾后外侧，将脾向内侧和向下适度牵拉，以便填塞大纱垫；C. 将大纱垫填塞在脾的上方和后方，使脾保持向下和内旋的位置，更好的显露脾

3. 在显露脾过程中，术者应动作轻柔，因为对胃或脾曲结肠的过度牵拉或脾的过度内旋可能导致质脆的脾包膜撕裂，加重出血并降低保留脾的可能性。

4. 大出血时，术者可通过左手示指和中指压迫脾门，或直接压迫脾实质暂时控制出血。也可用血管钳钳夹脾门，但需注意避免损伤胰尾。

5. 对于仅需简单修补的患者没有必要游离脾。有时游离脾可能会加重脾损伤。

6. 为利于脾切除术，或者为了使用脾网兜实施复杂的保脾术及部分脾切除术操作更简单，应充分游离脾。第一步是分离后外侧膈脾韧带和脾肾韧带。由于这些韧带不含血管，可以快速离断。第二步是向内侧整体游离脾和胰尾。如果患者胰腺短小且胰尾与脾门之间解剖距离充分，则不必游离胰尾。第三步是分离切断含胃短血管的胃脾韧带，应尽量远离胃，以免造成胃壁损伤或胃壁缺血坏死。最后一步是分离脾结肠韧带。尽管这种阶梯式脾游离方法适用于大多数患者，但外科医师须谨记游离脾韧带的手术步骤，也要根据患者局部解剖情况灵活掌握，并实施个体化操作。对于部分脾撕裂且伴有活动性出血的患者，进行快速控制脾门血管应优先于精细地识别和分离脾周围韧带（图28-6）。

7. 一旦脾充分显露，即可评估保脾的可能性。

六、脾切除术

1. 第一步是充分游离脾，并将脾移至中线。如前所述进行暂时性控制出血和分离韧带。离断胃脾韧带内的胃短血管时应尽量远离胃，以免损伤胃壁或缺血坏死。电热双极血管闭合系统，如LigaSure结扎装置，可安全、快速地替代血管分离和结扎。

2. 此时，脾仅靠与胰尾伴行的脾血管连接于脾门（图28-7）。

3. 脾动脉和脾静脉应紧贴脾门分别结扎、离断，以免损伤胰腺。电热双极血管闭合系统可用来分离和结扎脾血管。

4. 偶尔脾门和胰尾紧密连接，为确保安全脾切除术，可能需要切除一小部分远端胰腺。此时，可用切割缝合器或双极电热血管闭合装置完成。在这些情况下，应格外注意确保沿着胰腺上缘走行的胰腺上动脉已彻底止血（图28-8）。

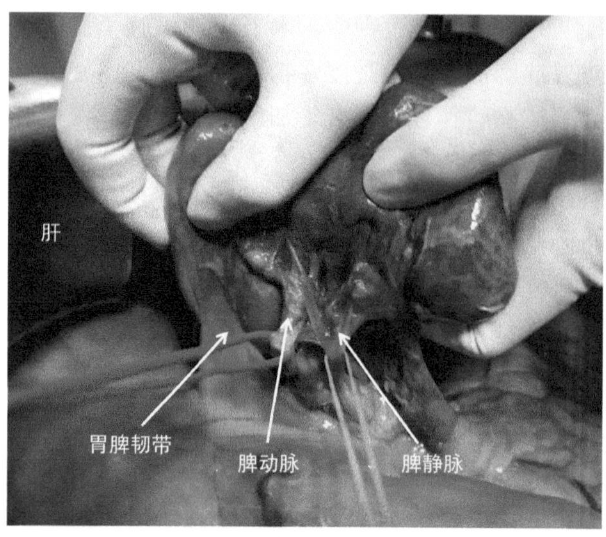

图 28-6 游离脾，并向内侧翻起，显露脾血管

5. 尽管需要警惕动静脉瘘这类罕见并发症的发生，但对于血流动力学不稳定患者，可以考虑同时大块结扎脾动脉、脾静脉。

6. 脾切除后，创面应仔细止血。止血不彻底最常见的部位是胰尾附近和胃大弯侧，即胃短血管汇入处。应仔细检查胃壁，有无缺血性损伤。同样，也应仔细检查胰尾有无医源性损伤。

7. 在遵循损伤控制理念时，保脾手术没有意义。对于有出血风险的脾窝，应填塞数块大纱垫。

8. 虽然在脾窝常规放置闭式引流管仍有争议，但如果担心创面止血不彻底或可能损伤胰尾，仍建议放置引流管。

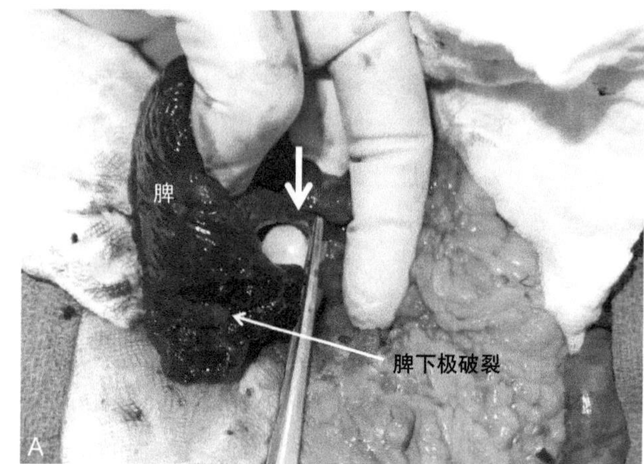

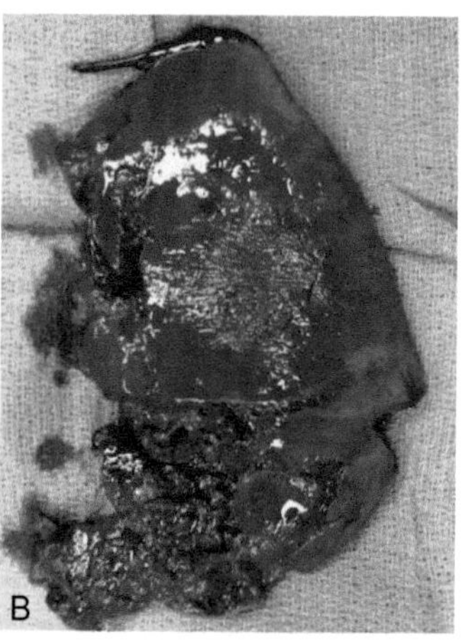

图 28-7 A. 脾韧带分离和向内旋转后，仅剩脾血管与脾相连（粗箭头）。通过手指间压迫脾蒂暂时性控制出血。B. 脾切除标本

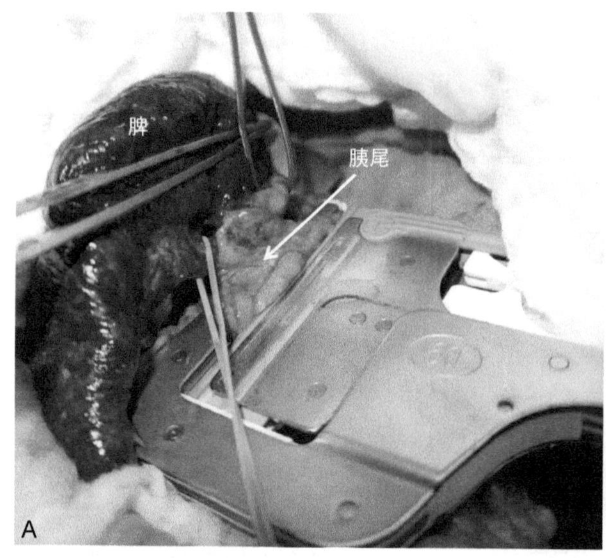

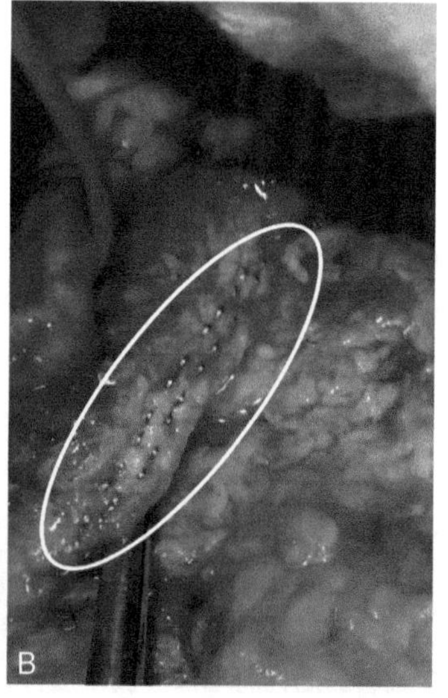

图 28-8 A. 吻合器脾切除术：有时胰尾与脾门紧密相连，可能需要联合切除一小部分胰腺和脾。使用切割缝合器进行整体切除是一种有效的切除方法（红色吊带所示为分离出的脾动脉，蓝色吊带所示为分离出的脾静脉）。B. 胰尾已切断钉合（圆圈）

七、脾修补术

1. 实行保脾手术的可能性取决于脾损伤的范围、部位、形状及患者的血流动力学情况。

2. 对于脾包膜撕裂伤或表浅的脾实质撕裂伤，不必完全切断脾韧带，充分游离脾。通常在脾后方填塞 2 ～ 3 块大纱垫后，就可以良好地显露。

3. 如前所述，对于复杂的脾修补手术，充分游离脾可能是必要的。

4. 对于脾包膜撕裂或轻微的脾撕裂伤的情况下，局部使用止血剂材料可成功止血。

5. 对于脾浅表撕裂伤，可采用无损伤肝针与可吸收缝合线行“8”字缝合或水平褥式缝合修补损伤。如果脾包膜完整，可降低脾缝合修补的难度，因为它可以避免脾实质撕裂。如果脾实质质脆、且不耐受缝合，可以使用垫片材料辅助缝合。

6. 对于伴有活动性出血的深部脾撕裂伤，可通过手指压迫受伤部位或脾门暂时控制出血。如前所述，先将所有较大出血灶单独缝扎止血，然后采用间断“8”字缝合法修补撕裂伤。如果在缝合深部脾撕裂伤前，较大出血灶未能单独彻底缝扎止血，可能会导致脾内血肿或假性动脉瘤。脾组织缺损的区域可以用大网膜填塞后缝合修补（图 28-9）。

八、脾部分切除术

1. 由于脾的血供呈节段性分布，脾血管常形成平行的分支，故部分脾切除术是可行的。如果脾损伤局限于脾上极或脾下极，可考虑行脾部分切除术。

2. 如前所述，施行脾部分切除术前，必须充分游离脾。

3. 如果能确定脾损伤部位的分支血管，则应在脾门处该血管进入脾前将其结扎，能更好地止血。

4. 平行于脾叶动脉，电刀切开脾包膜。采用手指钝性分离或精细倾斜式吸引器，分离无血管的脾实质，解剖脾内分支血管后用 3-0 或 4-0 丝线结扎。亦可使用电热双极血管闭合系统（LigaSure 装置）或切割缝合器完成手术（图 28-10 和图 28-11）。

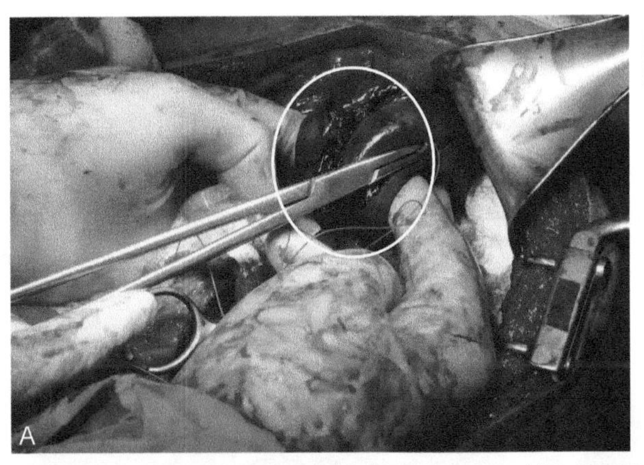

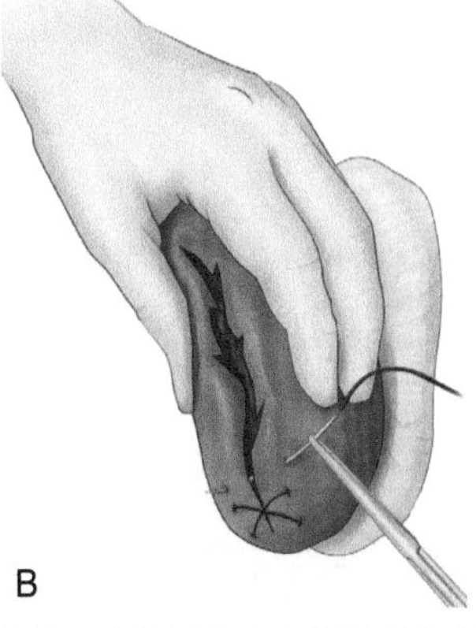

图 28-9 **脾修补术：用手指压迫受伤的脾（圆圈）可以暂时控制出血，并用“8”字缝合法修补撕裂伤**

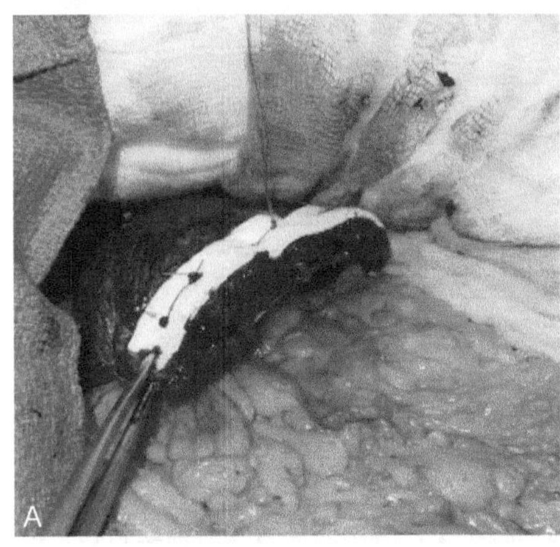

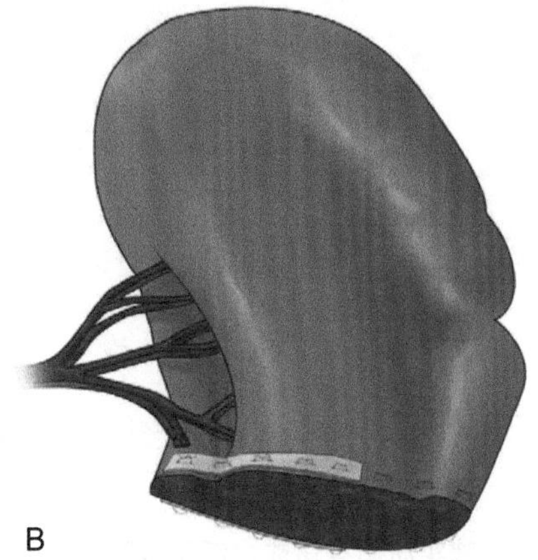

图 28-10 **脾部分切除术。可通过手指钝性分离和结扎脾内分支血管，或采用电热双极血管闭合系统（LigaSure 装置）或切割缝合器完成手术。脾门处结扎分支血管可减少出血。切缘的持续渗血可采用带垫材料垂直褥式缝合止血**

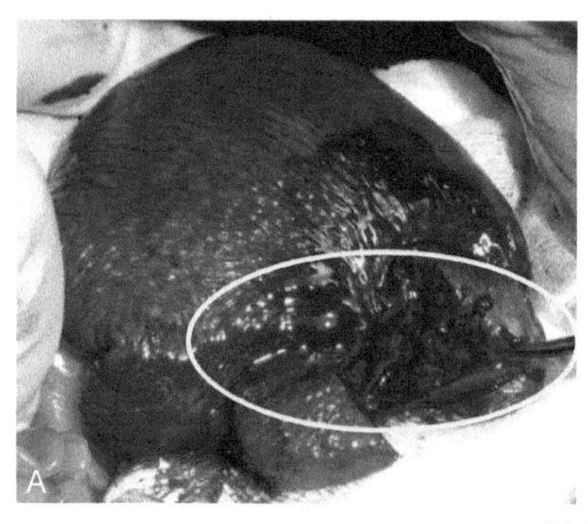

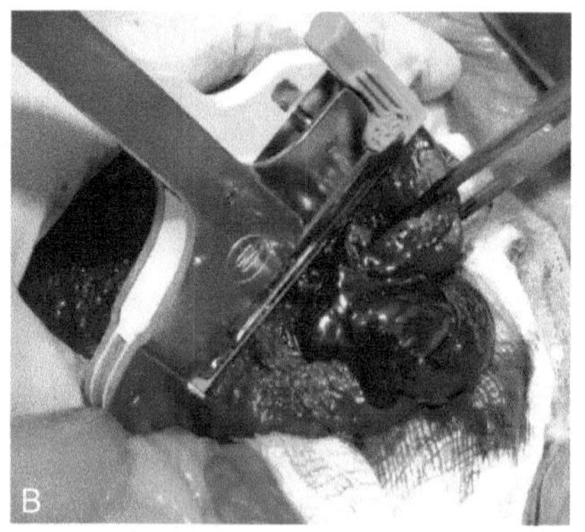

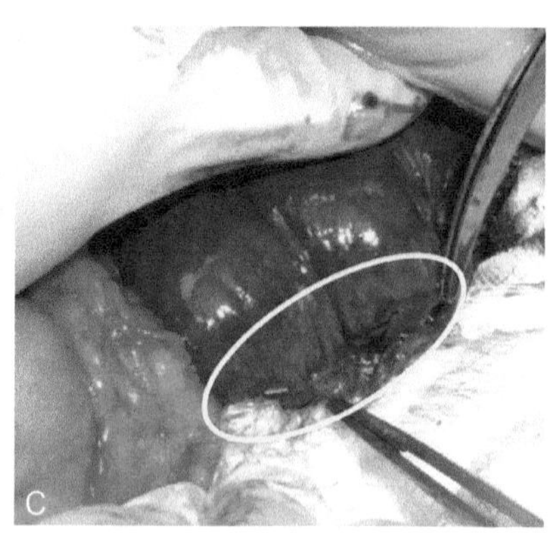

图 28-11 TA-90 吻合器下极脾部分切除术

A. 脾下极损伤，无法修复（圆圈）；B. 将 TA-90 吻合器应用于损伤下极的近端；C. 完成部分脾切除术并完全止血

5. 如果切缘持续渗血，可使用垂直褥式缝合法缝合止血，也可以使用垫片材料辅助缝合止血。

九、脾网兜

1. 对于多发的放射状脾实质损伤或脾包膜广泛撕脱的病例，采用可吸收的脾网兜进行保脾手术。

2. 豆形的脾网兜在市面上是可获得的，术者也可用可吸收材料自制网兜。脾网兜可配合局部使用止血材料（图 28-12）。

十、提示与陷阱

1. 对于严重脾钝性伤合并创伤性颅脑损伤或凝血功能障碍的患者，通常不建议采用非手术治疗。

2. 如果脾损伤适合行单纯修补、放置脾网兜或脾部分切除术，对于生命体征稳定的患者，保脾手术是一个合理的选择。对于生命体征不稳定或凝血功能障碍的患者，则首选脾切除术。

3. 对深部或复杂脾撕裂伤可尝试脾修补术、放置脾网兜或行脾部分切除术，脾部分切除术的前提条件是必须充分游离脾。游离脾有助于显露术野，但如果操作不当，可能加重脾损伤。

4. 脾切除术中，结扎胃短血管应靠近脾，以避免损伤胃大弯。对于胃短血管极短，胃脾之间间隙狭小，甚至没有间隙的患者，可在切除远端保留少量的、菲薄的脾组织。如果术中怀疑胃壁损伤，建议用 Lembert 法加固缝合。

5. 脾切除术中，应尽量贴近脾结扎脾血管，

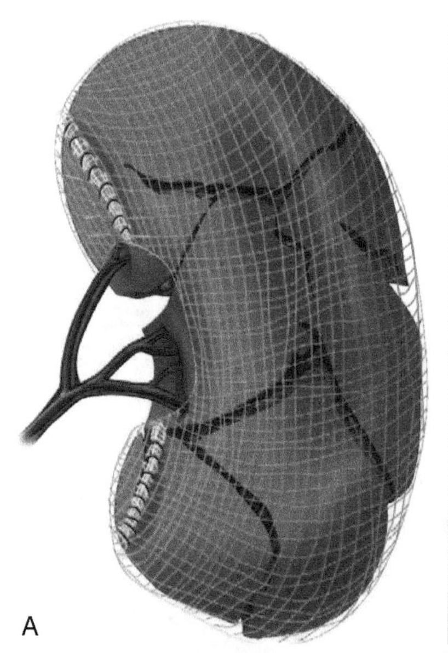

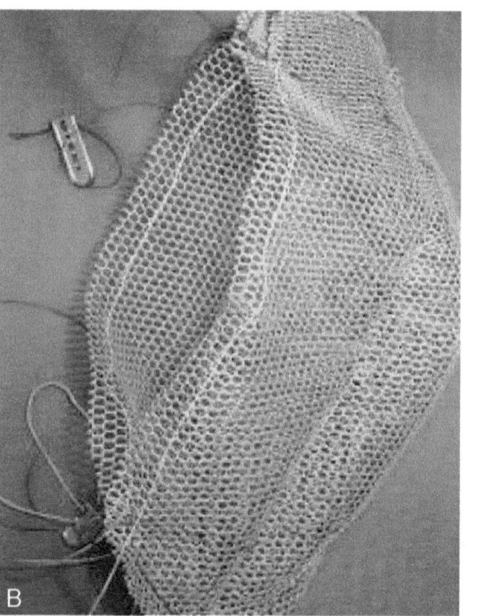

图 28-12 A. 在多发星状脾实质撕裂伤或广泛脾包膜撕脱伤的保脾术中，脾网兜是有效的辅助材料；B. 市面上可买到的脾网兜

以免损伤胰尾。如果需要脾连同部分胰腺边缘组织一起切除时，为防止出现胰腺漏或胰腺上动脉出血，胰腺残端应仔细缝扎或使用电热双极血管闭合系统处理。

6. 脾切除术后最常见的出血部位是靠近胰尾的胰上动脉和胃大弯侧胃短血管汇入处。

7. 对于所有严重脾损伤采用保脾手术后患者，均应在术后进行增强CT扫描排除假性动脉瘤或动静脉瘘。

8. 谨记脾切除术的患者在出院前接种疫苗。

（孙士锦　胥伶杰　秦　溱　译）

第29章 胰　　腺

Demetrios Demetriades, Emilie Joos, George C. Velmahos

一、外科解剖

1. 胰腺在腹膜后 L_1 ～ L_2 椎体水平，横行于十二指肠和脾门之间。

2. 胰头位于下腔静脉（IVC）、右肾门，以及左肾静脉与下腔静脉汇合处的前方。

3. 钩突包绕肠系膜上血管，并延伸到其左侧，紧贴着胰十二指肠下动脉起始部。

4. 胰颈位于肠系膜上血管与门静脉近段的前方。两者之间的区域是没有血管的，可以钝性分离而不致出血。该区域中线的两侧均有血管，应注意避免损伤。

5. 胰体位于肾上腹主动脉和左肾血管的前方，紧贴脾动、静脉。

6. 主胰管（Wirsung 管）横贯并引流全程胰腺，开口于幽门以下大约 8cm 处的肝胰壶腹（Vater 壶腹）。副胰管（Santorini 管）是主胰管上方的分支，在胰颈部水平以上，与主胰管分别开口于十二指肠，距离肝胰壶腹 2 ～ 3cm。

7. 胰腺有双重血供，分别来自腹腔动脉干和肠系膜上动脉（图 29-1）。

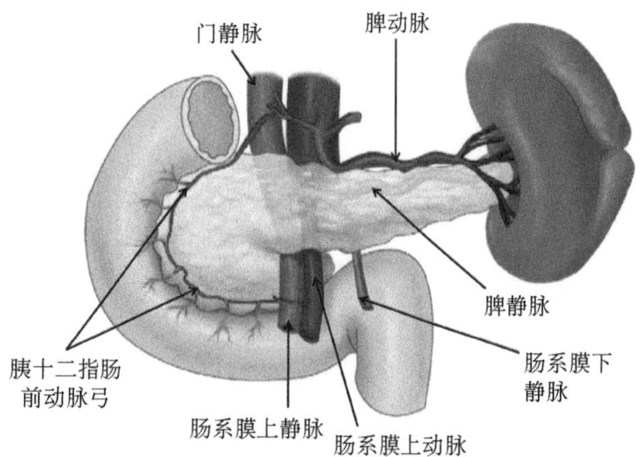

图 29-1　胰腺外科解剖。胰头与十二指肠近端的血液供应来自胰十二指肠前、后血管弓

（1）胰头与毗邻的十二指肠血液供应来自胰十二指肠前、后血管弓。两个血管弓位于胰腺的表面，靠近十二指肠袢。如果试图将胰腺和十二指肠这两个器官分离，将有可能导致十二指肠缺血。

（2）胰体和胰尾的血供主要来自脾动脉。脾动脉起源于腹腔动脉干并沿胰腺上缘向左侧走行。其走行路径弯曲，沿着胰腺上缘呈上下波浪状走行。它在胰体和胰尾分出许多短小分支进入胰腺。

（3）脾静脉沿胰腺上缘的上后方、脾动脉的下方从左到右走行，它不像脾动脉那样走行弯曲。脾静脉在胰颈部的后方成直角与肠系膜上静脉汇合形成门静脉。肠系膜下静脉在胰体后方与脾静脉汇合。

8. 门静脉由肠系膜上静脉和脾静脉汇合形成，位于下腔静脉前方和胰颈部后方。

9. 胆总管沿十二指肠头段后方下行，位于门静脉前方，在胰头后方走行段通常有胰腺组织覆盖，最后在十二指肠降段汇入肝胰壶腹。

二、基本原则

1. 是否存在胰管损伤，是决定胰腺损伤处置方式的关键。胰腺挫伤和不伴胰管损伤的胰腺裂伤患者，一般采用非手术治疗。如果术中发现上述损伤，通常安置引流管进行负压封闭引流足够。相反，几乎所有的胰管横断伤患者均需手术和胰腺切除干预。

2. 在外科手术中，胰腺被分为远端和近端两部分。远端胰腺由肠系膜上血管左侧的所有胰腺组织（胰体和胰尾）构成，而近端胰腺由肠系膜上血管右侧的所有胰腺组织（胰头和胰颈）构成。

（1）对于累及胰管的远端胰腺损伤，应选择远端胰腺切除术（胰体尾切除术）治疗。对于病情稳定的患者，可以考虑行保留脾的胰体尾切除术。但是，对于存在严重的合并损伤或血流动力学不稳定的患者，应在行胰体尾切除术时同步切除脾，因为这样更容易、更快捷。

(2) 胰体尾切除术很少造成永久性的糖尿病或胰腺外分泌功能不全。术后早期可观察到患者有一高血糖阶段，但通常会自行消退。

(3) 对于累及胰头的损伤，如果不能确定胰管的完整性，则应考虑专门放置胰腺引流管。术后应通过 CT 扫描或磁共振胰胆管成像（MRCP）评估胰管的完整性，在特殊情况下，亦可考虑采用经内镜逆行胰胆管成像（ERCP）评估。由于较高的相关并发症发生率和死亡率，应尽量避免胰头根治性切除术。

(4) 绝对不应在胰头外侧方将其与十二指肠游离开，这样会导致十二指肠缺血。

(5) 由于手术的复杂性及较高的术后并发症发生率和死亡率，应该慎重选择胰十二指肠切除术。该术式仅适合于严重的胰十二指肠合并伤。

(6) 对于胰腺损伤后采取非手术治疗的病例，采用 ERCP 或 MRCP 评估胰管的完整性是很重要的。此外，对于部分胰管损伤病例，可在 ERCP 的同时完成胰管支架置入治疗。

3. 如果漏诊合并胰管损伤的胰腺伤，将导致严重的并发症，包括胰腺炎、胰源性腹水、胰腺假性囊肿、胰腺脓肿，以及邻近血管受侵蚀后发生危及生命的出血。

4. 不伴胰管受累的胰腺损伤很少导致严重后果，通常无须手术处理。

三、特殊手术器械

1. 术中可使用标准剖腹探查包。

2. 使用自持式 Bookwalter 拉钩或 Omni-flex 支撑拉钩可利于术野显露。

3. 头灯。

四、体位

患者取仰卧位，双臂 90° 固定。常规术前准备和消毒铺巾。

五、切口

标准的正中创伤剖腹手术切口。

（一）显露

1. 术中如有小网膜囊内液体积聚或血肿，胰腺周围组织炎症或脂肪坏死，或延期诊断的情况，应警惕存在胰腺损伤的可能。

2. 胰腺的显露最主要采取经小网膜路径。将胃往上向患者的头侧牵拉，将横结肠向骨盆牵拉。一般从左侧打开胃结肠韧带，因为此处的韧带通常较薄且透明。电热双极血管闭合系统（LigaSure 装置）可替代传统方式，安全并快速地用于血管结扎和离断。打开胃结肠韧带后就进入小网膜囊，继而分离胰腺和胃后壁之间的所有粘连组织。经小网膜路径可显露胰体和胰尾的前、上及下表面（图 29-2 至图 29-4）。

3. 肠系膜上血管自胰颈下缘穿出，胰腺钩突向左延伸并包裹肠系膜上血管。在探查该区域时，应提高警惕以避免损伤。

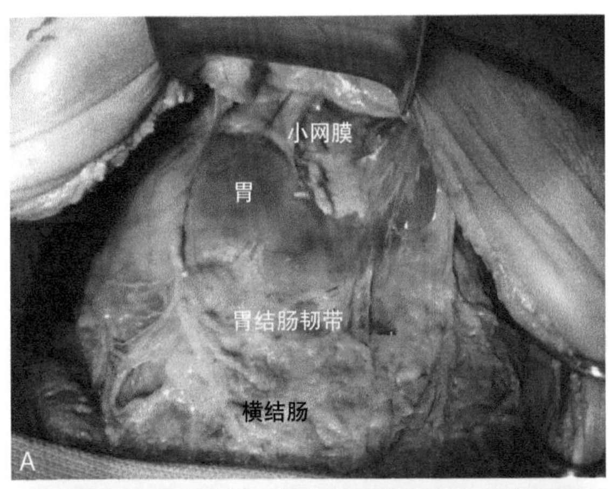

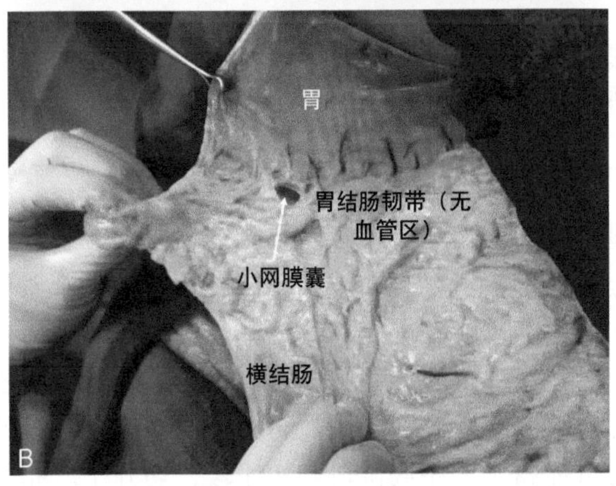

图 29-2 A. 经小网膜囊显露胰腺：胃向上向患者头侧牵拉，横结肠向骨盆牵拉，分开胃结肠韧带，进入小网膜囊；B. 经过胃结肠韧带进入小网膜囊：韧带左侧通常薄而透明，更容易经过该区域进入小网膜囊（箭头）

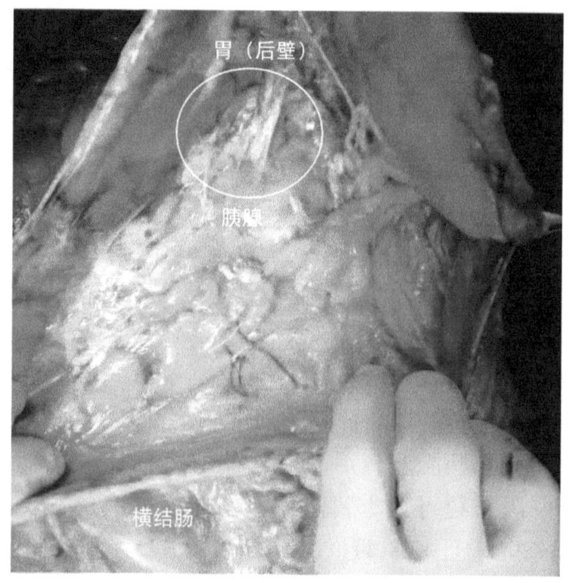

图 29-3 进入小网膜囊后，分离胰腺和胃后壁之间的所有粘连组织（圆圈）

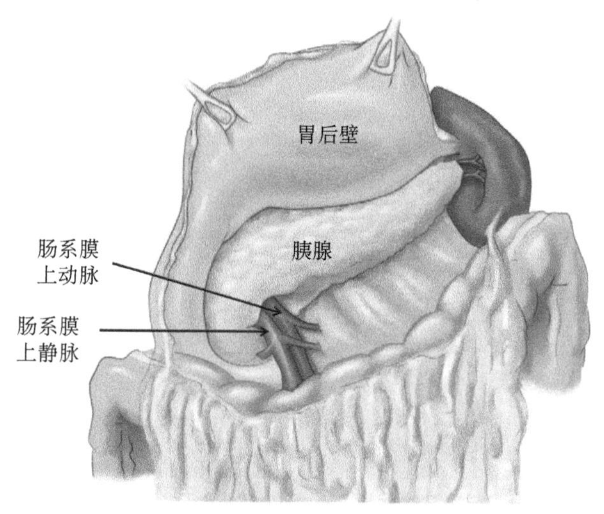

图 29-4 在打开小网膜囊后，胰体和胰尾完全显露。在胰颈附近探查时，应注意避免损伤肠系膜上血管

4. 通过切开胰下缘腹膜并轻柔向上牵拉胰腺显露胰腺的后方。对于需要仔细探查远端胰腺后方的病例，可以将胰尾和脾游离并作为一个整体向内侧牵开进行显露（第 28 章）。

5. 胰头和钩突可以通过扩大的 Kocher 切口进行显露。游离肝曲结肠后将其向内下方牵拉，此时可显露十二指肠降段和水平段，切开十二指肠侧腹膜，钝性分离十二指肠降段、水平段及胰头，将其整体从腹膜后游离并向左侧翻转。这种显露方式可以探查并触诊胰头和钩突的前、后两个表面的情况（图 29-5 和图 29-6）。

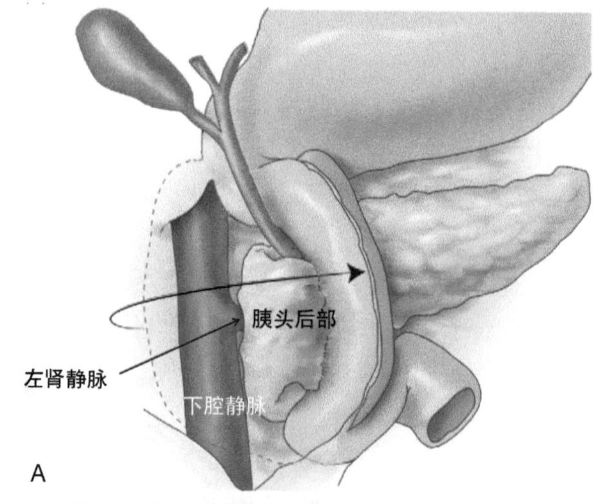

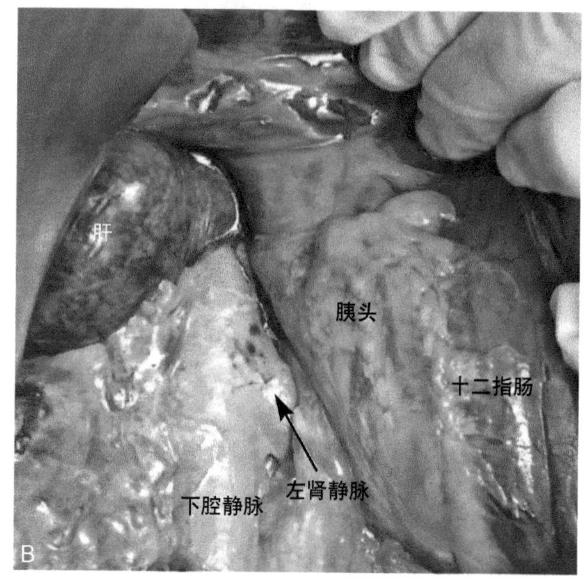

图 29-5 Kocher 手法：将十二指肠降段内旋翻开后，可以显露胰头后方。此处下腔静脉和左肾静脉与胰头紧贴

6. 对于合并血管损伤的穿透伤病例，肠系膜上血管损伤或门静脉损伤较常见且止血困难。在这种情况下，用缝合器离断胰颈可以充分显露血管。可通过游离胰颈后方和门静脉、肠系膜上血管之间的无血管区，以实现开辟出一条通过缝合器的隧道。为避免出血，该步骤应仔细在无血管区的中线操作。

7. 所有胰周血肿病例均应探查并评估胰管完整性。然而，对于不伴合并伤的孤立性胰头血肿病例，由于该区域的胰管在胰腺实质里较深，探查困难，故稳定的血肿可以不处理。术后应采用 MRCP 或 ERCP 对此类患者进行评估。如评估发现有胰管损伤，可以考虑使用 ERCP- 支架置入进行治疗。

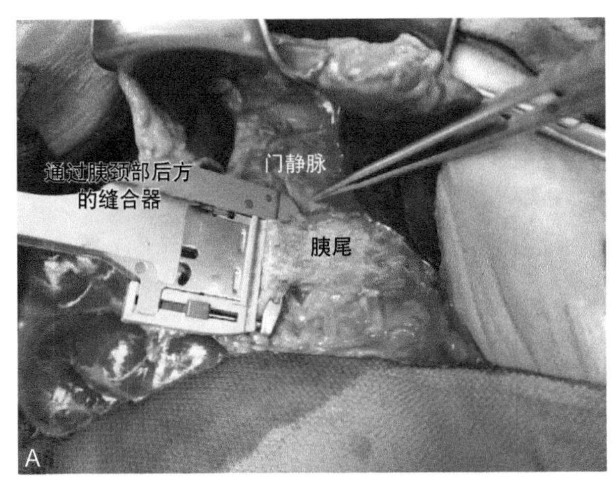

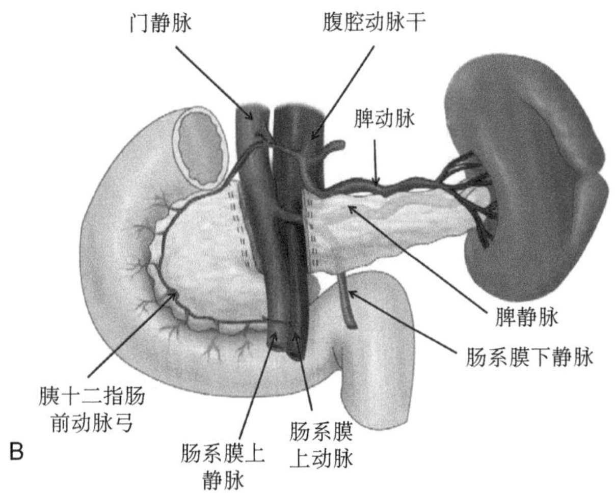

图 29-6　**A. 肠系膜上血管和门静脉显露：使用缝合器离断胰颈。缝合器的一个臂应放置于游离胰颈后方和门静脉、肠系膜上血管之间的无血管通道内。B. 缝合器离断胰颈后，显露出肠系膜上血管和门静脉**

8. 正常胰管术中有时不容易看得到。使用放大眼镜，以及应用促胰液素有利于显示较小的胰管损伤。

9. 在创伤救治中，很少采用术中胰腺造影的放射学与内镜方法。

（二）胰腺损伤处理

1. 对于不伴胰管损伤的轻度胰腺损伤，最适合的处理方式是对失活组织行保守性的清创术，止血及封闭式外引流。可对胰腺包膜进行修补，尽管这种处理方式可能会增加发生胰腺假性囊肿的风险而存在争议。对于弥漫性出血，可使用局部止血药物及组织胶控制。

2. 对于合并胰管损伤的重度胰腺损伤患者或者合并严重十二指肠损伤的患者的处理，需要更复杂的方式。这些处理方式的选择取决于患者的血流动力学状况、胰腺损伤位置（胰腺头颈部及胰尾部），以及外科医师的经验。

3. 肠系膜上血管左侧的胰腺损伤最适合的处理方式是远端胰腺切除，通常一并切除脾。第一步是从损伤处开始游离胰体或胰尾。切开胰腺下缘的后腹膜，钝性分离胰腺后方的平面，此时注意在接近胰腺上缘的后方处有脾血管，注意避免损伤。胰腺后方游离后，放置一根血管悬吊带提起胰腺。

使用 GIA 切割闭合器或 TA 直线闭合器，在邻近损伤部位的正常胰腺组织处，切除胰腺。如果在断面见到胰管的断端，则应使用不可吸收性缝合线“8”字缝扎。脾动脉和脾静脉也应使用不可吸收性缝合线逐个“8”字缝扎。通过往脾方向游离胰腺远端的路径完成胰腺切除术。当解剖到脾门附近后，首先离断胃脾韧带及其血管，之后离断脾结肠、脾肾，及膈脾韧带，这样就完成了脾的游离（第 28 章）。此外，也可以选择如下途径完成远端胰腺切除：首先游离脾，然后向中线整体旋转牵拉脾及相连的胰尾，最后用切割闭合器在邻近损伤的位置切断胰腺（图 29-7 至图 29-12）。

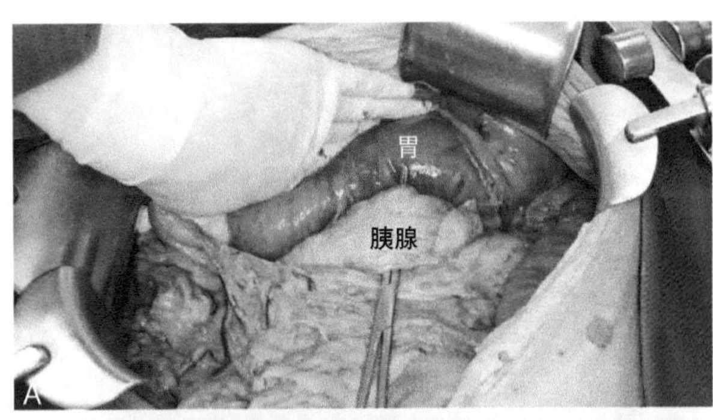

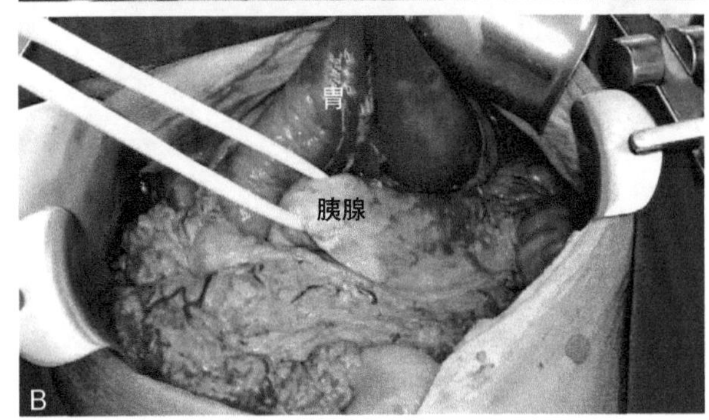

图 29-7　**A. 远端胰腺切除技术：小心游离胰尾以免伤及脾血管；B. 游离胰尾**

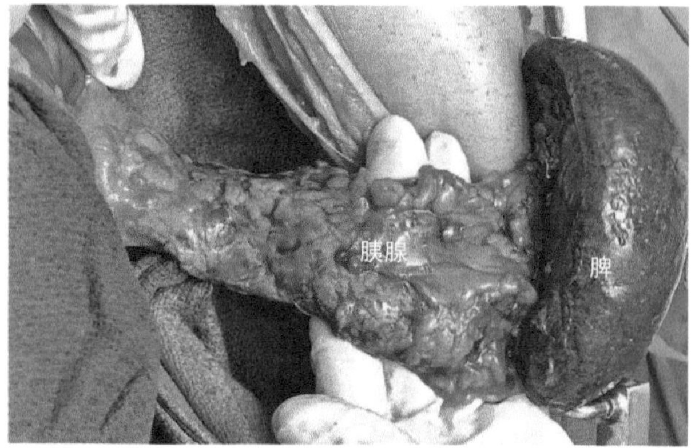

图 29-8 游离胰尾和胰腺

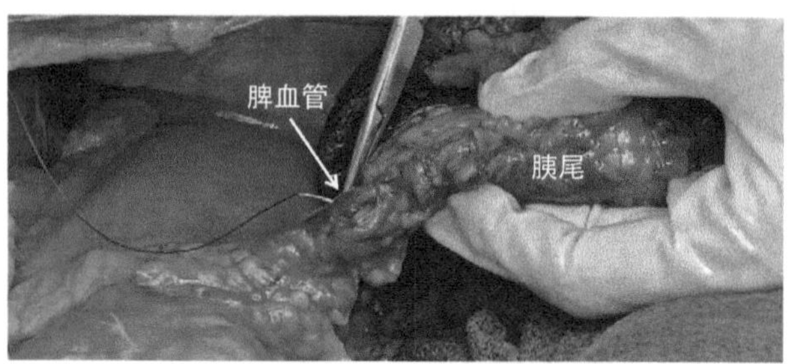

图 29-9 远端胰腺切除术，游离胰尾后，分别缝扎脾动脉和脾静脉

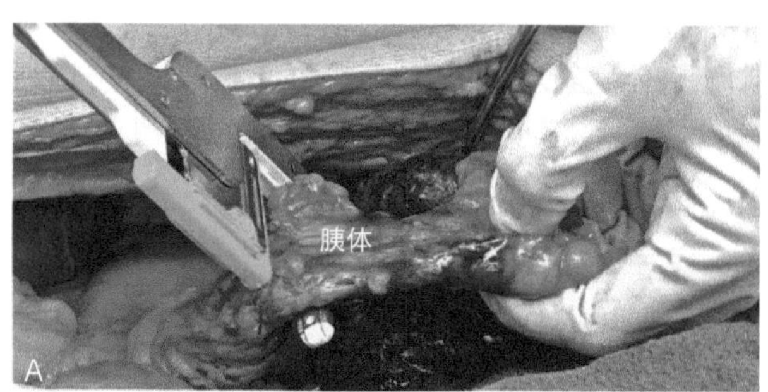

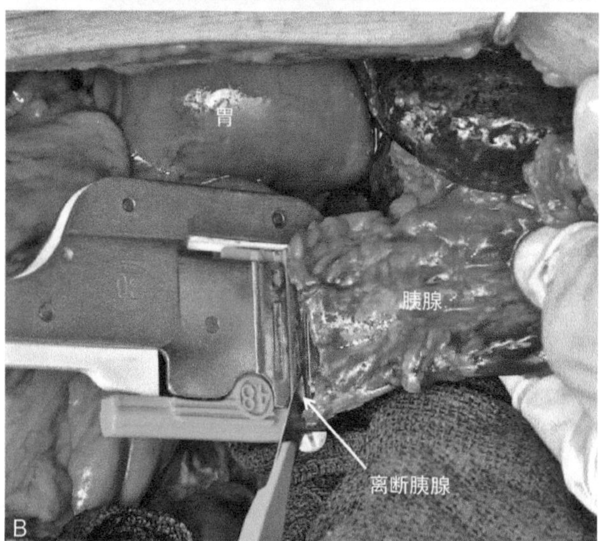

图 29-10 放置 TA 直线缝合器，离断胰体

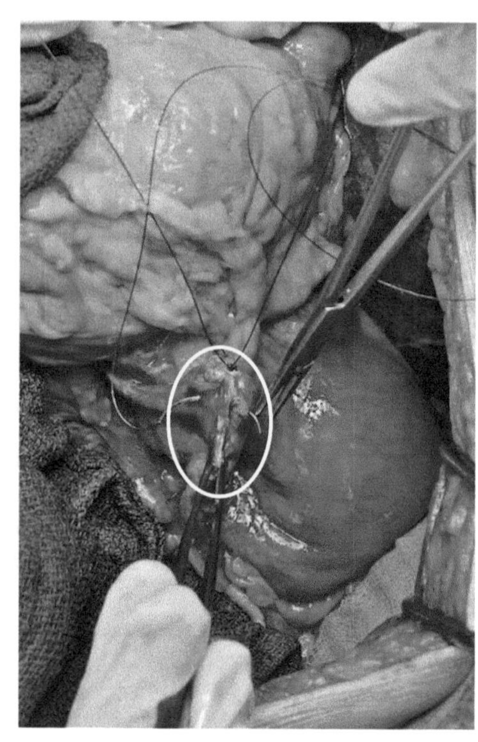

图 29-11 胰腺断端用不可吸收缝线行连续缝合（圆圈）

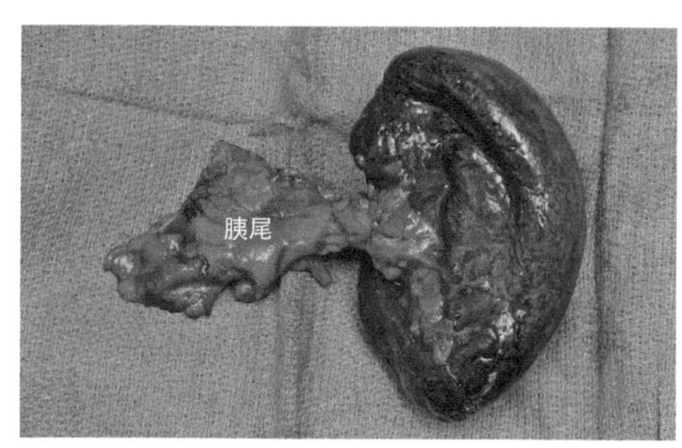

图 29-12 整块切除的远端胰腺和脾

4. 对于血流动力学稳定的患者，可考虑行保留脾的远端胰腺切除术。沿胰腺下缘切开腹膜，在损伤部位的邻近区域，外科医师用示指或直角钳解剖出胰腺后方的平面。用血管悬吊带绕过胰腺进行悬吊牵拉，解剖游离脾动脉和脾静脉，仔细游离并钳夹结扎各个进入胰实质的小血管分支。当这个步骤解剖到达脾门时，胰腺就已完成游离。

5. 范围扩大到胰颈部右侧的胰腺切除术后，患者可能会出现糖尿病和胰腺外分泌功能不足。保留距离十二指肠壁至少 1cm 的胰腺组织十分重要，这样可以维持十二指肠的血供而避免发生肠壁缺血坏死。在部分病例，完成损伤组织清创后，可以保留远端胰腺，这时可行端对端的 Roux-

en-Y 胰腺空肠吻合术。术中应放置负压封闭引流管（图 29-13 和图 29-14）。

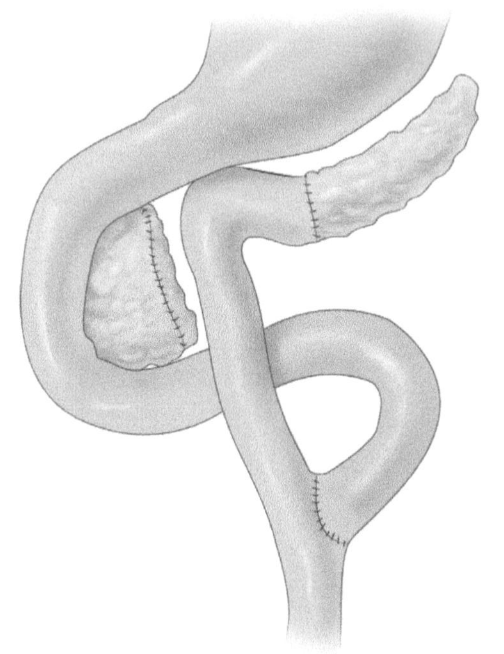

图 29-13 **胰腺近端缝合，远端行端对端的 Roux-en-Y 胰腺空肠吻合术**

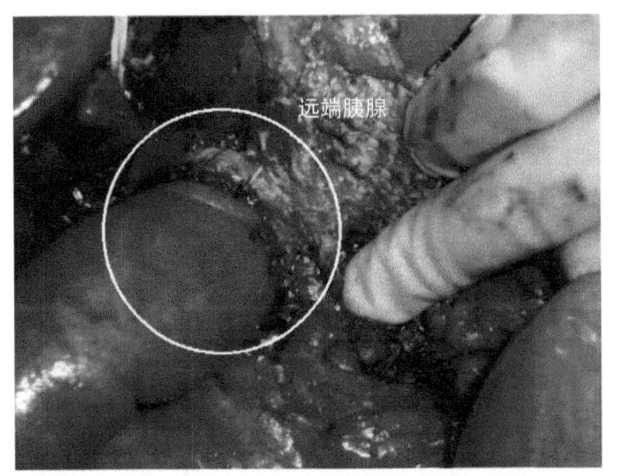

图 29-14 **完成端对端的胰腺空肠吻合术，胰腺残端内陷并缝合至空肠**

6. 胰头损伤处置需采取复杂的手术方式，通常术后有较高的并发症发生率和死亡率。对于血流动力学不稳定或合并重要器官损伤患者，或当外科医师对处理这些创伤缺乏经验时，最安全的选择是止血和采取填塞、暂时性腹腔关闭的损伤控制性手术，然后限期确定性处理。

7. 对于胰头或十二指肠毁损伤病例，应采用胰十二指肠切除术。该手术仅适合血流动力学稳定的病例，且应由有经验的外科医师完成。对于凝血功能障碍和生理功能损害的病例，外科医师可选用损伤控制的方式，分两个阶段完成处置。在第一阶段，采取损伤控制性手术，控制出血及消化道瘘。在恢复血流动力学稳定、纠正凝血功能障碍及低体温后的 24 ～ 36h，采用确定性的 Whipple 手术（胰十二指肠切除术）。关于消化道的重建方法，包括胰腺空肠吻合、胆管空肠吻合，以及胃肠吻合术，与择期病例相似，本章将不再讨论。

8. 在行胰十二指肠切除术或复杂的十二指肠修补术的病例中，推荐放置超过 Treitz 韧带的空肠营养管，如果术后一旦出现吻合口漏，可以经空肠营养管完成胃肠道内营养补给。

六、提示与陷阱

1. 不伴胰管损伤的胰腺损伤，很少发生严重问题，也无须手术治疗。

2. 远端胰腺切除术（切除胰颈左侧的胰腺）很少导致永久性的糖尿病或者胰腺外分泌功能不足。

3. 在十二指肠环的内侧游离胰头将导致十二指肠的缺血和坏死。为保护胰十二指肠血管弓，应至少保留距离十二指肠壁 1cm 的胰腺组织。

4. 对于累及胰头的孤立性损伤，如果不确定胰管完整性是否受破坏，可以仅仅放置胰腺引流管。由于高并发症发生率和死亡率，应避免采用根治性切除。术后可以用 MRCP 或 ERCP 评估胰管的完整性。对合并胰管损伤的病例，可在 ERCP 的同时放置胰管支架。

5. 在分离胰颈部与肠系膜上血管和门静脉之间的间隙时，应注意在胰颈部正下方的中线处进行操作，因这一区域没有血管。

（戴睿武 胥伶杰 秦 溱 译）

第 30 章 泌尿系统损伤

Leo R. Doumanian, Charles D. Best, Jessica A. Keeley, Stephen Varga

一、外科解剖

（一）肾

1. 两个肾都有类似的肌肉环境。膈肌覆盖每个肾的上后 1/3。肾的下部 2/3 后方内侧为腰大肌，外侧为腰方肌。

2. 右肾内侧与十二指肠相邻，右肾下极位于结肠肝曲的后面。

3. 左肾前外方有胰腺尾部、脾血管和脾。

4. 肾周围有肾周筋膜包绕，肾周筋膜可有效防止血液、尿液外渗。

5. 肾动脉和肾静脉在第 2 腰椎骨的水平处从肠系膜上动脉下方的腹主动脉和下腔静脉发出。肾静脉位于肾动脉前方，肾盂和输尿管位于血管的后方。

6. 右肾动脉于下腔静脉及肾静脉后方进入右肾。左肾动脉直接从腹主动脉进入左肾。每支肾动脉在进入肾时分成 5 支节段动脉。

7. 右肾静脉的长度通常为 2 ～ 4cm，无分支直接汇入下腔静脉。由于缺乏分支，右肾静脉结扎后回流障碍，易导致肾的充血性梗死。

8. 左肾静脉的长度通常为 6 ～ 10cm，位于肠系膜上动脉后面及腹主动脉前面。左肾静脉上接左肾上腺静脉，下接左性腺静脉，后接腰静脉。故可在靠近下腔静脉处结扎左肾静脉（图 30-1）。

（二）输尿管

1. 输尿管在肾动脉后方沿着腰肌前走行。

2. 性腺血管从前方跨过输尿管。

3. 输尿管于髂总动脉分叉处跨过（图 30-2）。

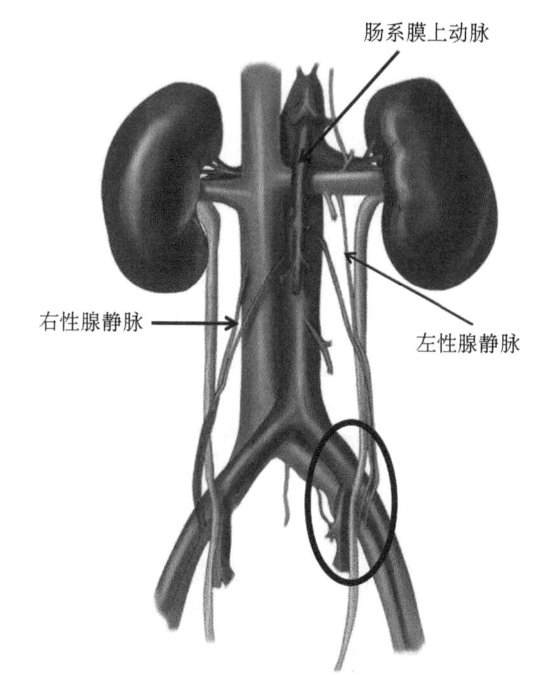

图 30-1 肾和输尿管的解剖及其与主要血管的关系

注意：右肾动脉在下腔静脉后方；左、右性腺静脉回流不同；输尿管越过髂总动脉分叉处（圆圈）

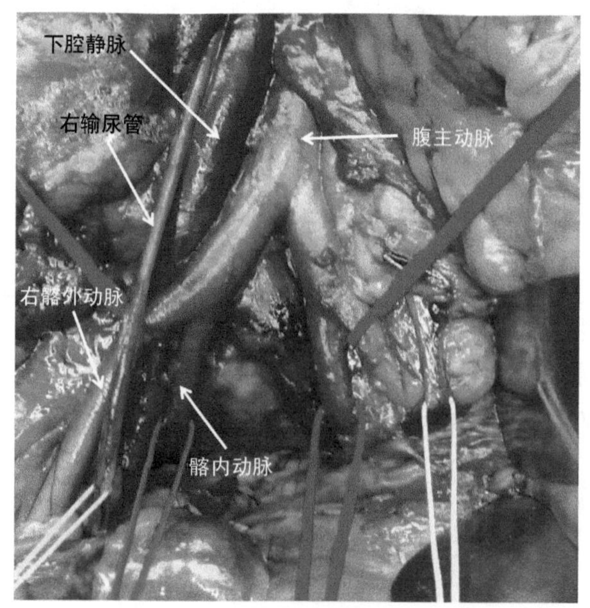

图 30-2 输尿管远端横跨髂总动脉分叉

（三）膀胱

1. 膀胱上部被覆盖腹膜，在后面，腹膜经过精囊（男性）水平与直肠前腹膜汇合。

2. 膀胱颈位于耻骨联合中点后 3 ～ 4cm 处。

3. 膀胱颈和输尿管口围成的三角形区域，称为“膀胱三角”。输尿管口位于三角区域的左右尖端，输尿管口靠近膀胱颈。

二、肾损伤

（一）基本原则

1. 对于血流动力学稳定的患者，绝大多数钝性肾损伤和相当大比例的穿透性肾损伤可以非手术治疗。Gerota 筋膜可有效地限制出血和尿漏。CT 扫描对评估损伤的严重程度和位置很重要。延迟 CT 扫描可以评估肾盂集合系统和近段输尿管。

2. 如果术前没有影像学检查，患者正在进行剖腹探查，通过触诊评估对侧肾的存在和大小非常重要。

3. 术中，血流动力学稳定的患者，在没有活动性出血、血肿扩大或肾门血管损伤的情况下，因为会增加肾切除术的可能性，故不应打开 Gerota 筋膜。

4. 肾切除术用于危及生命的出血或无法修复的肾损伤，约占肾损伤的 10%。

5. 如果时间允许，应在肾探查前考虑控制近端血管蒂，以减少肾切除术的需要。

（二）患者体位

患者采用创伤剖腹手术的标准体位，仰卧位，双臂成 90° 外展，以便在肢体建立静脉通路。

（三）切口

标准正中创伤剖腹手术切口。使用 Bookwalter 或其他自持式腹部牵开器便于显露。

（四）肾显露

1. 病情稳定的患者在切开 Gerota 筋膜前，如果计划进行保肾手术，可以考虑控制近端血管。这种方法增加了保肾的机会。

2. 对于病情不稳定或计划行肾切除术的患者，更快、更好的方法是直接通过 Gerota 筋膜入路而不事先控制血管。

（五）近端肾血管控制

1. 可以通过腹主动脉表面的后腹膜单切口控制左、右肾血管近端。

（1）将横结肠向患者胸部前上牵拉，用湿纱布垫包裹小肠并压向上右，显露十二指肠悬韧带、肠系膜根部和下面的大血管。

（2）在腹主动脉上方、肠系膜下静脉上缘切开后腹膜，继续沿主动脉分离，直至见到横跨前面的左肾静脉。在静脉周围放置血管吊带以供牵拉，一旦左肾静脉被游离和悬吊牵拉，就分离位于肾静脉后方的左肾动脉（图 30-3）。

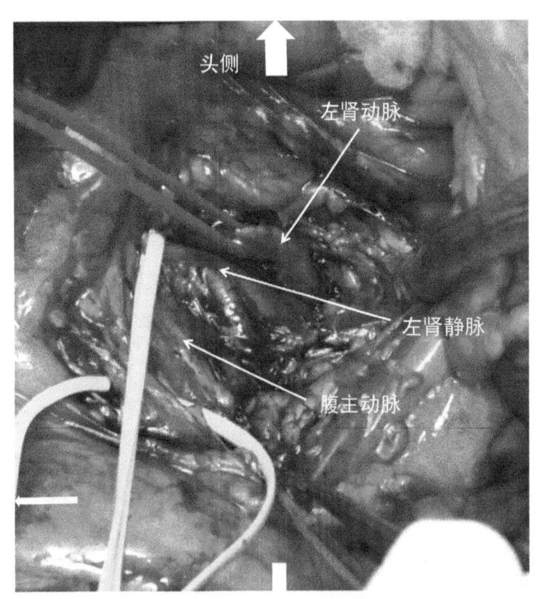

图 30-3 **分离后腹膜，在腹主动脉侧面、肠系膜下静脉上方沿腹主动脉可见跨过腹主动脉的左肾静脉，左肾动脉位于左肾静脉后方**

2. 在控制血管完成后，沿 Toldt 白线切开左侧结肠侧腹膜，向内侧翻转结肠，然后在 Gerota 筋膜上做一前垂直切口显露肾（图 30-4）。

（1）右侧肾血管可通过上述后腹膜切口显露。右肾动脉起源于腹主动脉右侧，走行于下腔静脉、肾静脉后方（图 30-5）。

（2）如上所述，在其跨过腹主动脉处游离和牵拉左肾静脉。确认位于静脉后方、腹主动脉右侧的右肾动脉（图 30-5）。

（3）最后，确认右肾静脉汇入下腔静脉处，并用血管吊带控制（图 30-5）。

（4）在血管控制完成后，切开 Toldt 白线并内翻起右结肠（图 30-5）。

（5）通过在 Gerota 筋膜前垂直切口探查右肾。完全显露肾后，将其游离并提出切口外（图 30-5）。

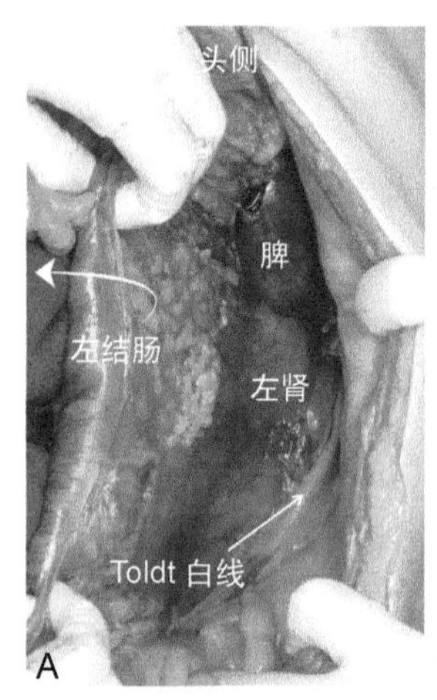

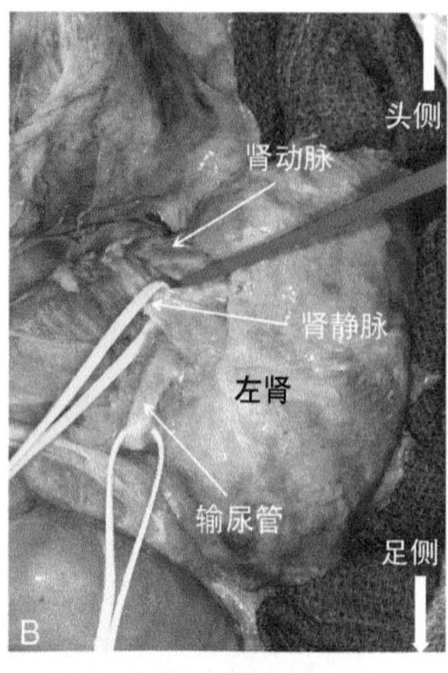

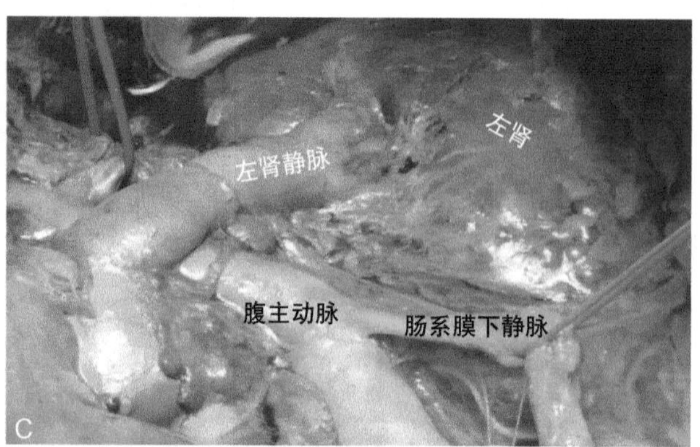

图 30-4　A. 沿 Toldt 白线切开，游离并向中线翻转左结肠，显露左肾；B. 在左结肠内侧翻转之后显露左肾和肾门（动脉为红色吊带，静脉为蓝色吊带，输尿管为黄色吊带）；C. 在左侧结肠向内侧翻转后显露左肾及肾蒂。注意左肾静脉跨过腹主动脉

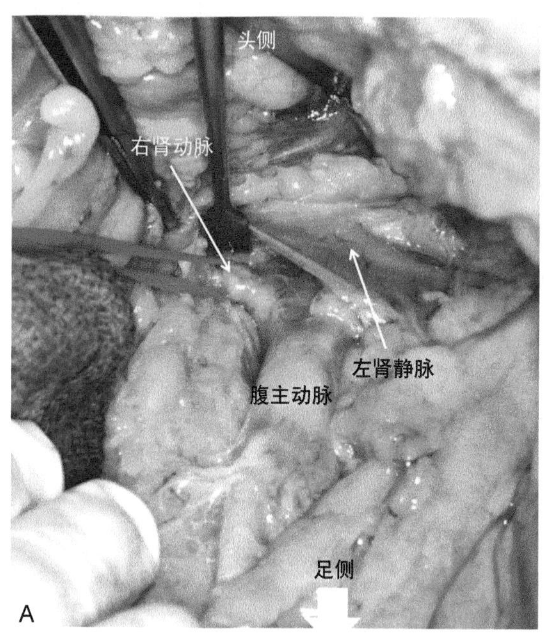

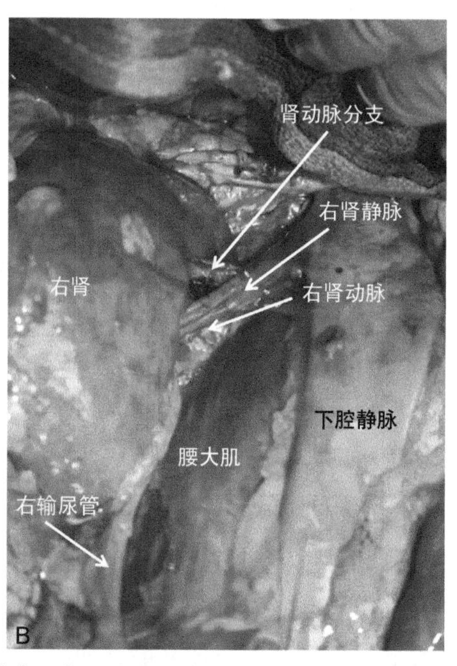

图 30-5　A. 中线切开后腹膜显露右肾血管，左肾静脉横跨腹主动脉，牵开后显露其下方的右肾动脉（红色吊带）；B. 右结肠向中线翻转后显露右肾及肾门，注意肾静脉在前方，肾动脉在后方，输尿管在下方

（六）不预先控制血管的直接肾显露

1. 这是一种常用的肾入路，也是血流动力学不稳定或肾损伤无法修复患者的首选方法。

2. 切开 Toldt 白线后向内侧翻起左或右侧结肠。

3. 经一个前垂直切口打开 Gerota 筋膜，露出肾并将其自前方娩出。

4. 然后控制血管和输尿管。

（七）肾损伤修补

1. 打开 Gerota 筋膜，显露肾后，评估损伤严重程度。如果肾实质有明显出血，则钳住肾血管以控制出血。手动压迫出血实质通常足以暂时控制出血。任何严重的出血都可以通过缝合、结扎或电烧灼来控制。

2. 一旦出血得到控制，立即切除失活组织。要仔细检查集合系统，任何损伤都要用 4-0 可吸收缝线进行水密修补（图 30-6）。

3. 如果不确定是否存在肾盂集合系统损伤或需检查肾盂集合系统是否渗漏，可以使用亚甲蓝来寻找判断。将牛头犬夹放置在近侧输尿管上，使用 22 号或更小的蝴蝶针将 2 ～ 3ml 亚甲蓝注入肾盂，寻找漏或损伤的位置。如果发现有损伤，用 4-0 可吸收缝线“8”字缝合（图 30-7）。

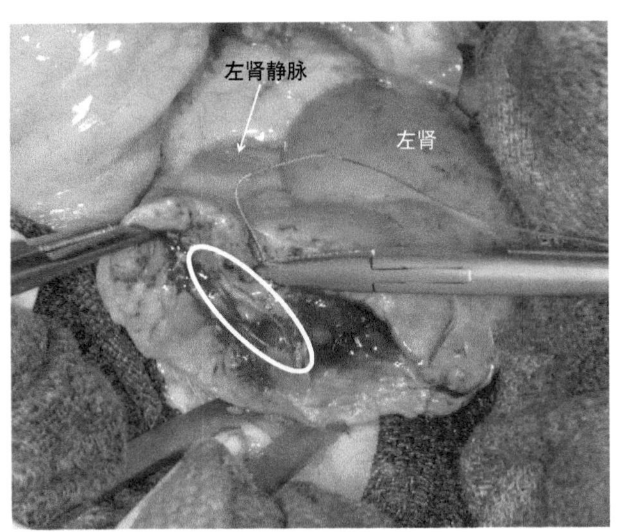

图 30-6　用 4-0 可吸收缝线修补左肾下极肾盂集合系统损伤（圆圈）

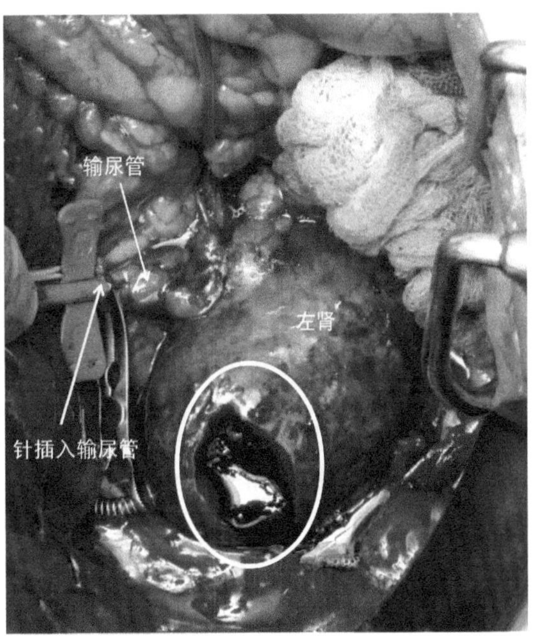

图 30-7　术中评价肾盂系统的完整性；将 22 号针插入近侧输尿管，输尿管远端用牛头夹，并将 2 ～ 3ml 亚甲蓝注射到肾盂中，亚甲蓝外漏（圆圈）证实了肾盂集合系统损伤

4. 如有可能，肾包膜衬以可吸收脱脂棉垫无张力缝合（图 30-8）。

5. 如果肾包膜的缺损较大，可以使用大网膜蒂瓣、纤维蛋白封闭剂或 GelFoam 垫来填充缺损。然后用 4-0 聚丙烯缝线将填充的肾包膜缝合封闭在垫枕或组织瓣上（图 30-9）。

6. 如果存在其他腹内损伤，则应间置大网膜于肾与其他器官损伤之间。

7. 手术最后应常规放置腹膜后引流管。

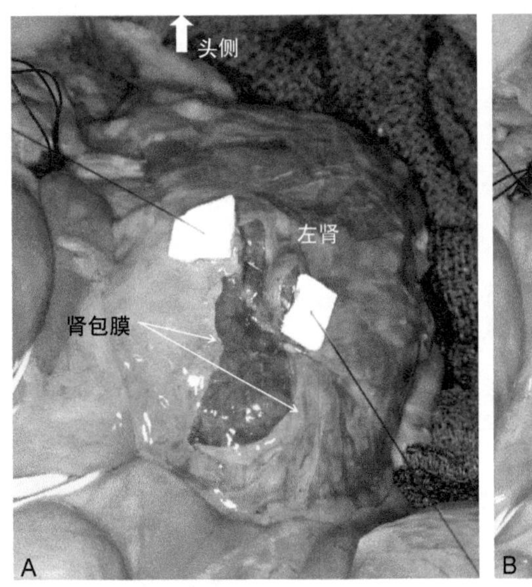

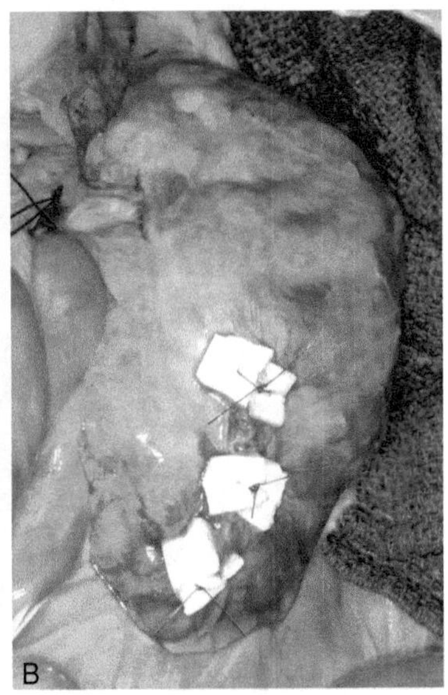

图 30-8　A. 在完整的肾包膜边缘用吸收性明胶海绵垫缝合进行损伤一期修复；B. 左肾损伤包膜完整情况下无张力修复后情况

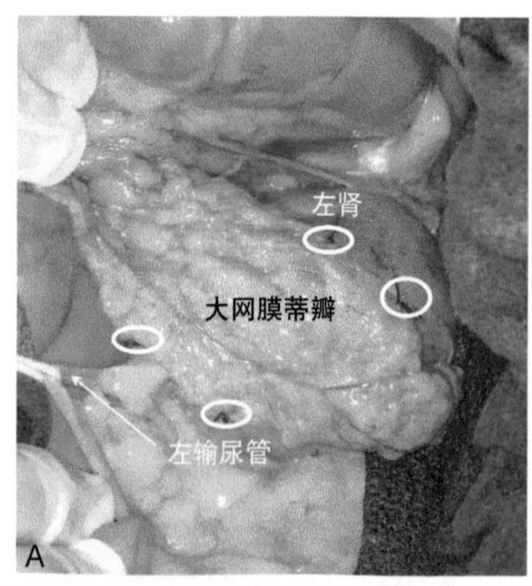

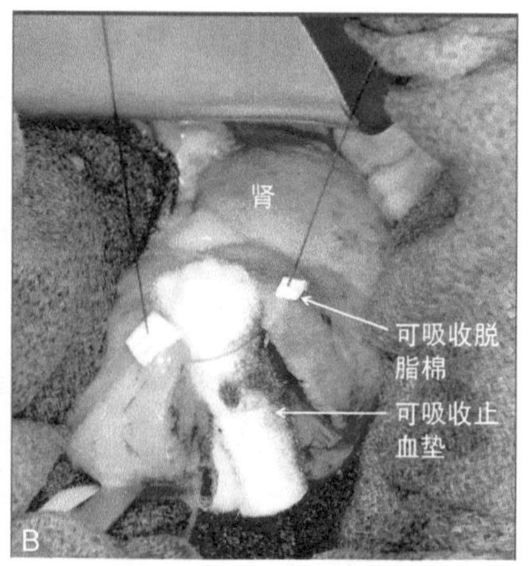

图 30-9　A. 带蒂大网膜瓣可用于肾包膜及肾实质部分缺损的修复，瓣片用缝合线（红色圆圈）固定到肾包膜上；B. 对于无法无张力一期修补的较大缺损，可填塞可吸收止血垫用肾包膜包裹

（八）肾部分切除术（图 30-10）

1. 肾的上极或下极重度损伤修复困难时，可行肾部分切除术。首先，将肾包膜与受损的肾实质仔细分离。

2. 清除肾坏死组织，用 4-0 可吸收缝线“8”字缝合小血管止血，并用 4-0 可吸收缝合线缝合集合系统。局部可应用止血粉、止血海绵等止血材料。

3. 如果肾包膜完整保留，用 3-0 聚丙烯或 Vicryl 缝合线缝合肾包膜。如果肾包膜未保留或缺损，不能完全覆盖，则可以用大网膜瓣或可吸收材料如 GelFoam 覆盖，并与肾包膜缝合。

4. 手术结束时应放置腹膜后引流管。

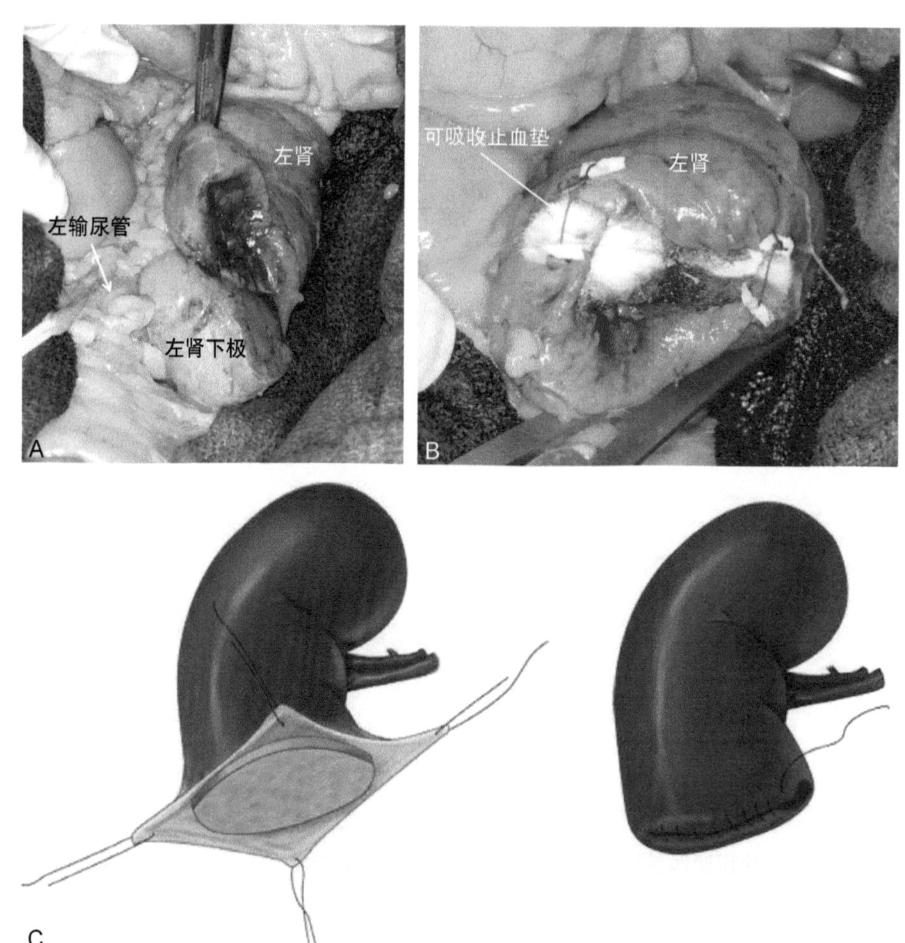

图 30-10　A. 对肾下极的广泛损伤建议行部分肾切除术治疗；B. 肾下极损伤修补术后，缺损较大可用可吸收材料填塞，如 GelFoam，其可以与剩余的肾包膜缝合；C. 部分肾下极切除术，肾包膜的保存完整，可以覆盖肾的创面

（九）肾切除术

肾的损伤太严重无法修复，则需要进行肾切除术。如果患者生命体征不稳定，肾损伤为出血主要原因，同样需要肾切除。无须预先控制血管。将结肠翻转后，打开肾周筋膜，游离肾及肾门，结扎肾蒂，找到输尿管并结扎。

（十）提示与陷阱

1. 未检查肾盂集合系统的损伤或肾盂集合系统损伤修复不全，易导致术后尿源性囊肿。

2. 肾实质无法抗拉力，缝合时应连带肾包膜一起缝合。

3. 清创时尽可能保留肾包膜，以修复或覆盖创伤。

4. 肾包膜缺损大的情况下，需无张力修补以避免裂伤。大网膜或 GelFoam 可用于覆盖肾包膜缺损区域。

5. 肾损伤修补术后存在漏尿，会影响其他组织恢复，需用大网膜或其他可用组织将肾与其他损伤器官分开。

（十一）术后处理

1. 肾创伤修复的患者应定期复查尿常规、监测血压和静脉肾盂造影检查，以排除早期或晚期并发症，如尿性囊肿、肾梗死、假性动脉瘤、动静脉瘘或继发性高血压。

2. 尿性囊肿是最常见的并发症，可以留置支架或经皮引流。

3. 如出现假性动脉瘤或动静脉瘘可通过介入栓塞进行治疗。

4. 高血压可以内科治疗，但如果血压控制差，可以择期行肾切除术。

三、输尿管损伤

（一）基本原则

1. 输尿管损伤需尽早诊断和治疗，如不及时处理可导致肾功能丧失、败血症或死亡。

2. 对于因腹部穿刺伤行剖腹探查术的患者，应当探查所有的腹膜后血肿，并且检查输尿管有无损伤。可以使用输尿管内染料来检查输尿管或静脉肾盂造影。

3. 输尿管可分为 3 个独立的解剖区域，包括上段输尿管、中段输尿管和下段输尿管。上段输尿管是髂血管分叉上方的节段。中段输尿管是血管分叉和深骨盆之间的节段。下段输尿管被定义为输尿管在髂内动脉下方的节段。各解剖区域中的输尿管损伤需要不同的方式修复。

4. 输尿管修复的方式取决于损伤的水平、输尿管损失长度和患者的一般状况等。所有输尿管损伤修复的基本原则是清创至健康组织，在支架支撑基础上进行无张力修复（图 30-11）。

5. 在严重创伤中，患者生命体征不稳定，可优先处理其他损伤。如果确定输尿管横断，输尿管的近端和远端可以找到，可留在原位，待患者生命体征稳定之后修复，或者可在近侧输尿管中留置支架管，并通过腹部独立通道引出，以监测复苏期间的尿量。危重患者不建议立即修复输尿管，因肾可耐受梗阻数日。如果由于其他原因，输尿管修复被显著延迟，则应考虑行经皮肾造瘘术（图 30-12）。

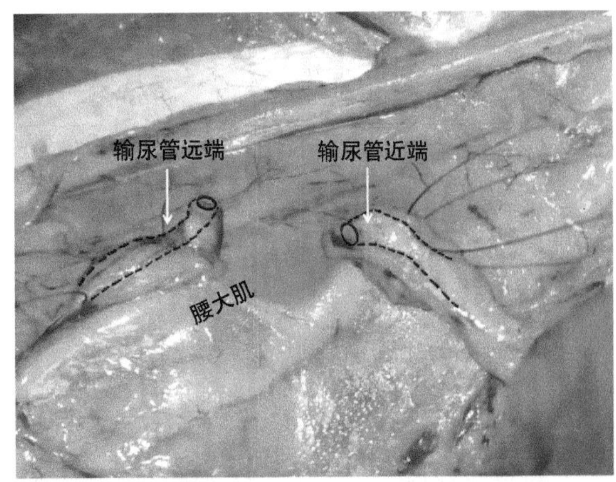

图 30-11　输尿管吻合前，应先锐性清创至健康组织

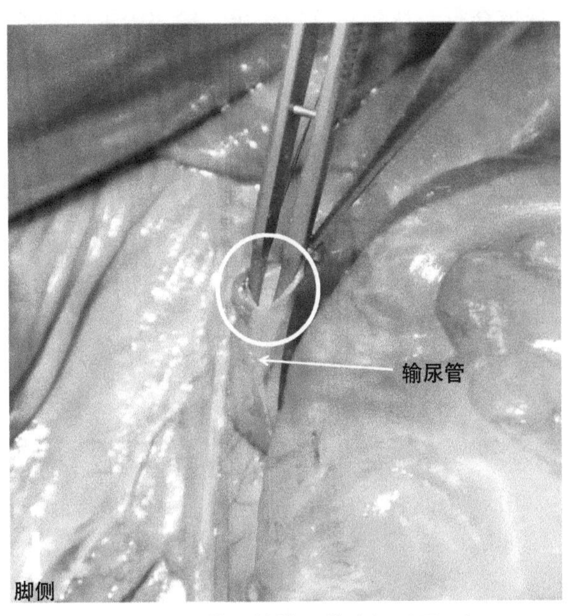

图 30-12　横断的输尿管端部（圆圈）

（二）上段及中段输尿管损伤修复

1. 通过进行内侧脏器旋转来探查后腹膜腔：沿 Toldt 白线切开，将同侧结肠向内侧游离并翻转。

2. 明确并辨认输尿管，从近端到远端进行探查，以确定损伤范围。游离输尿管时，应保证对合时无张力，同时注意避免游离过程中损伤输尿管的血供而导致坏死。

3. 将受损的输尿管段清创至健康组织（有活力的组织）。

4. 将输尿管断端剪开“鱼口”状，以防止缝合口狭窄。

5. 在输尿管近端和远端分别置入双 J 管。

6. 使用 4-0 或 5-0 可吸收缝线，间断缝合，进行无张力、黏膜对黏膜的吻合。可用大网膜瓣覆盖加强修复处。

7. 在修复处附近放置后腹膜引流管。如果在输尿管损伤的同时合并肠道或胰腺损伤，应尽量将输尿管修复区与其他损伤分开，可用大网膜瓣或局部组织覆盖，以将输尿管修复处与其他损伤隔离（图 30-13 至图 30-16）。

（三）下段输尿管修复

1. 下段输尿管损伤通常发生在盆腔血肿中，使得探查困难。如果发现有损伤，建议在无张力情况下行输尿管膀胱再植术。若有可能，加抗反流机制并留置内支架管。

2. 抗反流在成年患者中不是至关重要的，如条件允许则应当尝试在输尿管外侧置入，膀胱肌肉内做隧道穿行，达到抗反流作用。输尿管末端膀胱内侧用 4-0 薇乔缝合线放入内支架后与膀胱吻合。膀胱外侧输尿管可用 3-0 薇乔可吸收缝线固定。

3. 如果下段输尿管短，不能无张力与膀胱吻合，则可以适当游离并上提膀胱。膀胱倾斜向损伤的输尿管方向并打开。根据情况将周围组织游离。将膀胱体朝向损伤侧移位，并用 2-0 不可吸收的缝合线缝合到腰肌上。然后留置内支架管采用隧道式抗反流方式将下端输尿管重新置入膀胱中。然后用 2-0 或 3-0 可吸收缝线将膀胱闭合成两层。

4. 如果有相邻的血管或内脏损伤并修复，应尽量用带蒂大网膜瓣将输尿管再植区隔开，以避免发生瘘。

5. 组织密封胶可用于吻合部位。

6. 修补后留置引流管。

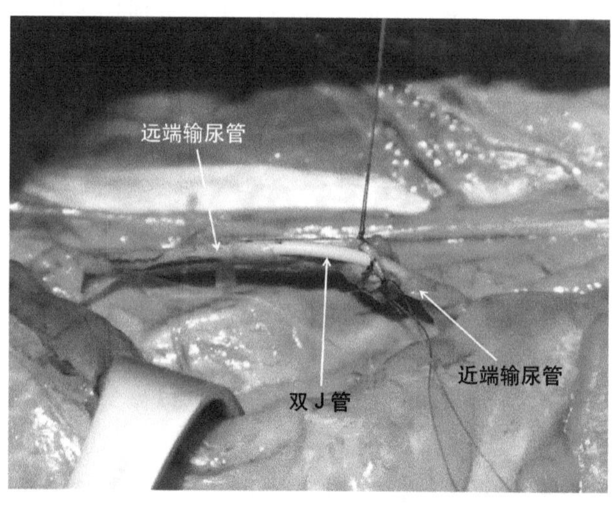

图 30-13　**留置的双“J”管支架置入输尿管的近端和远端**

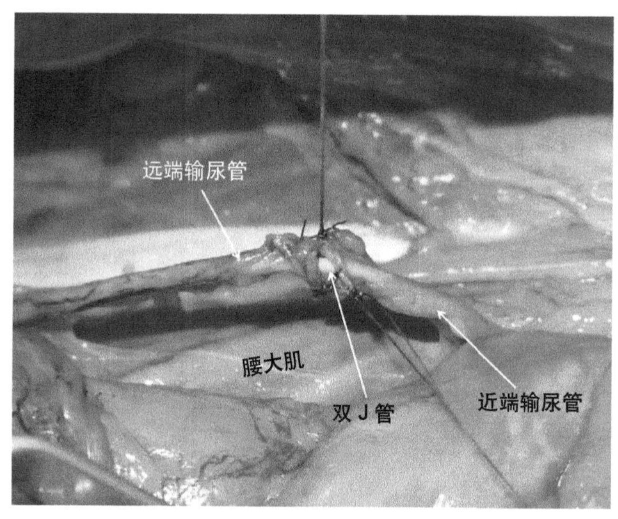

图 30-14　**在双“J”管支架上用间断的 4-0 可吸收缝线无张力黏膜对黏膜吻合**

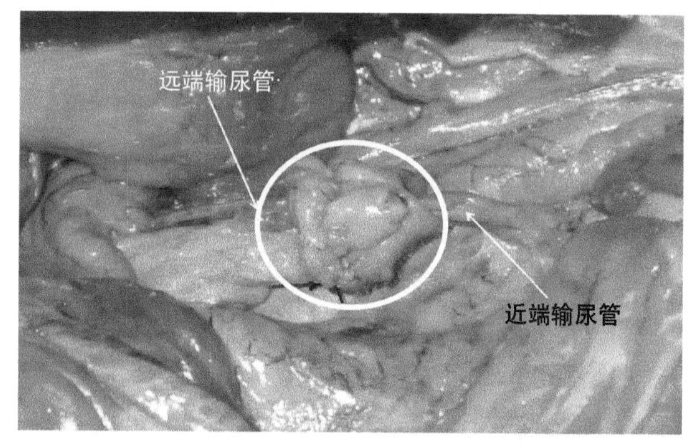

图 30-15　**带蒂大网膜瓣覆盖输尿管吻合口**

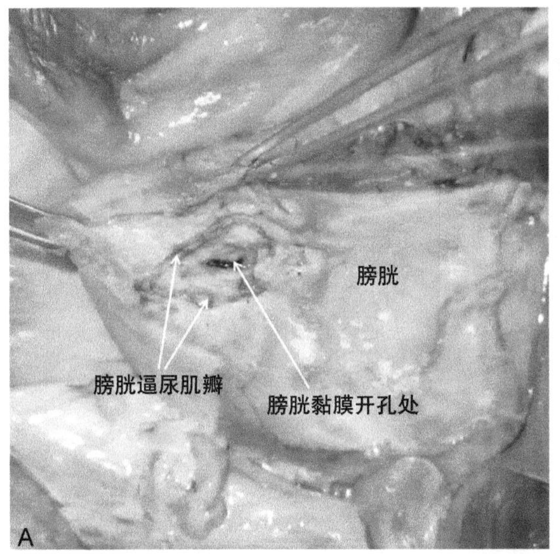

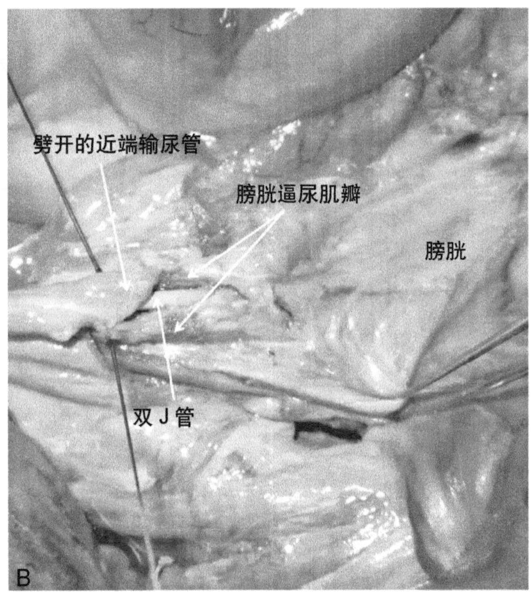

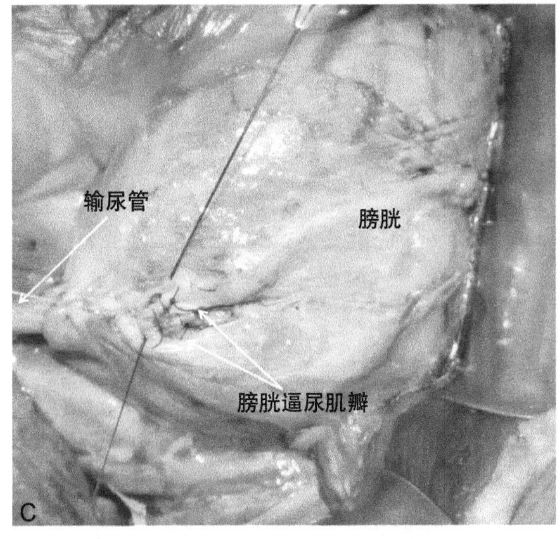

图 30-16 A. 远端输尿管膀胱吻合术准备。分离膀胱逼尿肌，在同侧、后外侧圆顶制造隧道，近侧留下小肌瓣以覆盖吻合口，在顶点处的膀胱黏膜中打孔。B. 用 4-0 可吸收缝线间断将近端输尿管端吻合到膀胱黏膜，内衬支架。C. 用 3-0 可吸收缝线将逼尿肌瓣覆盖于输尿管吻合处

（四）输尿管双“J”管支架置入技术

1. 如果遇到或怀疑上尿路或下尿路尿外渗，强烈建议放置输尿管支架。输尿管支架的放置在短期内具有最小的相关并发症的发生率，并可促进下尿路的愈合和通畅。

2. 术中可通过膀胱输尿管口或输尿管损伤处置入支架。

3. 作为放置输尿管支架的第一步，要小心地通过输尿管损伤处或膀胱输尿管口放置柔软、灵活的导丝，并进入肾盂。应该用最小的力量插入导丝。当支架进入肾盂后弯曲时，会感到一些阻力。

然后，双“J”管支架在导丝上方逆行插入。轻轻牵引金属丝，支架被推进肾盂。如果支架是通过输尿管损伤放置的，同样的过程重复放置支架的远端进入膀胱。如果支架通过输尿管口放置，则远端 3 ～ 4cm 应显露在膀胱内。然后将导丝拔除（图 30-17）。

4. 输尿管支架通常放置 4 ～ 6 周。支架可在手术室内取出。

（五）提示与陷阱

1. 在游离输尿管时，避免广泛剥离周围组织。输尿管的血液供应来自内侧的周围组织，广泛的剥离可能导致修复部位缺血、吻合口狭窄或断裂。

2. 初次修复时未使用双“J”管支架或锐性剪除输尿管末端会增加吻合口狭窄的风险。

3. 再植时，确保输尿管进入膀胱时没有形成锐角，因为锐角会妨碍输尿管的充分引流。

（六）术后处理

1. 在腹膜外应留置引流管，直至引流量很少。损伤后 4 ～ 6 周，行静脉肾盂造影或逆行肾盂造影，显示吻合通畅，无任何尿瘘迹象后，应通过内镜从膀胱取出内支架。随后 3 个月后应再次用排泄性尿路造影或肾超声评估输尿管通畅情况。

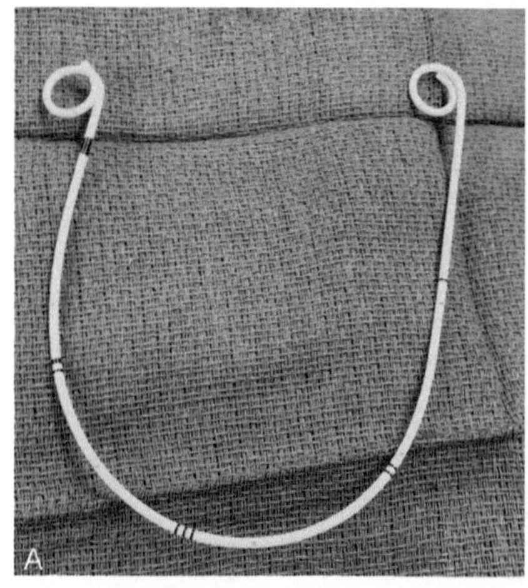

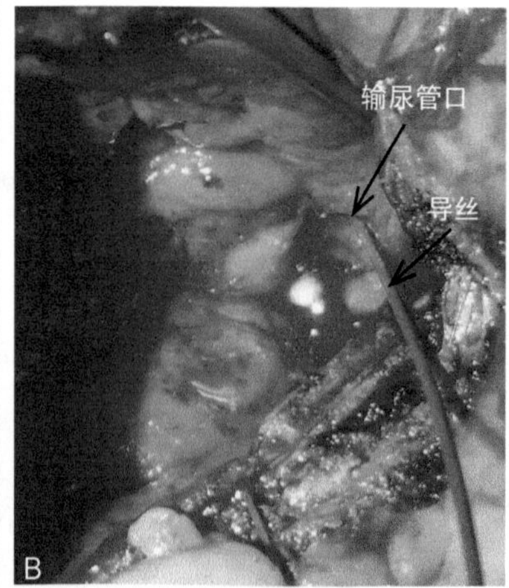

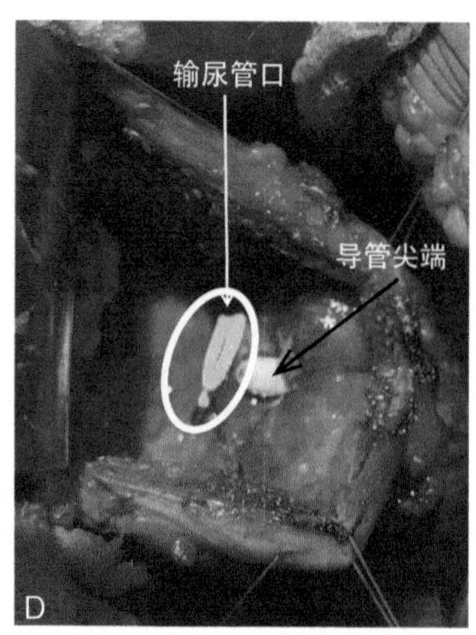

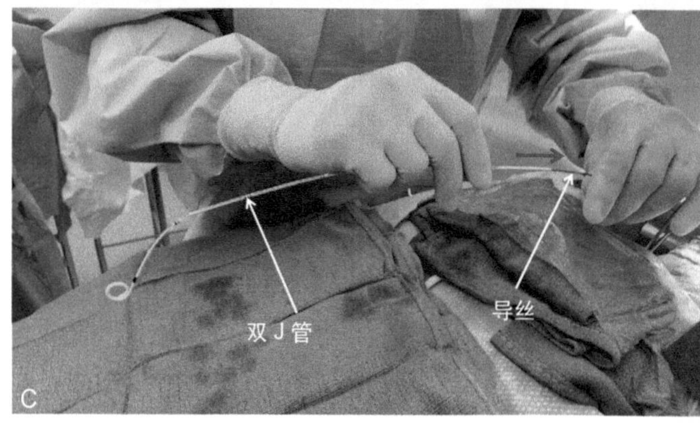

图 30-17 A. 双“J”管。一头位于肾盂，另一头位于膀胱。B. 将柔软的导丝小心地通过膀胱输尿管口送入肾盂。C. 然后将双“J”管沿导丝逆行置入，当金属丝被轻轻地牵引时，将支架送入（红色箭头）肾盂。D. 双J管（圆形）的远端 3 ～ 4cm 显露在膀胱内（支架通过膀胱输尿管口放置）

2. 输尿管双“J”管支架放置几周后，经静脉肾盂造影评估排除任何输尿管瘘后，可通过膀胱镜取出。

四、膀胱损伤

（一）基本原则

膀胱根据损伤的位置不同，处理不同，腹膜内膀胱损伤需要手术修复。腹膜外膀胱损伤可以通过留置导尿管自行愈合。一些膀胱损伤可能合并存在腹膜内和腹膜外损伤，需要手术修补。

（二）膀胱损伤修复

1. 腹膜内膀胱破裂几乎总是累及膀胱顶部，修补时需通过裂口检查膀胱，以确定无其他位置的损伤，要看到双侧输尿管开口并有清晰的喷尿。必要时可以延长膀胱裂口，以充分显现膀胱的内部情况（图 30-18）。

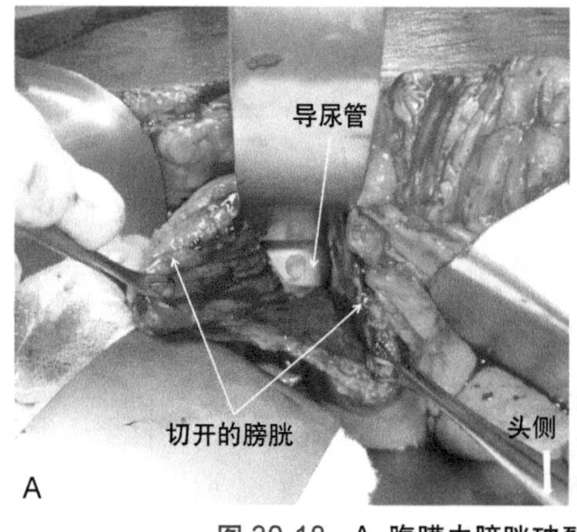

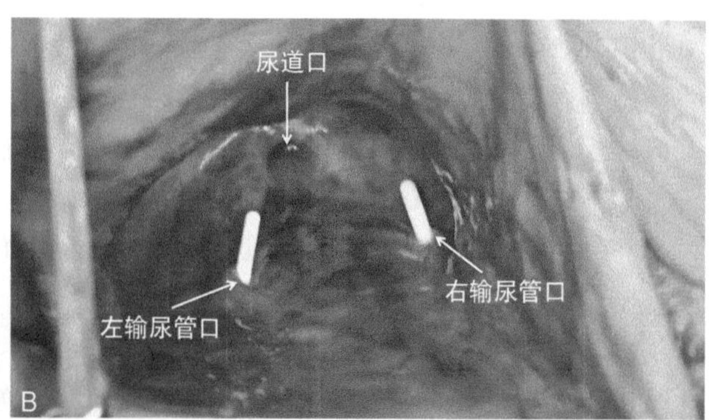

图 30-18 A. 腹膜内膀胱破裂延长切口至前中线；B. 完全探查膀胱内部

2. 清除所有失活组织。

3. 如果在检查时发现腹膜外撕裂，则用 3-0 或 4-0 可吸收缝合线从膀胱内单层间断缝合封闭。

4. 腹膜外裂伤检查、修补缝合完毕后，使用 2-0 或 3-0 可吸收缝线分两层关闭膀胱（图 30-19）。

5. 在损伤修补处旁留置引流管。

（三）术后处理

腹腔内引流管应保留至引流量最少，再行拔除。导尿管留置 7 ～ 10d。如果存在任何对膀胱愈合的担忧，可以进行膀胱造影来评估修复后的尿瘘。所有复杂的、涉及膀胱三角区的修复都应该考虑到此点。复杂膀胱损伤涉及膀胱三角区等部位，拔除导尿管前，可进行膀胱造影等检查明确膀胱恢复情况。

（四）提示与陷阱

1. 穿透伤如果只有一处伤口，应从腔内检查膀胱，以避免漏诊。

2. 可通过膀胱灌注判断膀胱修补情况，明显的瘘口可以用 3-0 可吸收缝线“8”字缝合。微小的瘘口可自行愈合。亦可以使用组织密封剂。

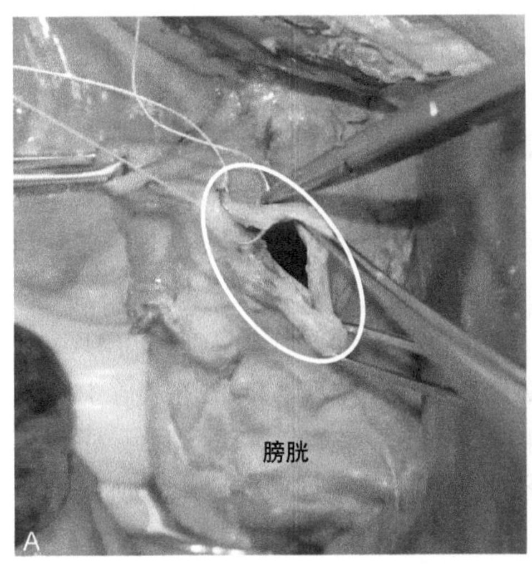

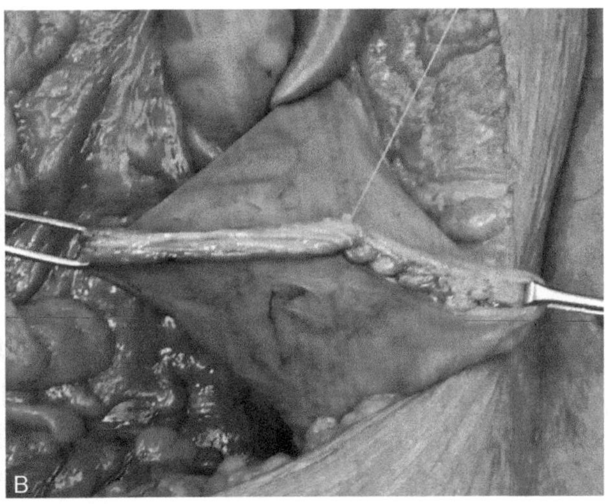

图 30-19　**腹膜内膀胱撕裂（圆圈）使用 3-0 可吸收缝线两层缝合修补**

（肖仁举　程　涛　译）

第31章 腹主动脉和内脏血管

Pedro G. Teixeira, Gregory A. Magee, Vincent L. Rowe

一、外科解剖

1. 出于血管创伤的需要，腹部分为4个腹膜后解剖区域（图31-1）。

（1）1区：从主动脉裂孔到骶骨岬的腹膜后中线，可分为结肠系膜上区域和结肠系膜下区域。结肠系膜上区域包括肾上腹主动脉及其主要分支（腹腔干动脉、肠系膜上动脉和肾动脉）、下腔静脉的结肠系膜上段及其主要分支 - 肠系膜上静脉。结肠系膜下区包括肾下腹主动脉和肾下下腔静脉。

（2）2区（左和右）：包含1区外侧成对的左右区域的肾和肾血管。

（3）3区：骨盆腹膜后，包含髂血管。

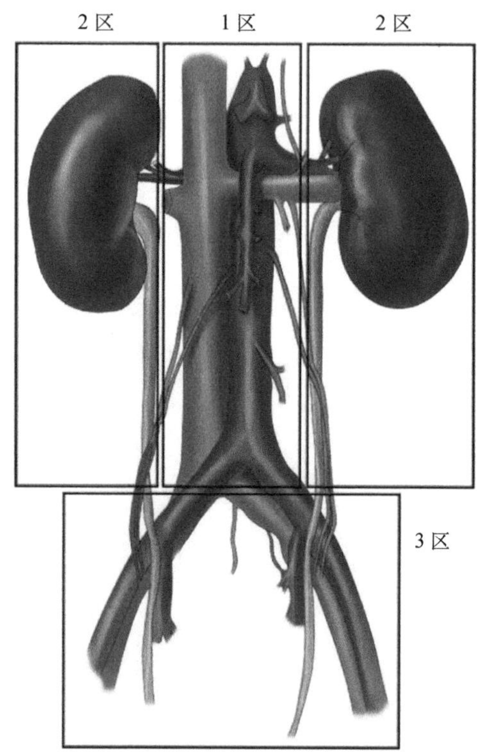

图31-1 腹膜后血管分区

1区包括从主动脉裂孔到骶骨岬的中线血管；2区结肠旁沟和肾；3区为骨盆腹膜后

2. 腹主动脉起源于 T_{12} ～ L_1 水平膈肌两膈肌脚之间，并在 $L_{4,5}$ 水平分为髂总动脉。脐部是主动脉分叉的大概体表标志。第一个主要分支是腹腔干，其次是腹腔干下方1～2cm处的肠系膜上动脉，均向前下走行。肾动脉起源于 L_2 水平肠系膜上动脉起点下方1～2cm处，向外侧走行。最后，肠系膜下动脉起源于主动脉左前方腹主动脉分叉上方2～5cm处（图31-2和图31-3）。

（1）腹腔干动脉：主干起源于 T_{12} ～ L_1 水平的腹主动脉前面。长1～2cm，在胰腺上缘分为3支，即肝总动脉、胃左动脉和脾动脉。腹腔干动脉被广泛的纤维、神经节和淋巴组织所包裹，这使得腹腔动脉的手术解剖变得困难。10%～20%患者胃左动脉发出一副左肝动脉，该动脉穿过小网膜，在游离肝左叶或胃小弯时可能会损伤。

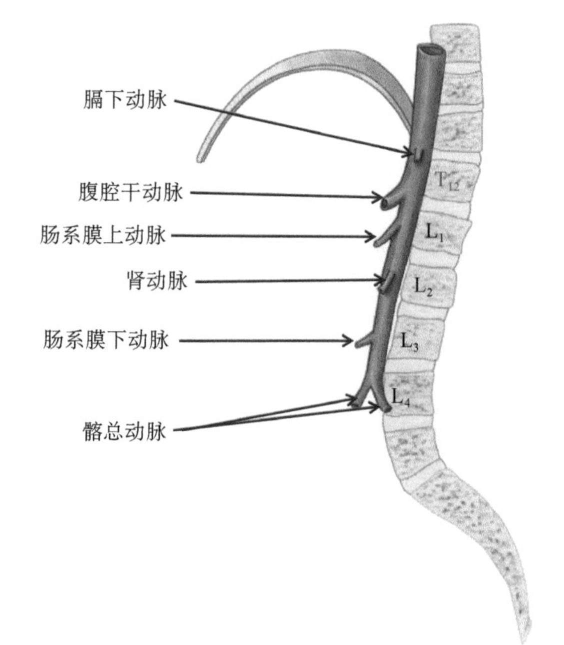

图31-2 主动脉腹部主要分支的侧视图。注意系膜上血管密集：腹腔干动脉、肠系膜上动脉和肾动脉

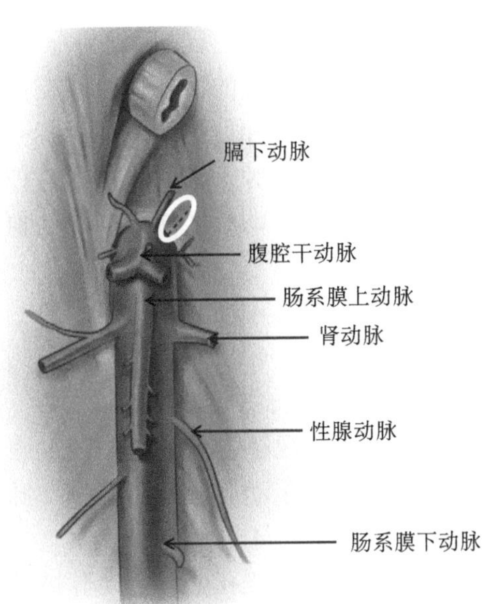

图 31-3 腹主动脉主要分支的解剖。为显露下段胸主动脉时，注意在 2 点钟方向左侧膈肌脚的切开（虚线），以避开膈下动脉

（2）肠系膜上动脉：起源于腹腔干动脉下方 1 ～ 2cm 处 L_1 水平主动脉前面，走行于胰腺颈部后方、十二指肠水平段前方，然后进入肠系膜根部。肠系膜上动脉分支包括胰十二指肠下动脉、中结肠动脉、由 12 ～ 18 根小肠分支形成的动脉弓、右结肠动脉和回结肠动脉。10% ～ 20% 患者肠系膜上动脉发出一条异位的右肝动脉，该动脉位于胰头后方，走行在门静脉后右侧。

（3）肾动脉：右肾动脉比左肾动脉水平略高，右肾动脉比左肾动脉长，在下腔静脉后方走行。约 30% 的患者有一条以上的肾动脉，通常是供应肾下极的副肾动脉。两条肾静脉位于其伴行肾动脉的前方。左肾静脉明显长于右肾静脉，在腹主动脉前方跨过。左肾静脉引流下方的左性腺静脉、上方的左肾上腺静脉和后方的腰静脉。右侧性腺静脉直接汇入下腔静脉。

（4）肠系膜下动脉：为左侧结肠、乙状结肠和直肠供血，通过 Drummond 边缘动脉和 Riolan 动脉弓与肠系膜上动脉相连。

二、基本原则

1. 腹部和骨盆血管损伤导致不可压迫性出血，直接手术干预是存活的基石。

2. 穿透性腹部血管损伤通常与空腔脏器损伤相关，这增加了手术的复杂性，并使血管修复暴露于肠道污染。

3. 对于多发性潜在致命伤的患者，由于病情太不稳定，无法对关键血管进行确定性修复，可采用临时分流术，计划性延迟确定重建手术。

4. 腹部动脉和静脉损伤的发生率相同。因为相对较大，最常见的腹部血管损伤是下腔静脉损伤，其次是主动脉损伤。

5. 在怀疑腹部血管损伤时，可能累及下腔静脉或髂静脉，股总静脉不应用于建立静脉通路。

6. 严重腹腔内出血的患者通过最大外周血管收缩来补偿其中心血压，因此，在麻醉诱导期间，麻醉导致外周血管扩张可引起快速失代偿和心博骤停的高风险。因此，只要可能，在患者消毒和铺巾、麻醉诱导前，手术团队应准备好手术。

7. 创伤性凝血病限制了肝素全身抗凝的可行性；然而，肝素化盐水（100ml 生理盐水 5000U）大量注射到损伤的血管中，很少会加重出血。

8. 约 15% 腹腔内血管损伤患者送达时已心博骤停。这些患者可能受益于左前外侧复苏性开胸术和胸主动脉夹闭。对于担心主动脉或髂动脉损伤的患者，应谨慎使用复苏性主动脉球囊阻断术（resuscitative endovascular balloon occlusion of the aorta，REBOA），因为盲目放置 REBOA导管可以加重这些损伤。

三、特殊手术器械

1. 除了标准的创伤剖腹手术器械包外，还必须提供具有多种长度和角度的血管夹和持针器。

2. 自持式牵开器，如 Omni-Tract 或 Bookwalter 拉钩，在提供充分显露方面非常有用。

3. 应提供“U”形主动脉压迫装置，用于临时控制膈肌下方的主动脉。如果无法获得，可以使用海绵棒或手法压迫。

4. 手术头灯和放大眼镜。

5. 如果需要左前外侧开胸，应提供带有 Finochietto 牵开器的开胸器械包，用于主动脉横向夹闭。

四、体位

患者取仰卧位，上肢外展成 90°。皮肤消毒准备应包括胸部、腹部和大腿，以备可能的开胸手术或静脉获取。

五、切口

1. 延长的正中切口行创伤剖腹探查，从剑突至耻骨联合。

2. 对于结肠系膜上区出血或血肿患者的近端主动脉控制，可能需要通过第 5 肋间行左前外侧开胸术。REBOA 在这种情况下很少有用，因为结肠系膜上主动脉重建需要去除 REBOA。

六、显露

1. 打开腹腔后，通常的发现包括游离的腹腔内出血或腹膜后血肿，或两者兼而有之。腹膜后血肿可能扩张或搏动，也可能不扩张或搏动。腹腔内出血可由实体脏器损伤、肠系膜损伤或大的血管损伤引起，外科医师需要对每种损伤进行评估。

2. 腹膜后血肿的处理取决于致伤机制。

（1）作为基本原则，几乎所有穿透伤引起的血肿无论大小都应探查。通常小的血肿可能有血管损伤或空腔脏器穿孔。唯一的例外是稳定且非扩张性肝后（4 区）血肿。肝后腔静脉或肝静脉的手术探查具有挑战性，可能导致无法控制的出血。如果由于某种原因未探查血肿，应考虑术后 CT 血管造影评估。

（2）钝性伤引起的腹膜后血肿很少需要探查，因为需要手术修复的潜在血管或空腔脏器损伤的发生率非常低。钝性伤所致血肿探查的唯一指征是十二指肠旁血肿、大面积扩张性或渗漏性血肿，以及肠系膜上动脉区域内与肠缺血相关的血肿。

七、1 区探查

（一）腹腔干上方主动脉控制

1. 在大多数情况下，可通过中线剖腹探查在膈肌下方实现对胸主动脉远端和腹主动脉近端的控制、直接压迫或横向夹闭。

2. 在膈肌主动脉裂孔处，主动脉被致密的结缔组织、神经组织和淋巴组织包围，这使得显露困难。然而，在更近的地方，在远端胸主动脉水平，血管没有这种致密的主动脉周围组织，可以更容易地显露，可通过食管裂孔显露该段。

（1）这种方法第一步是游离肝左叶。用电刀切开圆韧带和镰状韧带，切开肝左三角韧带。外科医师右手放在肝左叶后面，并用右手拇指向内侧牵拉，可以方便地进行此操作。然后用电刀在外科医师的右示指上切开左三角韧带，肝左外叶向内侧折叠，显露主动脉裂孔（图 31-4）。

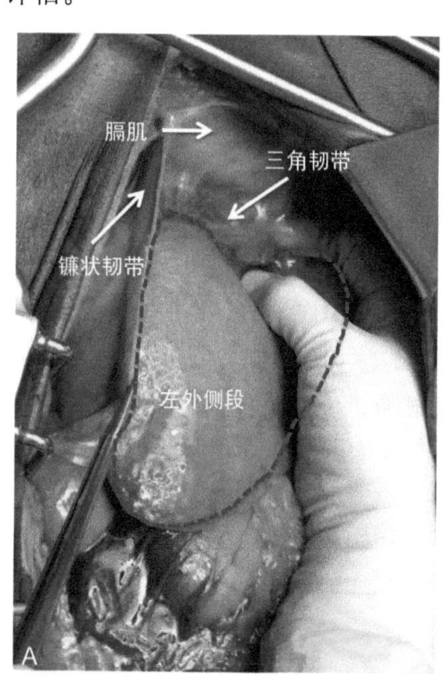

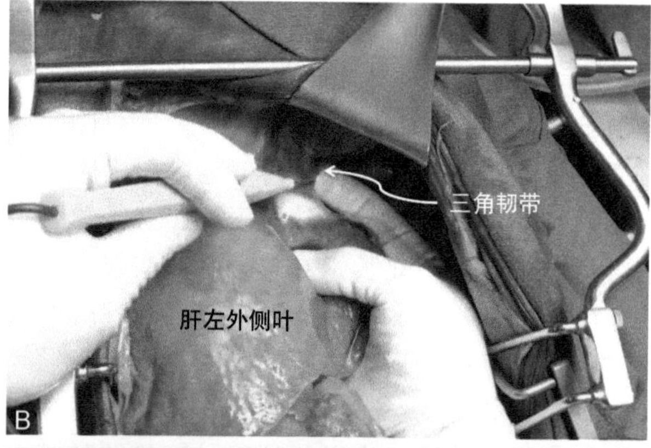

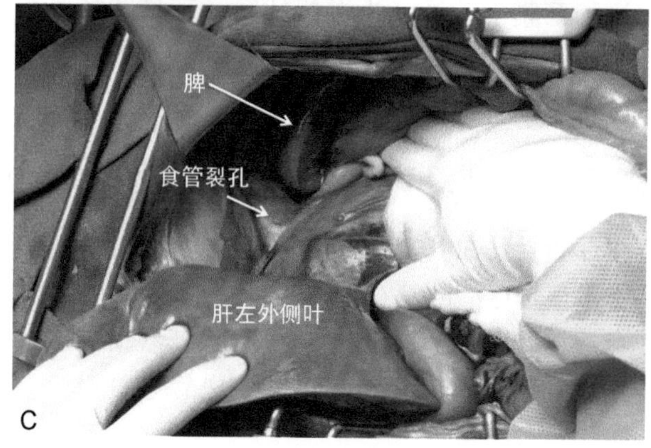

图31-4 A.游离肝左外侧叶以显露食管裂孔区域，分离镰状韧带；B.外科医师的右手示指位于肝左三角韧带的后方用电刀切开肝左三角韧带。此动作可将肝左叶牵向内侧；C.以显露胃食管交界处肝左外侧叶向内侧牵拉，显露食管裂孔

（2）当肝左叶向内侧折叠时，向左侧和下方牵拉胃，显露、切开肝胃韧带，显露膈肌脚（图 31-5）。

（3）食管在胃食管交界处环形解剖分离，并用 Penrose 引流管环绕牵引。

（4）在 2 点钟位置切开左侧膈肌脚（图 31-6）。

（5）采用手指钝性剥离，分离远端胸主动脉，并用 DeBakey 或 Cooley 主动脉钳夹闭。在该区域盲目使用夹钳无效，因常滑落，并可能导致医源性损伤（图 31-7）。

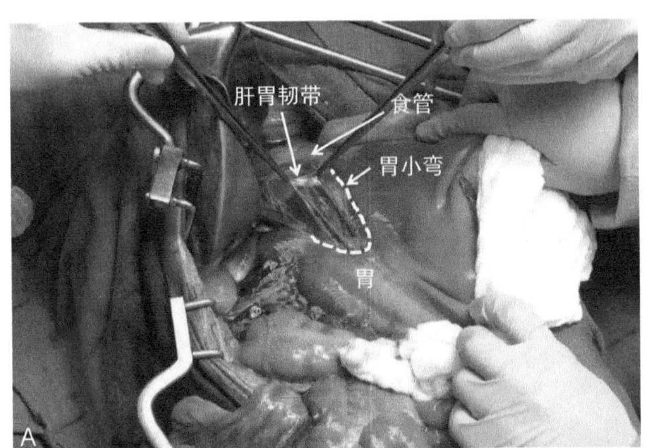

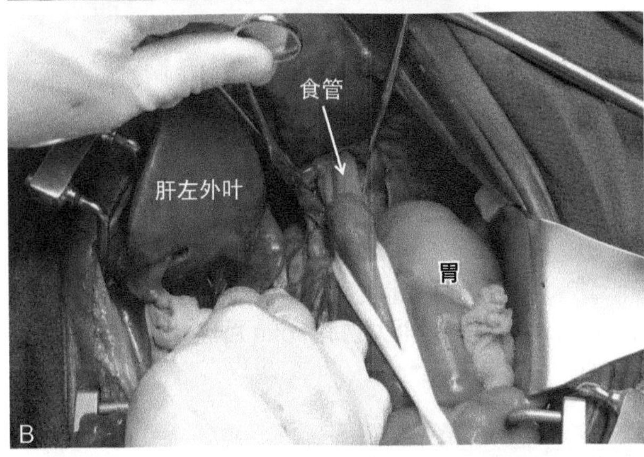

图 31-5　A. 向下方牵拉胃，切开肝胃韧带；B. 在胃食管交界处环形分离食管后，放置 Penrose 引流管牵引。注意用 Allis 钳牵拉膈肌脚

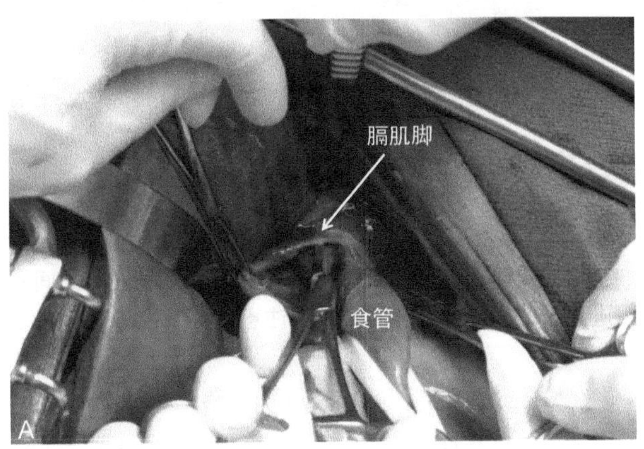

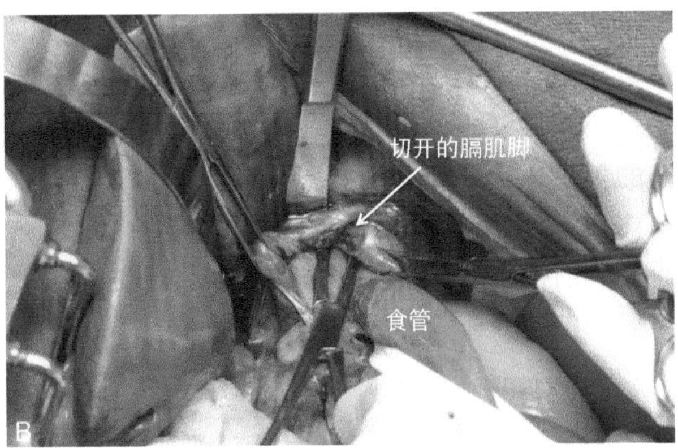

图 31-6　A. 向下牵拉食管，将 Peon 钳插入膈肌食管裂孔以便切开肌纤维；B. 膈肌脚在 2 点钟位置切开

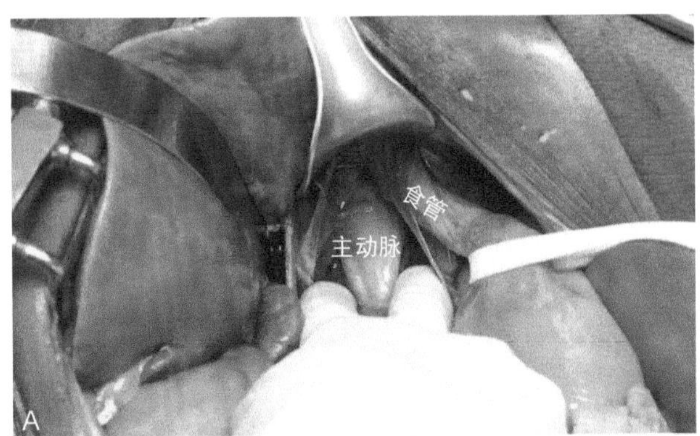

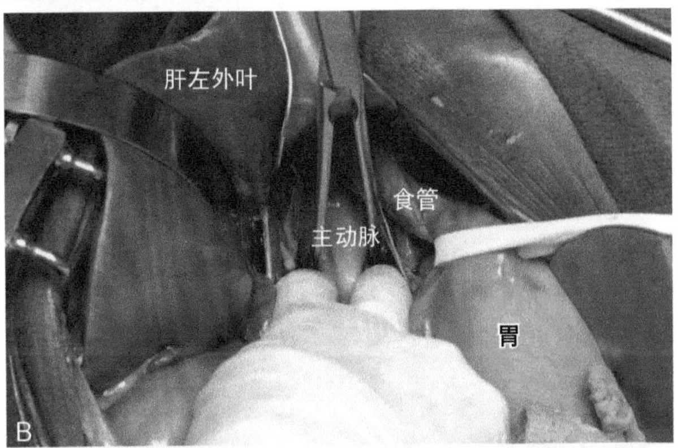

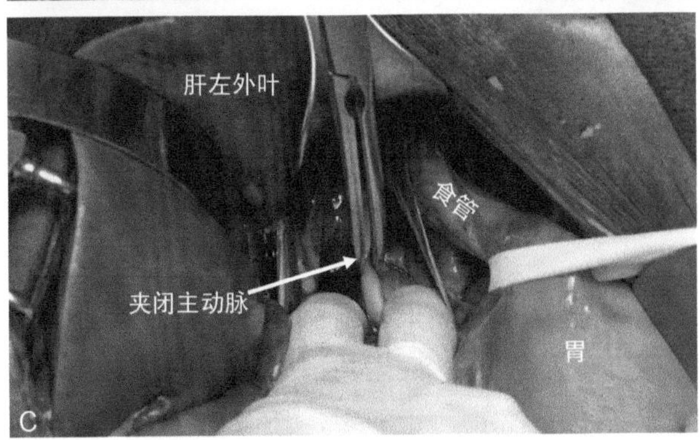

图 31-7　A. 胸主动脉远端已被确定和分离。注意在该平面，主动脉是如何脱离周围的结缔组织、神经组织和淋巴组织的。B. DeBakey 主动脉钳夹闭主动脉。注意：食管侧向牵拉，以免在使用主动脉钳时意外损伤。C. 通过血管钳成功夹闭胸主动脉远端实现主动脉控制

3. 快速临时控制腹腔干上方主动脉的另一种策略是使用“U”形主动脉压迫装置。该手持设备通过小网膜囊定位在腹腔干上方主动脉，施加恒定的前后压力，将主动脉紧压向脊柱，直至出血得到确定性控制。该技术的优点是应用该装置所需的解剖操作最少，但在进行确定性出血控制时，需要一名助手来保持压力（图 31-8）。

4. 对于结肠系膜上血肿的病例，如果膈下显露主动脉困难或不可能，须行左侧胸廓切开术来控制主动脉。

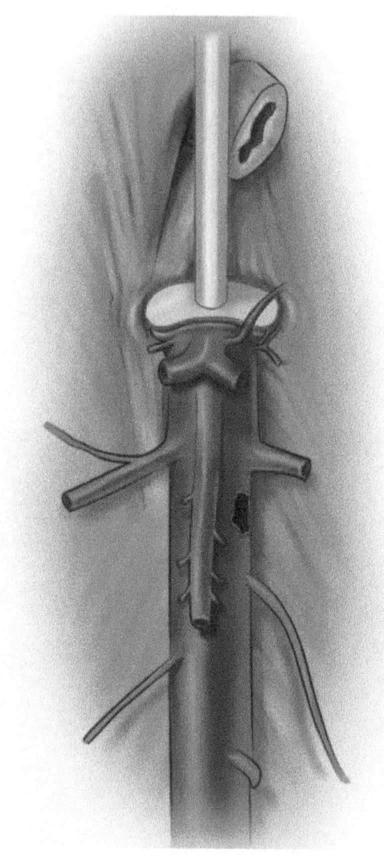

图31-8 **通过小网膜囊在腹腔干上方应用主动脉压迫装置。主动脉被压向脊柱**

（二）结肠系膜上方主动脉和内脏血管分支显露

1.1 区结肠系膜上方出血或血肿最难接近，因为主要血管（主动脉、腹腔动脉、肠系膜上动脉、肾血管、下腔静脉）密集，许多血管难以显露，难以近端控制膈下腹主动脉。

2. 无论是否游离左肾，结肠系膜上方腹主动脉及其主要内脏分支的起源建议通过左侧内脏翻转显露。

（1）该方法的第一步是分离左侧结肠外侧腹膜反折（Toldt 白线）和左侧结肠与侧腹壁的反折。在大多数情况下腹膜后分离平面位于左肾的后方，如果需要保留左肾于原位时则位于 Gerota 筋膜前方（图 31-9 和图 31-10）。

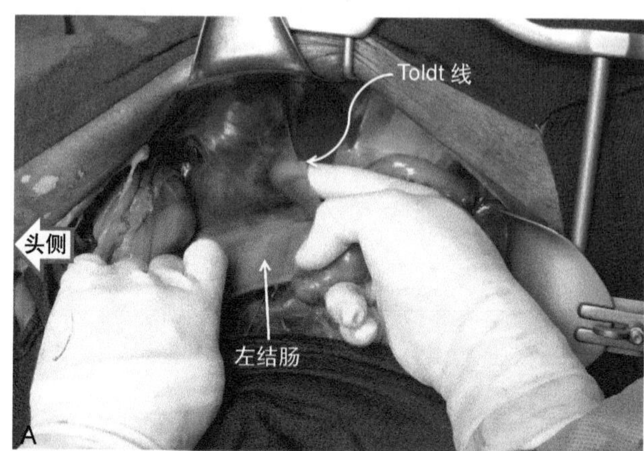

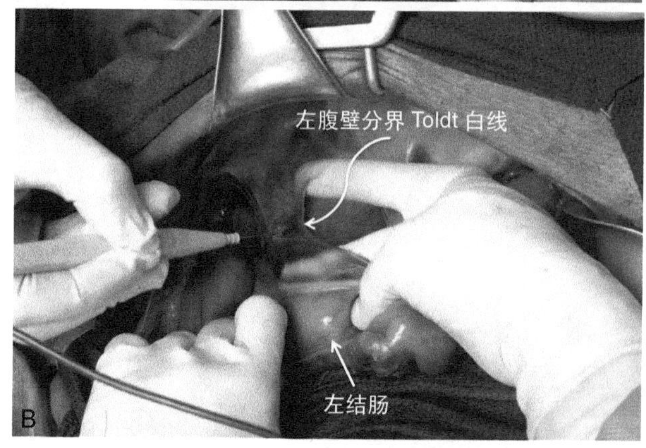

图 31-9 **A. 左侧内脏翻转。牵引降结肠显露左腹膜反折，识别 Toldt 白线；B. 电刀切开 Toldt 白线，从侧腹壁游离左结肠**

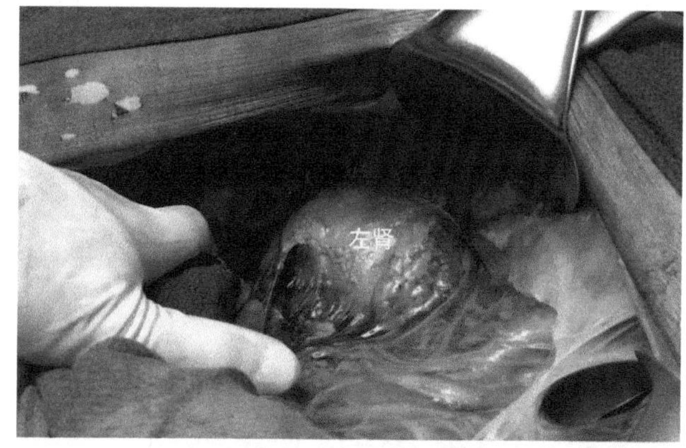

图 31-10 **Toldt 白线切开后，从左结肠系膜和左肾之间平面进入，左结肠向内侧游离。请注意，肾保留在其原位**

（2）继续向头侧分离腹膜后，切断脾肾韧带后，脾完全游离。避免过度牵拉脾曲结肠或脾，以防止脾包膜意外撕脱和出血。然后，脾、胃底、胰体和胰尾、结肠和小肠整体向内侧翻转，完全显露整个腹主动脉，以及腹腔干动脉、肠系膜上动脉和左肾动脉的起始部（图 31-11）。

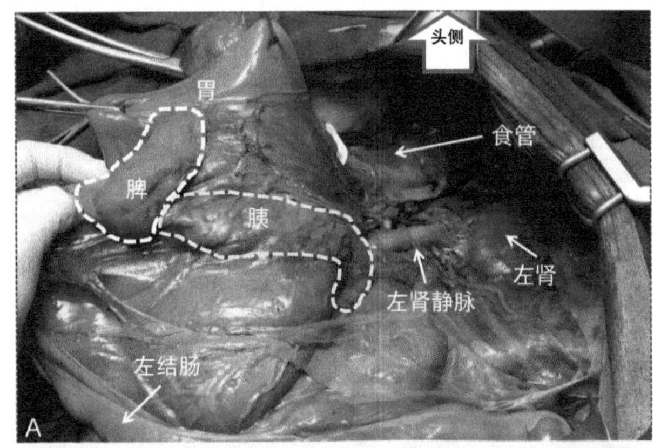

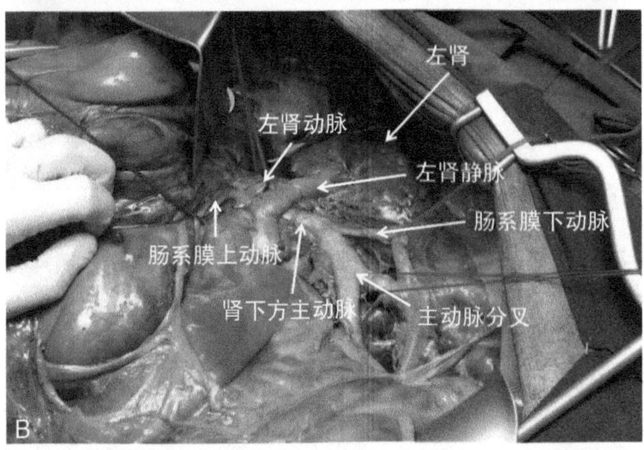

图31-11　**A. 在分离脾肾韧带、膈脾韧带后向内侧翻转内脏。胰腺和脾整体向内侧翻起。注意胰腺后表面与脾的解剖关系。左肾保留在腹膜后原位。注意左肾静脉从前方跨过主动脉。B. 腹主动脉的解剖和内脏分支**

（3）直接在左肾静脉下方显露主动脉可能很困难。在这种情况下，有 3 种可能的选择：①将左肾连同内脏一并翻转；②通常在分离、结扎左肾静脉的 3 条属支（左性腺静脉、左肾上腺静脉和肾腰静脉）后，游离左肾静脉；③如果需要切断左肾静脉，则必须保留属支，并尽可能靠近下腔静脉结扎和离断左肾静脉，以维持左肾静脉流出。

（4）左侧内脏翻转可良好地显露肠系膜上方主动脉及其主要分支。然而，这种方法与脾和胰体尾医源性损伤的显著风险相关。

（5）在内侧内脏旋转后，通过分离覆盖在其前外侧组织显露腹主动脉。

（三）结肠系膜下方主动脉显露

结肠系膜下方腹主动脉可通过向头侧牵拉横结肠并将小肠移向右侧直接显露。随后切开主动脉表面腹膜，显露主动脉。另一种方法是向内侧翻转左侧结肠。

八、2 区探查

通过游离和向内翻转右侧结肠、十二指肠和胰头，或左侧结肠来显露 2 区。2 区出血的来源通常是肾或肾血管。

九、3 区探查

3 区出血的来源通常是穿透伤中的髂血管和钝性伤中的骨盆、软组织和静脉丛，通过切开结肠外侧腹膜、向内侧翻转右半结肠或乙状结肠来探查该区域。另一种方法是直接切开血管表面腹膜（第 32 章）。

（一）腹腔干动脉

腹腔干动脉及其 3 个分支可直接通过小网膜囊显露，亦可以通过前面描述的左内侧内脏翻转来实现显露。此时翻转不需要包括左肾（图 31-12）。

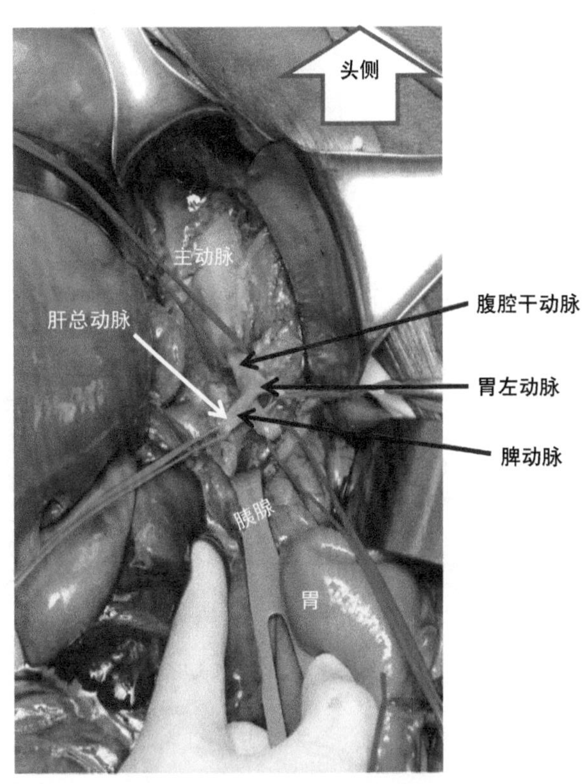

图 31-12　**腹腔干动脉及其 3 个近端分支解剖。注意，正中弓状韧带和腹腔神经节已被分开，显露出腹腔干动脉上方的主动脉前表面。腹腔干动脉分为胃左动脉、脾动脉和肝总动脉**

腹腔干动脉罕见需要复杂重建。在所有情况下，如果需要比单纯动脉缝合更复杂的操作，腹腔动脉可安全地结扎。由于丰富的侧支循环，胃、肝或脾的缺血性后遗症极为罕见。胃左动脉和脾动脉也可以进行结扎。肝总动脉是腹腔动脉中最大的分支，可通过侧方动脉缝合、端对端吻合或静脉间置移植修复。由于胃十二指肠动脉和门静脉的侧支血供，结扎胃十二指肠动脉起点近端的动脉通常是可以耐受的。肝酶短暂升高持续几天常见，但很少有临床意义。然而，在某些情况下，尤其是在长时间低血压或相关肝损伤的情况下，可见节段性坏死。

（二）肠系膜上动脉

1. 在解剖学上，肠系膜上动脉分为 4 个区：1 区，从主动脉起点到胰十二指肠下支；2 区，从胰十二指肠下动脉至中结肠动脉；3 区，中结肠动脉远端；4 区为节段性肠支（图 31-13）。

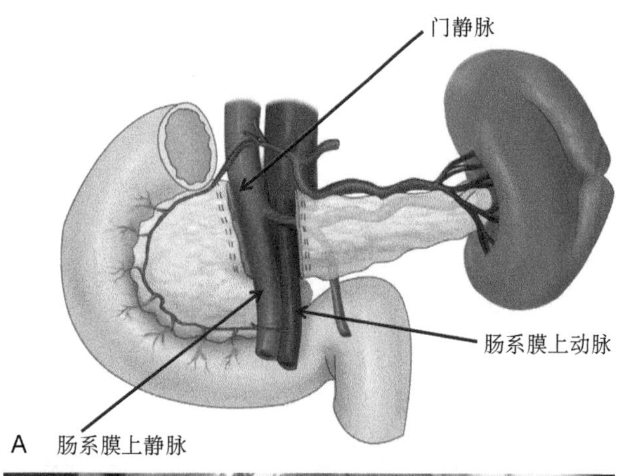

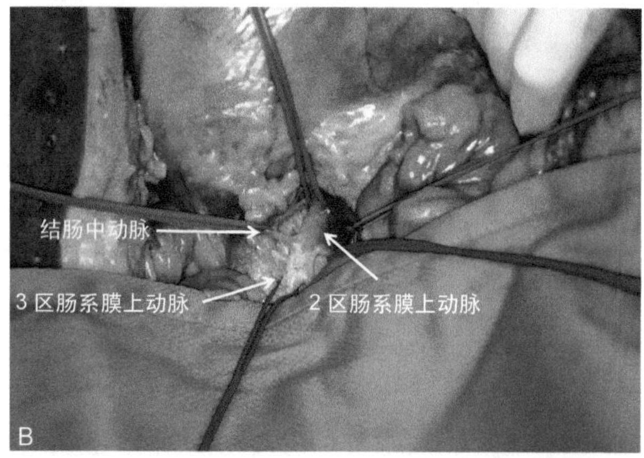

图 31-13　A. 如果遇严重出血需要立即显露胰后肠系膜上动脉至关重要，直线型缝合器切割胰腺颈部（GIA 缝合器）可快速直接显露肠系膜上动脉和门静脉；B. 通过肠系膜根部显露肠系膜上动脉

2. 另一种解剖学分类系统仅使用两个区域，即胰后短段和胰体下段，走行于胰腺钩突和十二指肠水平段之前。

3. 肠系膜上动脉的显露程度因受伤部位而异。

（1）如上所述，胰腺后肠系膜上动脉的显露可通过左内侧内脏旋转实现。肾不需要包括在旋转中，除非怀疑主动脉后壁有损伤（图 31-14）。

（2）在严重出血的情况下，立即显露胰后肠

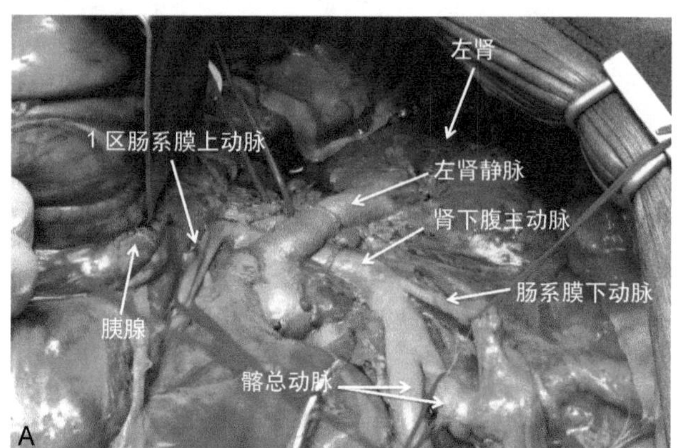

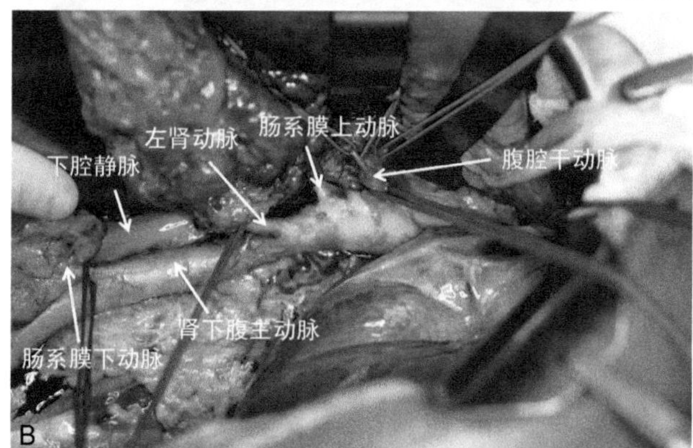

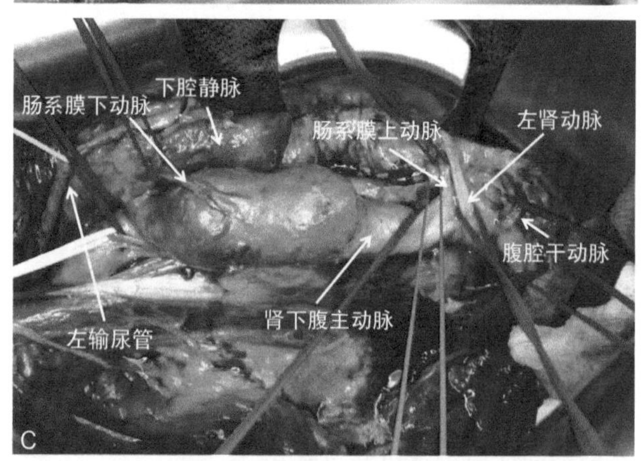

图 31-14　A. 左侧内脏翻转后，显露胰腺后段肠系膜上动脉。注意，左肾原位不动。B. 在左侧内脏和左肾一并翻转后，则完全显露腹主动脉侧面。注意：这时左肾向内侧翻起。C. 在左侧内脏和左肾一并翻转后，则完全显露腹主动脉侧面。注意：这时左肾向内侧翻起

系膜上动脉是至关重要的，胰颈的切割缝合器切割可快速直接显露肠系膜上动脉和门静脉。这种技术有相当大的缺点，有胰瘘的风险，需要行胰空肠吻合术或远端胰腺切除术。

（3）胰下肠系膜上动脉的显露可通过向头侧牵拉胰腺下缘和直接解剖血管来实现。对于更多的远端损伤，可通过小肠肠系膜根部、十二指肠悬韧带右侧的解剖来实现显露。

4. 与腹腔动脉不同，根据所涉及的区域，结扎肠系膜上动脉会导致不同程度的缺血。1 区和 2 区结扎导致整个小肠和右结肠广泛缺血，3 区和 4 区结扎导致节段性小肠缺血。除非剖腹手术时出现不可逆的肠缺血，否则不应结扎肠系膜上动脉，尤其是在 1 区和 2 区。

5. 肠系膜上动脉的一期修复可能发生在血管锐性横断的特定病例中，通常由刀伤造成，可使用 5-0 或 6-0 聚丙烯缝线进行修复。

6. 由于周围致密的神经、神经节组织及其多个分支，肠系膜上动脉的游离受限，所以即使在血管组织丢失有限的情况下，也几乎是不可能在无张力情况下实现端对端吻合。

7. 不适合单纯动脉缝合的复杂肠系膜上动脉损伤的处理应根据患者的情况、损伤部位和外科医师的经验确定。这些患者的手术选择包括用中间移植物重建或用临时分流控制损伤。

（1）近端肠系膜上动脉的重建通常在肠系膜上动脉远端残端和主动脉前表面之间用自体静脉或合成移植物进行。对于更多的远端损伤，通常需要在血管横断端之间插入静脉移植物。

（2）对于严重低体温、酸中毒和凝血功能障碍的危重患者，应考虑采用临时腔内分流的损害控制程序。复苏和纠正凝血功能障碍和低体温后，应尽快进行确定性重建。临时腔内分流术的技术在特定的周围血管损伤章节中有描述。

（3）结扎近端肠系膜上动脉可导致整个小肠和右侧结肠缺血性坏死。空肠的前几厘米可以通过胰十二指肠上动脉的侧支血管存活。结扎胰十二指肠下动脉起点近端的肠系膜上动脉可保留近端空肠的重要侧支循环，但是，如果通过 Riolan 弓和 Drummond 边缘动脉的侧支循环完好，则结扎结肠中动脉远端的肠系膜上动脉或许不太可能导致严重的肠道缺血。近端肠系膜上动脉结扎应仅在小肠完全不能存活的情况下进行。由于短肠综合征的灾难性后果，在所有其他情况下都应避免结扎。

（4）如果存在相关的胰腺损伤，血管吻合应远离胰腺，并包裹在网膜蒂内。

8. 术后，应密切监测患者是否有肠缺血迹象（乳酸酸中毒、白细胞计数增多、休克）。由于延迟性肠穿孔的后果是灾难性的，因此应常规采用暂时性腹腔关闭和计划性二次剖腹手术，以排除肠缺血。

十、肾动脉

1. 左肾动脉更容易受到钝性伤，因为右肾动脉在下腔静脉后方，因此可以更好地防止减速性损伤（图 31-15）。

2. 肾血管损伤的处理取决于致伤机制、缺血时间、患者一般情况及对侧肾是否正常。

（1）由于严重出血，穿透伤几乎总是需要紧急手术干预。

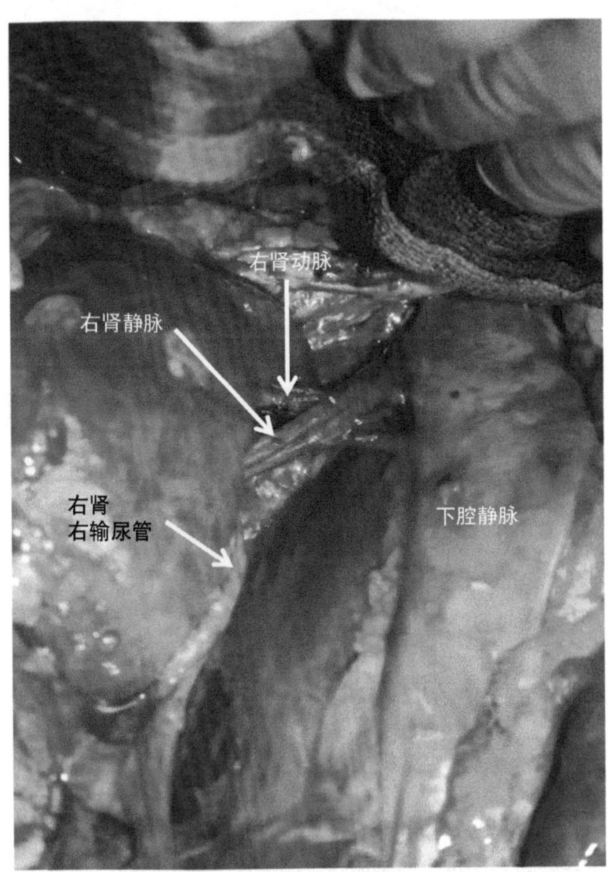

图 31-15　右内侧内脏翻转后，可辨认右肾蒂，显露下腔静脉。注意右肾动脉在右肾静脉和下腔静脉后方，右输尿管位于肾蒂血管后方

（2）肾动脉钝性伤通常导致血栓形成而不出血。这些病例可采用非手术或血管内支架置入术治疗。在动脉撕脱的情况下，会出现严重出血，需要紧急手术。

（3）在出血的急诊手术中，除非可以进行侧方动脉缝合，否则通常选择肾切除术。

（4）结扎右肾静脉会导致肾出血性梗死，故随后应行肾切除术。然而，由于通过左性腺、肾上腺和肾腰静脉的侧支静脉引流，结扎下腔静脉附近的左肾静脉通常不会导致肾流出受损。

3. 肾血管显露

（1）通过左结肠游离和向内侧旋转，左肾和肾血管可以快速显露。右侧结肠游离与 Kocher 手法相结合提供了良好的肾显露。然后通过手指压迫或在肾蒂上应用血管夹来控制出血。这是创伤手术最实用的方法（图 31-16）。

（2）另一种显露和近端控制肾动脉的方法是中线腹膜后探查。横结肠向前和头侧牵拉，使横结肠系膜处于张力状态。分离十二指肠悬韧带，十二指肠向足侧和右侧牵拉。根据需要确定并游离左肾静脉，以显露双侧肾动脉的起始部。

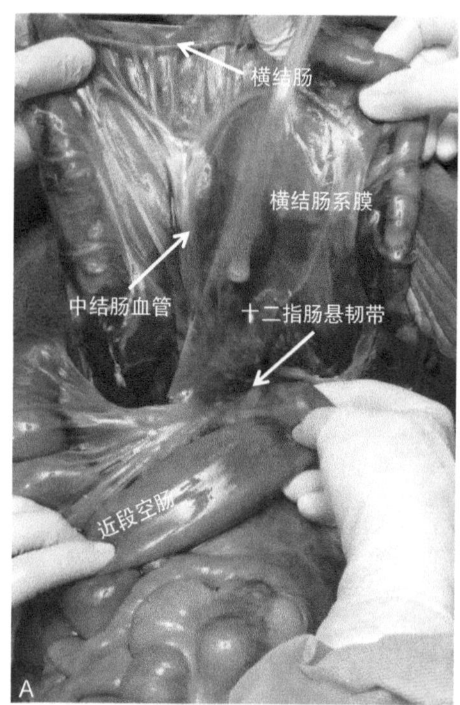

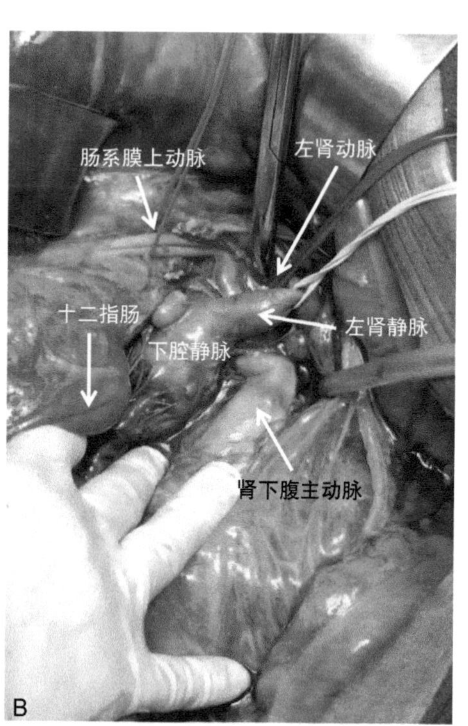

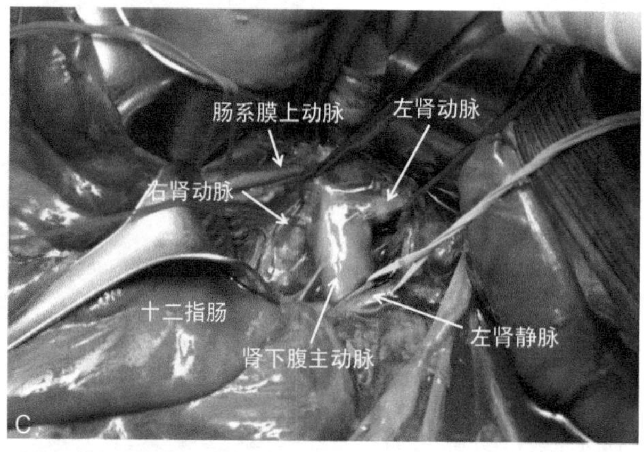

图 31-16 A. 向前和头侧牵拉横结肠，使横结肠系膜处于张力状态，显露十二指肠的上升段和十二指肠悬韧带。B. 切断十二脂肠悬韧带，向足侧和右侧牵拉十二指肠后，探查中线腹膜后。注意左肾静脉在主动脉前方跨过，游离左肾静脉可提供通往双侧肾动脉发出处的途径。C. 探查中线腹膜后，向下牵拉左肾静脉，注意到两侧肾动脉起源。注意肠系膜上动脉起源与肾动脉之间的密切关系

十一、肠系膜下动脉

肠系膜下动脉损伤通过结扎处理，结肠缺血的风险很小。

十二、提示与陷阱

1. 对于疑似腹部血管损伤的患者，如果下腔静脉或髂静脉可能受损，则不应使用股总静脉建立静脉通路。

2. 在年轻的创伤患者中，大的腹膜后血肿内可能很难找到小而收缩的腹主动脉。此时，重建导管大小的选择应考虑到这种急性血管收缩。

3. 在主动脉裂孔处控制主动脉的过程中，应小心地将食管牵拉至患者左侧，以避免在应用血管钳时意外损伤。

4. 切开左侧膈肌脚以显露远端胸主动脉应在 2 点钟方向进行，以避开膈下动脉。

5. 在左内侧内脏翻转过程中，脾与膈肌的完全分离和脾的小心游离可减少包膜撕脱和出血的机会，这可能导致医源性脾切除术。

6. 为了增加对肾旁主动脉和肾动脉的显露，可以结扎肠系膜下静脉而不产生后遗症。

（章桂喜　程　涛　译）

第 32 章 髂血管损伤

Demetrios Demetriades, Kelly Vogt

一、外科解剖

1. 腹主动脉于第 4 ～ 5 腰椎平面（体表标志为脐）分叉成两支髂总动脉，髂总动脉长 5 ～ 7cm。

2. 髂总动脉在骶髂关节水平处分为髂内动脉和髂外动脉。

3. 髂外动脉走行于腰大肌内侧，至腹股沟韧带下则称为股动脉。在腹股沟韧带上方髂外动脉有腹壁下动脉和旋髂深动脉两个主要分支。旋髂深动脉起源于髂外动脉的外侧面，位于腹壁下动脉对面。

4. 髂内动脉短而粗，长 3 ～ 4cm，在坐骨大孔处分为前支和后支，这些分支为盆腔内器官、会阴、盆腔壁和臀部供血。

5. 输尿管跨过髂总动脉分叉处。

6. 髂总静脉位于髂总动脉的内后侧，左、右髂总静脉在第 5 腰椎处、右髂总动脉后方汇合为下腔静脉（图 32-1）。

二、基本原则

1. 即便是钳夹近端血管和远端血管，出血依然难以控制。因此，为了有效地控制髂动脉出血，应始终控制髂内动脉。

2. 在确定性血管重建前，应控制任何肠道损伤和清除溢出的肠内容物。

3. 腹腔肠道污染不是使用合成人工血管移植物的禁忌，也没有必要常规建立旁路通道。在重建动脉、邻近腹膜和网膜组织覆盖前，充分冲洗腹腔能有效降低移植物感染的风险。

4. 不推荐在急性期搭建人工旁路通道，后者仅在移植物感染的患者才考虑。

5. 考虑到远端肢体缺血及全身并发症的高发生率，严禁行髂外动脉或髂总动脉结扎。极端情况下考虑行损伤控制的临时分流。

6. 结扎髂内动脉无严重后果。

7. 通常可以耐受髂外静脉或髂总静脉结扎。

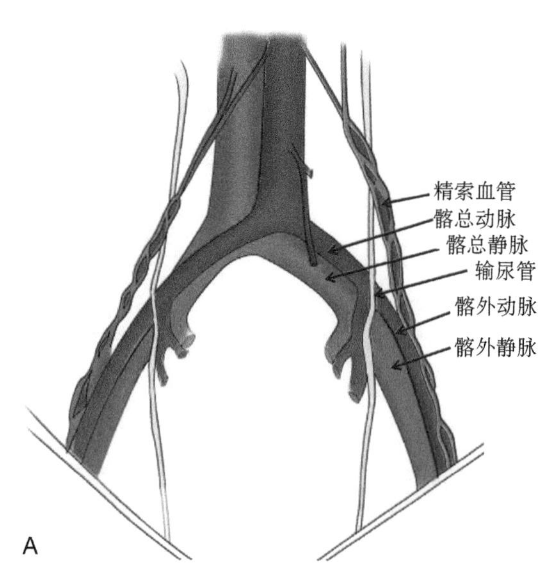

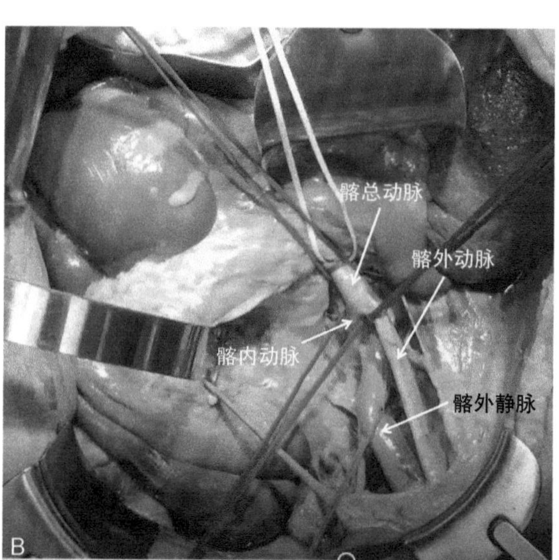

图 32-1 A. 髂总分叉处髂动脉、静脉和输尿管跨过髂总血管分叉处解剖示意图。髂外静脉向内侧和后方走行髂外动脉后方；B. 左侧髂血管解剖图：髂总静脉和髂外静脉走行在动脉的内侧、后方

大多数患者会出现短暂的大腿肿胀，随患肢抬高和穿弹力袜而缓解。在极少数情况下，患者可发生骨筋膜室综合征而需要切开减压。

8. 动静损伴有的骨筋膜室综合征的发生率较高，故动脉或静脉损伤后应常规评估远端肢体骨筋膜室综合征。如果不能持续观察，可以考虑放宽筋膜切开减压的指征。

9. 超过 50% 的静脉修补与肺栓塞的高发生率有关。在这些情况下，需要考虑静脉结扎或下腔静脉滤器置入。

三、特殊手术器械

1. 外科医师除腹腔探查器械外，还需要准备一套完整的血管修补手术器械。

2. 如果有可能，应在具备血管造影条件的手术室内手术。

3. 强烈推荐好的头灯和放大镜。

四、体位

患者应取仰卧位，并进行下肢准备。

五、切口

1. 大多数损伤可以通过延长的正中剖腹切口处理。

2. 如果显露远端髂外血管有困难，可能需要延长中线切口，或者增加一下腹的横向切口，或腹股沟上的纵向切口，必要时切断腹股沟韧带(图 32-2)。

六、手术技术

1. 髂血管损伤通常的术中发现是严重的腹腔出血或腹膜后血肿，或兼有两者。

2. 近端和远端的联合控制出血是可行的，但在严重出血的情况下，直接进入血肿并显露和压迫控制通常更快、更有效（图 32-3）。虽然通过切开腹膜可以显露腹主动脉远段和髂血管，但将盲肠和降结肠或将乙状结肠和降结肠向内侧翻转，会更好地显露髂血管和输尿管（图 32-4A）。把小肠以温暖湿润的纱布垫包裹，置于血管损伤部位的对侧和头侧。血管损伤尽可能在有血管造影的条件下进行手术。切开结肠旁腹膜反折，将盲肠或乙状结肠向内侧翻转游离。通过直接压迫可控制出血，或通过在近端和远端使用血管阻断钳或血管阻断带可有效控制出血。

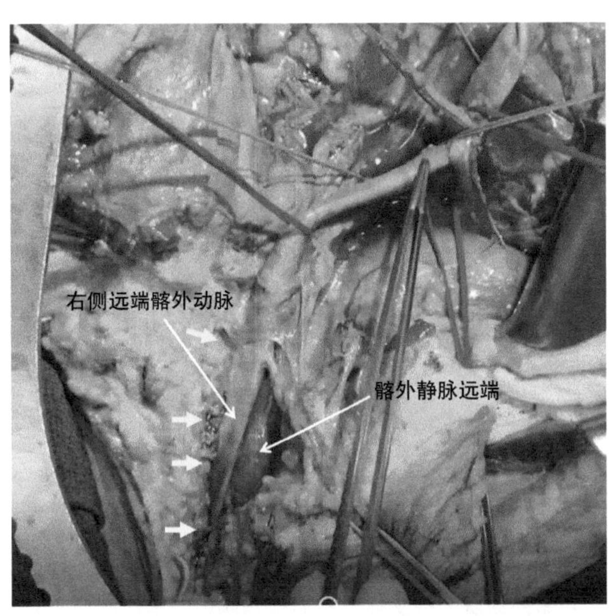

图 32-2　**通过增加横向切口延长腹部切口或腹股沟纵向切口（黄色箭头），以便更好地显露髂外静脉血管远端**

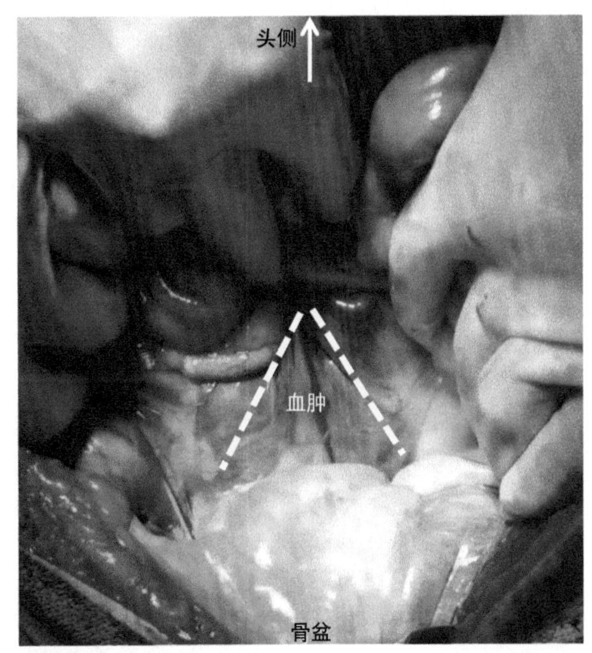

图 32-3　**将肠管向头侧翻起，显露继发于髂血管损伤的腹膜后间隙隐蔽血肿，可以直接在血管表面切开后腹膜或向中线翻转左侧结肠或右侧结肠显露**

3. 输尿管横跨髂总动脉分叉处，应通过血管悬吊带轻轻牵拉以避免意外损伤（图 32-4B）。

4. 大多数情况下，由于髂静脉位于髂动脉下，特别是右侧，显露髂静脉的技术难度通常大于髂动脉。有些学者甚至建议横断动脉以达到充

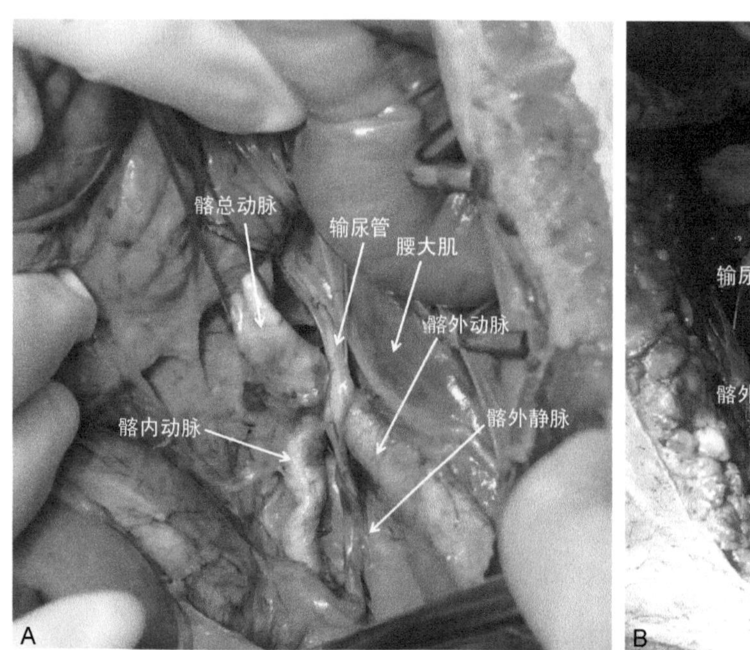

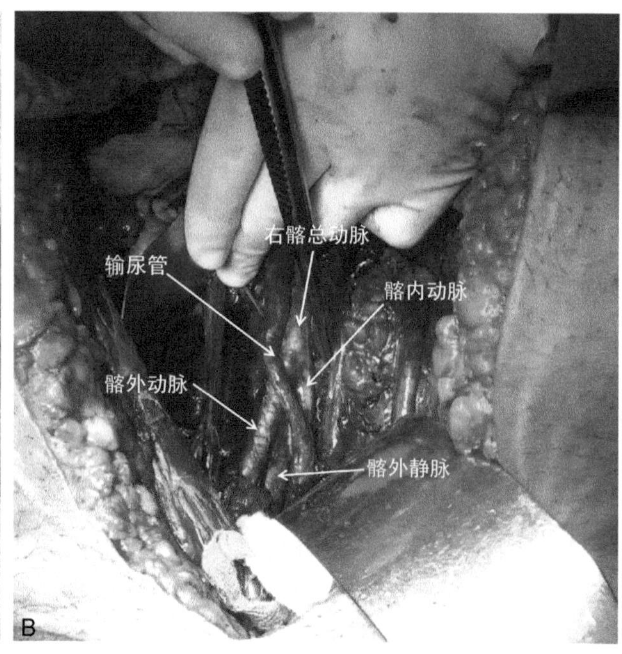

图 32-4 **A. 乙状结肠游离并内侧翻起后显露左髂血管。髂外静脉位于动脉的后内侧。输尿管横跨髂总动脉分为髂内动脉和髂外动脉的分叉处；B. 右侧结肠内侧翻起后显露右髂血管，注意髂外静脉在动脉的后内侧，输尿管横跨髂总动脉分叉处**

分显露伴行静脉的目的。在此我们并不推荐这种方法，特别是对于严重血管损伤及凝血功能障碍的患者。通常可通过充分游离、轻柔牵拉髂动脉以充分显露髂静脉。此外，结扎和切断髂内动脉可提供额外的髂总动脉移动度及更好的静脉显露（图 32-5）。

图 32-5 **左髂总动脉分为髂内动脉和髂外动脉，髂外静脉位于动脉的内后方**

5. 没有明显组织缺损的小动脉损伤，可通过血管充分游离后直接缝合修复。然而在大部分情况下，需要行更复杂的 6 ～ 8 号人造血管移植修补重建。同时，由于大小不匹配，使用自体隐静脉移植的可能性较小。

6. 对于部分病情稳定的患者，髂血管转流也是一种重建选项。首先在靠近腹主动脉分叉处结扎髂总动脉近端。松解游离远端的髂外动脉和髂内动脉以获得足够的长度。显露对侧的髂总动脉和髂外动脉。用 4-0 不可吸收线将损伤的动脉与对侧髂总动脉或髂外动脉吻合（图 32-6）。

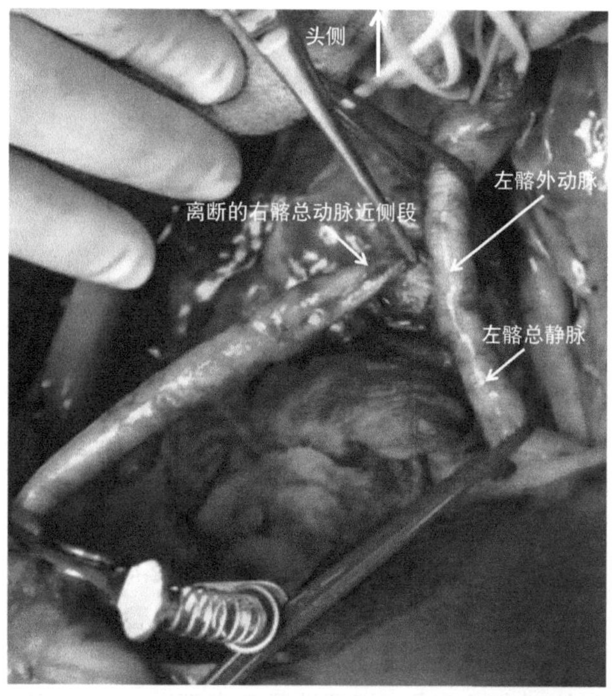

图 32-6 **横断右髂总动脉，准备转位接于左髂总动脉**

7. 对于极端情况下的患者可采取临时分流技术行早期损伤控制处理。待患者情况稳定后，二期再行确定性血管重建（图 32-7）。

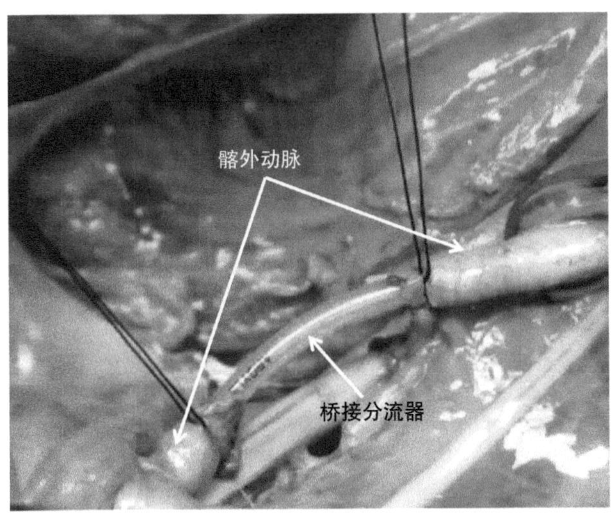

图 32-7　髂外动脉损伤行原位暂时性分流术

8. 对于小的损伤可行静脉侧壁缝合修补术，不会产生明显的狭窄（< 50% 腔径）。在大多数情况下，静脉结扎是安全的。应密切观察这些患者是否发生四肢筋膜室综合征。在罕见的情况下，静脉结扎后的腿部严重水肿，这时，可能需行人工血管移植重建。

9. 伴随髂动脉损伤的髂静脉损伤处理措施存在争议，尽管没有证据表明可改善预后，部分学者推荐静脉成形术或聚四氟乙烯（polytetrafluoroethylene，PTFE）材料静脉重建。大部分外科医师并不推荐复杂的静脉重建手术。因为这些患者通常处于极端状态，任何延长手术时间的操作都可能适得其反。

10. 最好的损伤控制策略是临时分流术。应尽量避免结扎髂总动脉或髂外动脉，防止远端肢体出现不可逆的缺血。

七、提示与陷阱

1. 当钳夹或游离髂动脉时，应谨慎操作，避免造成下方静脉的医源性损伤。

2. 输尿管经髂总动脉分叉处跨过。为了避免医源性损伤输尿管，可用悬吊带将其拉开。

3. 由于解剖位置的原因，显露髂静脉较髂动脉更困难。适当地游离和吊带牵引动脉可获得较好的显露。不推荐切断髂总动脉或髂外动脉以获得良好的静脉显露。

4. 在紧急阶段很少适用解剖外旁路（腋 - 股或股 - 股）。这种手术的指征主要是手术后的移植物感染。

5. 如果髂静脉修补后出现明显狭窄，应考虑抗凝及放置下腔静脉滤器，以预防肺栓塞。

6. 部分患者髂血管损伤后会出现骨筋膜室综合征，特别是合并动、静脉损伤或持续缺血。这种情况下，应在动脉重建前立即行筋膜室切开减压术。

7. 预防性筋膜切开减压术具有广泛争议。假如不行预防性筋膜切开减压术，应密切关注患者的临床症状、连续监测肌酸激酶水平及测量筋膜室压力。一旦出现筋膜室综合征的任何早期征象，应行筋膜切开减压。如果不能持续观察，应考虑放宽预防性筋膜切开术指征。

（李　阳　程　涛　译）

第33章 下腔静脉

Lydia Lam, Matthew D. Tadlock, Demetrios Demetriades

一、外科解剖

1. 下腔静脉（inferior vena cava，IVC）于第5椎体前方，右髂总动脉后方，由左、右髂总静脉汇合而成。沿脊柱右前方、腹主动脉右侧上行，于第8胸椎平面进入胸腔，右膈肌脚将下腔静脉和主动脉分开（图33-1）。在大多数患者中，肝和膈肌之间有一小段约1cm的肝上下腔静脉，该段可供钳夹阻断。

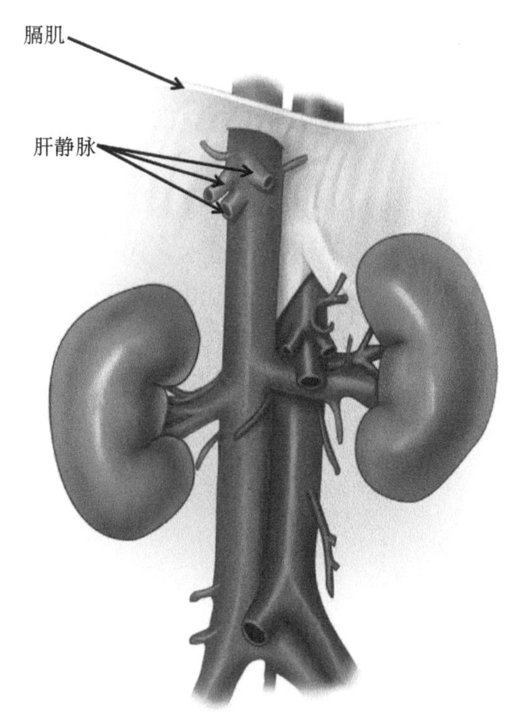

图33-1 **下腔静脉解剖。注意右肾动脉在下腔静脉后方通过**

2. 下腔静脉接收4～5对腰静脉、右性腺静脉、肾静脉、右肾上腺静脉、肝静脉和膈静脉的回流。须记住所有腰静脉位于肾静脉下方，肾静脉和肝静脉之间除了右肾上腺静脉，下腔静脉没有其他的静脉属支（这有重要临床意义）；左腰静脉位于腹主动脉后方（图33-2）。

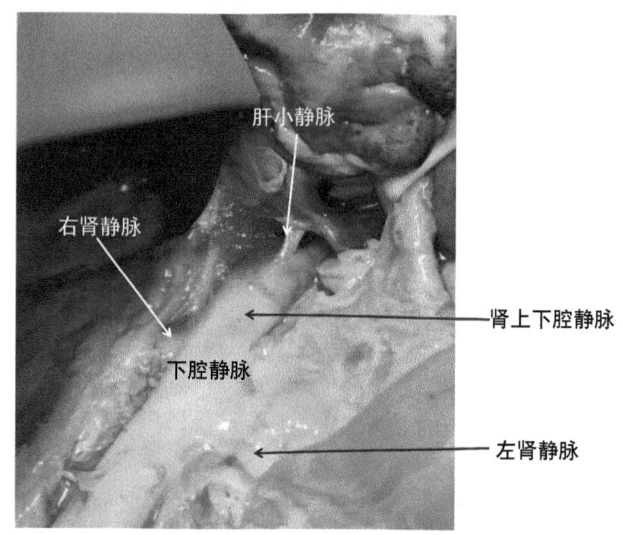

图33-2 **肾上下腔静脉没有腰静脉分支，所以代偿能力差。这个部位的下腔静脉结扎会引起肾衰竭**

3. 肾静脉汇入下腔静脉处位于十二指肠和胰头后方。

4. 肝后下腔静脉长8～10cm，其贴附于肝后方，有助于将肝固定在适宜的位置。在这个肝“隧道”里，有多支来自尾状叶和右叶静脉汇入下腔静脉。

5. 肝主要有3支肝静脉汇入下腔静脉，这些静脉肝外部分非常短，仅0.5～1.5cm。3支肝静脉中的右肝静脉最粗。有约70%的人中肝静脉汇入左肝静脉，后者作为一支单独的血管汇入下腔静脉。

6. 胸段下腔静脉几乎全部位于心包中。

二、基本原则

1. 下腔静脉是腹部穿透伤中最常受损伤的血管。在腹部钝性伤中，下腔静脉肝后段常被累及。

2. 能够活着送达医院的下腔静脉损伤患者通常存在巨大腹膜后血肿，因此初期血流动力学状态可能看起来稳定。

3. 因为存在近端髂血管或下腔静脉损伤的可能，在腹部穿透伤患者中应避免在股静脉建立静脉通路。

4. 如果时间允许的前提下，在腹部枪击伤患者应该在进入手术室前拍摄腹部 X 线片。这对判断弹道和评估其他器官结构损伤的风险非常有帮助。

5. 存在严重腹腔内出血的患者在麻醉诱导阶段可能出现血流动力学状态迅速恶化，甚至心博骤停的风险，外科团队应该在麻醉诱导之前做好备皮和随时开腹止血准备。

6. 在探查腔静脉损伤时，空气栓塞的风险非常高。预防办法为早期直接按压，并在远端、近端直接阻断腔静脉。

7. 由于肾静脉平面以下有大量侧支循环，因此在肾静脉平面以下结扎下腔静脉是安全的，其死亡率在可接受的范围内，因静脉回流障碍所引起的下肢水肿也是暂时的。

8. 下腔静脉结扎后，下肢和足部应该用弹力绷带包扎以防止水肿。严密观察是否发生肢体骨 - 筋膜室综合征。

9. 在填塞或修补下腔静脉损伤后，患者不应过度液体复苏。

三、特殊手术器械

1. 除常规创伤剖腹探查器械包外，还需准备不同长度和转角的血管钳。

2. 自持式牵开器，如 Omni-Tract® 或者 Bookwalter®。

3. 需准备胸骨切开设备，以防需要劈开胸骨显露下腔静脉肝后段。

4. 外科头灯非常重要。

四、患者体位

1. 患者取仰卧位，上肢外展 90°，皮肤消毒区域应包括胸部、腹部及腹股沟。

2. 上、下肢应采用保暖装置。

五、切口

1. 从剑突到耻骨联合的正中切口。

2. 为了更好地显露下腔静脉肝后段，可通过增加肋缘下切口扩大显露视野（第 22 章）（图 33-3）。

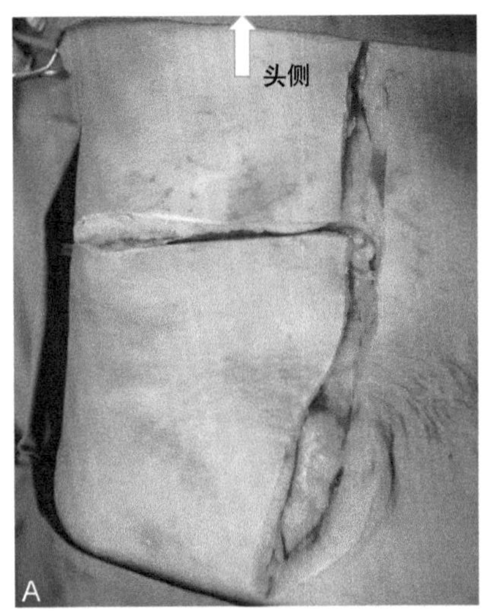

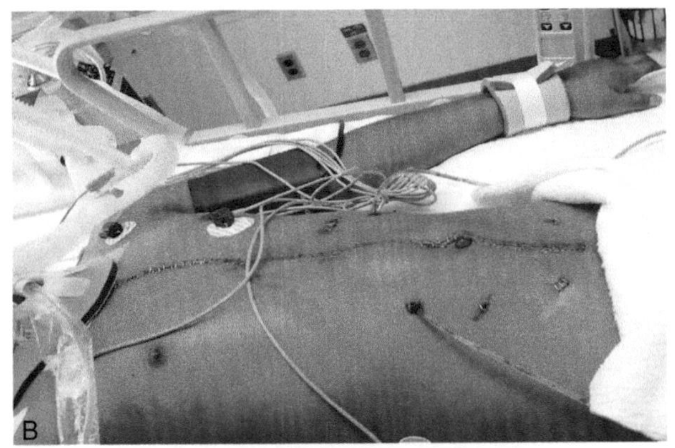

图 33-3 A. 在标准正中剖腹切口基础上加上右侧肋下切口可以改善肝后静脉的显露。这种切口在肋缘下 1 ～ 2 横指处，两切口之间注意不要形成锐角，以防皮肤缺血坏死。B. 在肝血管阻断时如果需要显露下腔静脉心包内段，或需要进入心脏行房腔分流时，可以在标准腹正中切口基础上再加上胸骨正中切口

六、显露

1. 在穿透伤患者中，进入腹腔后最常见的发现是腹膜后巨大血肿，伴或不伴腹腔内游离出血。在钝性伤患者中，最有可能发现的是腹膜后血肿，而血肿的位置通常位于肝后。

2. 除稳定不扩张的肝后血肿外，几乎所有因穿透伤引起的腹膜后血肿无论大小都应进行探查以排除隐匿性血管或空腔脏器损伤。外科显露肝后腔静脉或肝静脉是非常困难并且具有潜在风险的。

3. 钝性伤引起的腹膜后血肿很少需要探查。然而，应进行探查十二指肠旁血肿或者任意巨大的、有扩展趋势的或渗漏的血肿。

4. 肾以下和肾旁下腔静脉建议通过将右侧结肠、肝曲结肠和十二指肠向内翻转显露。

5. 将小肠向患者左侧牵出，并用温热、湿润的毛巾固定。采用锐性分离或电灼法切开位于结肠外侧的无血管的托尔特线。将盲肠、右半结肠和肝曲游离并向内侧牵拉。

6. 通过内向翻转内脏，可以很好地显露十二指肠降段、右肾 Gerota 筋膜及髂腰肌。

7. 然后通过 Kocher 手法（剪开十二指肠头段、降段和水平段外侧腹膜）游离十二指肠。向内牵拉十二指肠和胰头显露后方下腔静脉（图 33-4 至图 33-7）。

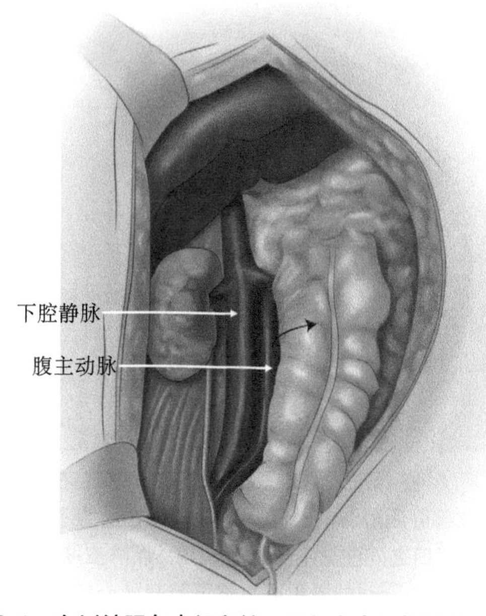

图 33-4 右侧结肠向中间翻转，再加上十二指肠 Kocher 手法游离，可以很好地显露下腔静脉、右肾血管和右髂血管

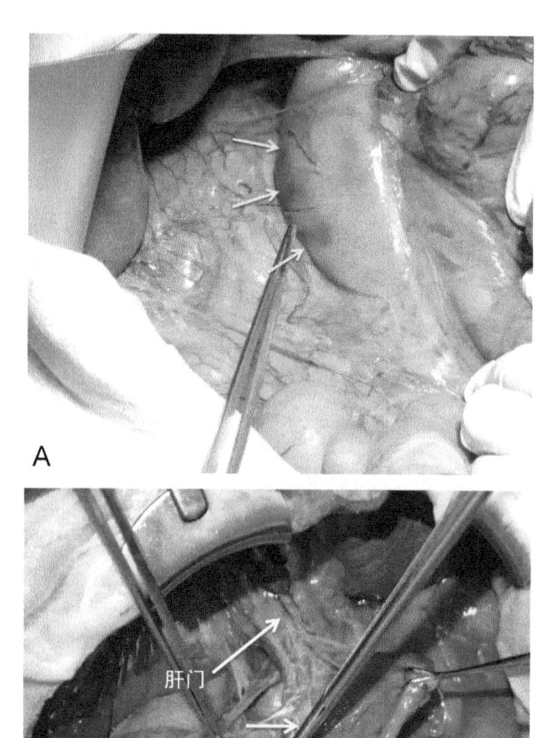

图 33-5 Kocher 手法：锐性分离十二指肠侧面的结缔组织（黄色箭头），显露十二指肠降段外后面

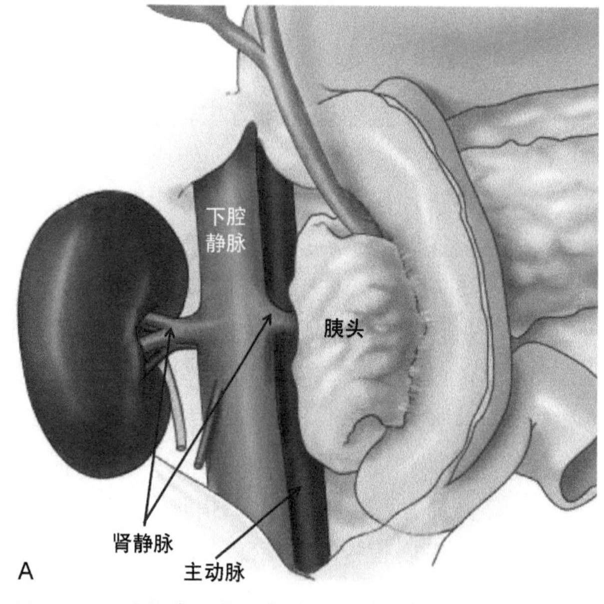

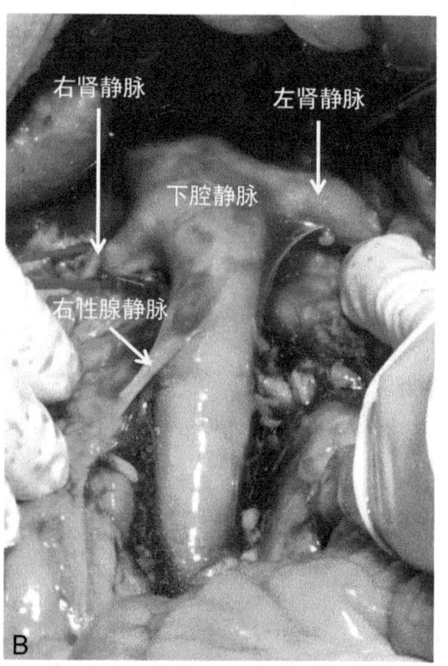

图 33-6 A. Kocher 手法将十二指肠向中间移动，显露毗邻肾的下腔静脉和肾静脉；B. 在 Kocher 手法及中间器官翻转后显露的毗邻肾的下腔静脉

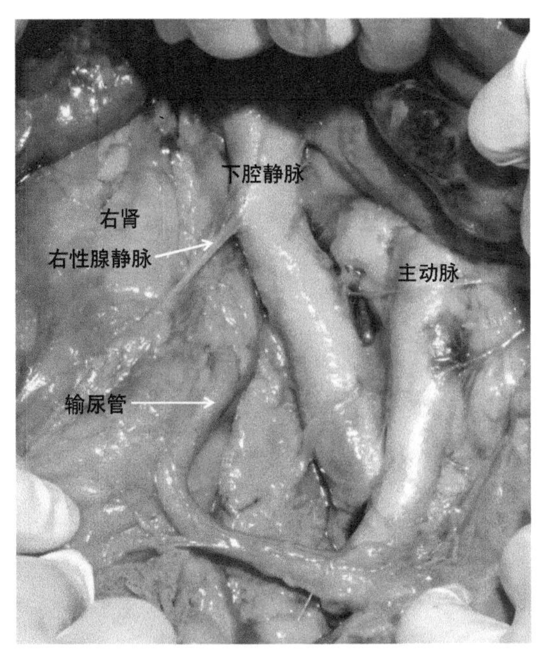

图 33-7　**在 Kocher 手法游离十二指肠及中间器官翻转后显露的毗邻肾的肝下下腔静脉**

8. 此时可见下腔静脉及其左侧的腹主动脉，可见到成对的肾静脉和右生殖腺静脉汇入下腔静脉。

9. 可能需要用血管阻断带环绕，阻断肾平面以下的下腔静脉，可用于下腔静脉严重损伤或怀疑下腔静脉后壁损伤时。操作时应小心用直角钳分离，防止损伤腰静脉（图 33-8）。

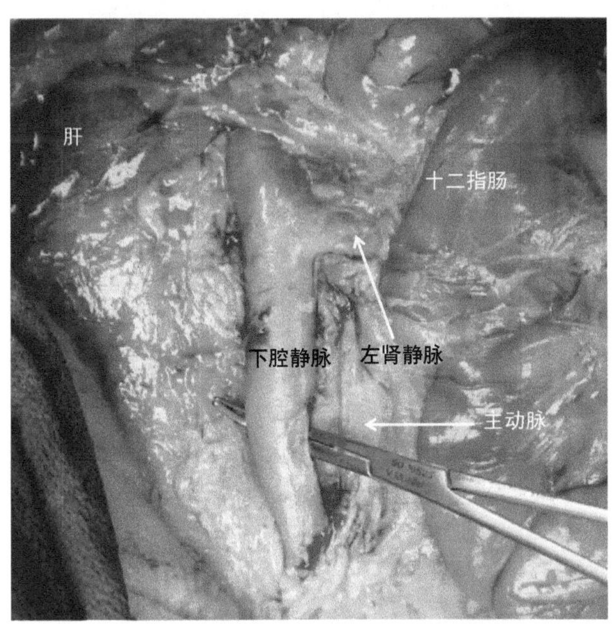

图 33-8　**可以用包绕的方式来游离下腔静脉，需要很小心以免撕裂腰静脉。采用从中间向外侧入路可确保不损伤主动脉**

七、出血控制和静脉修复

肾平面以上、肾旁、肾平面以下的下腔静脉修复

1. 对濒死患者，采用了复苏性紧急剖胸或经膈肌联合剖腹阻断主动脉血流可能要比显露下腔静脉更重要（见第 31 章）。

2. 最开始可通过指压法控制出血，如果可能的话再采用止血钳止血。除此之外，还可以用两把 Allis 钳夹持小团纱布制作而成的“推钳”分别于下腔静脉损伤部位的远端和近端向后按压至脊柱达到压迫止血的目的（图 33-9）。为了达到彻底止血的目的，可能需要结扎或者夹闭部分腰静脉。

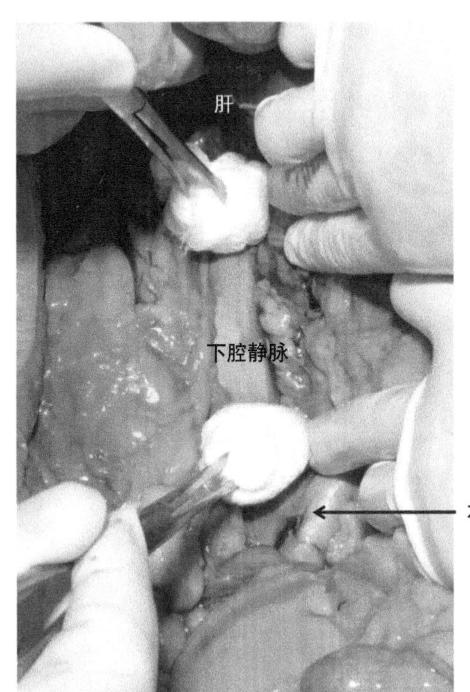

图 33-9　**使用两个纱布棒分别在下腔静脉损伤处的上方和下方，向脊柱压迫静脉，以达到临时止血的目的及防止空气栓塞**

3. 许多下腔静脉撕裂伤可用 4-0 或 5-0 不可吸收单丝缝合线直接缝合修复（图 30-10A、B）。

4. 虽然下腔静脉修补后发生狭窄的概率比较小，但是 50% 以上的管腔狭窄可合并血栓形成和栓塞发生的风险（图 33-10C）。在这些病例中，应考虑其他的修补方法。

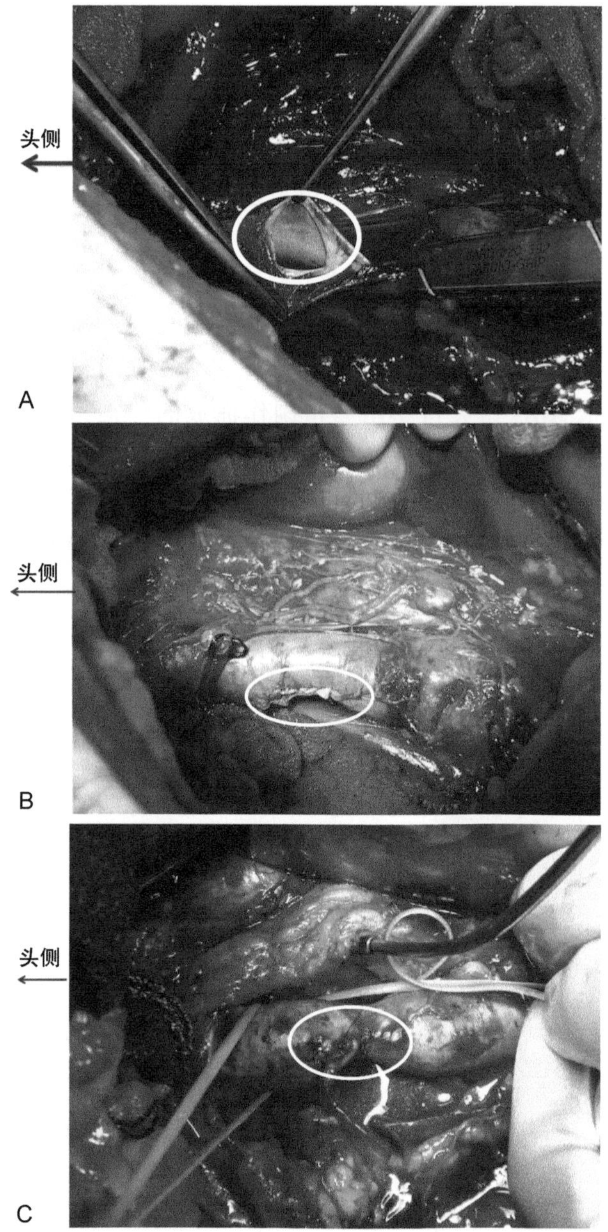

图 33-10　A. 用 4-0 或 5-0 不可吸收丝线直接缝合通常可以用于修复大多数刀刺伤或慢速枪击伤造成的下腔静脉损伤；B. 下腔静脉直接缝合修复后没有明显狭窄；C. 下腔静脉直接缝合修复后有明显狭窄。如果狭窄超过 50%，会增加血栓形成或肺栓塞的风险

（1）采用自体静脉或生物及合成补片修补下腔静脉，用 4-0 或 5-0 不可吸收单股缝线缝合到位（图 33-11）。

（2）在狭窄段以上安置腔静脉滤器。可以在术中利用腔静脉夹临时阻断血流完成滤器置入，也可以术后通过介入的方法安置。

（3）在组织广泛缺损或濒死患者可考虑结扎肾平面以下的下腔静脉。

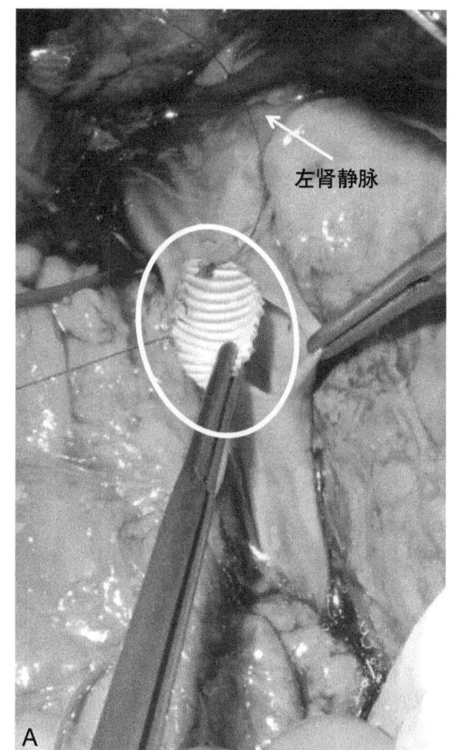

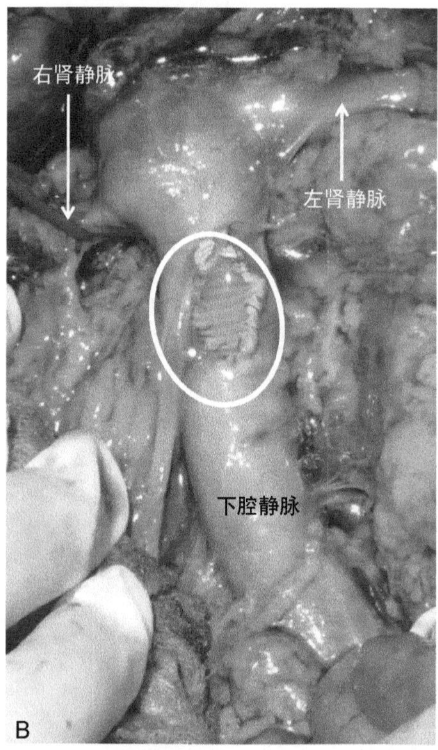

图 33-11　人工的或自体静脉补片在修复下腔静脉时，可避免 50% 以上的下腔静脉狭窄；用 5-0 或 6-0 不可吸收单股缝线缝合

5. 移植物或者补片应该用周围组织或大网膜覆盖以防止感染或胰漏。

6. 下腔静脉后壁的显露可以通过完全游离下腔静脉或从下腔静脉前壁切开进行修补（图 33-12）。

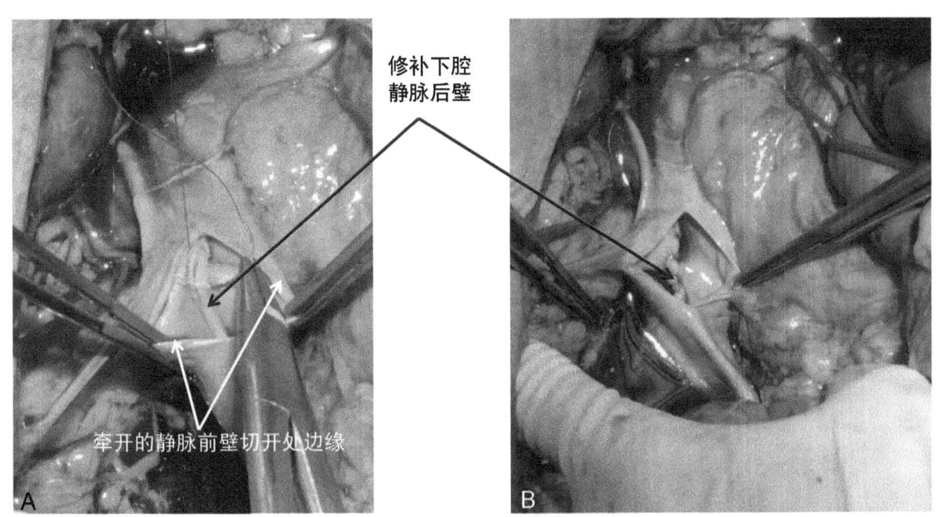

图 33-12　**下腔静脉后壁损伤可通过前壁静脉切开术进行修补。前壁静脉切开术通常适用于穿透伤，而且很容易进行扩创**

（1）游离下腔静脉，向内侧翻转，修补损伤时注意防止损伤腰静脉。

（2）切开静脉前壁是显露腔静脉后壁的一种选择。一旦腔静脉后壁修补完成，前壁损伤可根据腔静脉缝合修补后的狭窄程度，采用直接缝合或者通过人工血管补片进行修补（图 30-13）。

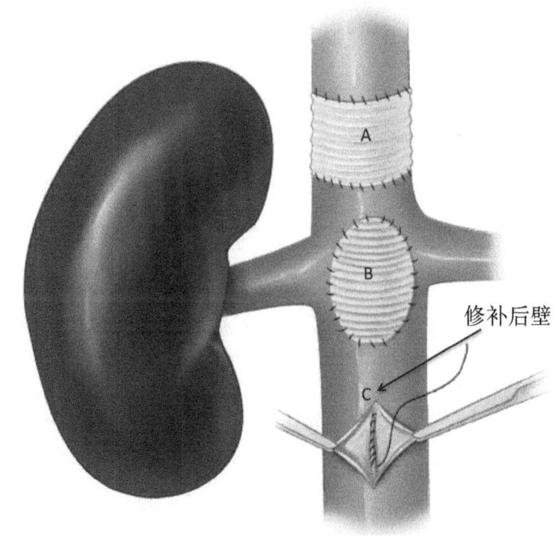

图 33-13　**复杂下腔静脉损伤重建方法**

A. 间置人工移植物；B. 人工补片；C. 通过切开静脉前壁修补后壁

7. 采用人造血管对下腔静脉进行整体重建，在一些肾平面以上难以修补的下腔静脉损伤中可以采用。损伤段血管切除后用端对端的吻合方式将下腔静脉远端和近端用聚酯纤维（Dacron）或聚四氟乙烯（PTFE）材料的人造血管连接起来。移植血管的管径必须大于 6mm。

对肾周下腔静脉的损伤，结扎右肾静脉会导致右肾切除。左肾静脉可以在靠近下腔静脉的部位结扎以保留性腺静脉的回流。

8. 肾平面以上的下腔静脉是位于肝下方和肾静脉上方的一段，非常短而且显露困难。

（1）如果技术允许，应该尝试修补。撕裂部位可以用 Allis 钳或爪形场钳改善显露范围、控制出血以方便静脉缝合。

（2）对存在严重组织损伤的病例，可以放置血管补片。对于不能采用简单血管缝合术或补片修补的复杂的损伤，可以用自体静脉移植或人工血管。

（3）应避免结扎肾平面以上的下腔静脉，因其会导致肾衰竭（图 33-14，图 33-15）。然而对于濒死患者而言，这可能是唯一选择。

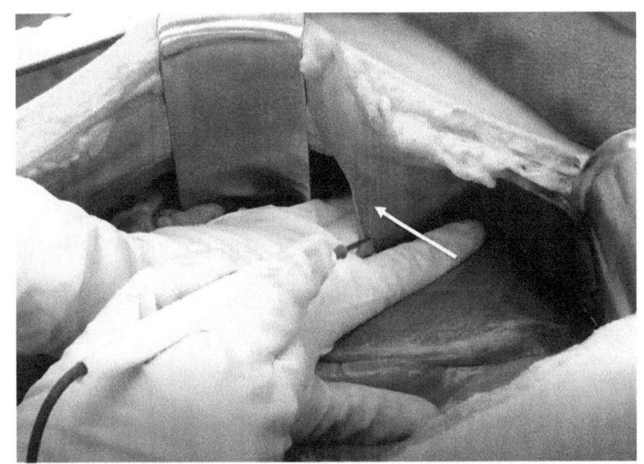

图 33-14　**分离镰状韧带（箭头），可以使肝向下内侧翻转，改善肝后静脉显露**

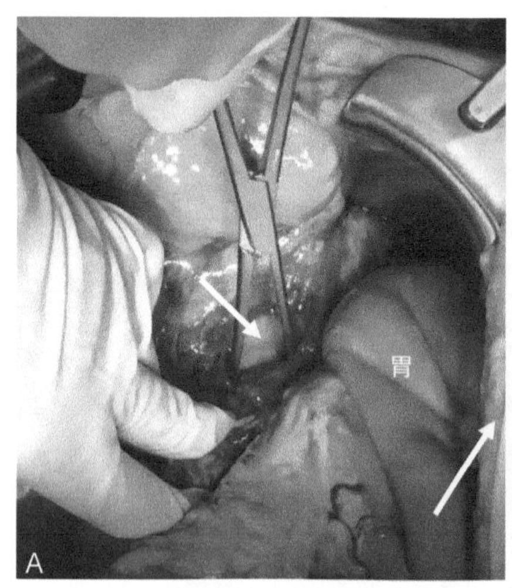

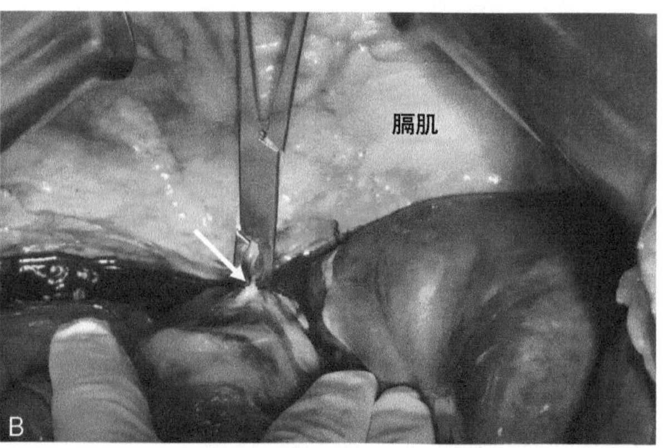

图 33-15　在膈肌下横向钳闭腹主动脉（箭头）。可以分离无血管的膈肌左区，以获得更好的显露

9. 对于存在严重凝血功能障碍、血流动力学不稳定或严重酸中毒的极端状态患者，应采用损伤控制策略。

（1）结扎肾平面以下的下腔静脉。

（2）临时放置一个血管内分流装置，在稍后阶段限期手术重建。具体可采用胸导管，如果分流器要跨过肾静脉，注意在肾静脉附近汇入的静脉。分流管采用血管阻断带缠绕两圈并用血管夹或编织缝线固定。

八、肝后下腔静脉

1. 肝后血肿或出血通常提示肝后下腔静脉或肝静脉损伤。肝向前方牵拉会加重出血，肝门血流阻断法（Pringle 手法）也无法有效控制出血。

2. 显露肝后血肿是非常困难的，如可能应尽量避免。如果血肿没有活动性出血或无快速扩张则不应处理。肝周韧带不宜去切断，以保持填塞效果。

3. 如果肝后出血能够用填塞止血控制，则应该用这种方法尽快结束手术。患者应在 24 ～ 36h 后待生理指标平稳后再次回到手术室取掉填塞物。如果填塞物取出后继续出血，则应再次进行填塞。

4. 有效的肝后填塞止血要将肝向后压迫。填塞物要位于肝和前腹壁之间及肝的下缘以下，这种填塞方式可以将肝往后压向下腔静脉从而达到临时止血的目的。填塞物不能放置于肝和下腔静脉之间。

5. 如果肝周填塞止血无效，显露并修补静脉是唯一选择。标准的腹部正中切口不能很好的显露，需要联合肋缘下切口、胸骨切开或右侧剖胸来更好地显露肝后血管。

（1）肋缘下切口是最常用的切口，可以很好地显露肝右后叶和肝后血管。为了将肝向内下方翻转，需要切断镰状韧带和冠状韧带。

（2）右侧剖胸切口经过第 6、7 肋间隙，其于腹部正中切口连续，将膈肌直接向下分离至下腔静脉膈孔，经下腔静脉穿膈肌处分离可以很好地显露肝后和肝上下腔静脉全长。

（3）只有在需要安置心房 - 腔静脉转流装置时才需在剖腹探查切口的基础上做胸骨正中切口。

6. 完全阻断肝后下腔静脉血流需要许多步骤：膈肌下钳夹阻断主动脉，然后钳夹阻断肝下下腔静脉、肝上下腔静脉和肝门三角（Pringle 手法，用于肝动脉和门静脉血流控制）。

（1）主动脉血流控制应该首先完成以减少低血容量性心搏骤停。这项技术在第 31 章中已经描述过。

（2）可在两个不同部位控制肝上下腔静脉血流。

（3）肝和膈肌之间：大多数人在这个位置存在一个 0.5 ～ 1.0cm 的空间可供血管钳夹持。沿着镰状韧带向后可直达肝静脉和下腔静脉，在这里用一把止血钳钳夹控制血流。

在心包周围：这项操作需要额外增加一个右侧剖胸切口或胸骨正中切口，这两个切口在之前都已描述过。

（4）肝下下腔静脉的血流控制可以通过在肾平面上方用血管钳控制。

（5）肝门三角的血流阻断法（Pringle 手法）通过 Winslow 孔操作完成。肝门三角可以钳夹或用血管阻断带阻断血流（第 27 章）。

（6）肝后下腔静脉的显露可通过肝右叶下内侧翻转实现。

7. 在极端情况下，肝后下腔静脉损伤可以采用心房 - 腔静脉转流术（图 33-16 ～图 33-23）。

（1）在剖腹探查切口的基础上通过胸骨正中切口延伸从而显露心包区域。

（2）用橡皮止血带环绕下腔静脉临时阻断血流。右心耳用一把止血钳夹住并用一根 2-0 丝线预置一荷包缝合，用一根 8 号气管导管距离近端钳夹处 8 ～ 10cm 剪一侧孔，然后将导管插入心房并在荷包缝合处收紧缝线。在外科医师指导下将导管插入下腔静脉，球囊在肾平面以上扩张，将位于心脏旁下腔静脉的橡皮止血带收紧。

（3）作为备选方案，剪掉近端侧孔的 36 号胸腔导管也可以成为下腔静脉和右心房的转流装置。不过因为没有球囊，需要在肾平面以上的下腔静脉增加一根橡皮止血带。

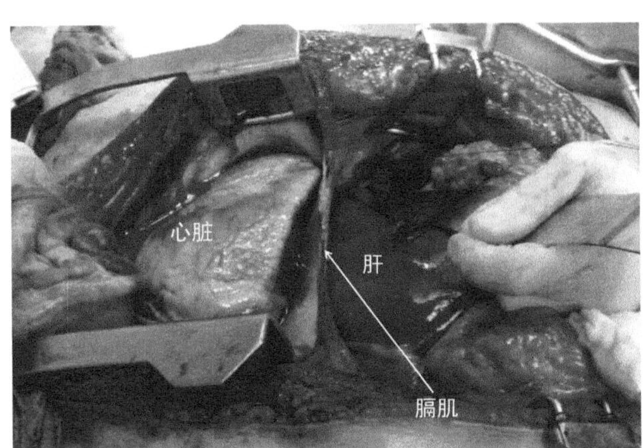

图 33-16　**显露放置房腔分流，或膈上下腔静脉阻断需要将腹正中切口延长到胸骨正中切口**

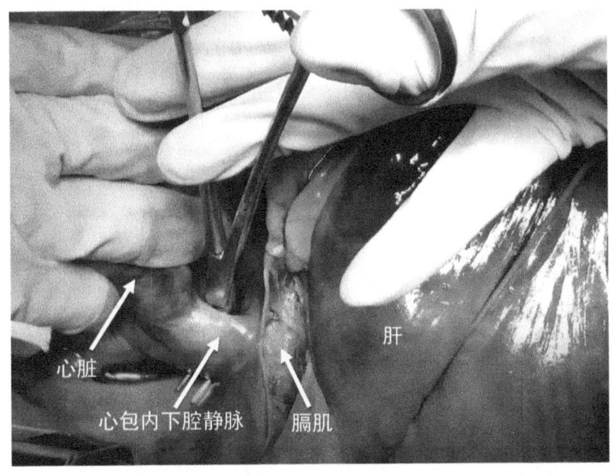

图 33-17　**联合开腹与胸骨正中切开，阻断心包内下腔静脉，准备全肝血流阻断**

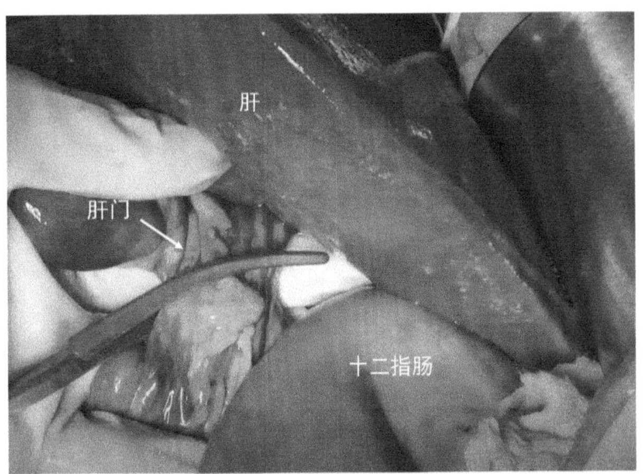

图 33-18　**Pringle 手法：用一把血管钳穿过肝门处 Winslow 孔**

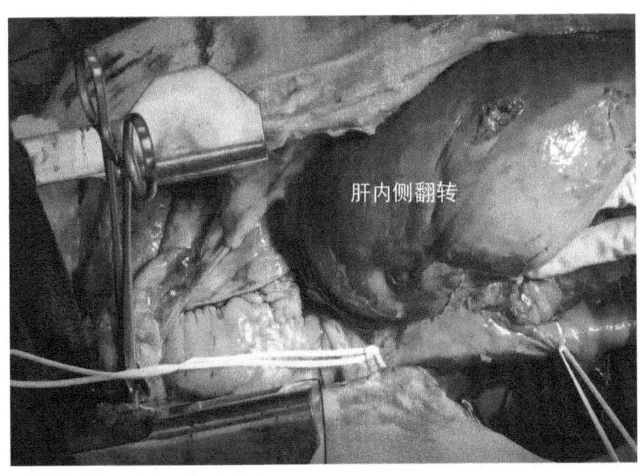

图 33-19　**显露肝后下腔静脉。在将腹部切口延长至胸骨切口，或增加右侧肋下切口后，肝向下内翻转，显露下腔静脉**

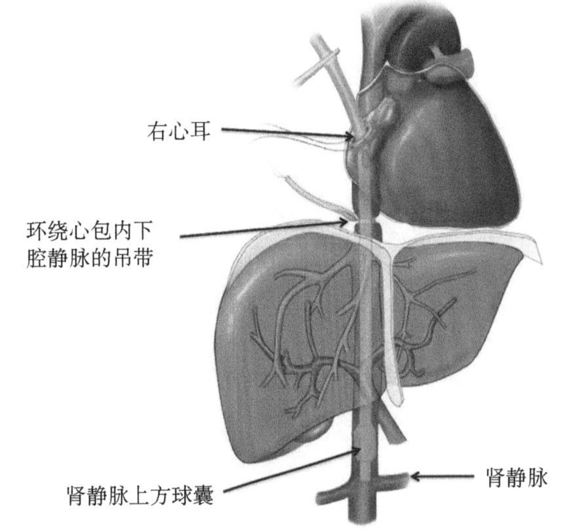

图 33-20　**房腔分流示意图**

8 号气管导管，在距近端 8 ～ 10cm 处剪开侧孔，插入右心耳，荷包缝合。引导导管进入下腔静脉，球囊在肾静脉上方充气，吊带在心包内下腔静脉处系紧

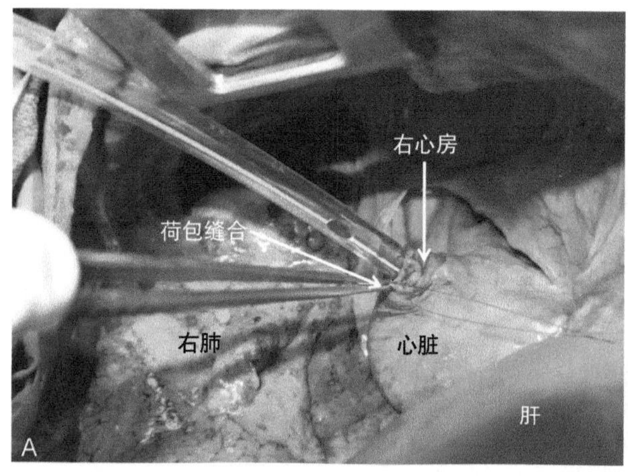

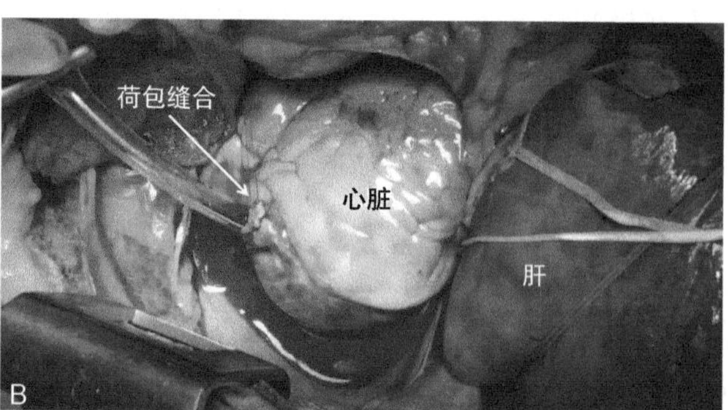

图 33-21　A. 心房分流术。右心耳预置荷包缝合线，并在心耳上开一个小孔。分流器被小心地插入心房并推进到下腔静脉。B. 分流器通过荷包插入并推进到下腔静脉中，直到触诊明确导管尖端接近肾静脉

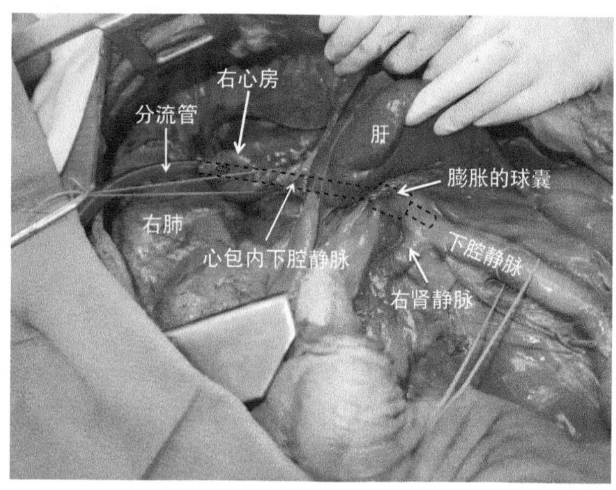

图 33-22　心房分流器（采用气管导管），导管球囊在肾静脉稍上方扩张

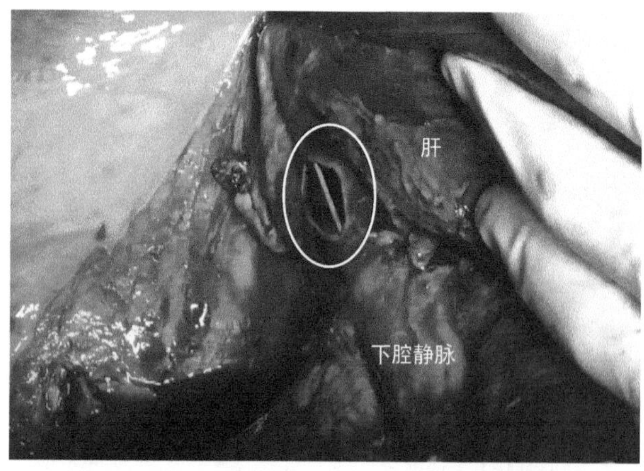

图 33-23　原位心房分流术，肝右叶向内侧翻转，显露肝后下腔静脉损伤（圆圈）

8. 在控制住肝后下腔静脉的流入血液后，腹膜后血管可以通过向内下牵拉肝而显露，静脉损伤可以用 3-0 或 4-0 不可吸收单股缝线间断或连续缝合。

九、提示与陷阱

1. 在怀疑腹部血管损伤时，不能用股静脉建立静脉通路，因为这些患者中可能存在下腔静脉或髂静脉的损伤。

2. 不要轻易显露肝后下腔静脉损伤，这可能会发生灾难性后果。

3. 在损伤控制阶段，不要在肝后填塞止血。应向后压肝至下腔静脉以达到止血的目的。

4. 在分离肾平面以下下腔静脉的时候，要注意防止腰静脉损伤。撕脱静脉可回缩但很难被发现。

5. 在探查腔静脉损伤的时候，存在较高空气栓塞的风险。预防这种并发症的方法是早期直接按压止血，然后进行远、近端血管阻断。

6. 下腔静脉结扎后，下肢和足部应用弹性绷带包扎以减少水肿，并密切观察四肢筋膜室综合征。

7. 在损伤控制性填塞止血或下腔静脉损伤部位修补后，患者不应该被过度复苏。

8. 在适宜的病例中，可以考虑早些安置心房-腔静脉转流装置以防止患者陷于濒死状态。

9. 在安置心房分流装置过程中要手动引导导管进入下腔静脉，因为导管插入心脏的情况时有发生。

（陈海鸣　孟晓彦　译）

第34章 剖 宫 产

Marcia Ciccone, Sigita Cahoon, Laila I. Muderspach

一、外科解剖

骨盆整体解剖和骨盆器官定位与非妊娠状态相似（第35章），但有以下变化。

1. 在妊娠12周前，子宫受到骨性骨盆的保护，但当它长出骨盆时，更容易受创伤影响。妊娠20周时，宫底到达脐平面。胎龄可根据宫高估计（图34-1）。宫底距耻骨联合上方的数值（单位为“cm”）与预估胎龄（以“周”为单位）大致相同。

2. 血流量的生理变化导致子宫、卵巢和输卵管血管弥漫性充血。与非妊娠期相比，妊娠期或产后子宫切除术难度大，失血量高。血管损伤可很快导致大出血。

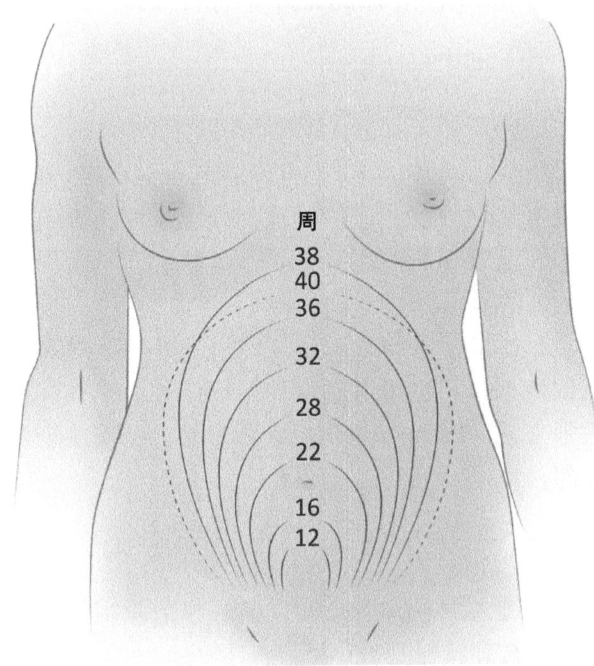

图34-1 根据宫高估计胎龄：宫底达耻骨联合时为胎龄12周，宫底达脐时为胎龄20周

二、妊娠期间生理变化

1. 由于心搏量和心率增加，心输出量增加30%～50%。

2. 妊娠20周后，妊娠子宫对下腔静脉的压力可能降低心输出量。足月时仰卧位下腔静脉完全闭塞。

3. 除非有禁忌证，妊娠晚期患者应取左侧卧位，以降低下腔静脉压力，改善静脉回流。可以在右髋下放置楔形物。

4. 由于全身血管阻力降低，血压下降。

5. 母体氧储备减少，使孕妇对缺氧、高碳酸血症和呼吸性酸中毒更加敏感。

6. 即使大量失血，但由于孕妇的血容量增加，仍可能维持血压。

7. 应注意妊娠时静脉血栓和弥散性血管内凝血（DIC）的风险增加。

三、基本原则

1. 创伤是导致产妇非产科原因死亡的主要因素。钝性伤常合并胎盘早剥，而穿透伤则可能直接导致胎儿损伤。

2. 妊娠晚期，应置患者于仰卧位，并向左倾斜。应通过面罩高浓度给氧，以增加胎儿供氧，并使血氧饱和度保持在95%以上。

3. 在使用血管升压药物之前要积极扩容，因为这些血管升压药物可能会减少子宫血流。

4. 胎龄（gestational age，GA）评估对医疗决策至关重要。可以通过以下方式估算。

（1）最可靠的方法：如果知道预产期，则根据患者提供的预产期计算，特别是当该日期经早期妊娠超声证实的时候（询问患者）。

（2）根据病史记录的末次月经计算可能有助

于获得大概的胎龄，但通常不精确。

（3）超声检查：快速测量双顶径，从一侧骨性颅骨外表面测量到另一侧骨性颅骨内表面。图像应在丘脑和第五脑室水平的轴平面拍摄，最容易找到双顶径的是妊娠晚期患者，方法是将探头横向置于耻骨联合上方（图 34-2）。

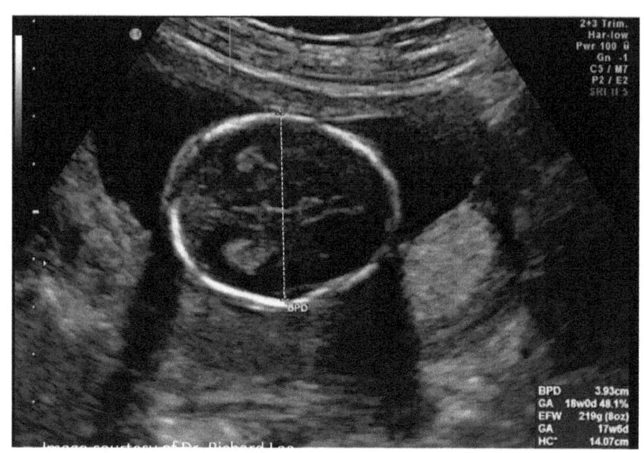

图 34-2 正确测量双顶径，从颅骨外侧到内侧

（4）如果没有超声，测量宫底高度可以判断患者给出的日期。根据经验，如果宫底在脐上2～4横指处，妊娠就可能超过20周，胎儿有可能存活。

5. 孕妇和胎儿的健康都处于危险之中，必须予以考虑。

（1）在心博骤停情况下，可行濒死期紧急剖宫产术（见下述濒死期剖宫产术）。

（2）由于胎儿生存，特别是在有生存能力之前胎儿（胎龄 22～23 周，取决于附近新生儿重症监护设施的能力），与母体健康密不可分，因此，母体的受益应优先考虑的。

（3）如果判断娩出胎儿将不能存活，应通过多普勒或超声评估胎儿心音；如果可行，应使用胎心监护仪（正常胎心率为 110～160 次 / 分）。确保胎儿和孕妇的心率没有混淆。

（4）一般来说，紧急剖宫产指征是：

1）对胎儿有利，孕妇即将死亡或胎儿心率监护异常，仅在判断新生儿具备存活能力之后。

2）对孕妇有利，在心肺复苏无效情况下，如果宫底在脐以上，目的为下腔静脉减压。

6. Rh/KB（Kleihauer-Betke）试验与异体免疫反应预防：

（1）母胎经常发生出血，可导致胎儿贫血和（或）母体异体免疫反应。

（2）除非已知产妇血液为 Rh+，否则应在任何创伤事件中给予抗 D 免疫球蛋白 300μg 肌内注射，以预防异体免疫反应。

（3）KB 测试可以检测母体血液中胎儿血红蛋白的百分比，并用于估计是否需要额外的抗 D 免疫球蛋白。

四、特殊手术器械及缝线

① 10 号手术刀。②单极电刀。③弯曲的 Mayo 和 Metzenbaum 剪刀。④绷带剪。⑤ Russian 钳。⑥牵引器：a. Balfour（又称膀胱拉钩）牵引器；b. Richardson 牵引器；c. Goulet 牵引器。⑦缝合：子宫切开术用 0 号薇乔线或 0 号铬线缝合。⑧夹：a. 环钳；b. Kocher 夹；c. 用于脐带的 Pean 钳。

五、术前准备

患者取左侧卧位，右侧髋关节下垫楔形物或支撑物，或将手术台面摆放倾斜位。切开皮肤前 1h 内给予头孢唑林 1g 静脉注射（体重超过 80kg，给予 2g）。如果青霉素过敏，则用克林霉素 900mg 加庆大霉素 5mg/kg 替代。在耻骨联合上备皮，并放置导尿管。如果使用全身麻醉，应加速分娩，以减少胎儿显露于麻醉药的时间。

六、切口

1. 为了便于显露和评估整个腹腔 / 盆腔，应该采用从耻骨联合延伸至脐下缘的垂直正中切口。如果需要评估上腹部的剩余部分，还可以进一步延伸。筋膜和肌肉应开放至耻骨联合，以实现最大限度的显露。

2. 如果手术指征不是创伤，且外科医师熟悉低位横切口，也可考虑这种切口。对于一些产科医师来说，Pfannensteil 切口更容易、更快速进入腹部。

七、手术步骤

1. 进入腹膜腔后，确认子宫和盆腔结构，并注意子宫旋转程度。

2. 在进行子宫切开之前，确保切口（皮肤、腹膜、筋膜和肌肉）能够快速分娩婴儿。

3. 决定子宫切口。

（1）子宫低位横切口：在子宫下段发育成熟

时使用（宽到足以允许胎儿头娩出）。应用此切口，如果只做过一两次剖宫产手术，妇女可以在以后的妊娠中尝试剖宫产后试产（TOLAC）。子宫低位横切口是常规剖宫产手术首选切口（图 34-5A）。

（2）经宫底 / 经典切口：子宫底部的切口。由于分娩时有子宫破裂的危险，应用此切口要求之后妊娠分娩必须采用剖宫产。它适用于子宫下段尚未发育完全的严重早产、前置胎盘、胎盘植入（需要避免低位前置胎盘的情况）或胎儿横卧、仰卧位的情况。这种切口适用于不稳定的患者，以避免宫颈或血管撕裂伤。

（3）低位直切口：垂直切口穿过中线；未来可尝试 TOLAC，但数据有限（图 34-3）。

4. 在子宫中线下段浆膜层刚刚开始与子宫松动的地方，用 Metzenbaum 剪刀在浆膜上划痕，来打开膀胱反折腹膜（可选，视时间而定，但可保护膀胱免受损伤）。然后，使用 Metzenbaum 剪刀从初始切口向外侧打开子宫浆膜层并将其切开。使用膀胱拉钩交替放置使得膀胱下移（图 34-5B）。

5. 子宫切开术：用手术刀在子宫表面开始切割 2 ～ 5cm 的连续切口，并用 Yankauer 吸头在切割间隙清除血液，直至显露胎膜。

6. 理想情况下不要使手术刀划破胎膜，以防止医源性胎儿损伤，并留出时间以便必要时可以拓宽子宫切口，这种情况在进入子宫时经常发生，没有太大问题。

7. 如果胎膜完好，会从子宫切口中凸出。必要时可使用绷带剪刀延长子宫切口。如果是垂直或宫底的切口，则直接向下或向上延伸。在向下方延伸时，必须注意不要损伤膀胱。膀胱在子宫下段被腹膜所覆盖（图 34-4）。

8. 如果已经做了子宫低位横切口，可以通过轻轻拉开切口的上、下两侧来拉伸切口。如果使用绷带、剪刀，切口角应垂直伸展，以避开子宫外侧血管（图 34-5C）。

9. 用 Allis 钳夹住切口中心凸起的膜，轻轻拉，使膜破裂。

10. 分娩的步骤取决于胎儿的位置

（1）头位

1）将手插入子宫切口中，并置于胎头下方。

2）抬起放在胎儿头部的手，将胎头从骨盆抬高至切口水平。手腕的过度运动可能导致子宫切口延伸到子宫颈或膀胱，因此助产的外科医师可能需要一个凳子或降低高度的桌子使他能利用足够的杠杆作用来抬高胎儿头部。

3）如果存在脐带绕颈，则应尝试轻轻将脐带和头部分开。如果太紧而无法分离，不松解脐带绕颈而直接分娩婴儿是可行的。

4）一旦胎儿头部到达切口处，主刀医师的手要保持支撑头部的姿势，由助手施加宫底压力，同时主刀医师引导胎儿头部和身体从子宫切口处娩出（图 34-6）。

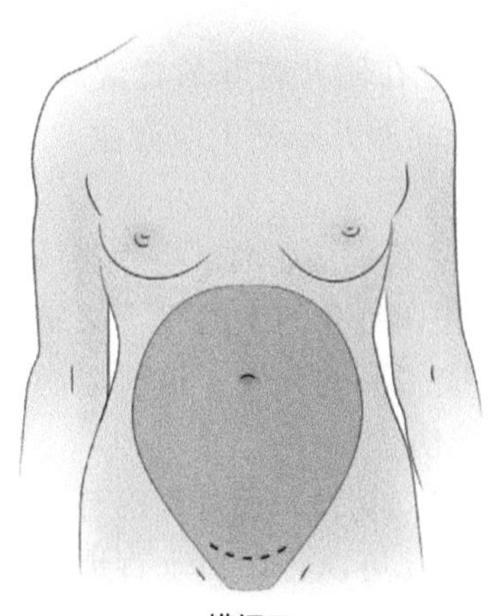

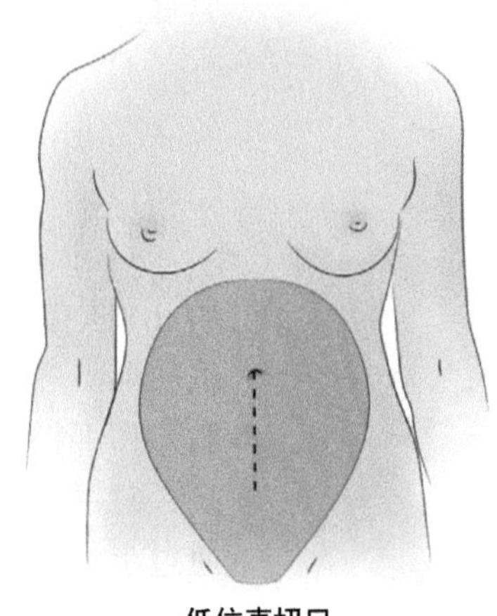
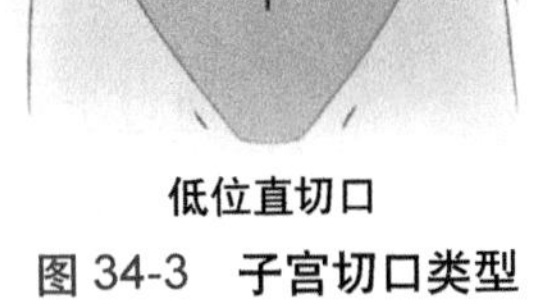

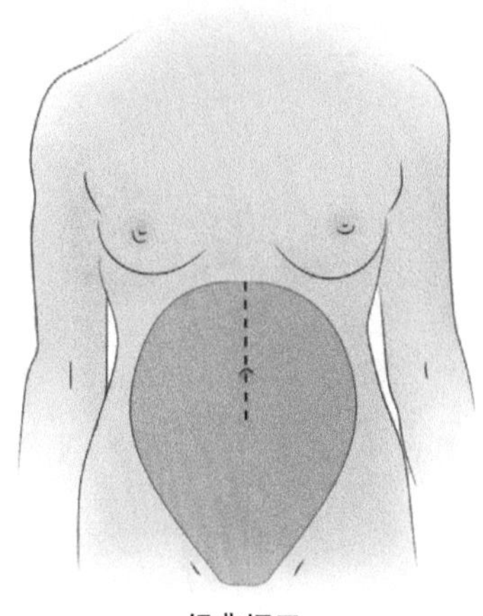

图 34-3　子宫切口类型

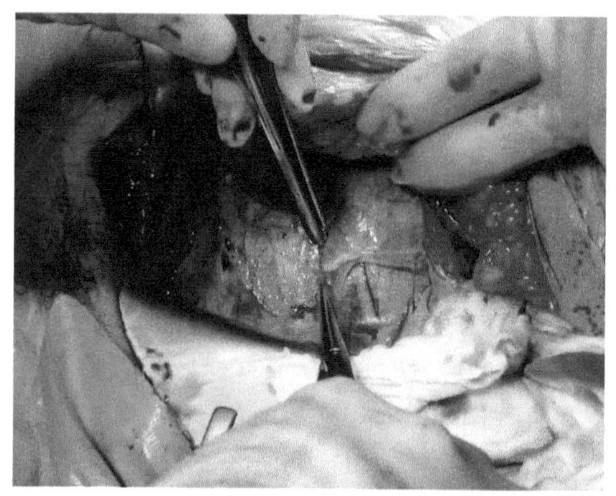

图 34-4 打开膀胱反折腹膜，向下翻折膀胱

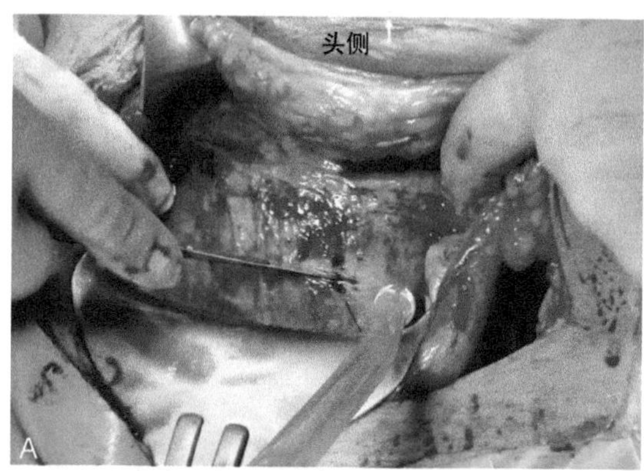

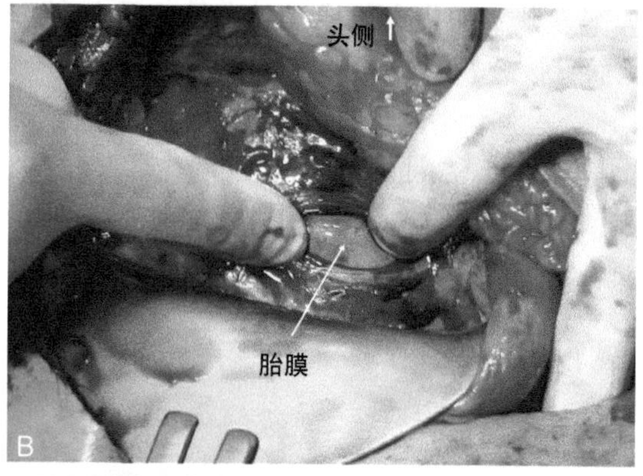

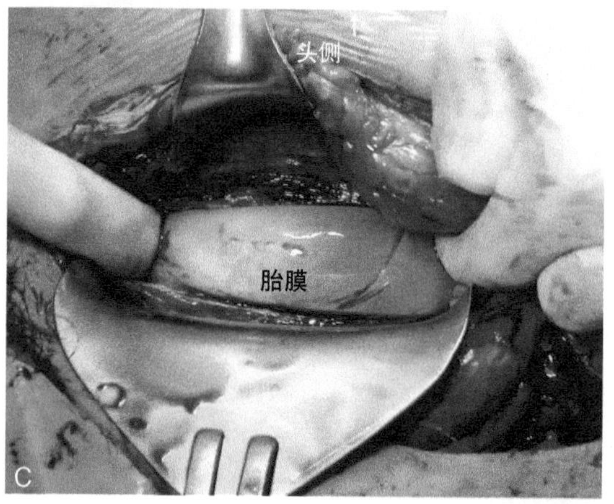

图 34-5 A. 子宫低位横切口；B. 切开子宫肌层直至胎膜；C. 向侧方和上方牵拉子宫切口，在打开胎膜前获得足够进行分娩的空间

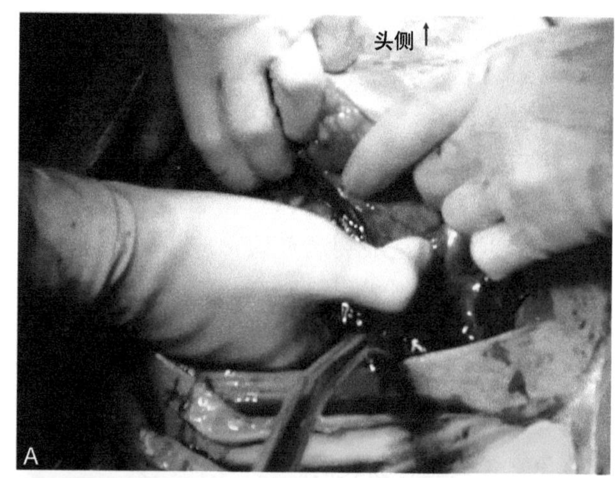

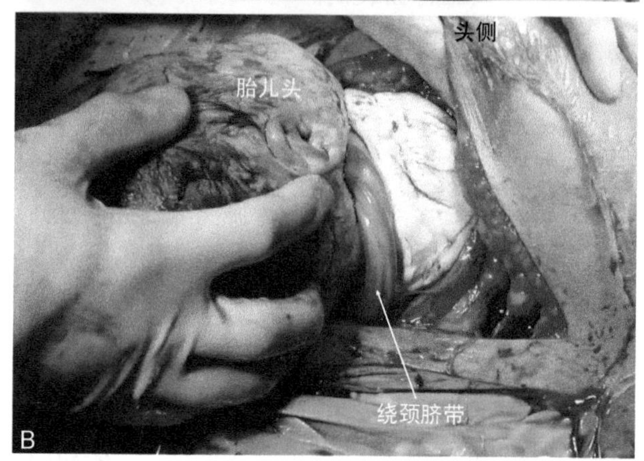

图 34-6 A. 将手伸入子宫切口，置于胎头下，将胎头抬起至骨盆处；B. 将胎头抬出子宫，如果有脐带绕颈，可切断脐带或从缠绕的脐带中分娩

（2）臀位

1）插入外科医师的手，抬高先露部位（可能是臀部或双下肢）至子宫切口处。

2）一旦先露部位在子宫切口处，助手应施加宫底压力以娩出先露部位。

3）髋部分娩后，应在胎儿臀部放置湿纱布，旋转胎儿，术者以手指将胎儿双侧上肢逐次“勾”出切口。

4）抬高胎儿身体使其头部屈曲，将手指放入胎儿口中或将一只手放在胎儿的上颌骨上来轻轻按压胎儿下巴，以完成胎头的分娩。这可以防止胎儿颈部过度伸展和损伤。

5）如果已经做了横向切口，而外科医师不能通过上述步骤娩出胎儿，可以将切口垂直地延伸成倒置的“T”形切口。如果切口是垂直的，则应向子宫底延伸。此种情况要求患者将来妊娠需使用剖宫产术。

11. 脐带钳夹：用两把 Pean 钳夹住脐带，距离胎儿脐部至少 10cm（或更多）。

12. 通过手掌分离或者进行宫底按摩及在脐带上轻柔牵拉来分娩胎盘。

一旦胎盘几乎完全摘除，就应该使用环钳钳夹取出剩余的胎膜（图 34-7）。

13. 将一只手伸入子宫底后，将子宫底从切口中拉出。

用干燥的纱布清理子宫腔，确保所有的胎膜已被清理。残留的胎膜或胎盘碎片可导致产后出血和（或）感染（图 34-8）。

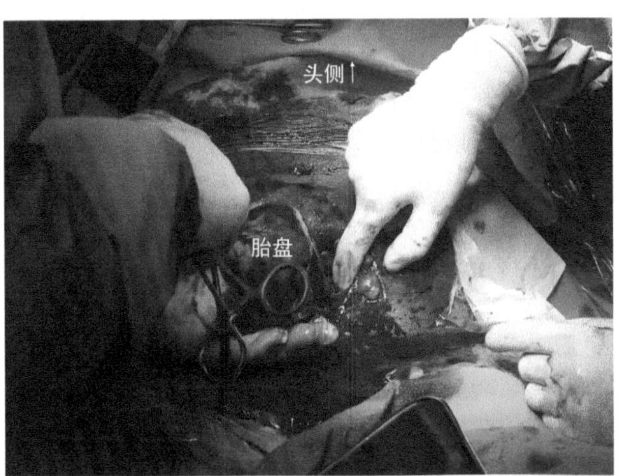

图 34-7 胎盘分娩

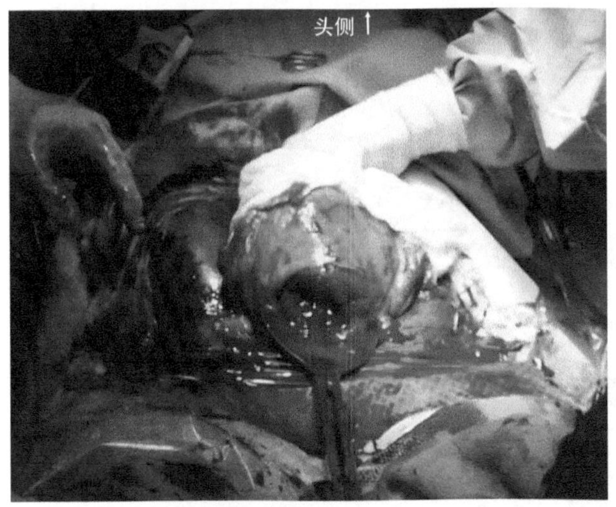

图 34-8 将子宫内面外翻，用干纱布清理子宫内膜

14. 子宫切口缝合。

（1）使用环钳夹住切口的侧角和有快速活动性出血的区域。

（2）用 0 号薇乔线或 1 号铬羊肠线双层缝合子宫切口。

1）对于最初的一层，做一个扣锁缝合，当切口为横切口应注意避开子宫侧方的血管。

2）在缝合处上方再次连续缝合一层，以完全关闭子宫切口（图 34-9）。

3）缝合后，首先对出血部位施加压力作为初步测试。如果出血在切口浅表处或在腹膜或浆膜边缘，可以尝试用电刀烧灼止血。如果出血点较深或沿着缝合线针孔出血，而且施压不能止血，可以采用“8”字形缝合或间断缝合来止血。

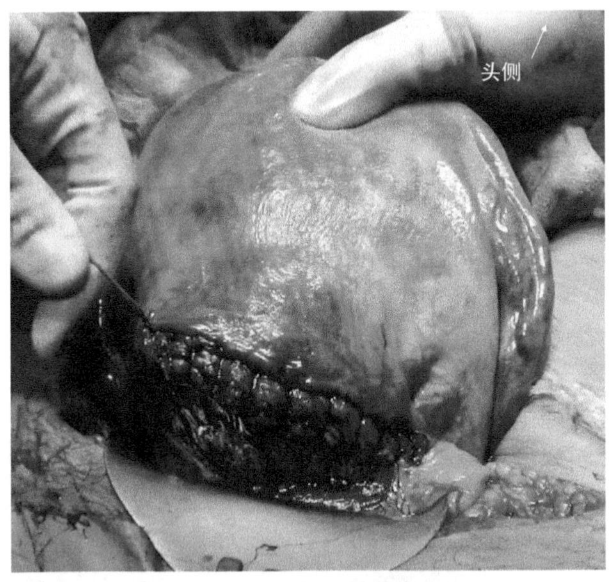

图 34-9 关闭子宫切口。第一层扣锁缝合已完成，接下来再加一层连续缝合

15. 将子宫切口闭合并确保止血后将子宫重新放入腹部。

16. 使用干纱布去除血块，清理可能积在盆腔内的羊水。

17. 重新检查子宫切口是否存在出血，并使用上述方法处理其他仍在出血的部位。

八、濒死期剖宫产

1. 在美国，每 12 500 例分娩中就有 1 例与母亲心博骤停有关。

2. 复苏措施。

（1）CPR 应在坚硬的表面上进行。在非妊娠患者中，CPR 最多产生正常心输出量的 30%；而在妊娠患者中，心肺复苏术的心输出量约可以接近 10%。

（2）左侧位可能降低心脏按压的质量。

（3）高级心脏生命支持（Advanced Cardiac Life Support，ACLS）。

1）心脏除颤和所有药物治疗都应与非妊娠患者相同。

2）肾上腺素优于血管升压素。

3）不要因担心致胎儿畸形而不用药。

3. 妊娠晚期子宫压迫主动脉、下腔静脉，从而显著减少心输出量。

（1）心脏缓解压迫，增加静脉回流，可能增加胸外按压的效果。

（2）母体的神经损伤发生在缺氧 5min 以上。

（3）降低主动脉腔静脉压迫的措施。

1）使患者左侧卧位。

2）用手推子宫底部，将宫底移位至腹部左侧。

3）通过濒死期剖宫产术（复苏性子宫切开术）分娩胎儿可使心输出量增加 60% ～ 80%。产妇的血流动力学、自主循环恢复的机会及整体复苏状况可能会显著改善。

4. 分娩时机

（1）4min 原则：如果分娩尚未成功完成，应在心博骤停后 4min 内开始分娩。分娩应该在复苏失败后的 5min 内完成。

1）产妇复苏可能更成功、有效，可能防止产妇神经系统损伤。

2）产妇心博骤停后胎儿越早分娩，胎儿存活的可能性越大。

（2）产妇生存率为 15% ～ 60%，婴儿生存率为 60% ～ 80%。

5. 步骤（图 34-10）

（1）在急诊科进行剖宫产术。不应浪费时间把患者转移至手术室。术后用碘伏泼洒腹部或省略腹部准备，术后再静脉应用抗生素。

（2）采用纵行延长的皮肤切口，低位纵行或低位横向子宫切口。

（3）取出胎盘后迅速闭合子宫切口和腹部切口。

（4）自始至终持续心肺复苏。

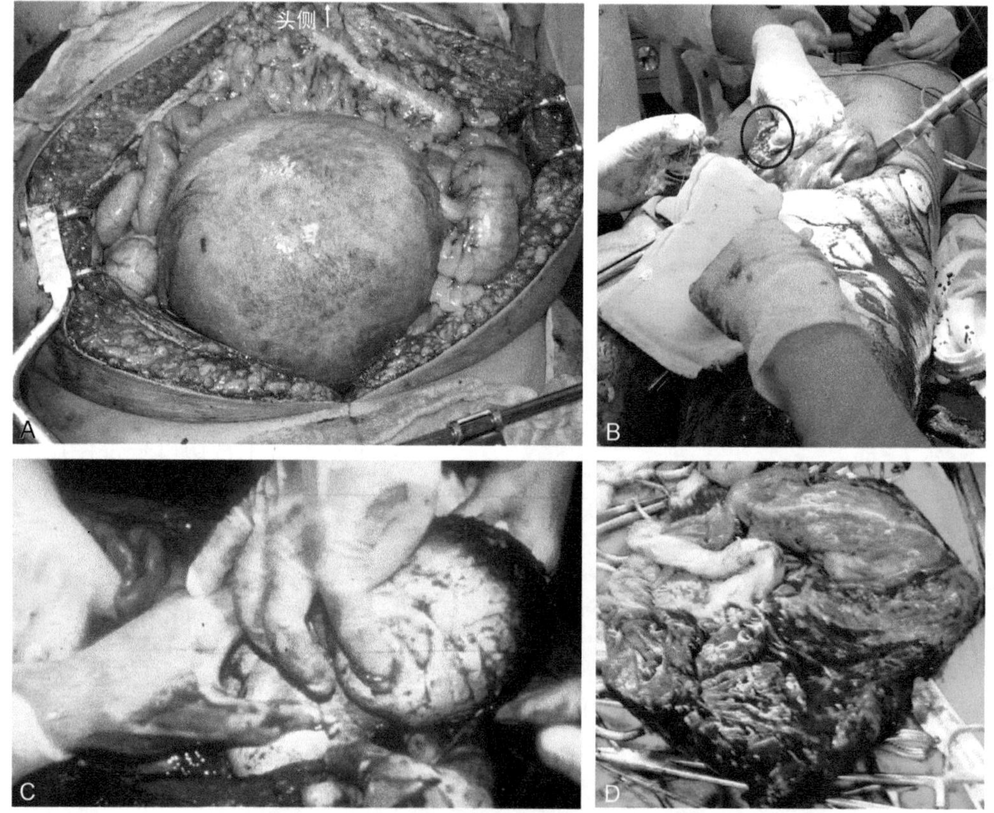

图 34-10 A. 濒死期剖宫产术：切口要充分延长，以便快速和充分地显露子宫，并识别腹腔内是否有损伤；B. 急诊科濒死期剖宫产术：子宫切开术中止血关闭（圆圈）；C. 胎儿分娩；D. 胎盘分娩

九、提示与陷阱

1. 对于紧急剖宫产术（需要在几分钟内分娩），可在筋膜中线切开，并采用双侧牵引直接延长切口。同样，可以直接进入腹膜，拉伸以显露子宫。

2. 如果做的是子宫经典或“T”形切口，或者此次手术为患者的第二次（或更多次）低位横向剖宫产术，那么要提醒患者，由于TOLAC时子宫破裂的风险很高，患者在未来妊娠分娩时必须行剖宫产。

（韩　健　孟晓彦　秦　溱　译）

第35章 紧急子宫切除术

Marcia Ciccone, Laila I.Muderspach, Sigita Cahoon

一、外科解剖

子宫、附件、膀胱上部和直肠上部被腹膜覆盖。这些结构通过各种腹膜反折、血管、纤维韧带和带连接到骨盆和彼此之间。

1. 盆腔器官

（1）生殖器官：子宫、输卵管、卵巢。

（2）直肠：由子宫直肠窝或直肠子宫陷凹与子宫分离。

（3）泌尿系统。①膀胱：与子宫下段和子宫颈一起由共同的腹膜覆盖。②输尿管：是妇科手术中常见的损伤部位。

1）接近盆腔边缘部位（行卵巢切除术分离卵巢血管时）（图35-1）。

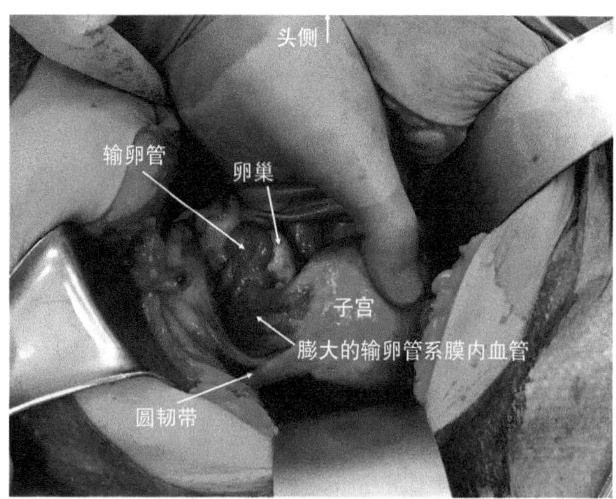

图35-1　子宫、输卵管、卵巢和圆韧带

2）沿腹膜部位（解剖腹膜后盆腔时）。

3）主韧带处（在子宫动脉横断时，输尿管穿过子宫血管系统下方，"桥下流水"）。

4）阴道袖口封闭的侧角处。

2. 血管蒂

（1）卵巢血管：主动脉分支（右卵巢静脉回流至下腔静脉，左卵巢静脉引流至左肾静脉），给附件提供血供。

（2）子宫血管：髂内血管向内侧分支，沿子宫侧面走行。

（3）子宫旁/阴道血管：髂内动脉分支，穿过子宫旁。

3. 韧带及腹膜反折

（1）子宫-卵巢韧带：连接卵巢和子宫

（2）输卵管系膜：悬吊输卵管，内包含输卵管系膜血管的腹膜反折。

（3）圆韧带：自双侧子宫角延伸，穿过腹股沟深环。

（4）阔韧带：将子宫附着于圆韧带、附件、骨盆侧壁的腹膜反折。

（5）主韧带：连接子宫下段/子宫颈和骨盆侧壁。

（6）子宫骶韧带：连接子宫颈基部和骶骨（图35-2）。

二、基本原则

1. 如果子宫已经损伤，子宫修复通常比子宫切除术更快，更少创伤。应该根据损伤的位置和程度，以及患者的年龄和生育意愿考虑手术方案可行性。

（1）如果缺损累及子宫外侧，则子宫血管系统可能受损。可试图钳夹或缝合绑扎来给该区域止血。如果出血无法控制，建议行子宫切除术。

（2）对于育龄期妇女，如果卵巢或输卵管损伤并出血，应尝试用烧灼术将这些组织的出血凝固。如果不可能，使用缝合结扎或钳夹。然而，如果附件结构损伤广泛，则应予以切除。如果条件允许，使用LigaSure烧灼装置，可能可以帮助切除附件结构。

可将输卵管与卵巢分开，以LigaSure烧灼法烧灼输卵管系膜或缝合血管。使用LigaSure或缝

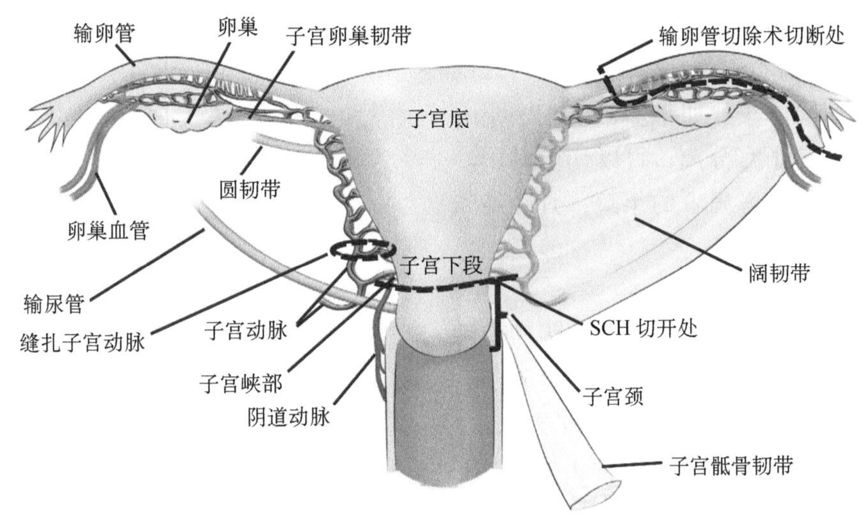

图 35-2 女性泌尿生殖道解剖图（后面观）

虚线表示行宫颈上子宫切除术和输卵管切除术时的分离部位。另一个椭圆形显示缝扎子宫动脉控制出血。输尿管在子宫血管下由后向前穿过，子宫血管从外侧至内侧走行

合线结扎将输卵管在离子子宫角至少 1 ～ 2cm 或更远的地方断开（图 35-2）。

（3）子宫体、子宫底或子宫下段的缺损应采用 0 号可吸收线或铬肠线“8”字形或锁扣缝合方式修复。

1）如果子宫血液供应受损不严重，即使是非常大的缺损也可能修复。

2）详细记录修复方法、损伤的位置、尺寸、方向和深度。如果全层损伤，患者将来妊娠时可能需要剖宫产术，应在术后告知患者。

3）理想情况下育龄期女性的子宫修复应该是双层关闭。如果已完成生育计划的患者已经止血时，或者第二层关闭所耗时间可能会对患者造成损伤时，单层关闭就足够了。

4）如果缺损很小且没有出血，则可能不需要修复。

5）如果缺损位于子宫颈或子宫下段，应确保膀胱未受累。

2. 如果以上主要的修复技术无效，子宫动脉结扎或栓塞可能有助于控制出血。

（1）子宫动脉结扎：在子宫峡部用 0 号薇乔线缝合，在水平面上用“8”字缝合环绕子宫动脉，触诊即可识别。将每一针固定在子宫动脉内侧的子宫肌层，通过子宫血管的上外侧阔韧带出来。将缝线紧系在血管外侧。

（2）要考虑下腹部或子宫动脉栓塞的可能性。

（3）注意结扎或栓塞可能导致术后疼痛和低热。永久栓塞后能否生育尚未得到充分研究。

三、特殊手术器械及缝线

1. Bookwalter 牵开器。

2. 需要 LigaSure 电热装置。

四、术前准备

子宫切除术可以采用仰卧位或仰卧截石位。双臂可以捆缚。术前给予头孢唑林 2g 静脉注射（如果患者体重＞ 120kg，可给予 3g），每 4 小时或手术失血量每达到 1500ml 后再给药。对于青霉素过敏患者，可选择克林霉素 900mg 或甲硝唑 500mg 加庆大霉素 5mg/kg，氨曲南 2g 或环丙沙星 400mg。

五、切口

为了方便盆腔显露，行下腹垂直正中切口，切开筋膜至耻骨联合处，将腹直肌和锥状肌也分离到这个水平。将腹膜切口尽可能向下延伸。

六、手术步骤

1. 要注意鉴别子宫和盆腔的解剖结构。可在子宫角或固有韧带（输卵管内侧、卵巢固有韧带和圆韧带）上放置 Pean 钳，以牵拉子宫。

2. 将圆韧带两侧分开。

（1）分别在圆韧带上方和下方切开腹膜，切口与圆韧带平行。在圆韧带偏外侧放置 Pean 钳。

（2）用 Bovie 或 LigaSure 烧灼法将圆韧带切开，缝合外侧断端。

（3）残留的宫体侧断端通常不需要缝合，但如果血管密集，也可以缝合。

3. 决定保留或摘除卵巢：如果卵巢受损、出血、出现异常或无法与子宫分离，可以切除其中单侧或双侧卵巢。需要考虑患者的年龄、月经绝经状况和生育意愿。

4. 卵巢分离步骤

（1）在卵巢固有韧带和输卵管下方的阔韧带中寻找无血管区，打开切口，分离腹膜，形成一个平行于卵巢固有韧带的切口。确保开口足够大，以便放置两个钳子，并有足够的空间分离 1 ～ 2cm 的蒂（图 35-3 和图 35-4）。

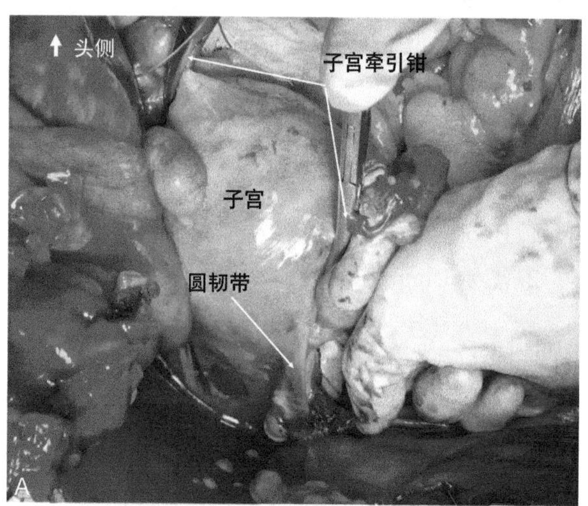

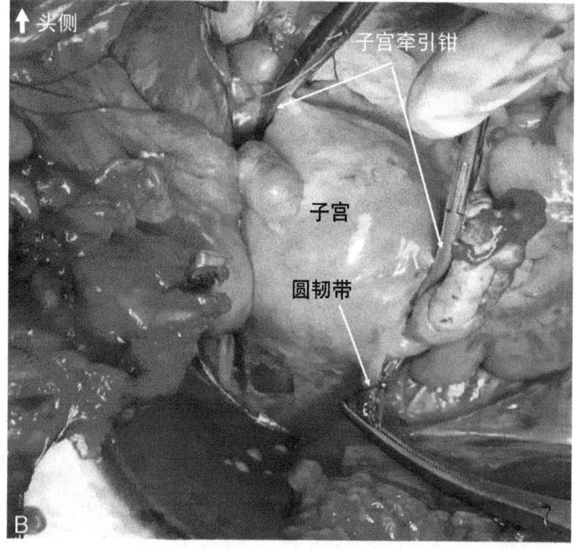

图 35-3 A. 通过分离前后腹膜来游离圆韧带。放置止血钳在两侧的宫角和固有韧带处来牵拉子宫。B.Pean 钳夹圆韧带侧面，再用一外科钳在分离处的内侧夹住。这一步骤也可用缓慢烧灼圆韧带方法完成，或使用 LigaSure 系统，这取决于血管显露的情况

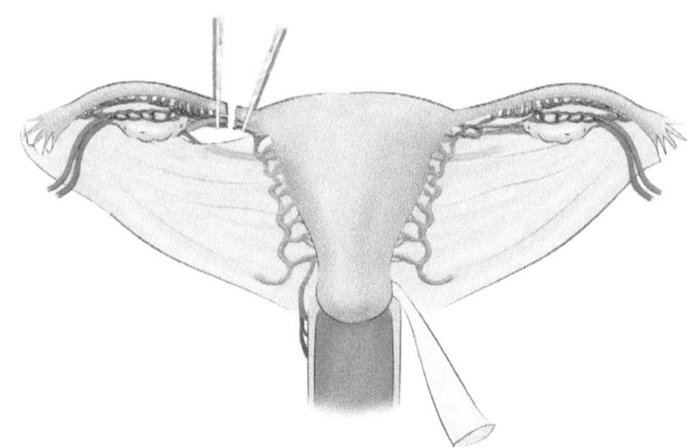

图35-4 附件切除术中分离输卵管和卵巢固有韧带的图示。左边展示了输卵管和卵巢固有韧带上正确的钳夹位置，下方为腹膜窗口

（2）用两个略微弯曲的 Haney 或 Zeppelin 钳夹住蒂，钳的曲线相对。将蒂夹在两个钳子之间用弯曲的 Mayo 剪剪断。先将 0 号可吸收线打结在卵巢蒂上，打开然后快速关闭钳子，同时向下推实第一个结。然后用 0 号可吸收线在同一钳上缝合结扎。松开子宫蒂，取下夹钳。

5. 输卵管卵巢切除术步骤

（1）使用 Debakey 镊子提起腹膜，从圆韧带后部将腹膜切口平行、向外侧延长至输卵管、卵巢和卵巢血管，保持在这些结构外侧 1 ～ 2cm 处，逐渐分离腹膜，确保仅分离腹膜。继续扩大切口直至到达乙状结肠或盲肠。

（2）通过经腹膜触诊或直视观察在腹膜内定位输尿管。它通常位于卵巢血管的深部或后方。

（3）在输尿管和卵巢血管之间的腹膜中找到一个无血管的间隙，用 Bovie 电刀切开，沿着血管延伸腹膜切口，直到两个 Haney 或 Zeppelin 钳能够放置在卵巢血管上，并有足够的距离来分隔蒂。

（4）将两个钳子的尖端面对面放置，间隔 1 ～ 2cm。尽可能将每个钳子置于蒂的最外侧，并将钳子之间的血管分离（图 35-5C）。

（5）将 0 号可吸收线打结于血管蒂后，打开并快速闭合钳，同时向下推实第一个结。第二次缝合应使用 0 号可吸收线缝合或单纯绑扎同一蒂。用 0 号可吸收线自由结扎卵巢一侧。

（6）用 Bovie 电刀将阔韧带平行于附件并于附件下方向子宫方向切开。

6. 决定次全子宫切除术还是全子宫切除术。

（1）与全子宫切除术相比，次全子宫切除术

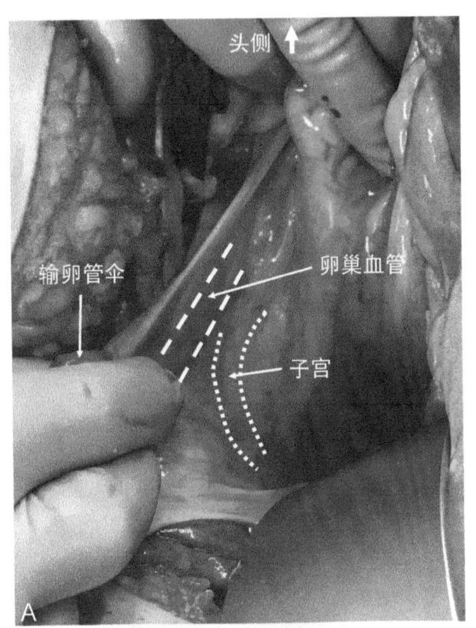

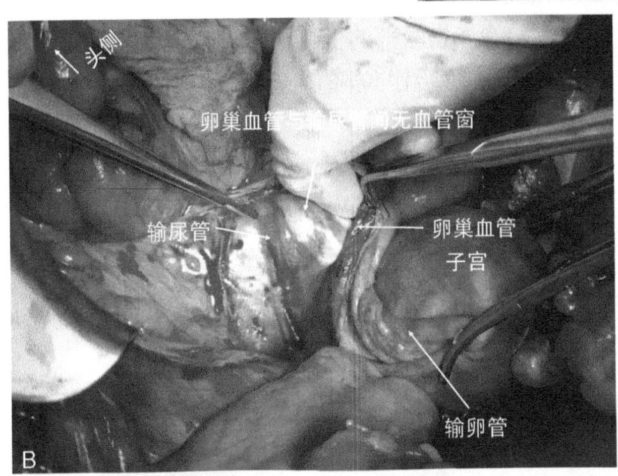

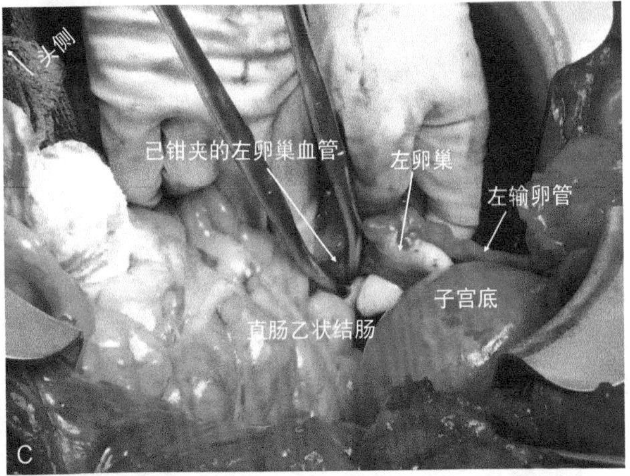

图 35-5　**A. 分辨输尿管。卵巢和输卵管被术者的手拉向侧面，通过腹膜表面的蠕动可以识别出输尿管。触诊阔韧带时感觉输尿管像是橡皮筋。B. 后侧腹膜被打开时识别输尿管。卵巢和输卵管被推向中间，输尿管位于卵巢血管的深面，卵巢血管在分离的腹膜上（阔韧带）。C. 双重钳夹，在卵巢和输卵管近端**

更快更容易，所需的专科知识更少，膀胱分离更少，失血量更低，膀胱和输尿管损伤的风险也更小。

（2）在紧急情况下，除非有无法用次全子宫切除术修复的宫颈损伤或存在已知疾病，如宫体癌或宫颈癌，首选次全子宫切除术。

7. 膀胱皮瓣的建立和膀胱下移

（1）打开膀胱反折腹膜能将输尿管从子宫动脉下方带离，为结扎子宫动脉做准备，并使子宫颈与阴道安全分离、闭合阴道残端创造条件。如果计划进行子宫次全切除术，无须将膀胱从整个子宫颈上剥离，但要足够远，以便安全地切除和闭合子宫颈。

（2）从圆韧带开始，阔韧带腹膜继续以单层覆盖子宫下段、子宫颈和膀胱，使膀胱底部分在子宫颈和子宫下段处仍有腹膜覆盖。有剖宫产史的女性，这种解剖结构可能改变，膀胱和宫颈 / 子宫下段之间的平面可能发生粘连，难以分离。

（3）用电刀切开跨越圆韧带至膀胱和子宫反折腹膜交界处的腹膜。用 Debakey 钳将薄薄一层腹膜撑起。在分离下层组织之前将腹膜逐渐打开，使腹膜与下层组织分离。先在下方切开腹膜，然后将切口延向子宫前方 1 ～ 2cm 处，腹膜在那里变得松动，很容易用镊子夹起（图 35-6）。

（4）从相反的一边重复这个步骤，直至切口在上面提到的点相遇。

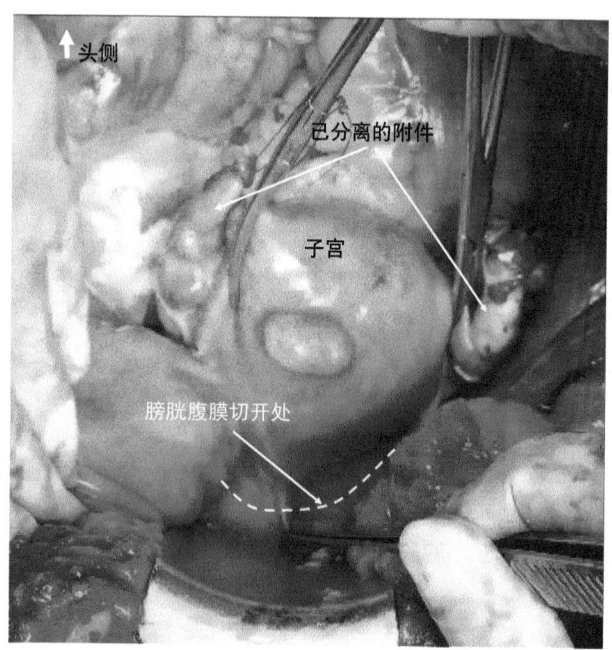

图 35-6 **建立膀胱腹膜瓣**

虚线表示腹膜切口的位置，从一侧圆韧带延伸至对侧。腹膜从它下面的组织上揭起，在下面进行分离，以避免损伤膀胱和血管

（5）使用 Debakey 钳，将膀胱腹膜边缘向前和向上拉，同时向上和向后拉子宫。良好的牵拉增强了疏松的结缔组织的显露，显示子宫 / 宫颈和膀胱之间的无血管平面。这个区域应该使用烧灼和轻柔的钝性分离来切开，直到膀胱被推开至距离子宫颈末端下约 2cm 处（应用全子宫切除术时），或超过宫颈分离处 2 ～ 3cm（应用子宫次全切除术时）。发现覆盖宫颈和阴道的白色盆内筋膜表明正确的平面已经被剥离。

8. 裸化子宫动脉

（1）这会使输尿管向下移动并远离子宫动脉，从而使缝合结扎更安全。

（2）使用 Debakey 镊子，将子宫血管侧面的无血管组织段轻轻拉开，然后使用 Bovie 烧灼器，同时将其向下牵引，使其分离。分离剩余的无血管组织和邻近子宫的后部腹膜，以使子宫血管在子宫峡部水平子宫外侧行走处被显露（子宫与子宫颈相交或在子宫颈内腔的水平处）。

9. 分离子宫峡部的子宫动脉（图 35-7 和图 35-8）

（1）将初始钳位降低至子宫颈上可能会损伤输尿管。

（2）将稍微弯曲的 Haney 钳或 Zeppelin 钳放在子宫峡部水平的子宫动脉上。调整钳具的位置，使钳具的笔直部分垂直于血管，钳具的端部紧邻上子宫颈。将另一个较小的钳子（如止血钳）与最初的钳子尖对尖放置，但与子宫成一定角度，以控制从血管的子宫侧回流。

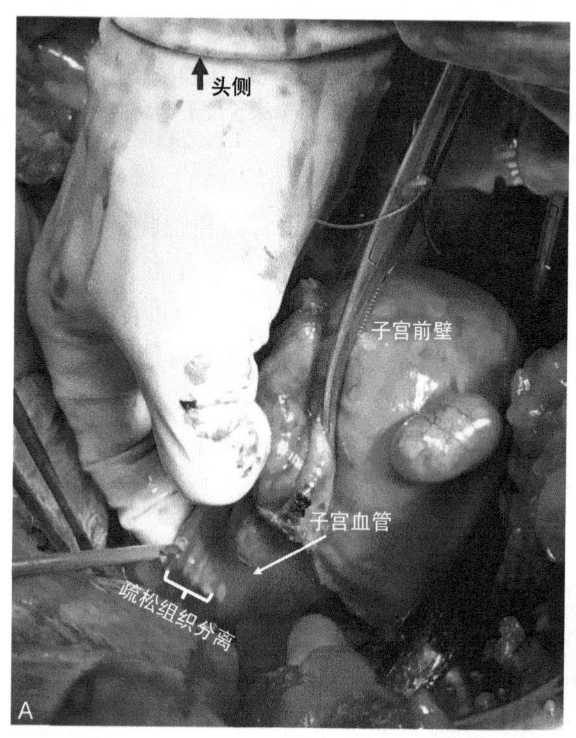

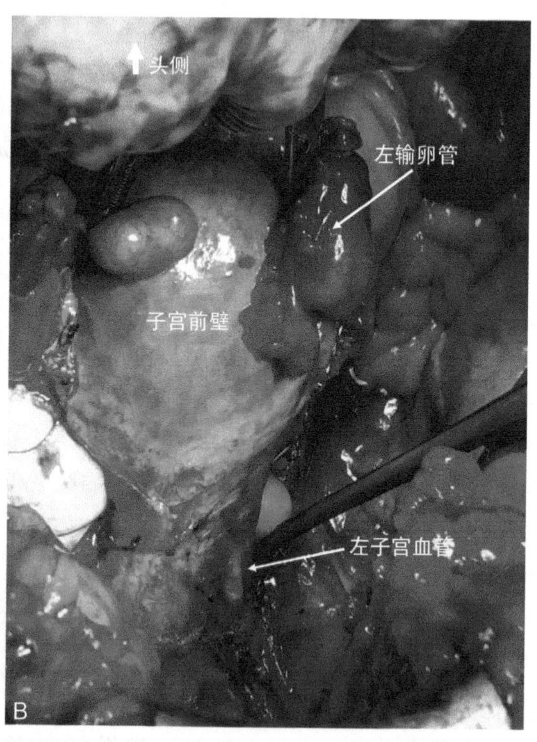

图 35-7 **A. 游离子宫动脉。向侧面牵拉疏松组织和后方腹膜来显露子宫血管。图示患者的右侧。B. 患者左侧子宫动脉裸化，准备切断**

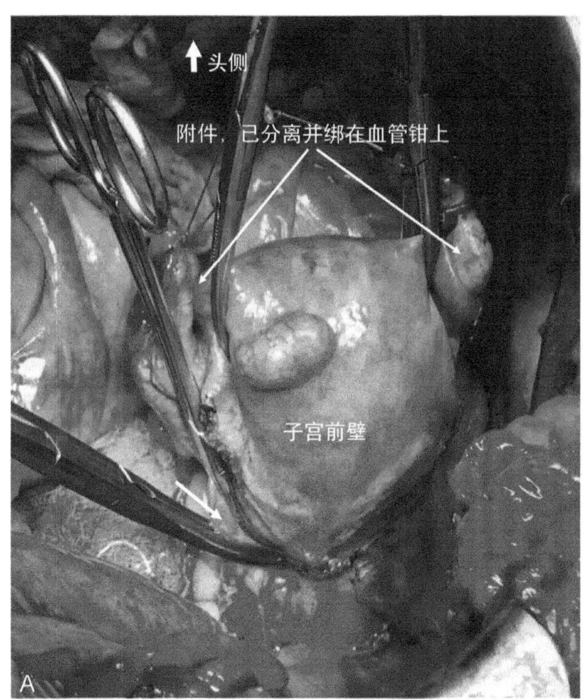

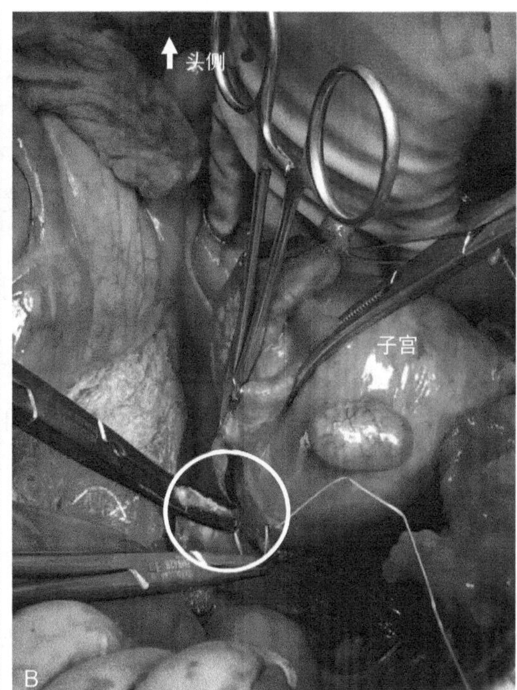

图 35-8　A. 分离子宫动脉。将弯嘴钳垂直横夹在子宫峡部血管处（白色箭头）。止血钳控制出血。两边钳子尖在宫颈处汇合。B. 离断后子宫动脉缝合结扎（圆圈）。缝线被插到钳子尖下面，在钳子后面打结

（3）将血管在钳子中间用弯曲的梅奥剪刀分离，然后将组织在钳子尖端中间内切断。

（4）先将 0 号可吸收缝合线的针置于大的远端的钳子尖的下中段。缝合时针尖须于钳尖处穿入。取下针头，并将缝线绑扎在钳子后面。一旦第一个结固定并处于张力状态，就将钳子取下，然后将其余的结打好。以类似的方式捆扎子宫蒂，并移除止血钳。

10. 分离主韧带（图 35-9）

（1）用直钳（Haney 钳或 Zeppelin 钳）将主

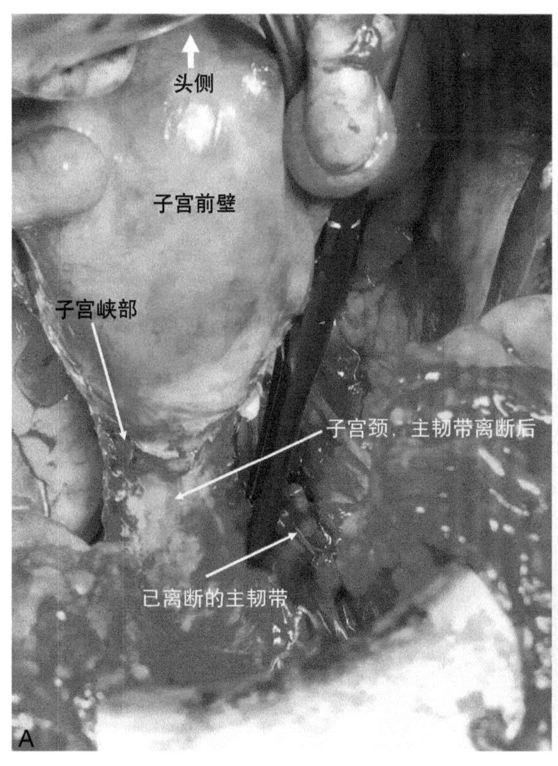

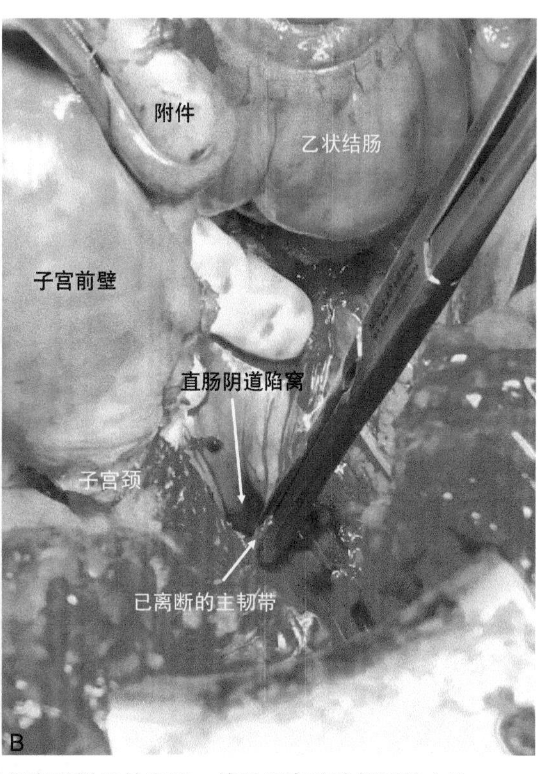

图 35-9　A. 分离主韧带，游离宫颈；B. 主韧带分离到钳子的尖端，使用子宫动脉相同的方法

韧带与子宫颈分开。

（2）每个钳子应放置在最后一个蒂的内侧，以防止输尿管受损。

（3）钳子垂直放置，然后在钳子闭合时从子宫颈向外侧拉出 30° ～ 40° 的角度。钳子应直接靠着子宫颈放置，以便在钳子闭合时将腹膜和子宫颈外筋膜拉入子宫颈周围的钳子中，就像它们“抱住子宫颈”。

（4）使用弯曲的梅奥剪刀，将钳子和子宫颈之间的组织分离到钳子的尖端，直至钳子尖端自由垂下为止。

（5）以与子宫动脉相同的方式，将 0 号可吸收缝线于钳子的下内侧尖端缝扎。应注意将缝合线紧贴钳子扎紧，以免累及多余的侧面组织。

（6）继续此过程，将每个后续的钳子放置在先前的蒂内，直至整个主韧带与子宫颈分离为止。

（7）所需的钳夹次数将取决于患者的解剖结构，因为患者在宫颈的长度和宽度方面存在很大的差异。

（8）用拇指置于子宫颈的前部，示指置于子宫颈的后部（反之亦然）触诊子宫颈，以确定其与阴道的交汇处。对于次全子宫切除术，仅在结扎主韧带上部后即可将子宫颈分离。但是，对于全子宫切除术，必须将主韧带游离到宫颈、阴道交界水平（图 35-10）。

（9）如果在此过程中遇到出血，建议的处理方法是继续进行随后的钳夹，并迅速切除子宫，后续的钳夹通常会控制出血。

（10）在此过程中，需要重新评估膀胱位置，如有需要则需进一步使其与子宫颈分离。

11. 经阴道切断子宫颈（全子宫切除术）或从子宫颈切开子宫（次全子宫切除术）。

（1）子宫颈上子宫切除术：一旦遇到子宫颈，就可以分离。通常，在达到这一点之前，必须将上主干韧带夹紧并缝合 1 ～ 2 次。可以在子宫峡部水平以下使用 Bovie 电刀切掉子宫。取出标本后，用 Kocher 夹夹住剩余的子宫颈残端，并用“8”字形缝合封闭以止血。图 35-3 显示了在次全子宫切除术处切除子宫颈的位置。

（2）全子宫切除术

1）将主韧带分开至子宫颈和阴道交界处后，将两个尖锐弯曲的 Zeppelin 钳放置在子宫颈下方（两侧各一个，尖端在中部相会）。当关闭它们时，应将它们向上拉以抱紧子宫颈，以免在此过程中缩短阴道。Jorgenson 剪刀用于在钳子上方剪断标本。

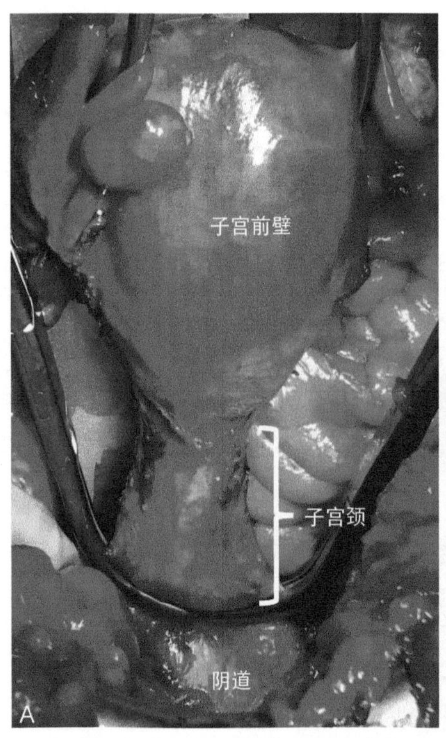

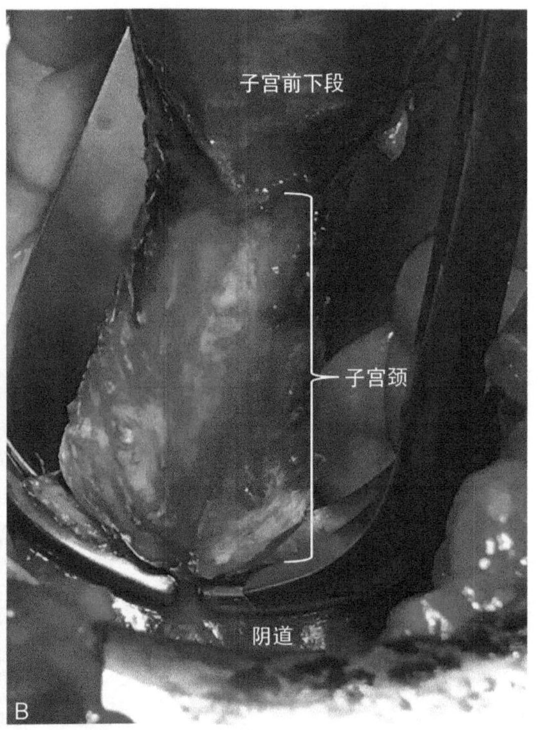

图 35-10 A. 弯嘴钳放置于宫颈下方子宫阴道连接处；B. 用剪刀分离宫颈和阴道

2）在钳子之间用 0 号薇乔缝线行“8”字缝合并扎紧。从在钳子顶端的第一针缝扎开始，然后在横向约 1cm 处缝合第一针，并固定住。之后放置第 3 根固定缝线以闭合钳子正下方的阴道残端的剩余侧角。打第一个结时，取下夹子，拉紧所有缝合线，然后打剩余的结。阴道缝合线可以保留很长时间，直至确保袖带止血。

12. 然后应用温热的无菌水冲洗盆腔，以检查止血情况。

Bovie 烧灼或缝合结扎可达到止血效果。避免深层侧线结扎，否则可能导致出血和（或）合并输尿管损伤。

七、提示与陷阱

1. 在决定保留或切除附件时，记住要考虑患者的年龄及性激素 / 生育力的需求。

2. 子宫肌层容易出血，因此谨慎使用烧灼术。对于轻微的出血，可加压按摩，再进行其他操作，然后稍后再检查。

3. 妊娠期子宫切除术或剖宫产中转子宫切除术，需要仔细解剖比非妊娠状态更大的血管结构。步骤是相同的，但可能需要通过沿血管平面解剖将韧带血管网分离成更小的单位，然后依次结扎。不建议在这些韧带血管组织上单独使用 LigaSure。确定子宫颈末端的位置是困难的，并且全子宫切除术容易引起额外的出血，因此在这种情况下优选次全子宫切除术。

4. 切记，如果膀胱未与子宫和子宫颈完全分离，则膀胱与子宫下段共有部分腹膜表面，并且有受损的危险。

5. 子宫和子宫颈在盆腔中很深。通过将筋膜切口延伸至耻骨联合，确保充分显露于盆腔。使用良好的自动牵开器也有助于显露。

6. 子宫切除术中输尿管损伤的两个最常见位置，分别在结扎子宫血管期间的主韧带处和切除卵巢时结扎子宫血管处。在卵巢血管处，重要的是要识别输尿管以避免损伤。在子宫血管的水平上，结扎子宫动脉之前，充分观察和解剖血管及将膀胱从子宫和子宫颈上移开以防止输尿管损伤。

（韩　健　孟晓彦　张连阳　译）

第七部分

骨盆骨折出血

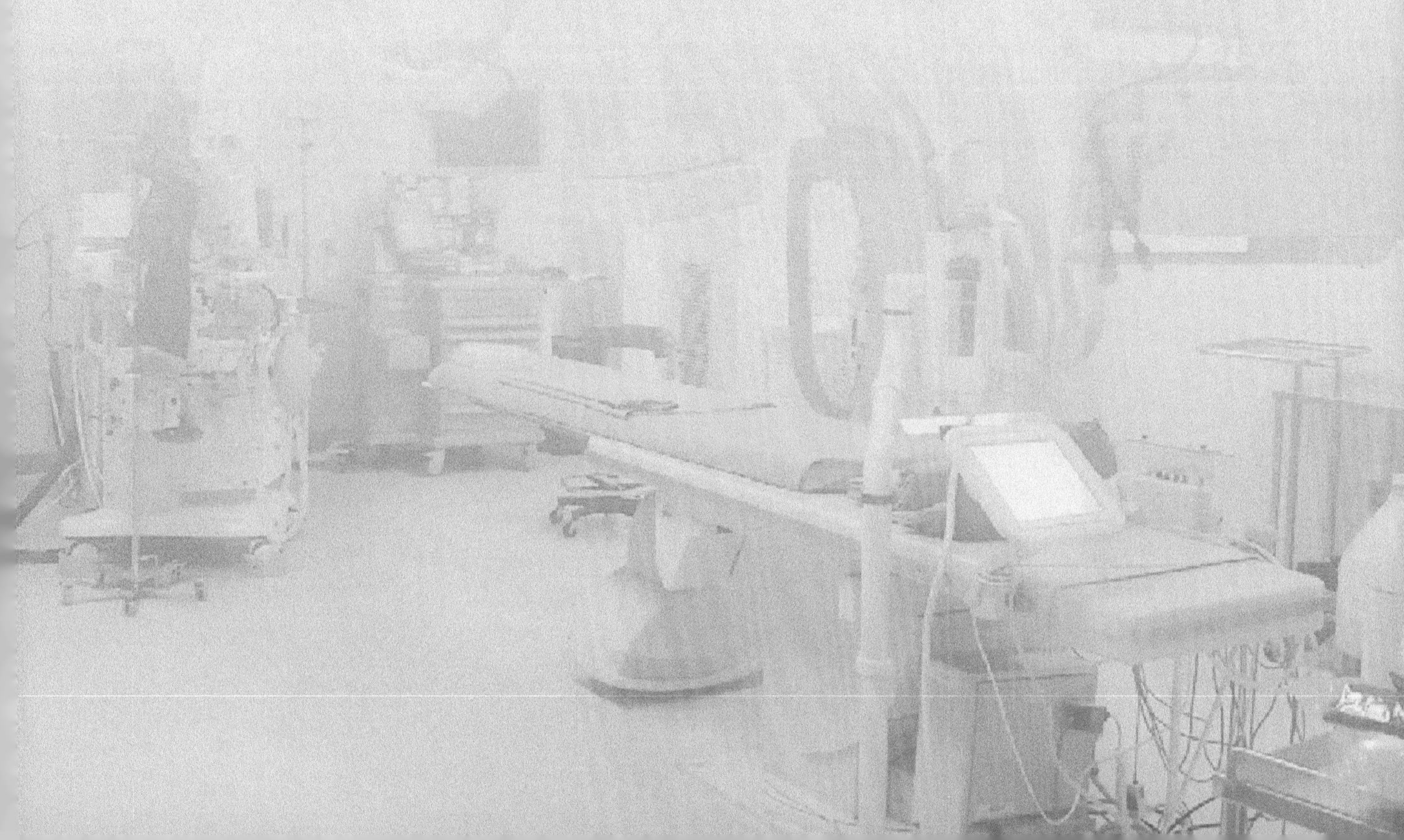

第36章 骨盆骨折出血的损伤控制

Kazuhide Matsushima, Bryan Love, Matthew D. Tadlock

一、外科解剖

1. 复杂骨盆骨折的严重出血通常起源于髂内动脉分支、骶前静脉丛，骨折端和软组织。约10%的严重骨盆骨折患者会出现主要的髂血管损伤（图36-1）。

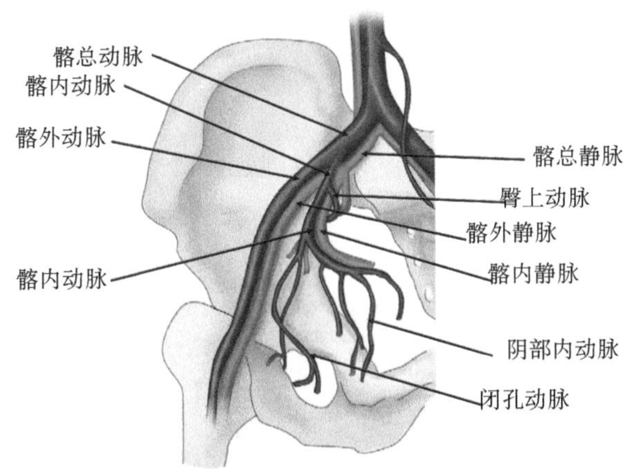

图36-1　血管的解剖

最常见的髂内动脉分支损伤见于（频率递减）：臀上动脉、阴部内动脉和闭孔动脉

2. 腹主动脉在 $L_4 \sim L_5$ 水平分叉成两条髂总动脉。髂静脉位于髂总动脉的右后方。输尿管从髂总动脉分为髂内动脉和髂外动脉的分叉处上方跨过。

3. 髂内动脉约4cm长。在坐骨大孔水平分为前干和后干，并发出数条脏支和肌支，终止于阴部内动脉。阴部内动脉是骨盆前环损伤的潜在出血点。骨盆骨折后的出血可发生于任何分支。

4. 髂内动脉分支损伤（按频率递减顺序）最常见于臀上动脉，阴部内动脉和闭孔动脉。

（1）臀上动脉是髂内动脉最大的分支，通过梨状肌上方的坐骨大孔穿出骨盆，为臀中肌和臀小肌提供血液供应。

（2）阴部内动脉穿过坐骨大孔，沿坐骨棘走行，并经坐骨小孔进入会阴。

（3）闭孔动脉沿着骨盆外侧壁行进，并通过闭膜管穿出骨盆。30%的患者闭孔动脉由髂内动脉和髂外动脉同时灌注，这种情况下血管栓塞的情况更加复杂。

二、基本原则

1. 任何明显的（> 3cm）耻骨联合分离都会显著增加骨盆容积，降低静脉出血的填塞效果。

2. 复杂的骨盆骨折容易发生腹内器官损伤和大量失血。这类骨折中有近30%出现腹腔内器官损伤，而80%合并多系统创伤。

3. 最常见的腹内器官损伤涉及膀胱和尿道，其次是肝、小肠、脾和膈肌。

4. 严重骨盆骨折患者应首先入住普通外科或创伤外科的重症监护病房，密切监测是否有严重出血或可能的腹腔内损伤，在转入骨科之前应至少观察24h。

5. 骨盆骨折的出血源于骨折的骨表面，盆腔静脉丛，髂内动脉分支（15% ～ 20%）和受损软组织。约10%的严重骨折出现髂静脉和髂动脉损伤。

6. 骨盆骨折发生严重出血的独立预测因素包括持续性低血压、增强CT造影剂外渗、盆腔侧壁大血肿、骶髂关节脱位、耻骨联合分离大于2.5cm、伴随双侧耻骨上下支骨折（蝴蝶骨折）、年龄> 55岁和女性。

7. 前后挤压（即开书型骨盆）骨折经常与骨盆血管损伤和血流动力学损害有关，侧向挤压骨折通常与泌尿生殖道和胃肠道结构损伤有关。

8. 骨盆X线片可用于确定需要或禁止应用骨盆固定带。耻骨联合分离是使用骨盆固定带的良好指征，而髂骨翼骨折、严重的髋臼骨折和广泛外侧压缩性骨折则是禁忌证，因为它们能会造成骨折移位、疼痛或者出血加剧。但是，骨盆 X 线片常低估骨折的严重程度，因其可能遗漏骨盆后环骨折。

9. 应避免腹股沟处行静脉通路，因可能造成髂静脉损伤。

三、骨盆骨折出血的处理

1. 大多数的骨盆骨折出血可以采取支持治疗，如骨盆固定和输血，而有些患者需要行血管栓塞术。在适当情况下应签署大量输血知情同意书。

2. 骨盆固定带是减少开书型骨盆骨折中骨盆环容积的首选方法。骨盆固定带应该以大转子为中心固定，以便进行剖腹探查和股动脉血管造影介入栓塞（图 36-2）。

3. 骨盆固定带禁用于髂骨翼骨折、复杂的髋臼骨折及侧向挤压骨折。

4. 在急诊科很少进行骨盆外固定，因目前没有证据表明有益。

5. 少数患者出血严重，如经过保守治疗无效，应采用骨盆填塞控制出血以挽救生命。外科手术的适应证：严重的血流动力学不稳定、存在内脏损伤需要进行剖腹手术、血管栓塞术失败或无法进行血管栓塞。

6. 一些严重骨盆骨折出血的患者可在 3 区使用紧急血管内主动脉球囊阻断（REBOA 球囊）以阻断出血。

四、损伤控制手术

严重盆腔骨折出血的控制方法有 3 种：腹膜外入路填塞法，USC 腹膜内入路填塞法和复苏性主动脉球囊阻断术（REBOA）。

（一）特殊要求

1. 建议在同时具有外科手术和介入操作功能的杂交手术室进行操作。

2. REBOA 可以在急诊科、手术室或 ICU 中使用。

3. 须准备重大创伤的剖腹手术托盘和血管托盘。

4. 大中型血管夹。

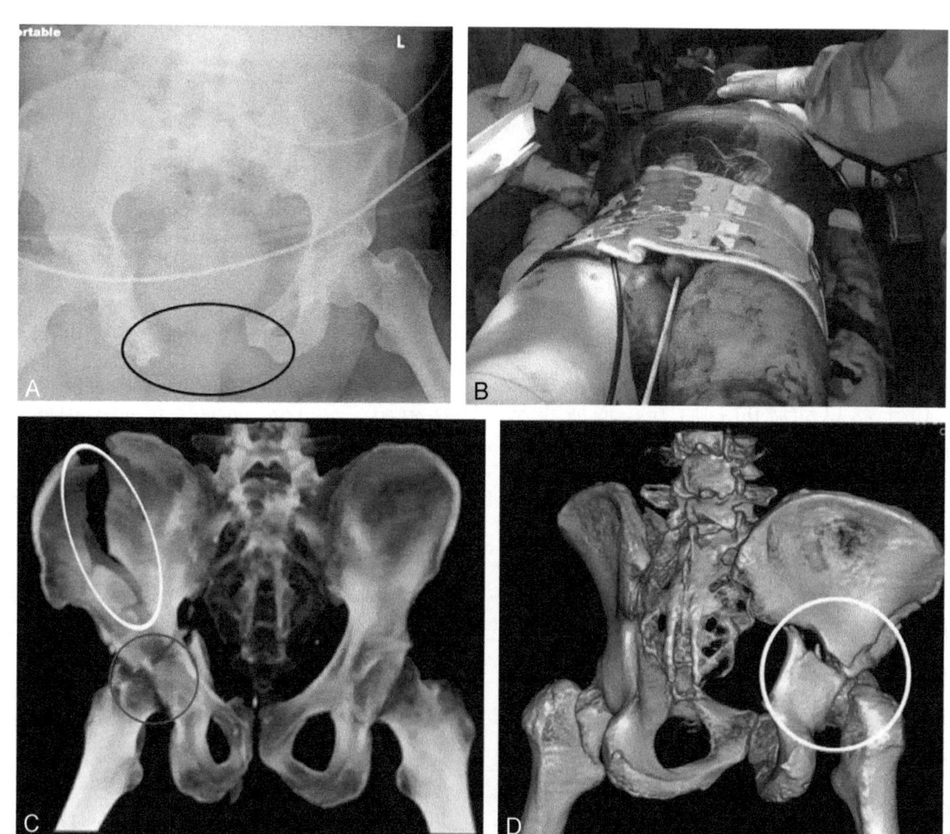

图 36-2　A. 开书型骨盆骨折伴有明显耻骨联合分离。B. 骨盆固定带可用于复位和稳定此类骨折。骨盆固定带的禁忌证：髂骨翼骨折（白色圆圈）(C)、严重的髋臼骨折（红色圆圈），因为其可能使出血加重。D. 侧向撞击伤伴严重髋臼骨折（白色圆圈）

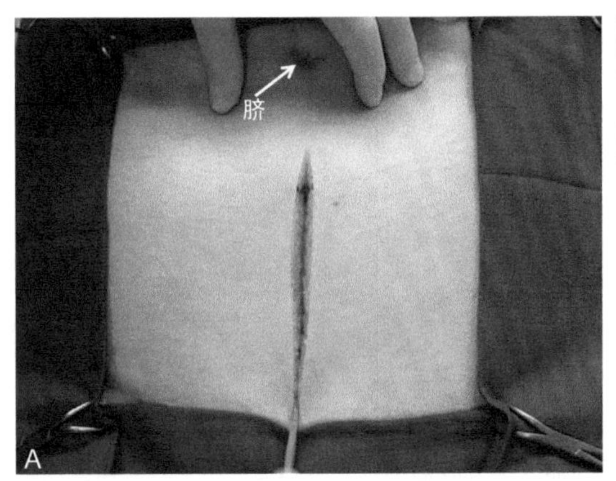

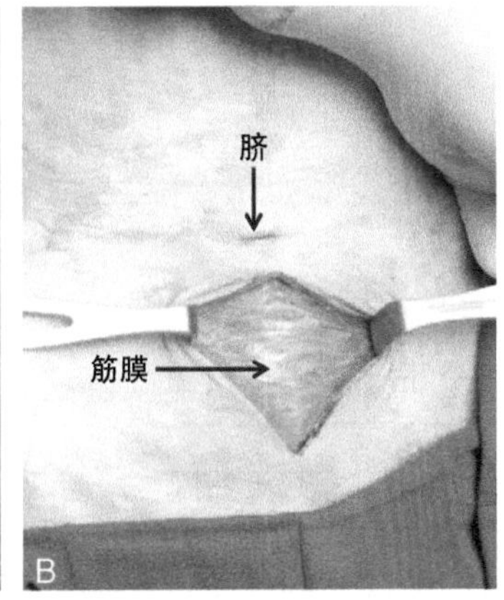

图 36-3　在肚脐下方（A）中线处做 6 ～ 8cm 的皮肤切口，显露中线筋膜

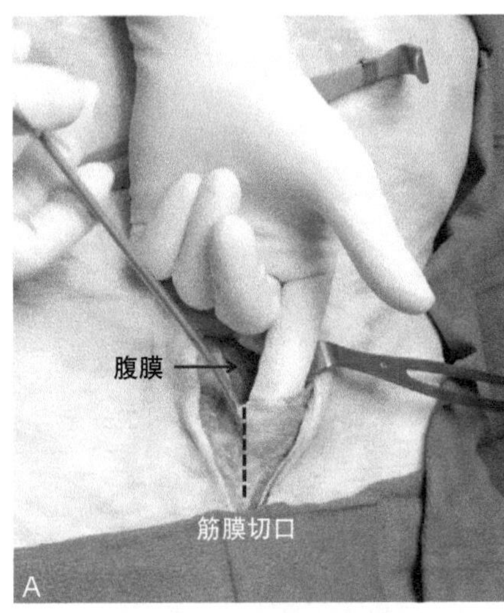

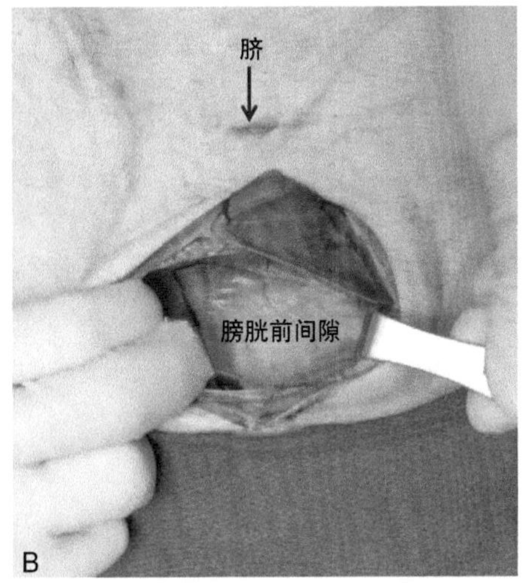

图 36-4　显露中线筋膜并沿其切开至腹膜（间断线）。显露但未进入腹膜（A）。显露 Retzius 前列腺囊（B）

5. 血管袢。

6. 使用基于血纤蛋白、凝血酶、胶原海绵、纤维素、微纤维胶原蛋白和骨蜡的局部止血剂有助于局部止血和有效填塞。

7. 带有栓塞线圈和明胶泡沫颗粒的血管造影设备。

（二）体位

1. 将患者置于仰卧位进行创伤性剖腹术和急救复苏剖胸术。皮肤准备应包括胸部、腹部至下肢膝关节。

2. 腹股沟韧带下方的股动脉应可进行介入放射学检查。

（三）膜外骨盆填塞

1. 在脐下中线做 6 ～ 8cm 的皮肤切口（图 36-3）。

2. 显露腹白线筋膜，切口深至腹膜，但不切开腹膜。显露 Retzius 膀胱前间隙（图 36-4）。

3. 清除膀胱前间隙中的血凝块，然后向内侧清理膀胱和腹膜，以进行有效填塞。

4. 将 3 块填塞纱布沿膀胱两侧的骨盆侧壁塞入腹膜外的骶髂关节处和髂内血管处，以控制源自髂内动脉及静脉丛的出血（图 36-5）。

5. 填塞完成后，做连续缝合闭合腹直肌鞘以使填塞更有效（图 36-6）。

6. 腹膜外骨盆填塞后应考虑行早期血管造影。

（四）USC 法腹膜内填塞损伤控制

1. 腹腔损伤控制的基本原理：探查和处理相关的腹部损伤，直接评估大髂血管损伤和出血区域，直接纱布填塞出血区域，以及阻断双侧髂内动脉。

2. 采用创伤性剖腹探查术，查找并处理所有相关的腹膜内损伤。

3. 可以在腹主动脉分出髂总动脉下方的血肿中线做切口进入腹膜后腔，或者也可以将左半结肠或右半结肠移向内侧之后探查血肿及髂血管。清除血肿，对明显出血的大血管进行缝合、结扎或修复（图 36-7）。

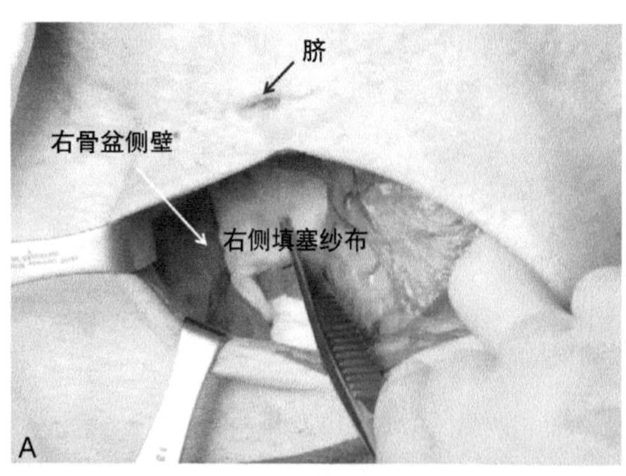

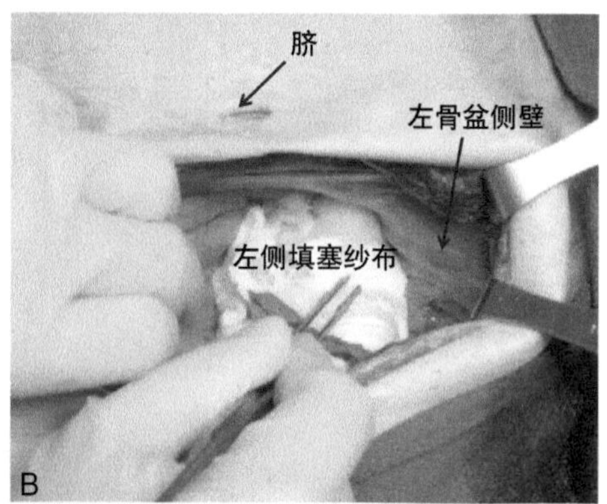

图 36-5　腹膜后盆腔包裹腹膜和膀胱。将纱布向骶髂关节处和髂内血管处放置。3 个纱布需要放在 3 个骨盆壁上

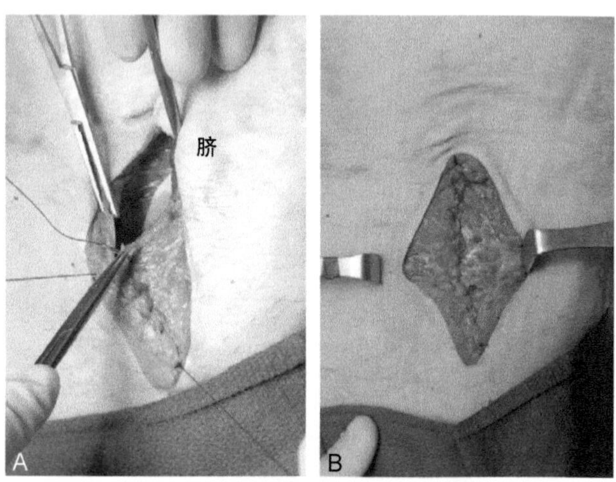

图 36-6　筋膜在腹膜外填塞处闭合

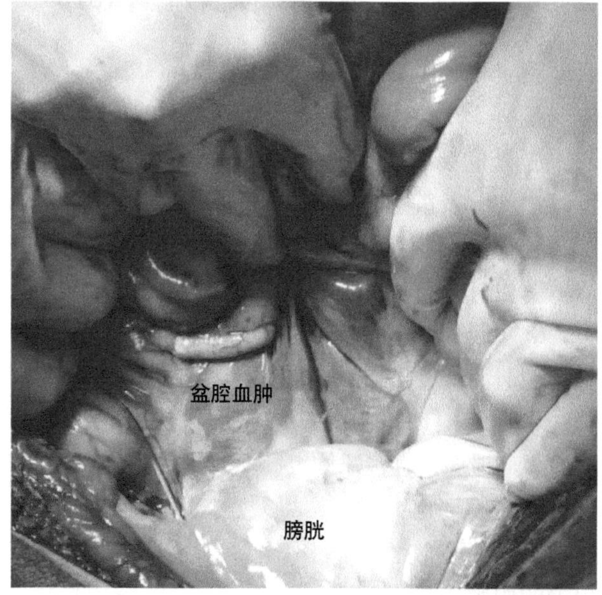

图 36-7　盆腔血肿伴盆骨骨折。可以直接在主动脉分叉下方的血肿中线切开血肿，或者将乙状结肠或右结肠内侧移动后探查血肿和髂血管

4. 仔细探查双侧髂总动脉，识别髂内动脉并用直角钳分离（图 36-8）。

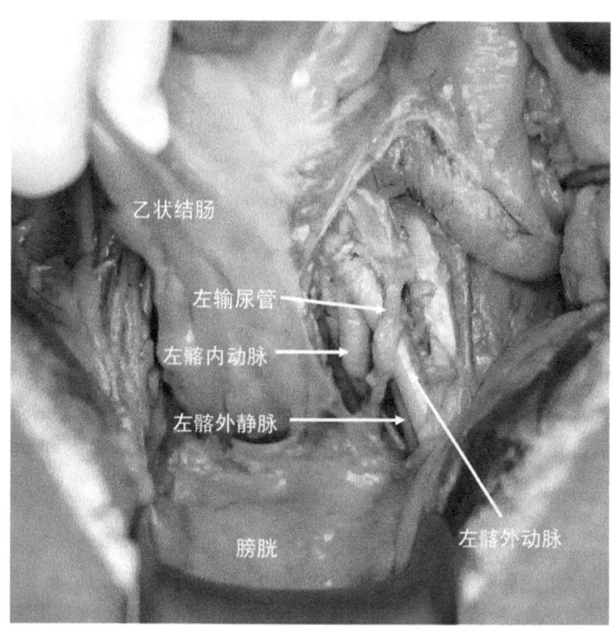

图 36-8　乙状结肠向内侧移动并反折，打开腹膜后腔，显露左髂内动脉和左髂外动脉。左髂外静脉位于左髂外动脉的后内侧。注意输尿管经过髂总动脉分叉处

5. 务必注意避免损伤输尿管，输尿管从髂总动脉分为髂内、外动脉处经过（图 36-9）。

6. 血管袢用于髂内动脉，并用力牵拉以阻断骨盆动脉血供。

7. 将血管夹夹在血管袢上，以稳定“血管 - 袢 - 血管夹”对髂内动脉的阻断作用。在两侧进行同样的操作，保证有效的血流阻断（图 36-10）。

8. 应用“血管 - 袢 - 血管夹”技术，在接下来的血管造影栓塞损伤控制手术时，血管袢可以更容易被去掉。

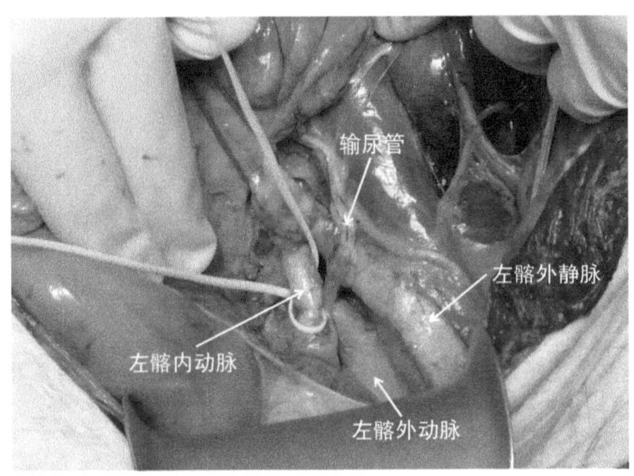

图 36-9　**用血管阻断带游离髂内动脉。注意输尿管跨过髂外动脉**

9. 或者也可使用血管夹夹闭双侧髂内动脉。血管夹置入后，在术后监护阶段，必要时可以取下行血管栓塞术。

10. 在处理好血管、使用了局部止血凝胶后，行骨盆填塞后和应用负压吸引系统暂时关腹（第 23 章）。

11. 在适当情况下，应考虑对主动脉、腰动脉和髂外动脉分支进行血管造影。

（五）REBOA

血流动力学不稳定的患者可能会受益于复苏性主动脉球囊阻断术。阻断位置：腹主动脉，分出髂总动脉的分叉处上方（3 区）（第 24 章）。

（六）提示与陷阱

1. 在有盆腔血肿的情况下，FAST 检查对诊断腹腔内出血不完全可靠。如果条件允许，应使用 CT 评估。如条件不允许，考虑进行诊断性腹腔穿刺。

2. 血流动力学不稳定的患者应及早启动大量输血的方案。

3. 牢记腹腔内相关损伤的高发率。

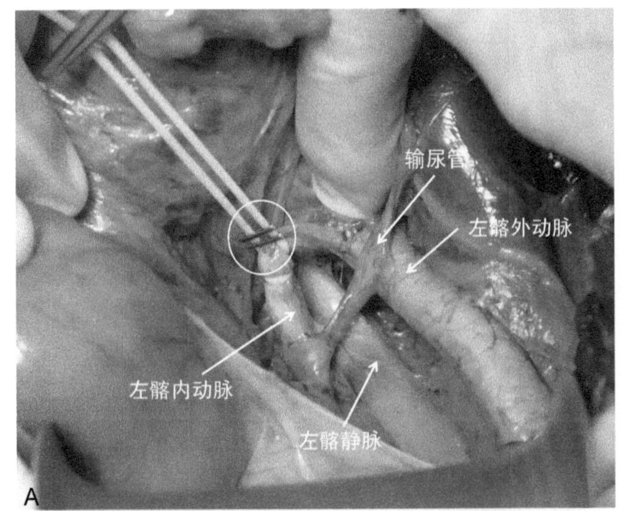

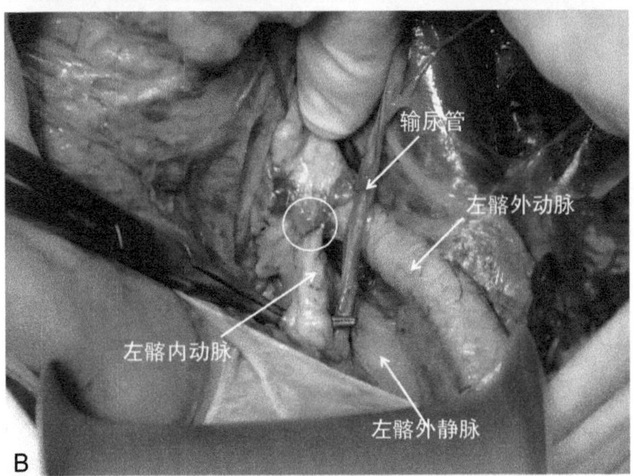

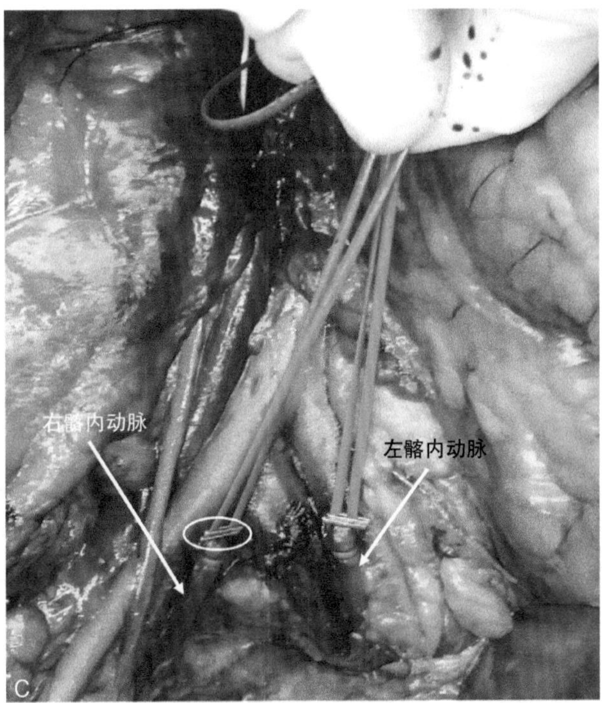

图 36-10　**A. 两个血管夹（白色圆圈）夹在血管袢上以暂时阻断髂内动脉；B. 一个血管夹（白色圆圈）夹在髂内动脉上暂时阻断血流；C. 双侧的髂内动脉用血管袢暂时阻断**

4. 如果不进行腹部探查即行腹膜外填塞，可能会遗漏严重的腹腔内损伤。

5. 在适当的情况下，可考虑在腹主动脉的3区中放置REBOA球囊导管。

6. 严重血流动力学不稳定的患者应推入手术室，建议是杂交手术室，以便进行剖腹探查、骨盆损伤控制手术和血管栓塞。

7. 如果发生髋臼骨折，应避免结扎髂内动脉，因其可能干扰后续的手术操作和骨折修复。暂时阻塞血管可避免此问题。

8. 如没有充分掌握髂血管的解剖结构及其与输尿管的关系，可能造成医源性损伤输尿管或髂静脉。

（唐时元　桑锡光　译）

第八部分

上　　肢

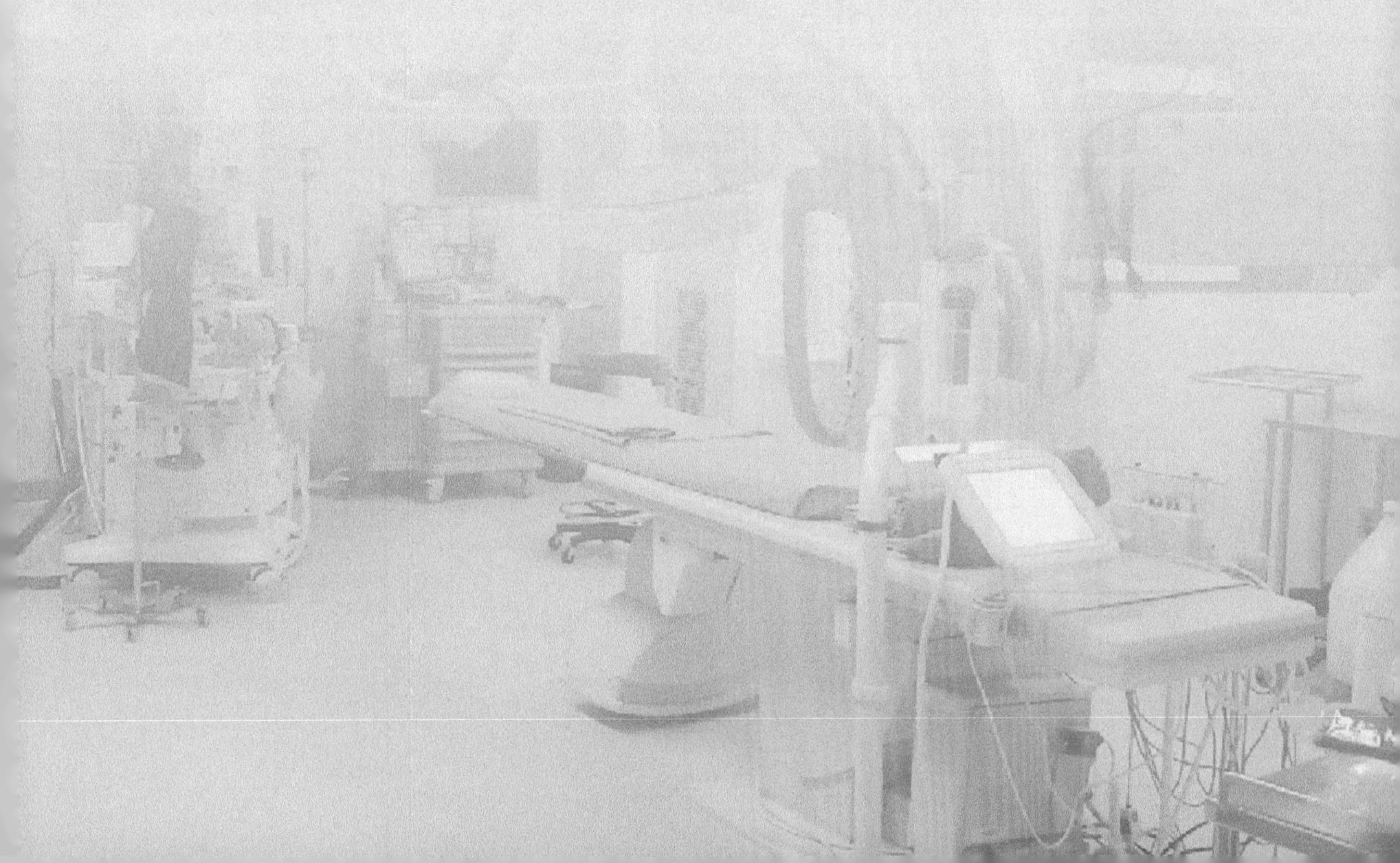

第37章 肱动脉损伤

Peep Talving, Elizabeth R. Benjamin

一、外科解剖

1. 肱动脉走行于肱二头肌与肱三头肌的间沟中。肱动脉近段走行于肱骨内侧，并逐渐向远处移行至肱骨前侧。在肘窝处走行于肱二头肌腱膜下，通常在肘部下方分成桡动脉和尺动脉（图 37-1）。

2. 肱动脉被伴行的两个肱静脉围绕。肱静脉位于肱动脉的两侧，在臂上部汇合形成腋静脉（图 37-2）。

3. 肱深动脉是一条大分支，起源于肱动脉的近 1/3，并通过侧支循环与下臂相通。由于这些侧支循环的存在，下臂在肱动脉远侧 2/3 受损时仍然可能有充足的血供。

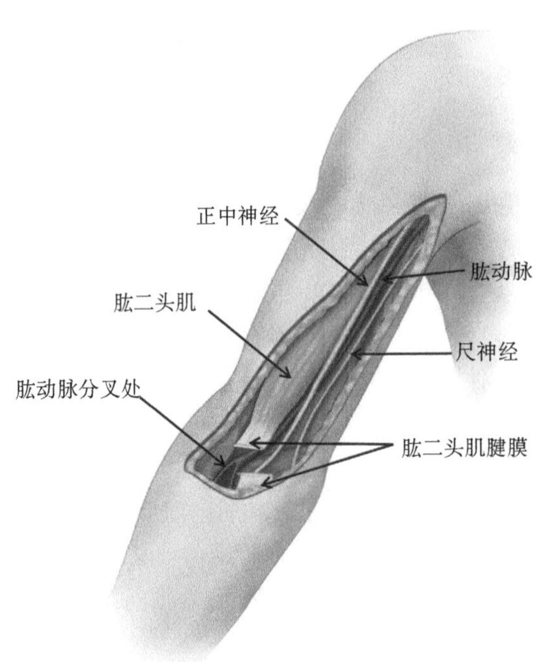

图 37-1　**肱动脉走行于肱二头肌与肱三头肌之间的沟中。注意其与正中神经和尺神经的邻近关系。在上臂近侧，正中神经在肱动脉前外侧，在臂中部则跨过肱动脉至后内侧。肱动脉在肘窝处的肱二头肌腱膜下分成桡动脉和尺动脉**

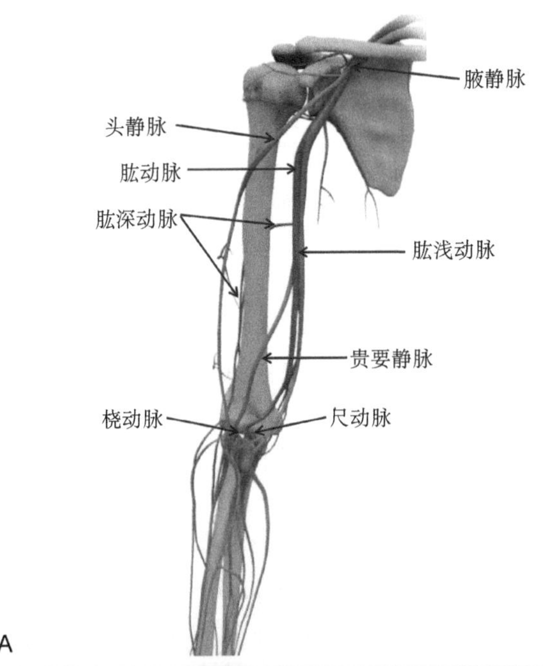

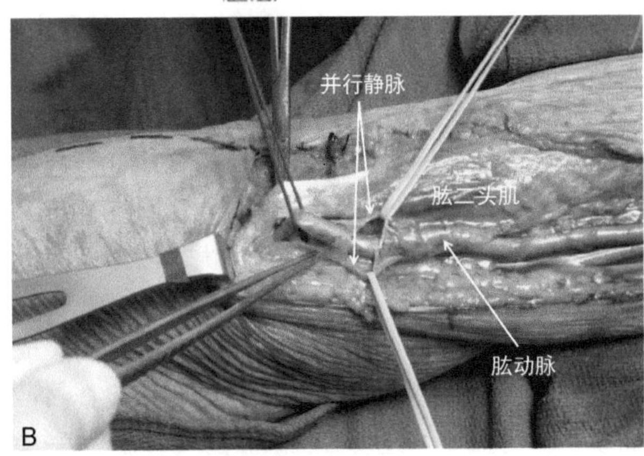

图 37-2　**A. 肱动脉主要分支和上臂浅、深静脉的解剖示意图；B. 成对的肱静脉走行于肱动脉的两侧**

4. 贵要静脉走行于臂下部内侧的皮下组织中。在臂中部，它穿透筋膜并汇入其中一条肱静脉。

5. 头静脉完全走行于皮下组织，走行于三角肌、胸大肌间沟，并汇入肱静脉和腋静脉的交汇处。

6. 正中神经在臂上部行于肱动脉前外侧，之后跨过肱动脉，并在穿过肱二头肌腱膜下方时位于肱动脉的后内侧。

7. 尺神经在臂上部位于肱动脉后方，在臂中部穿过肌间隔，向后远离肱动脉，走行于肱骨内上髁后方尺神经沟。

二、基本原则

1. 几乎所有的主要血管损伤都依靠临床检查确诊。

2. 血管损伤的“硬体征”：搏动性出血、不断扩大的血肿或搏动性血肿、可触及震颤、血管杂音、周围血管搏动消失或明显减弱和（或）远端缺血。这些迹象表明需要立即进行手术探查。钝性伤或霰弹枪伤的患者可能受益于术前 CT 或常规血管造影检查。

3. 血管损伤的“软体征”：轻微出血、稳定的小血肿和踝肱指数（ABI）＜ 0.9。在这些情况下，应通过双功能超声多普勒或 CT 血管造影评估血管状况。

4. 肱动脉出血可通过直接加压或近端止血带暂时控制。

5. 肱动脉结扎与高截肢发生率相关，因此不宜采用。危重患者应考虑临时转流和延迟重建。

6. 在肢体缺损的情况下，应先通过临时分流建立血流通路，然后进行伤口清创，骨折的外固定，最后进行延迟血管修复。

7. 肱动脉损伤可通过一期手术修复或者自体静脉移植重建。通常，由于长期通畅率低，应避免在肩以下动脉重建时使用人工合成的移植物。

8. 如果对于远端血供有所担忧，应考虑完善血管造影检查。

9. 肱动脉损伤的患者，尤其是缺血时间长或相关静脉损伤的患者，应通过一系列临床检查、骨-筋膜室压力监测及连续血肌酸激酶（CK）水平检测确认是否存在筋膜室综合征。在适当情况下，应考虑筋膜切开术。

10. 不建议常规进行预防性筋膜切开术，预防性筋膜切开可能会增加并发症。

三、特殊外科器械

1. 血管手术器械盒。

2. 无菌止血带：用于控制远端出血。

3. 无菌超声探头：用于监测灌注状况和隐静脉监测。

4.Fogarty 导管：使用 3 号 Fogarty 导管清除血栓。

5. 肝素溶液：在凝块清除后，含有 5000U 肝素的 100ml 生理盐水用于局部肝素化。

6. 各种规格的转流装置：在无法立即修复或重建的情况下，应有一系列不同尺寸的转流管来恢复血流。多数情况使用 8 ～ 14 号的 Argyle 转流管。

7. 如需进行血管造影，应准备 C 臂透视机、18G 蝶形穿刺针和水溶性造影剂。

四、体位

1. 患者取仰卧位。将受伤的手臂外展 90°，外旋至手掌向上置于桌板上。皮肤准备工作应包括手，上肢至腋窝、肩膀、颈部和胸部。已消毒的手应用无菌布袋或布单覆盖。

2. 皮肤准备过程中需要考虑的潜在手术需求：腕部和手将进行灌注监测、前臂可能进行骨 - 筋膜室压力监测及腋窝和胸部可能进行紧急近端血管处理。

3. 双侧腹股沟也要进行术前准备，以备静脉移植取用。

五、切口

在肱二头肌和肱三头肌之间行皮肤切口以显露肱动脉（图 37-3）。该切口可向近端延伸至三角肌沟，以显露于腋动脉，或向远端延伸，向桡侧弯曲至肘窝，以显露肱动脉分叉。在臂下部皮下组织中识别并保护贵要静脉。

六、显露

1. 显露肱动脉需要将肱二头肌向前牵引，将肱三头肌向后牵引，以显露神经血管结构（图 37-4A）。

2. 肱动脉在肱二头肌和肱三头肌间沟中，被筋膜鞘所覆盖（图 37-4B）。

3. 在上臂近端，肱动脉位于正中神经的后内侧，尺神经的前外侧（图 37-5）。贵要静脉位于肱动脉鞘外部，肱动脉内侧。一旦肌肉被牵开时，尺神经和贵要静脉就会向后随肱三头肌移动，离开手术范围。

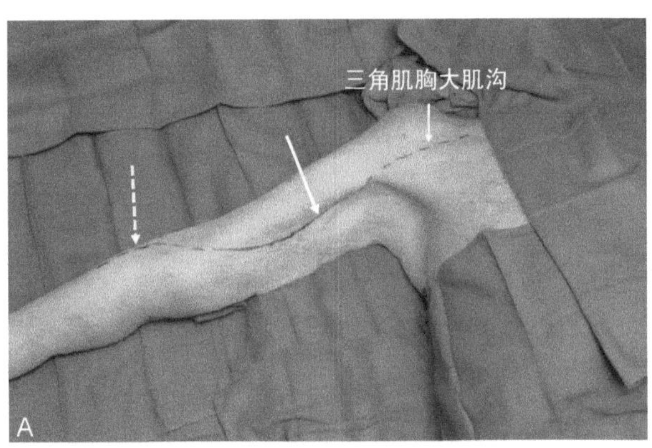

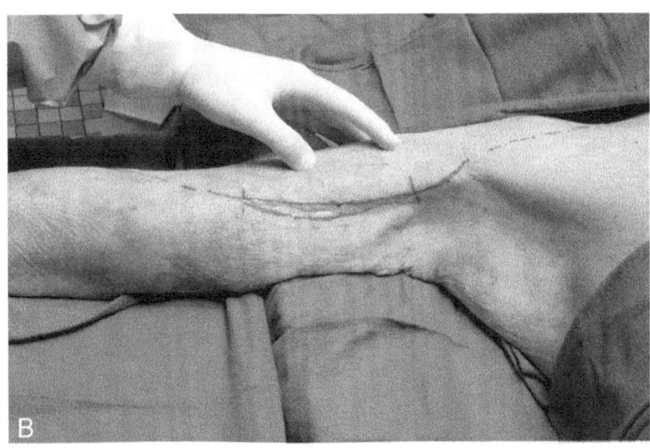

图 37-3　**显露肱动脉的切口始于三角肌、胸大肌间沟，沿肱二头肌和肱三头肌之间的凹槽（红色实心箭头），在肘窝上方弯向桡侧。为了在腋动脉水平方便操作，可将切口扩展到三角肌胸大肌间沟。切口可向远端延伸，在肘窝上方弯向桡侧，以显露肱动脉分叉（白色虚线箭头）**

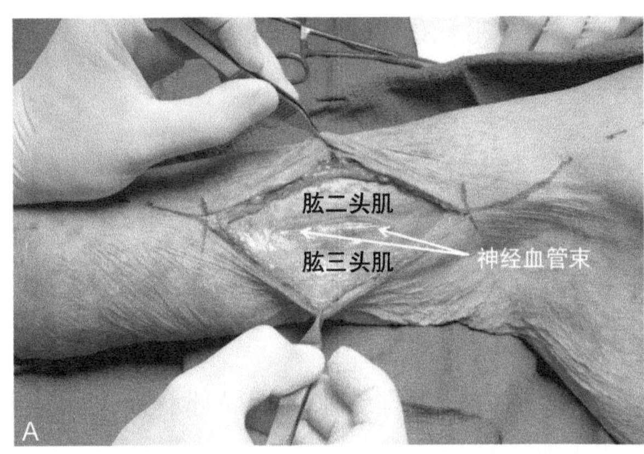

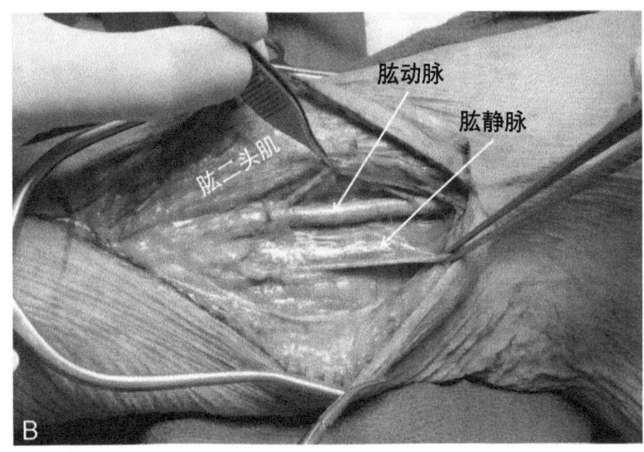

图 37-4　**A. 神经血管束走行于肱二头肌和肱三头肌之间的筋膜下；B. 牵开肱二头肌后显露出的神经血管束**

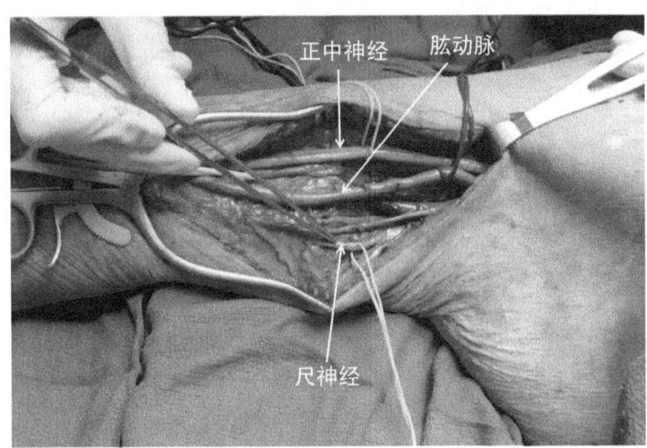

图 37-5　**显露右侧肱动脉。正中神经在其前外侧，尺神经在其后内侧。尺神经在后方走行**

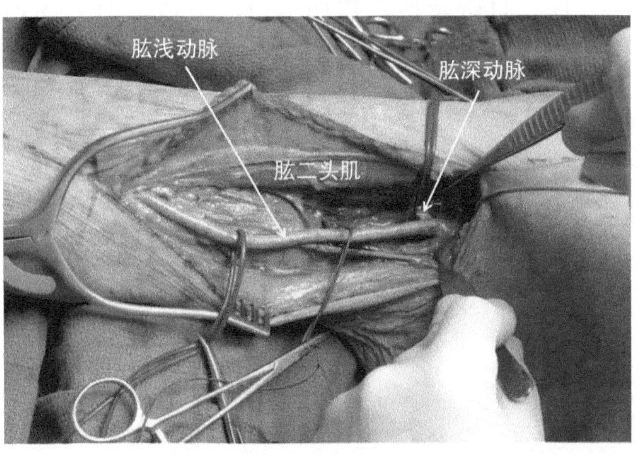

图 37-6　**近段肱动脉发出一个深支：肱深动脉。应在条件允许的条件下尽量予以保留，因其为臂下部提供侧支循环**

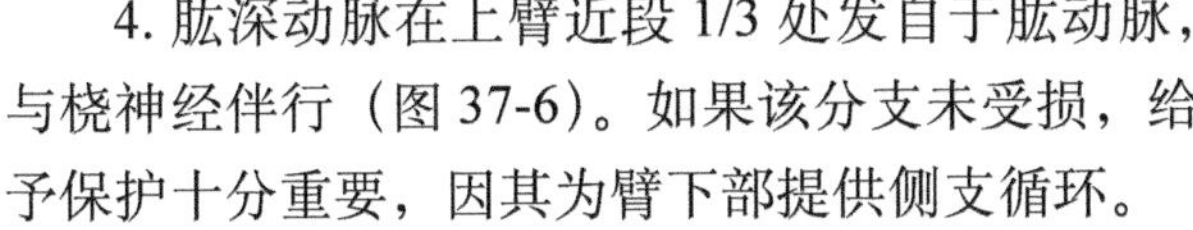

4. 肱深动脉在上臂近段 1/3 处发自于肱动脉，与桡神经伴行（图 37-6）。如果该分支未受损，给予保护十分重要，因其为臂下部提供侧支循环。

5. 在臂下部，正中神经跨过肱动脉，行于肱动脉内侧。在此处（肘窝）肱动脉分为桡动脉和尺动脉。

6. 为了显露肱动脉分叉处，需要切开肱二头肌的腱膜（图 37-7）。切开此腱膜不导致临床后果，因此无须修复。

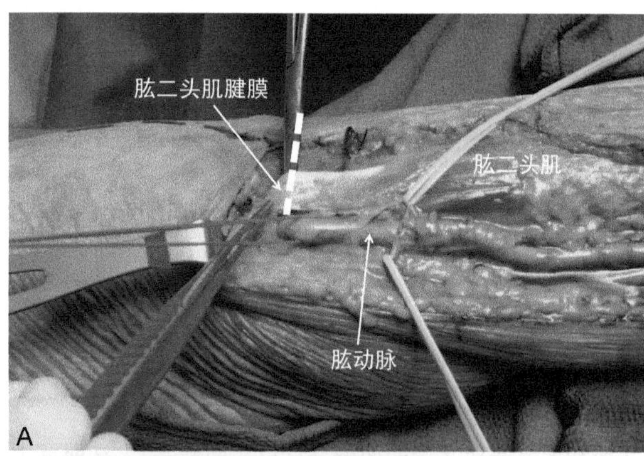

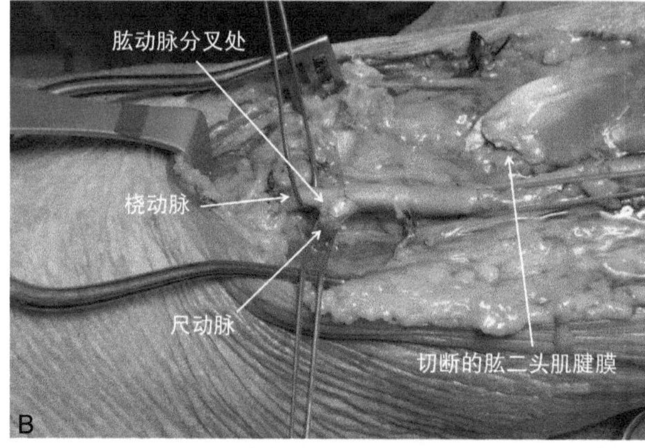

图 37-7 **A. 在肘窝处切断肱二头肌腱膜来显露肱动脉分叉；B. 肱动脉分叉已显露，肱动脉分出桡动脉和尺动脉**

七、血管修复

1. 一旦确定血管损伤部位，用血管钳夹闭损伤处的近端和远端控制出血（图 37-8）。

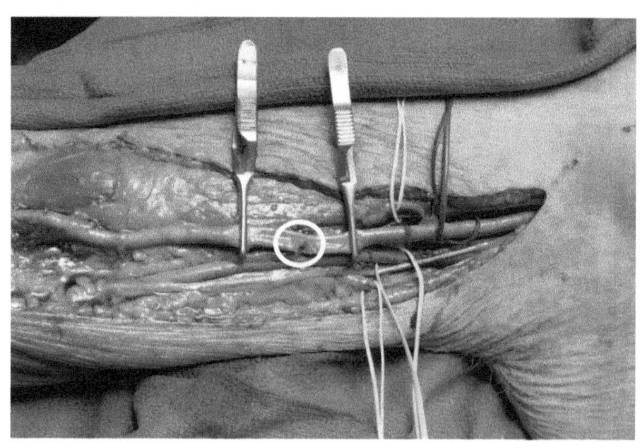

图 37-8 **动脉损伤（圆圈）的远端和近端控制**

2. 如果确定修复可行，应将受伤的部分清创以显露健康的组织。如果使用临时转流装置，在确定修复的时间再进行受损血管的切除，以保留最大的血管长度。

3. 用 3 号 Fogarty 导管穿过近端和远端，以清理血管的血栓（图 37-9）。

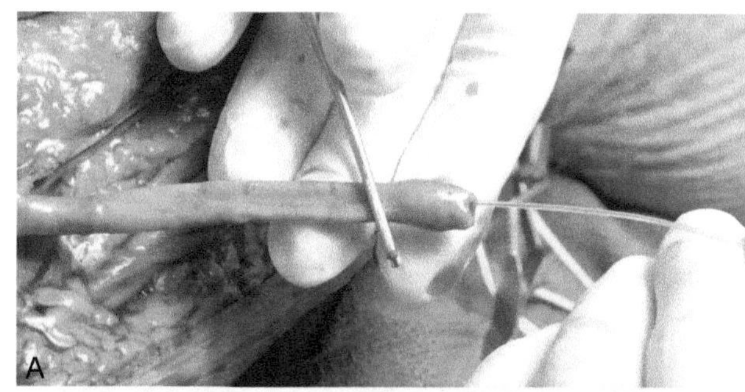

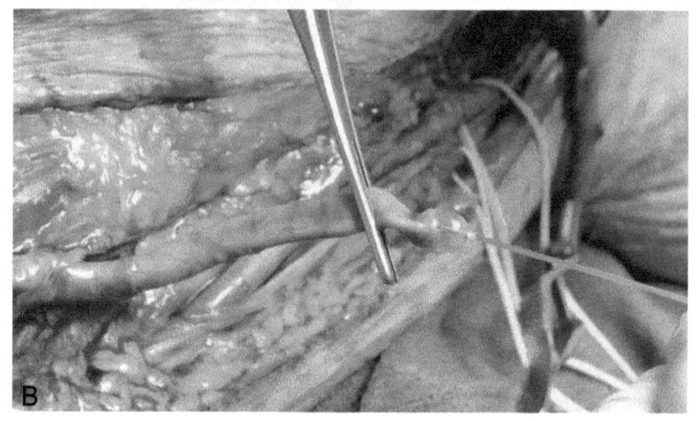

图 37-9 **在放置转流管、修复或移植血管之前，用 3 号 Fogarty 导管穿过近端和远端，以清理血管内的血栓**

4. 用肝素生理盐水进行局部肝素化，并重新应用血管夹。

5. 在确定性修复之前，用 Potts 剪将血管断端的远端和近端剪至健康的血管。

6. 小口径动脉和静脉移植物可以使用 Fogarty 导管轻轻扩张。局部麻醉药或罂粟碱溶液可局部用于防止血管痉挛。

7. 可以使用原位修复或者自体静脉翻转移植修复血管。聚四氟乙烯（PTFE）移植替代仍然是最后的选择。

8. 血管吻合可以使用连续或者间断的单股缝合线，针头应从内膜穿入，外膜穿出，以最大限度地减小内膜假腔或动脉夹层的发生。首先进行复杂的血管吻合，最后在最终牢固缝合前先对动脉排气以释放气泡。

9. 恢复血流之后要记录远端脉搏。如果对血流恢复存疑，术者应该考虑在患者离开手术室之前进行台上血管造影检查。

八、临时转流

1. 当应用临时转流装置来控制血流时，用 0 号丝线固定血管远端和近端（图 37-10A）。最后两端丝线在转流管中心打结固定，以防转流管移位（图 37-10B）。

2. 远端的血流必须在放置转流管后进行检查和确认。

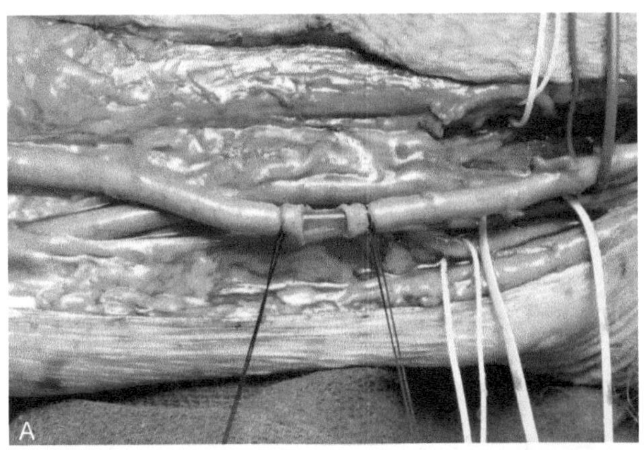

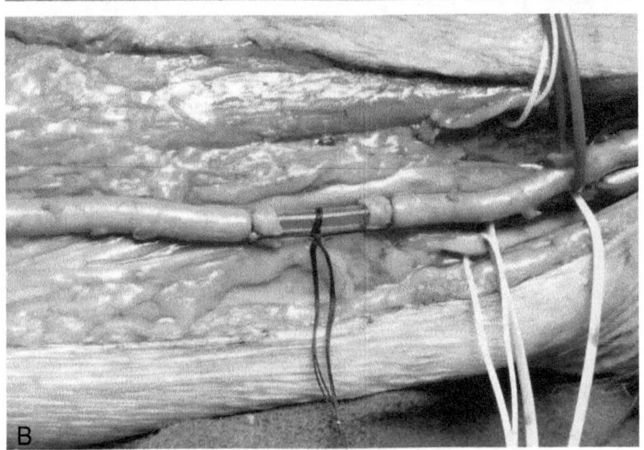

图 37-10　A. 临时转流管放置在受损血管处，用 0 号丝线固定血管远端和近端。B. 转流管中央也需要打一个结。最后这些结在转流管中心固定在一起，以防转流管移位

九、提示与陷阱

1. 正中神经和尺神经靠近肱动脉，因此预防医源性神经损伤很重要。损伤的高风险区域包括初始显露时在向后牵开肱三头肌和神经之前损伤尺神经，以及正中神经自肱动脉前方穿过向下延伸时容易受到损伤。

2. 在分离显露肱动脉近端时，应尽量保留肱深动脉，因其为下臂提供了重要的侧支循环。

3. 应由一名外科医师完成 Fogarty 导管操作。血栓拔除过程中球囊的阻力是一个动态变化过程，必须注意不要对内膜施加过大的压力，这样可能造成医源性伤害。

4. 在去除血栓之后，应出现大量血液回流。如果在吻合之前没有足够的血流，需考虑远端血凝块堵塞或有损伤被遗漏。

5. 如果损毁严重，注意彻底清理所有失活的组织，以充分准备吻合床。否则会干扰移植物和伤口的愈合，并导致继发感染、移植失败或其他吻合并发症。

6. 在确定大隐静脉移植物的长度时，注意将臂屈曲 10°～20°。移植物过长较为常见，这会导致移植血管的扭曲。

7. 动脉修复或吻合必须无张力。在某些情况下，如在刀伤中，动脉近端和远端轻度移位可以一期吻合。在多数枪伤或钝器受伤的情况下，需要进行静脉倒置移植。

8. 在初次手术放置转流管时，应避免对受伤的血管进行清创术。最终的清创术应在分流术之外进行，并在最终重建时锚固扎结。

9. 前臂的骨筋膜室综合征是肱动脉损伤后的一个常见并发症，尤其是有广泛软组织损伤或长时间缺血时。术中和术后应根据临床表现评估是否有骨筋膜室综合征，也可适时直接测量骨筋膜室压力。术后应常规检测肌酸激酶水平。在适当的情况下，应考虑尽早行筋膜切开术。

（唐时元　桑锡光　译）

第38章 上肢筋膜切开术

Demetrios Demetriades

一、外科解剖

1. 上臂可以分为两个肌肉间室

（1）前侧间室包含肱二头肌、肱肌和喙肱肌，均由肌皮神经支配。

（2）后侧间室包含肱三头肌，由桡神经支配。

2. 前臂被分为3个肌室

（1）前侧间室或屈肌间室包含腕屈肌和前臂旋前的肌肉，由正中神经或尺神经支配，主要由尺动脉供血。

（2）后侧间室或伸肌间室包含腕伸肌，由桡神经支配，主要由桡动脉供血。

（3）“活动肌肉群”由桡侧3块肌肉组成肘关节屈肌。这些肌肉通常在背侧肌间室，由桡神经分支支配，桡动脉供血。

3. 手部包括10个独立的骨筋膜室　腕横韧带位于腕管浅面，是一条强壮而宽阔的韧带。隧道有正中神经和屈指肌腱。

二、基本原则

1. 上臂骨筋膜室综合征的常见原因包括血管损伤、严重骨折、挤压伤、外部压迫（石膏和敷料）、静脉输液外溢、烧伤、感染引起的水肿和蛇咬伤。这种并发症也可能发生在因严重的药物或酒精中毒、肢体长时间受压、注射违禁药物和药物抗凝或出血性疾病导致的肌肉间室内自发出血的意识不清或昏迷的患者身上。

2. 骨筋膜室综合征通常需要结合临床表现和实验室检查的结果做出诊断，在某些情况下，还需测量骨筋膜室压力。最常见的临床体征：骨-筋膜室紧张和与之不匹配的剧烈的疼痛。根据发生部位的不同，其典型体征为被动牵拉肘部时，手腕或手指的疼痛加重，但是昏迷和镇静状态的患者据此难以评估。其他症状或体征包括感觉异常、苍白、脉搏消失或瘫痪，这通常是晚期征兆。若存疑，应测量骨筋膜室压力（图38-1）。

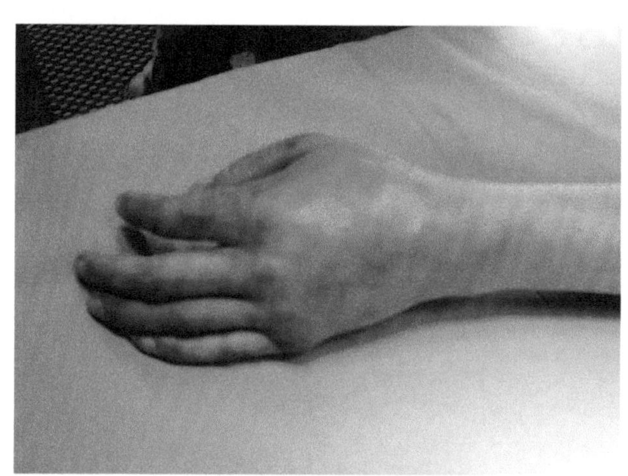

图38-1　左手严重的骨-筋膜室综合征，可见严重水肿、皮肤颜色改变

3. 骨-筋膜室综合征可能会导致截肢甚至威胁生命。肾衰竭是其严重并发症之一，由肌红蛋白血症和肌红蛋白尿引起。Volkmann缺血性肌挛缩是另一种严重并发症，可能致残。在极端情况下，也可能会导致肌肉坏死和截肢。

4. 熟悉骨-筋膜室压力测定的技术对于创伤医师至关重要。

5. 正常的骨-筋膜室压力应小于10mmHg。压力急性升高至大于30mmHg会造成肌肉神经缺血，可能导致骨-筋膜室综合征。

6. 骨-筋膜室压力＞30mmHg或＞40mmHg被很多医师认为应采取紧急手术。骨-筋膜室灌注压力（CPP）是骨筋膜室压力一个替代选择。CPP计算方法：CPP=舒张压－骨筋膜室压力。CPP＜30mmHg是紧急手术指征，需要做筋膜切开。

7. 肌肉缺血和神经功能障碍最多缺血4～6h

可逆。缺血 6h 后将发生不可逆的肌肉缺血改变和轴突断裂。

8. 急性骨 - 筋膜室综合征的预后取决于骨 - 筋膜室压力和高压持续的时间。如果未能及时减压，将导致进行性肌肉缺血和神经缺血，从而导致永久性神经损伤、肌肉坏死和由肌红蛋白血症造成的肾损害（图 38-2）。

9. 上肢最易发生筋膜室综合征的是前臂的前（屈肌）肌间室，上臂则较少发生。

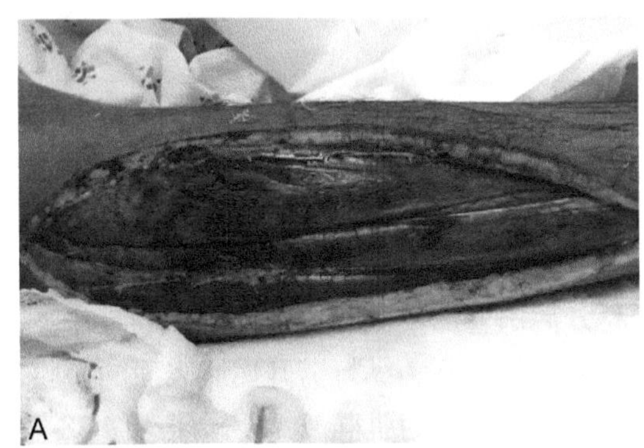

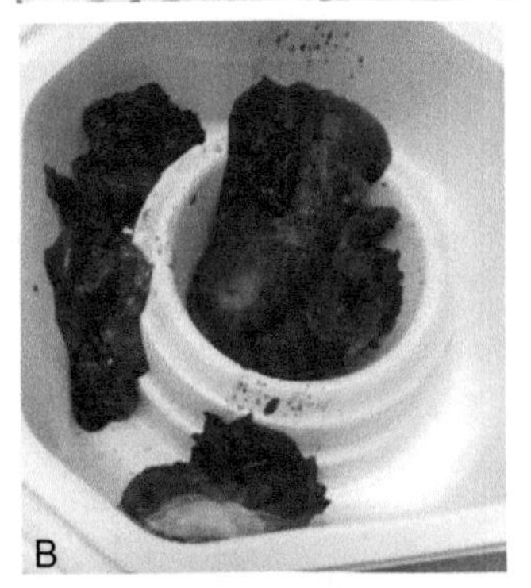

图 38-2　A. 上肢骨 - 筋膜室综合征治疗不及时，发生肌肉坏死；B. 需要进行广泛肌肉切除

三、特殊手术器械

1. 基本骨科器械盒，Stryker 骨 - 筋膜室压力测量系统，可以使用 18 号带侧孔检查针的 Stryker 骨 - 筋膜室压力测量系统来测量压力（见第 44 章）。

2. 伤口关闭采用血管袢鞋带技术：准备血管袢和皮钉。

3. 负压敷料系统（NPDS）。

四、体位

受累的手臂与身体成 45°，放置于桌板。胸、上臂、前臂和手准备放置于手术区域。

五、上肢筋膜切开术

1. 上臂的两个肌间室可以用一个外侧皮肤切口减压。该切口从三角肌延伸至肱骨外上髁（图 38-3）。

2. 两个皮瓣应前后牵拉显露筋膜（图 38-4）。

3. 可认出前侧间室和后侧间室之间的肌间隔，将每个肌间室表面的筋膜纵向切开（图 38-5）。

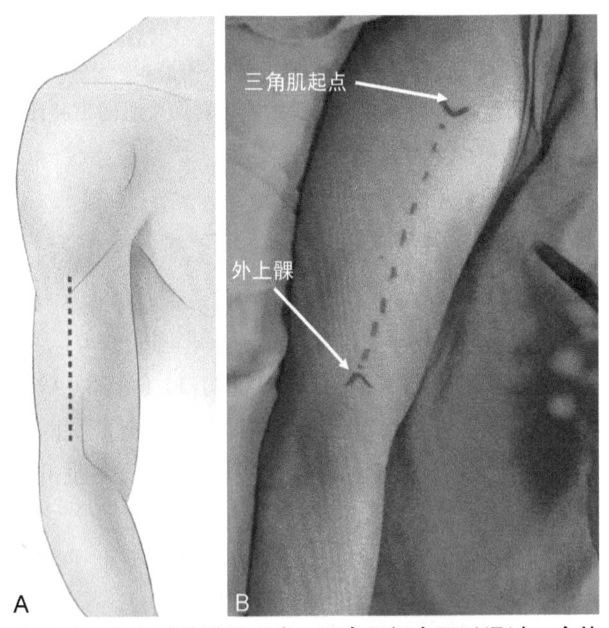

图 38-3　右上臂筋膜切开术。两个肌间室可以通过一个外侧皮肤切口减压。该切口从三角肌延伸至肱骨外上髁

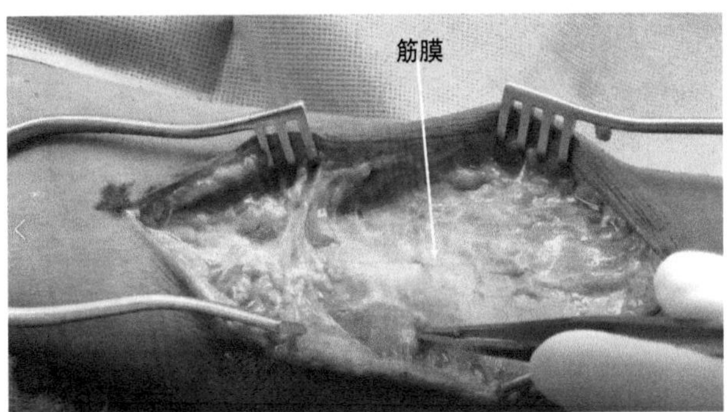

图 38-4　右上臂筋膜切开，分离皮肤和皮下组织至筋膜水平，将皮肤前后牵引

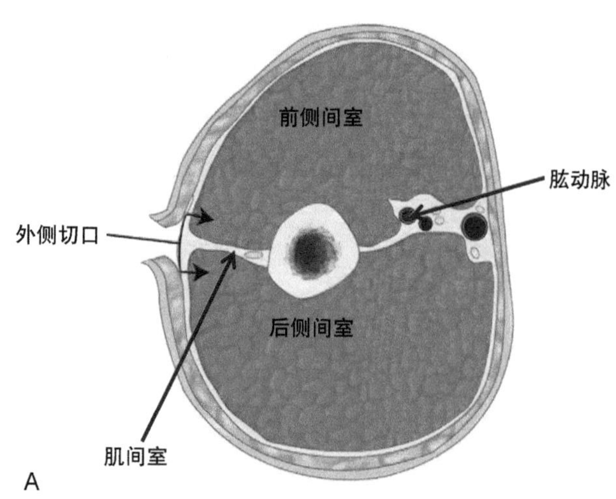

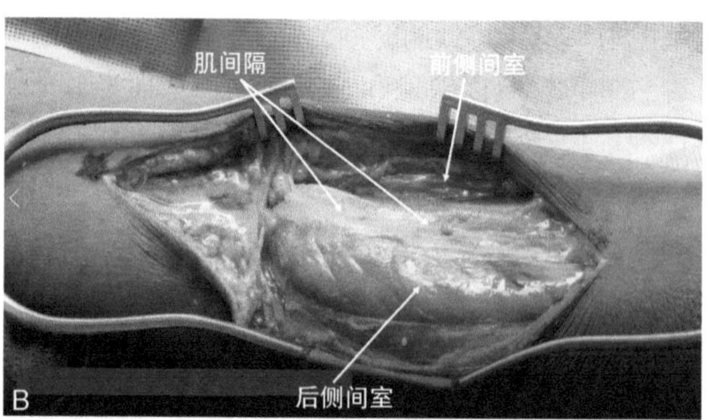

图 38-5 A. 通过外侧切口给右上臂两个肌间室减压，可认出前侧间室和后侧间室之间的肌间隔。将每个肌间室表面的筋膜纵向切开。B. 通过外向切口给右上臂两个肌间室减压：将每个肌间室表面的筋膜纵向切开，肌肉会被显露出来。请注意隔开两组肌肉的肌间隔

六、前臂和手的筋膜切开术

（一）切口

1. 目前有多种切口对前臂 3 个间室进行减压，最常用的是双切口（背侧切口、掌侧切口）(图 38-6A)。

2. 最常用的掌侧切口或前侧切口称“懒 S”切口，起始于肘窝近端肱二头肌和肱三头肌的肌间沟中，以“S”形向前臂中部的桡侧延伸，之后往回走行至手腕的尺侧。然后切口横行至手腕中点，再延伸至大鱼际隆起（图 38-6B）。

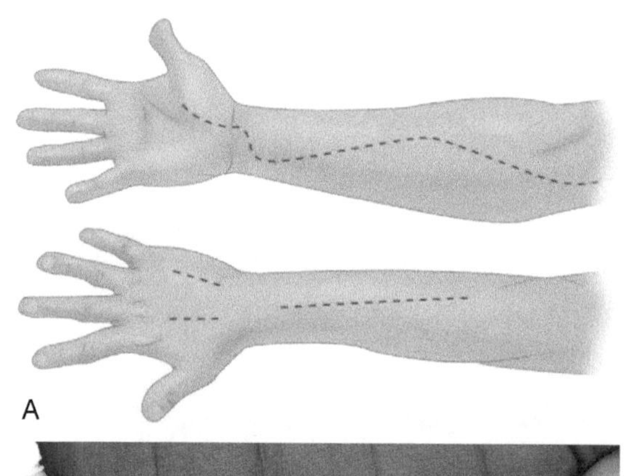

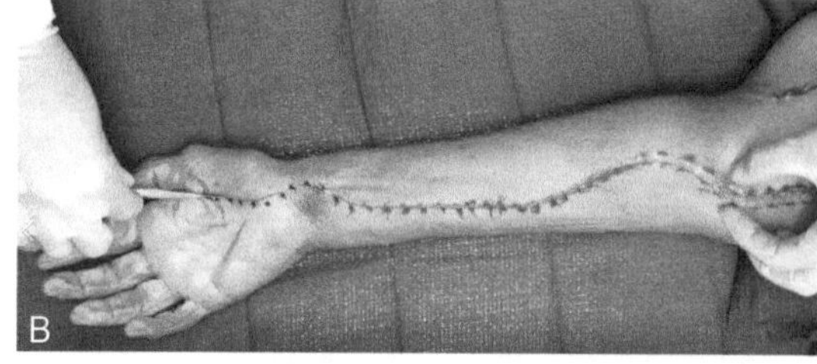

图 38-6 A. 用于筋膜切开的标准掌侧和背侧切口（前臂和手）；B. 右前臂掌侧（前）间室和活动群（侧方）间室减压切口

3. 分离前臂的皮肤和皮下组织至筋膜水平，皮瓣向切口两侧牵开。纵行劈开屈肌表面的筋膜，显露肌腹。注意所有的肌群都需要减压（图 38-7）。

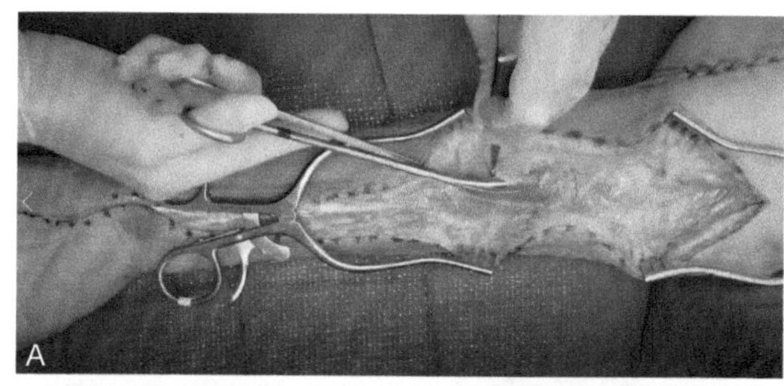

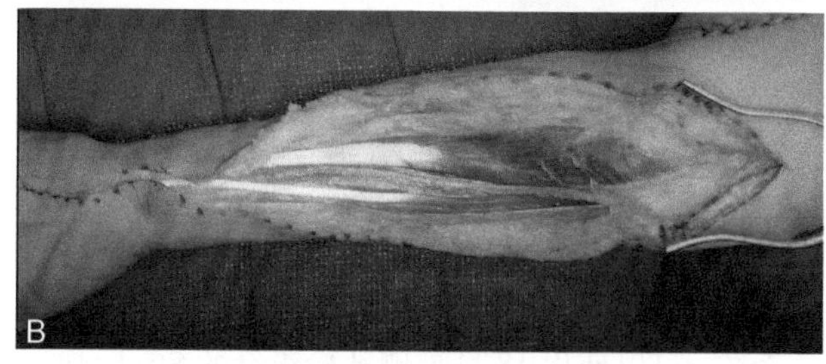

图 38-7 左前臂筋膜切开术。用剪刀打开掌侧（前侧）肌腹部上方的保护鞘（肌鞘切开术）和活动群（外侧）间室筋膜。所有的肌群都需要打开。在手腕处，腕管通过完全切开腕横韧带来减压，要小心保护韧带下方的正中神经

4. 前臂掌侧和手掌侧的充分减压需要对前臂掌侧所有肌肉的肌腹进行广泛的肌外膜切开术（分离肌鞘），以及将切口延伸至手掌的掌侧，以完全松解屈肌支持带（图 38-8）。

5. 在手腕处，通过完全切开腕横韧带来减压腕管，要小心保护韧带下方的正中神经。

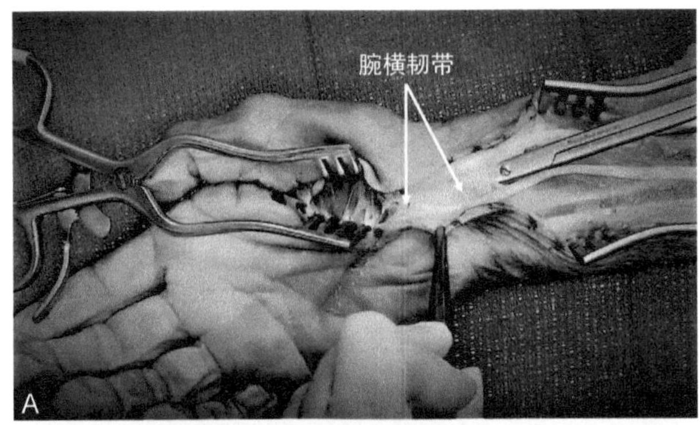

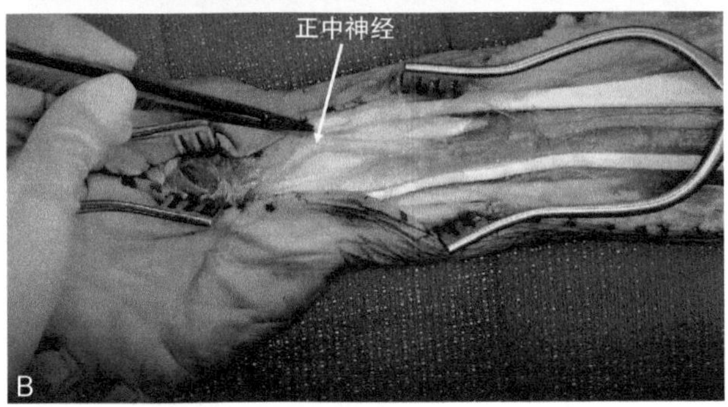

图 38-8　A. 腕管上方的腕横韧带十分结实宽阔，应该切开它以达到理想减压效果；B. 松解腕横韧带后显露出的正中神经（右腕）

6. 后侧间室（背侧）采用纵行背部切口，切口从肘部延伸至腕部（图 38-9），该切口走行于旋后肌和手指伸肌肌腹之间。所有肌肉都应通过筋膜的纵向切开减压。

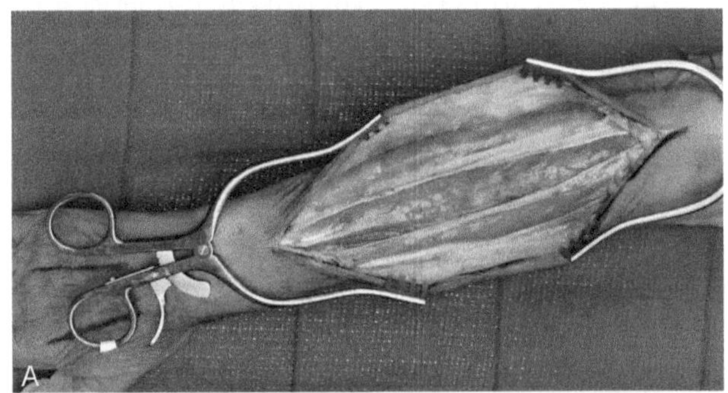

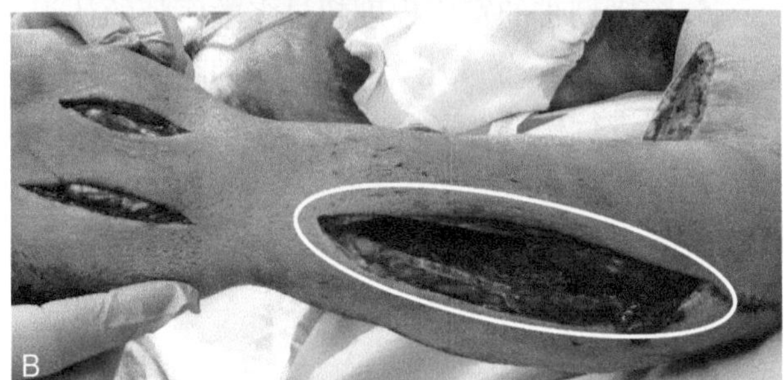

图 38-9　A. 右前臂背侧肌间室减压。每个肌腹的筋膜均被打开。B. 左前臂伸肌（背侧）肌间室和手背的筋膜切开术，并切除坏死肌肉（椭圆）

7. 手的骨 - 筋膜室可以通过腕管松解和两个背侧切口减压。为了做到充分的手筋膜切开术，除了切开腕横韧带外，还在手背第二掌骨和第四掌骨间隙做两个切口（图 38-10）。牵引伸肌腱，纵向切开每条肌腱两侧的筋膜，将下层肌间室打开（图 38-11）。

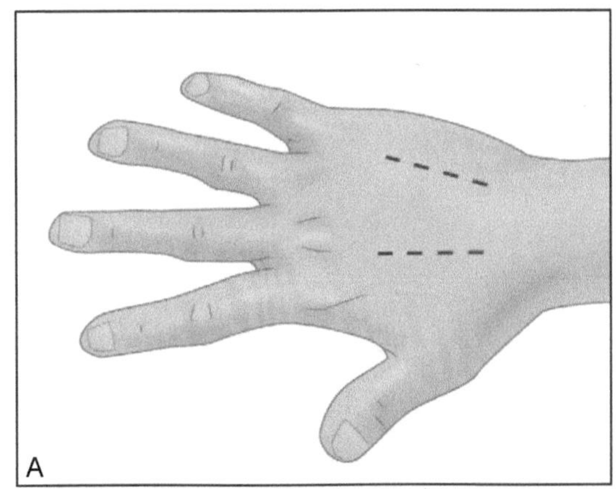

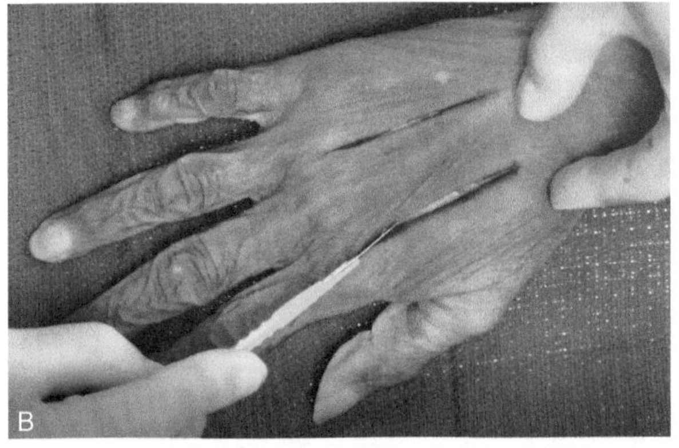

图 38-10　通过手背位于第二掌骨和第四掌骨间隙的双切口，对手的骨间室进行减压

（二）筋膜切开术的伤口管理

1. 皮肤应保持开放显露，并在肌腹上铺一层湿敷料以防止干燥。

2. 负压吸引装置（VAC）是一种管理筋膜切开部位的有效方法。其可防止伤口回缩，消除过度的软组织水肿，以利于原有皮肤的延迟闭合。但是，在止血不完全的情况下使用该装置可能会导致出血增加。建议在重新梳理手术在彻底止血的基础上使用该装置（图 38-12）。

3. 血管袢鞋带伤口闭合技术是一种实现原发性皮肤延迟闭合的有用技术（第 44 章）。

4. 如果无法实现切口一期闭合，需要中厚皮瓣移植来延迟闭合切口（图 38-13）。

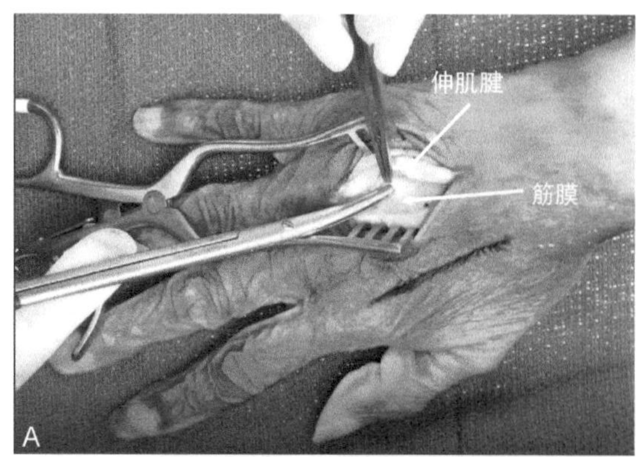

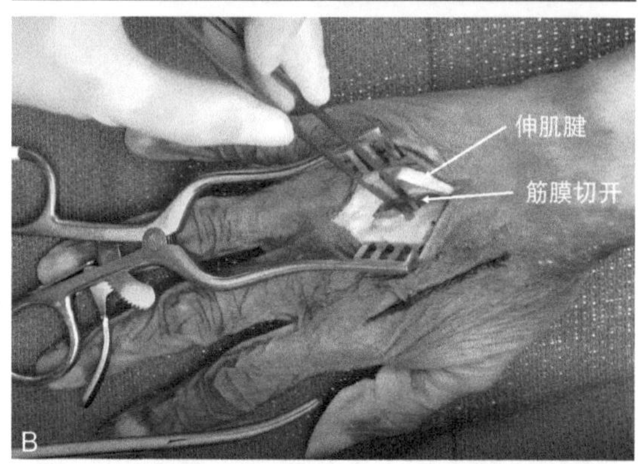

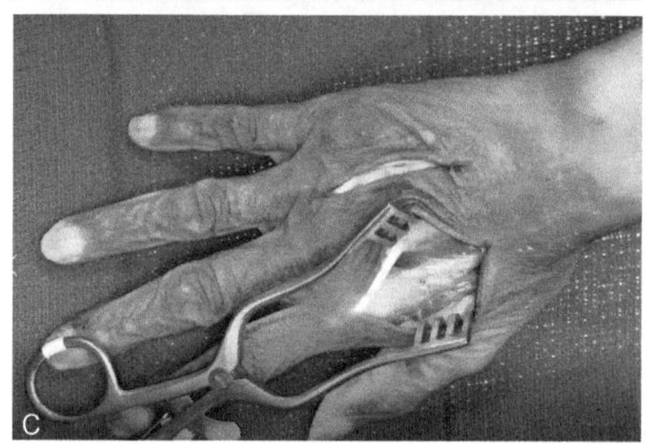

图 38-11　A. 右手背侧筋膜切开术。牵引伸肌腱，显露骨间室上方的筋膜；B. 牵引伸肌腱，切开筋膜，在肌腱的两侧均做纵向切口，打开下方的隔室；C. 在肌腱两侧的骨间室上方完成纵向筋膜切开后，完成筋膜切开

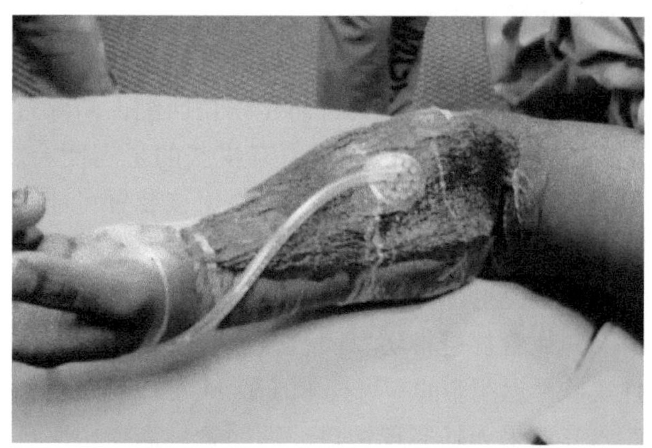

图 38-12　前臂筋膜切开术负压吸引装置

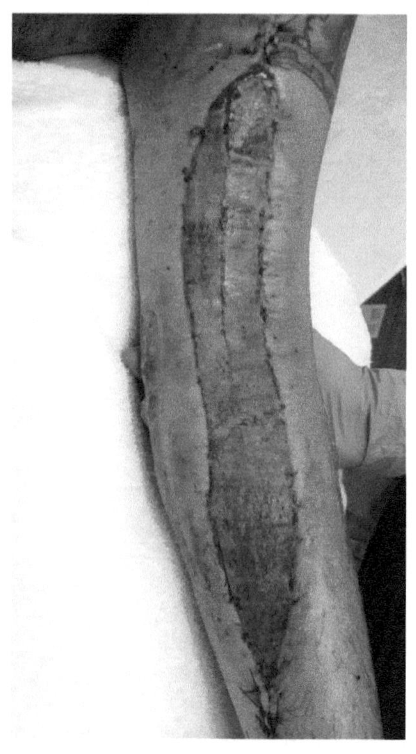

图 38-13　上臂和前臂筋膜切开术后创面应用中厚皮片覆盖

七、提示与陷阱

1. 延误诊断是骨 - 筋膜室综合征的常见问题。高度的临床怀疑、一系列临床检查、骨 - 筋膜室压力测定和反复检查肌酸激酶对于早期诊断至关重要。

2. 神志不清患者的肌酸激酶水平升高需要高度怀疑骨 - 筋膜室综合征的可能。

3. 当怀疑骨 - 筋膜室综合征时，应该对所有肌群的骨 - 筋膜间室进行压力测定。压力在某个骨 - 筋膜间室正常，在邻近的骨 - 筋膜间室可能异常。

4. 对于肢体肌肉解剖结构不熟悉是延误诊断、筋膜切开不彻底和医源性神经血管损伤的重要原因。

5. 腕横韧带的宽广程度超过多数医师的认识，因此要使腕管充分减压，需要将韧带沿着手掌大鱼际隆起进行松解。

（唐时元　桑锡光　译）

第39章 上肢截肢术

Peep Talving, Jackson Lee

一、外科解剖

1. 上臂有两个肌间室: 前侧间室包含肱二头肌，后侧间室包含肱三头肌。

2. 前臂有两个主要的肌间室：前肌间室包括屈肌群，后肌间室包括伸肌群。

3. 上肢主要由肱动脉深、浅支供血。肱动脉近端走行于肱二头肌和肱三头肌间沟，远端位于肱骨前侧，在肘窝处肱动脉穿过肱二头肌腱膜，在肘部下端分叉为桡动脉和尺动脉。在肱动脉两侧有两条伴行的肱静脉。

4. 肱深动脉是肱动脉近端的在大圆肌远端附近发出的一支较大分支，它与桡神经毗邻，为上臂远端提供侧支循环。

5. 贵要静脉在上肢远端中央的皮下组织中走行，穿过筋膜汇入其中一条肱静脉。

6. 头静脉全程位于皮下组织，在三角肌与胸大肌间沟中走行，汇入肱静脉和腋静脉交汇处。

7. 在上肢近端，正中神经在肱动脉前方。在上臂中段跨过肱动脉，之后走行于肱动脉的后内侧。

8. 尺神经在上臂上半部位于肱动脉后方。在上臂中部，尺神经穿过内侧肌间隔，位置更加靠后，离肱动脉距离更远，在内侧髁后侧走行（图 39-1）。

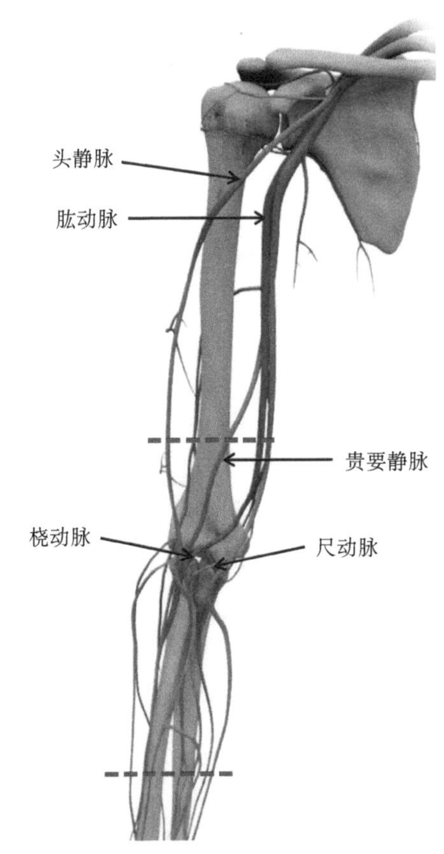

图 39-1 上肢及常见截肢位置的解剖示意图

二、基本原则

1. 在很多肢体损伤的病例中，一期截肢术通常优于多次无效的保肢手术。

2. 截肢类型和截肢平面的选择取决于患者总体状况、肢体功能、损伤类型、损伤严重程度、软组织损伤程度、血供和健康皮肤覆盖状况。

3. 尽可能保留肢体长度，以更好地适配假肢和保留功能。

4. 使用止血带减少出血。也可考虑抬高肢体和使用绷带、驱血带。成年人的充气压力一般采用 250mmHg 左右或高于收缩压 100mmHg 左右。

5. 必须去除所有的失活组织。

6. 神经需要在尽可能高的位置用锐刀切断，并使其回缩，但注意，神经断端应远离受压区域。

7. 留下足够的软组织，在没有张力的情况下应可覆盖断端。但注意不要留过多软组织，会阻碍皮肤愈合和假肢适配。

8. 骨骼边缘应锉平，以去除任何锋利的边缘。

9. 伤口应无张力缝合，缝合线应尽可能远离负重面。

10. 对于紧急情况下的多发伤患者，推荐采用开放性截肢术。等病情稳定后再行确定性伤口闭合。

三、特殊外科器械（图 39-2）

1. 使用宽大的操作台放置患肢。
2. 气压止血带、绷带和驱血带。
3. 电锯或 Gigli 线锯。
4. 骨锉。
5. 术后应用敷料加压包扎有利于消肿和为假肢的早期装配塑造残端。

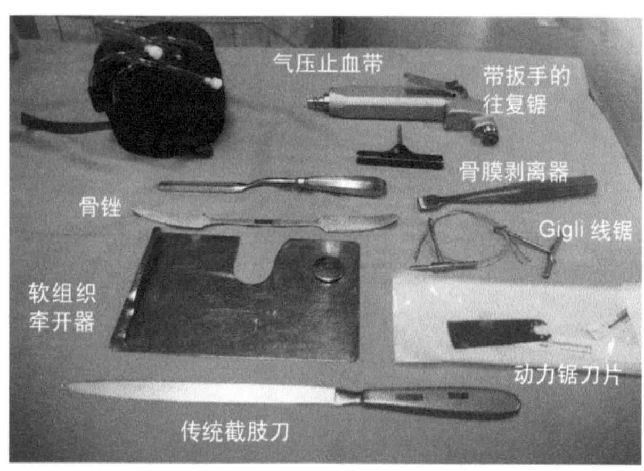

图 39-2 **外伤截肢的基本工具：气压止血带、带扳手的摆动锯、绷带、驱血带、动力锯刀片、Gigli 线锯、骨凿、骨锉**

四、体位

1. 患者取仰卧位，伤臂外展 90° 放置于操作台。
2. 皮肤准备需要包括手、整个上肢、腋窝和肩部。手用无菌套袋包住。多普勒探头应在无菌区域使用，用于检查动脉供血状况。
3. 如果条件允许，可准备一个无菌气压止血带。

五、肘上截肢术

（一）手术切口

1. 做一个鱼嘴样切口，使前后皮瓣对称。切口的内外顶点应在计划截骨平面的远端（图 39-3）。
2. 上臂近端的截肢术应保留尽可能多的长度。
3. 远端的肘上截肢术应保留部分肱骨髁，为假肢的安装提供稳定点。如果肱骨髁无法被保留，应去除至少 4cm 的远端肱骨，这样也有利于假肢安装，并且这样的“肘关节锁定”机制可以使两侧肢体长度相等。

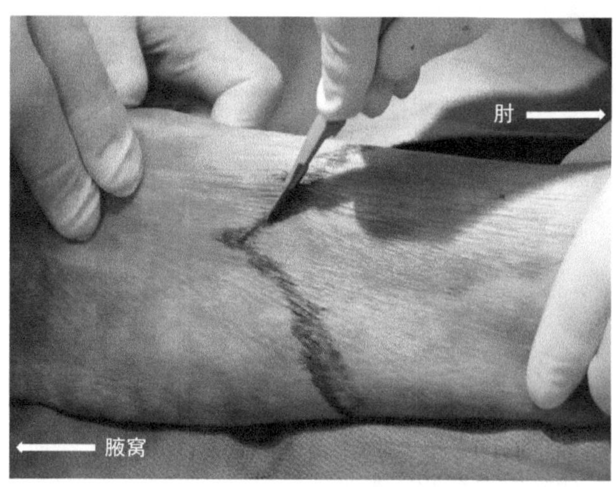

图 39-3 **左臂截肢术**
鱼嘴形切口，保证前后肌皮瓣形状相同

（二）手术步骤

1. 皮肤切口需要切至皮下组织和筋膜内。
2. 需要找到肱动脉，它在肱二头肌和肱三头肌间沟中，正中神经位于其内侧，将肱动脉分离并结扎（图 39-4A）。
3. 轻轻向远端牵拉正中神经并锐性切断。这可使得正中神经回缩至软组织，远离承重部位。
4. 尺神经在正中神经后侧大概 2.5cm 处，在肱三头肌内侧。桡神经位于肱骨后方，肱三头肌深部，用同样方法牵拉、切断尺神经（图 39-4B）。
5. 为获取软组织瓣，肌肉需要锐性切断（图 39-5）。
6. 为了无张力覆盖伤口，后侧（肱三头肌）皮瓣应留长一些（图 39-6）。
7. 将骨膜剥离至计划截骨部位的皮肤和肌瓣附近（图 39-7A）。肱骨用电锯或 Gigli 线锯锯断（图 39-7B）。
8. 肱骨断端用骨锉打磨平整（图 39-7C）。
9. 从尺骨鹰嘴突去除肱三头肌肌腱，形成适当长度的肱三头肌肌瓣，以便在骨残端上进行肌成形术（图 39-8）。
10. 在适当的情况下，将引流管置于肌肉瓣下。
11. 将肱三头肌的后方筋膜从后方跨过骨残端拉至前方，固定在肱二头肌前方筋膜上（图 39-9）。
12. 筋膜关闭后缝合皮肤（图 39-10）。

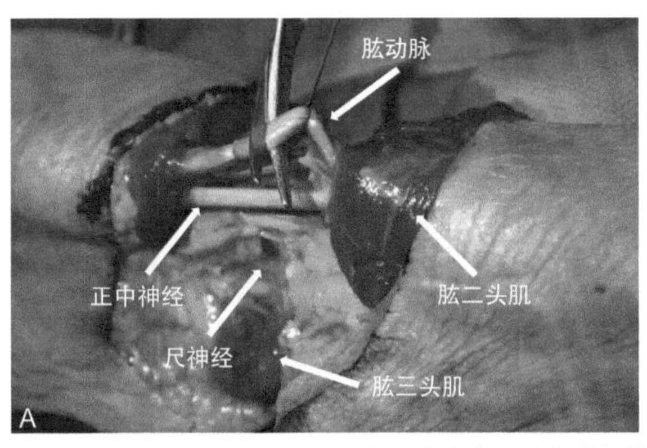

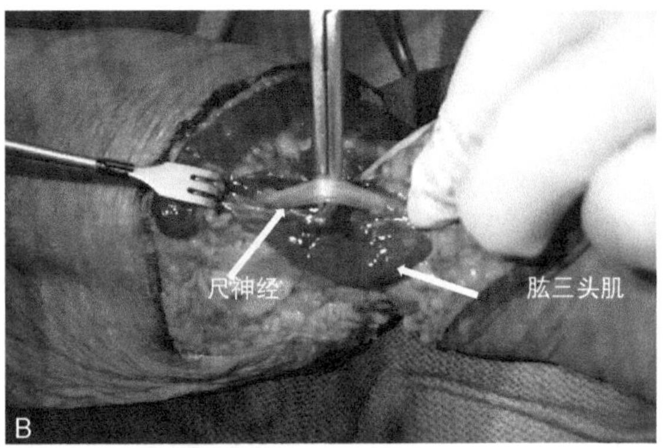

图 39-4　A. 分离左侧肱动脉。注意毗邻的正中神经。B. 尺神经在肱三头肌的前内侧

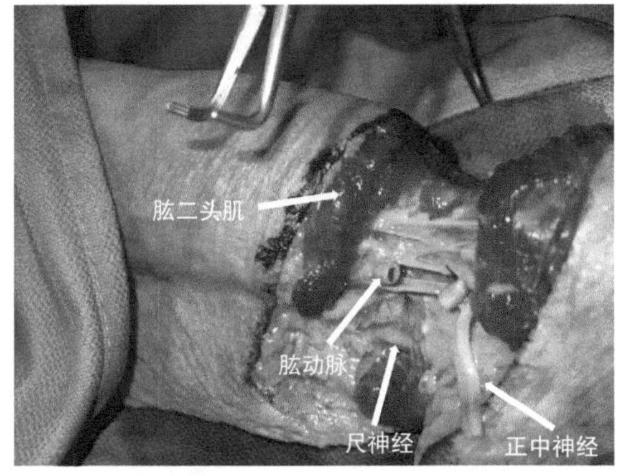

图 39-5　肱二头肌、肱动脉和正中神经被切开，近端正中神经已经回缩至肱二头肌的下方

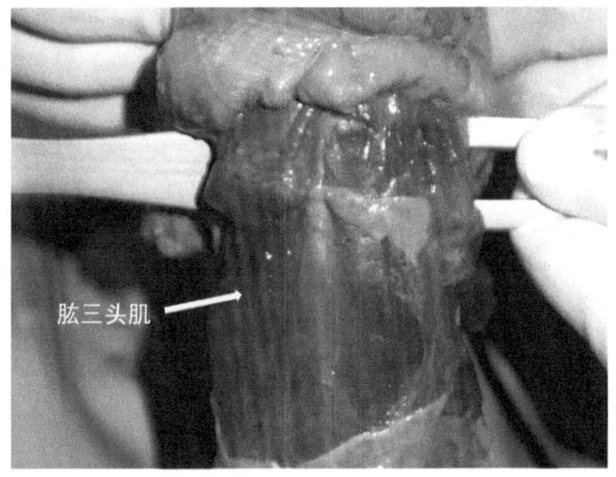

图 39-6　分割肱三头肌，将三头肌肌瓣留得长一些，以达到对骨断端无张力覆盖

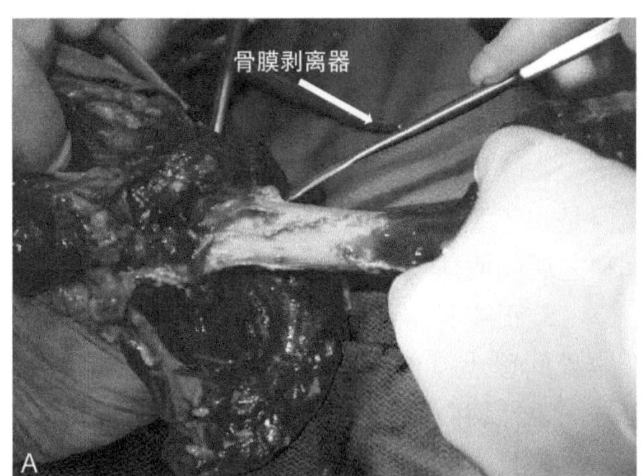

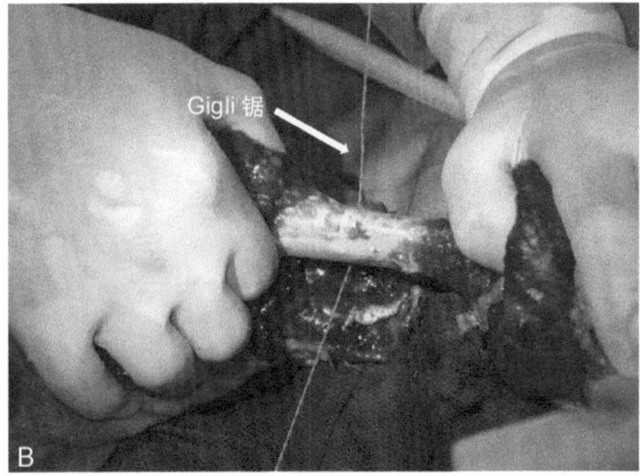

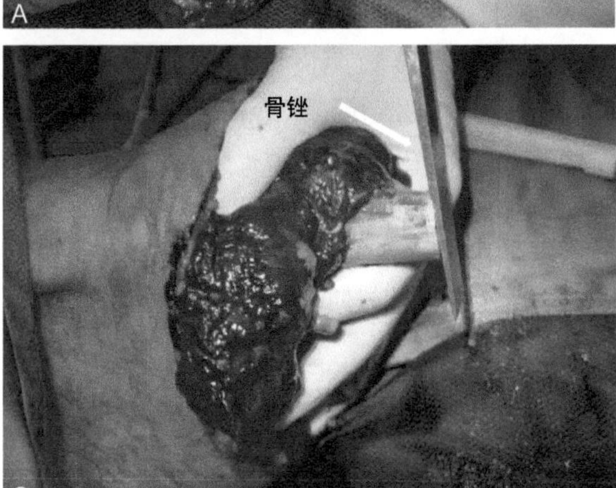

图 39-7　A. 骨膜剥离器用于清除截骨部位的骨膜和软组织；B. Gigli 锯用于锯断肱骨；C. 骨锉用于将断端打磨平整

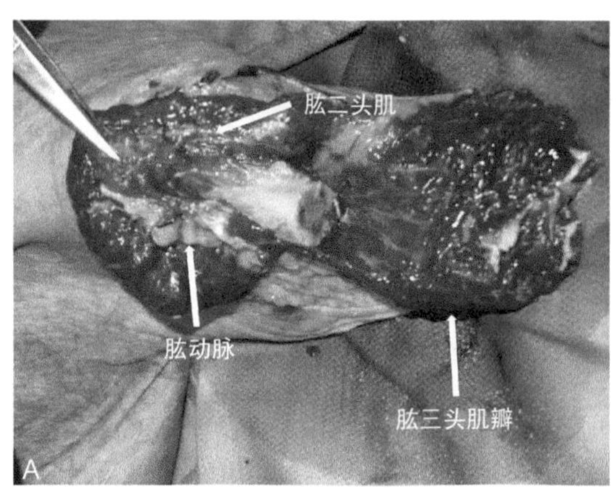

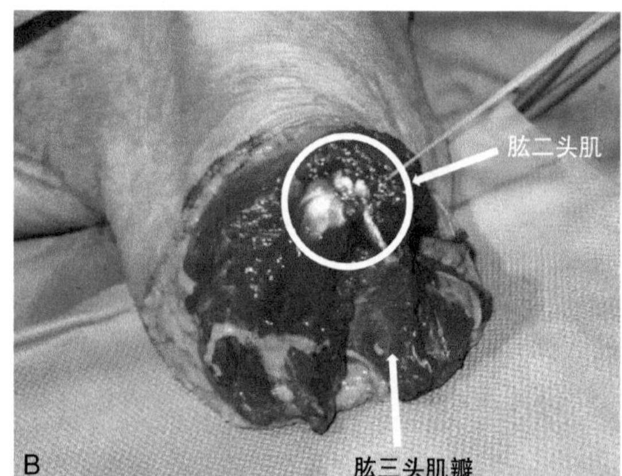

图 39-8 A. 肱三头肌瓣用于覆盖骨残端；B. 在肱骨残端上进行肱二头肌和肱三头肌皮瓣的肌成形术（圆圈）

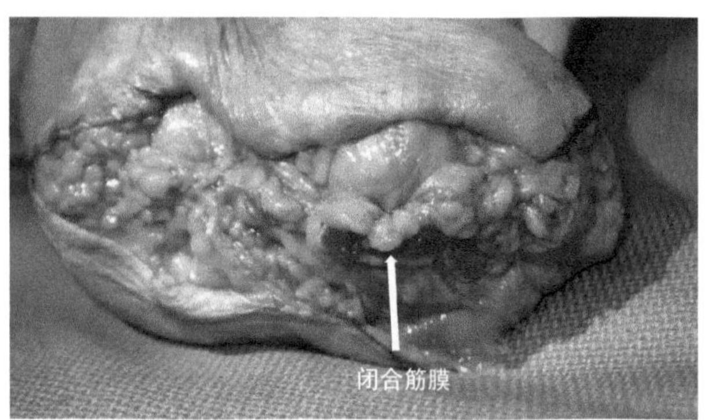

图 39-9 在肌成形后在缝线上方无张力关闭筋膜，覆盖骨断端

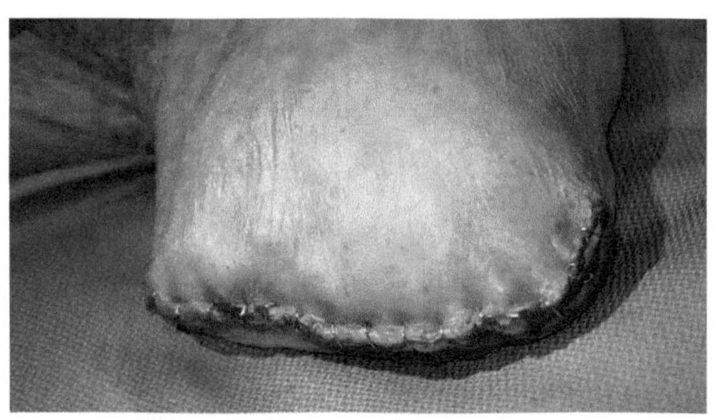

图 39-10 上肢截肢术后的无张力皮肤缝合

六、肘下截肢术

（一）手术切口

做一个鱼嘴形切口，使前后皮瓣对称。切口的内侧顶点和外侧顶点应该在计划截骨平面的远端（图 39-11）。

（二）手术步骤

1. 皮肤切口需要切至皮下组织和筋膜内。

2. 需要在内侧和外侧分别识别并结扎尺动脉和桡动脉（图 39-12A ～ C）。

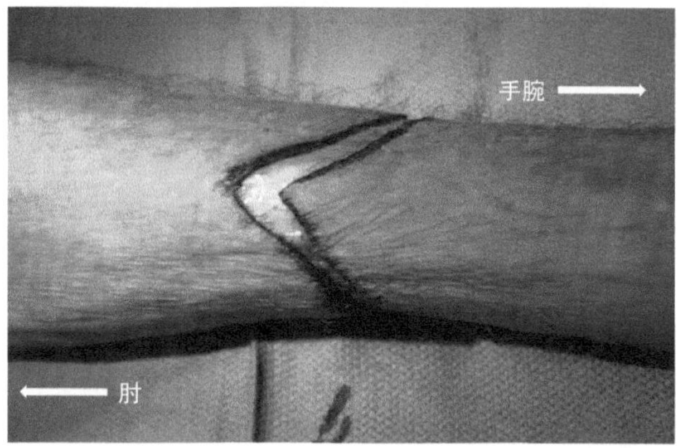

图 39-11 肘下截肢术的鱼嘴形切口，前后皮瓣形状相同

3. 同样需要找到桡神经和尺神经。与上述操作一样，轻轻向远端牵拉正中神经并锐性切断。

4. 切开肌肉，保留充足的软组织来覆盖骨断端，但是也不要保留过多肌肉，因其会影响皮肤覆盖和之后的假体安装。

5. 正中神经走行较深，位于尺骨和桡骨之间的骨间膜上（图 39-12D）。正中神经也按照上述方法锐性切断。

6. 将骨膜剥离至计划截骨部位的皮肤和肌瓣附近（图 39-13A）。桡骨和尺骨要以相同长度分别锯断，可使用电锯或 Gigli 线锯（图 39-13B、C）。

7. 骨断端用骨锉打磨平整。

8. 拉近前侧、后侧深筋膜，在骨断端上方闭合（图 39-14A、B）。

9. 皮肤紧贴着肌肉闭合（图 39-14C）。

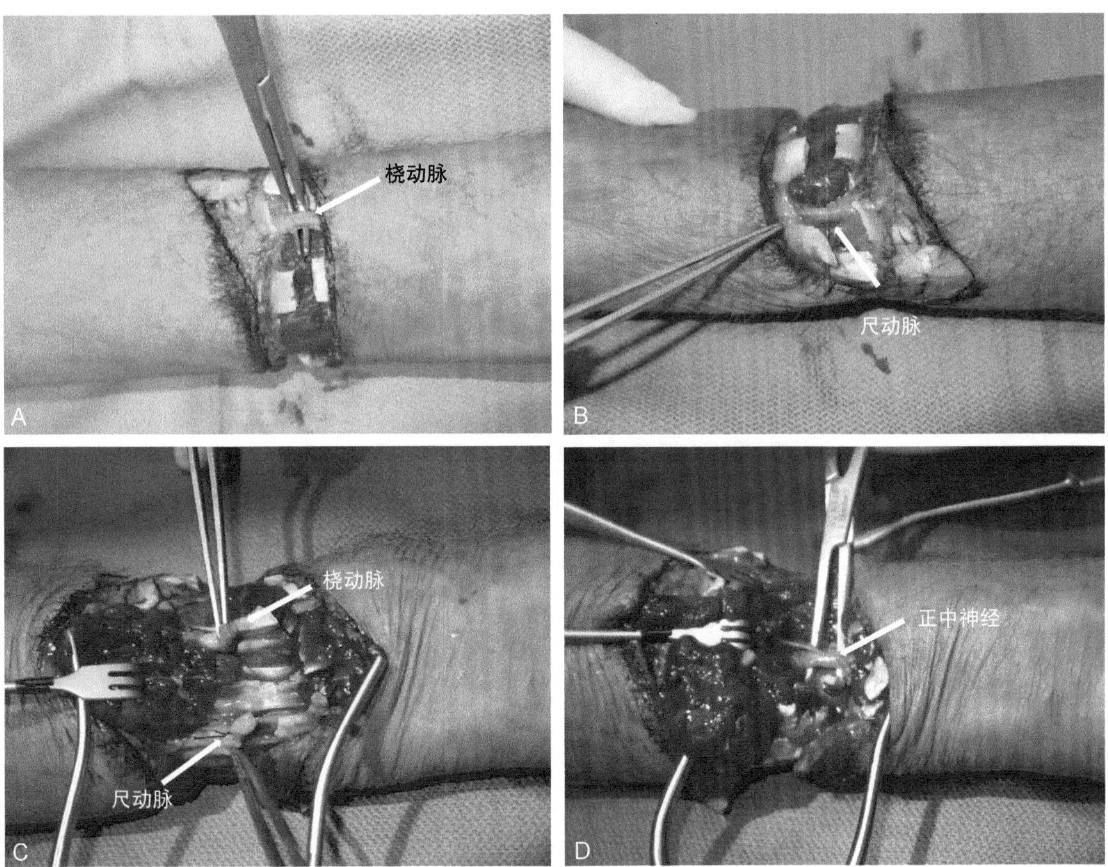

图 39-12　A. 在肱桡肌下方确认桡动脉并结扎；B. 在指深屈肌和尺侧腕屈肌之间确认尺动脉并结扎；C. 掌侧前臂截肢术，桡动脉和尺动脉已结扎；D. 正中神经在前臂深处的骨间膜表面走行

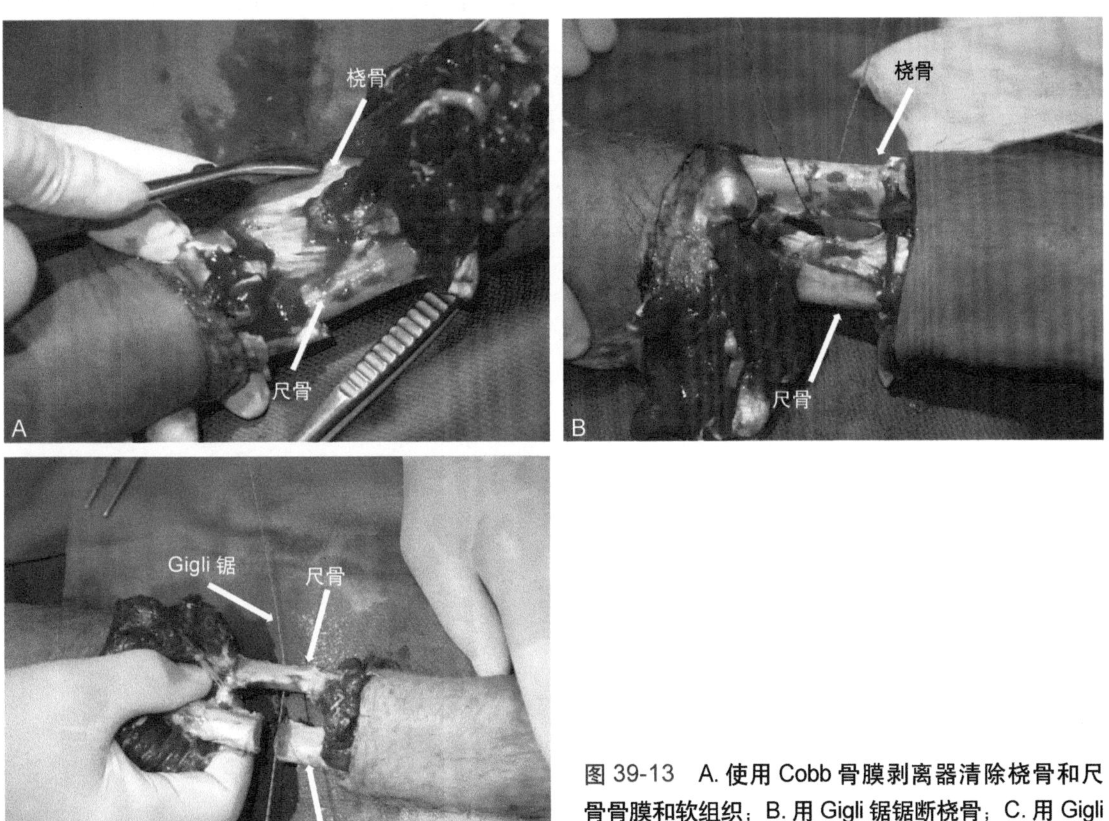

图 39-13　A. 使用 Cobb 骨膜剥离器清除桡骨和尺骨骨膜和软组织；B. 用 Gigli 锯锯断桡骨；C. 用 Gigli 锯锯断尺骨

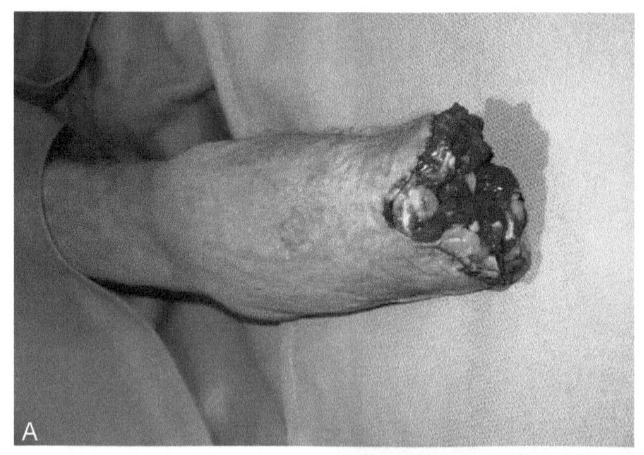

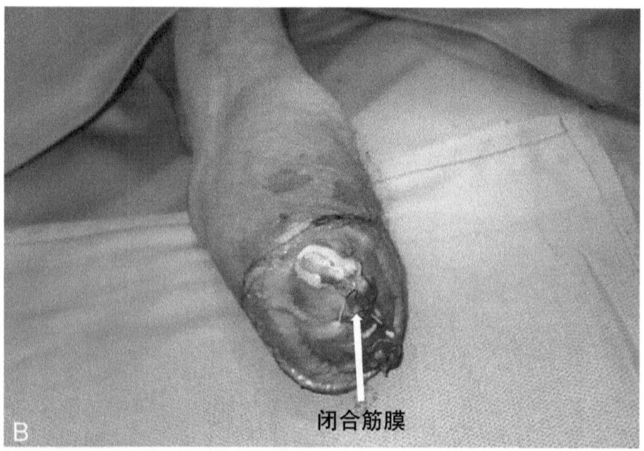

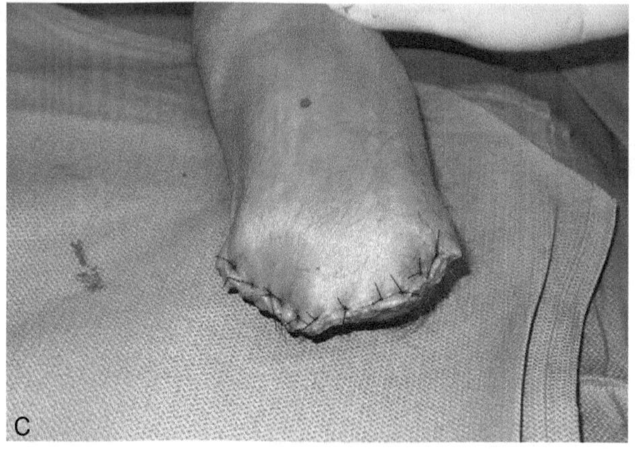

图 39-14 A. 前臂截肢术刀口关闭前后同样大小肌皮瓣；B. 用可吸收线关闭筋膜；C. 用不可吸收线无张力缝合残端

七、提示与陷阱

1. 在很多肢体损伤的病例中，一期截肢术通常优于多次无效的保肢手术。

2. 对于极危重患者可先采用保留皮肤的损伤控制截肢术。

3. 尽可能保留肢体长度，以更好地适配假肢和保留功能，即使有时需要使用皮肤移植进行覆盖。

4. 结扎切断的神经对于神经瘤的形成没有影响。但是神经断端需要回缩至覆盖良好的软组织床中，远离承重部位。

（唐时元　桑锡光　译）

第九部分

下　　肢

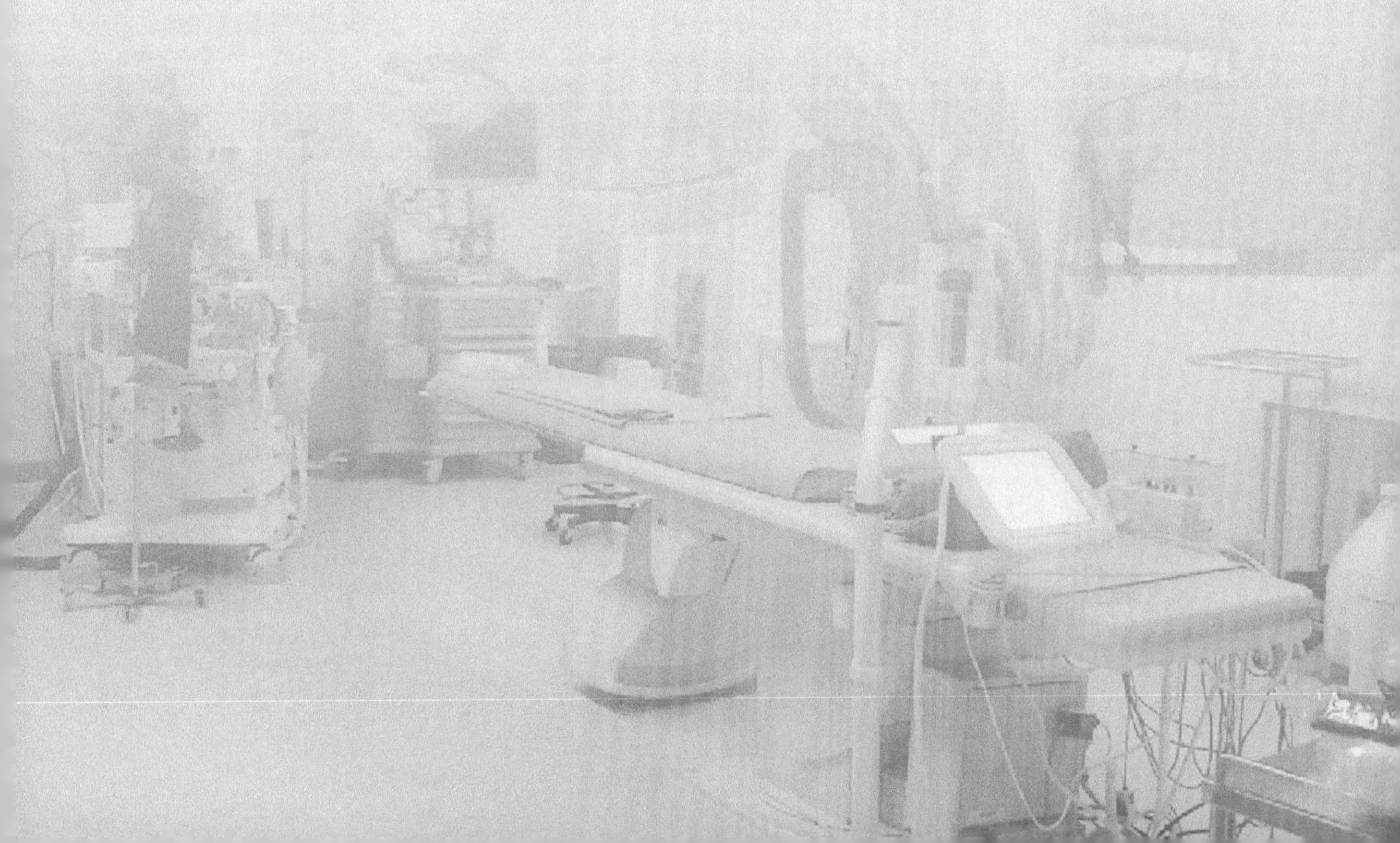

第40章 股动脉损伤

George C.Velmahos, Matthew J.Forestiere, Rondi Gelbard

一、外科解剖

1. 股总动脉是髂外动脉的延续，长约 4cm。它开始于腹股沟韧带的正后方，体表投影为髂前上棘和耻骨联合连线的中间。

2. 股深动脉起于股总动脉的外侧，向股骨方向走行，在腹股沟韧带下 3 ～ 4cm 处。股总动脉在大腿前内侧斜向下延伸，移行为股浅动脉。

3. 股浅动脉从股三角下行穿入收肌管，再穿出收肌裂孔后移行为腘动脉。

4. 在大腿上 1/3 处，股血管位于股三角内（图 40-1）。

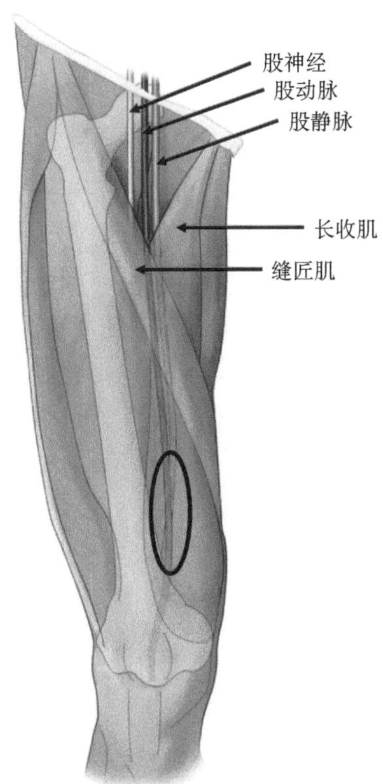

图 40-1　股动脉、股静脉沿大腿前内侧走行时的解剖学关系
股动脉、股静脉向远端到膝时，股静脉相对于股动脉的位置从内侧移动到后侧，然后再到外侧（圆圈）

（1）股三角外侧界由缝匠肌内侧缘形成，内侧界由长收肌内侧缘形成，上方由腹股沟韧带形成（图 40-2A）。

（2）在股三角，股静脉位于股动脉的内侧。大隐静脉在腹股沟韧带下 3 ～ 4cm 处汇入股静脉；在远端及腘窝内，股静脉位于股动脉的后方，并在腘窝内维持这种关系。股神经及其分支位于股总动脉的外侧（图 40-2B）。

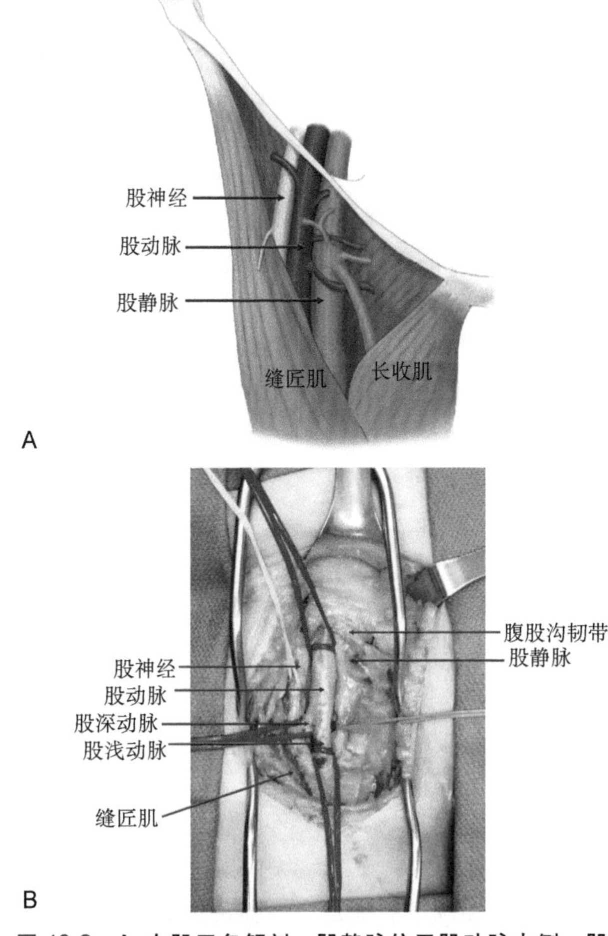

图 40-2　A. 右股三角解剖，股静脉位于股动脉内侧，股神经及其分支位于股动脉外侧；B. 右股三角解剖，如尸体解剖所示

5. 在大腿中 1/3 处，股动脉位于收肌管内，收肌管是大腿中部 1/3 的腱膜隧道，从股三角顶点延伸到收肌裂孔处。

（1）收肌管位于缝匠肌深面，外侧壁为股内侧肌，后壁为长收肌和大收肌。股内侧肌与长收肌、大收肌围成的腱板覆盖在收肌管表面（图 40-3）。

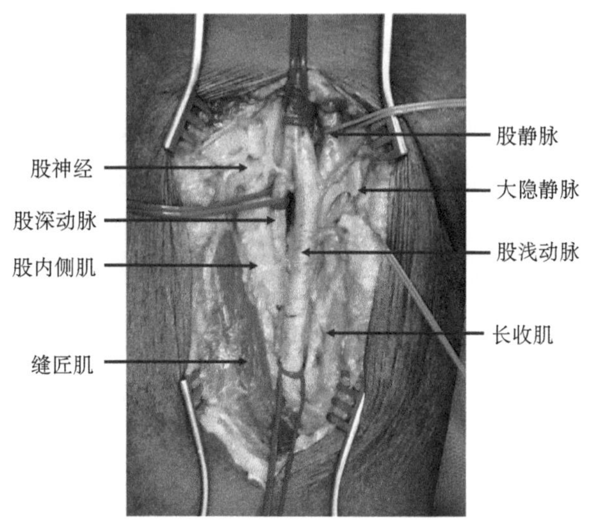

图 40-3 右股三角延伸至收肌管。注意股动脉外侧的股神经和隐股点交界处与股深动脉的关系。股动脉延伸至收肌管，收肌管前壁为缝匠肌，外侧壁为股内侧肌，后壁为长收肌和大收肌

（2）收肌管内有股动脉、股静脉，以及由外侧向内侧穿过的隐神经和股神经的分支。

（3）股静脉在腹股沟处位于动脉的内侧，继而走行于动脉的后方，继续向后外侧朝膝方向走行。

（4）大隐静脉走行于大腿内侧，位于大腿前表面，然后进入阔筋膜，在股三角附近的隐股交界处汇入股总静脉。

二、基本原则

1. 股深动脉可结扎而不会导致明显的临床问题。然而在大多数患者中，结扎股总动脉或股浅动脉会导致肢体缺血或坏死。对于需要损伤控制的患者，分流总是优于结扎。

2. 应用人工血管或自体血管移植行膝关节以上的动脉重建是安全可行的。腘窝处的损伤建议采用自体静脉修复。

3. Fogarty 导管通常均应通过近端和远端，清除所有血凝块。可以考虑全身肝素化，但如果患者是凝血障碍或有出血风险的多系统损伤，则无须全身肝素化。然而建议在近端和远端局部常规使用肝素溶液（100ml 生理盐水中 5000U 肝素）。

4. 在动脉修复完成后，应检查是否有可触及的外周脉搏。当仅检测到多普勒信号或怀疑血管吻合线处有任何其他异常时，应考虑进行手术台上血管造影。

5. 围手术期应始终监测肢体骨筋膜室压力，不推荐常规预防性筋膜切开术。然而，治疗性筋膜切开术应立即进行。

6. 术后应持续监测连续血清肌酸激酶（CK）水平和进行系列临床检查。

7. 在大多数情况下股静脉可以结扎，而不会造成危及生命或肢体缺血坏死等严重后果。对于血流动力学稳定的患者，如果手术的复杂性和持续时间没有超过其预期效果，则可考虑静脉修复。在孤立的近端静脉损伤中，血管分流也是一种选择，以控制损伤。应用加压绷带或弹力袜可减轻术后水肿程度。

三、体位

患者应取仰卧位，髋、膝微屈，外旋。大腿和膝盖下面可以放一个枕垫。

四、切口

在耻骨结节和髂前上棘连线中点，指向股骨内侧髁做一个纵行切口。切口的长度取决于血管损伤的部位（图 40-4）。

1. 对于股总动脉近端损伤，切口可能需要通过腹股沟韧带向近端延伸，以便在髂外动脉水平获得足够的操作空间，从而有效控制近端血管。切口也可以向上、向外延伸平行于腹股沟韧带，以便显露腹膜后髂血管。

2. 对于股浅动脉的损伤，可在缝匠肌前缘做一个纵向切口。连接腹股沟韧带中点和股骨内侧髁的连线是一个有用的体表标志。

3. 必须小心避免损伤在浅表组织下沿切口的内侧边缘走行的大隐静脉。

五、显露和程序

1. 在切开皮肤、皮下组织和深筋膜后，采用烧灼和锐性剥离相结合的方法，直接在股动脉上方打开股鞘。股静脉和淋巴结在动脉的内侧。放

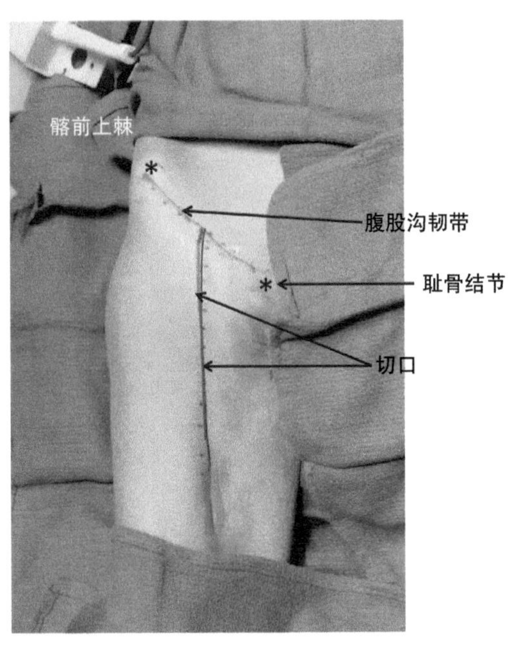

图 40-4　**切开显露股血管**

在耻骨结节和髂前上棘连线中点，指向股骨内侧髁做一个纵行切口

置自持式 Weitlaner 撑开器或小脑拉钩。

2. 沿着切口的内侧边缘识别大隐静脉并保留，以备需要做自体移植时使用。

3. 对股总动脉周围进行解剖，并在近端放置血管弹力带控制出血。同样的方法也适用于股浅动脉。

4. 将血管弹力带向上、向内牵拉股总动脉和股浅动脉显露股深动脉，并在其周围放置一个血管弹力带（图 40-5）。

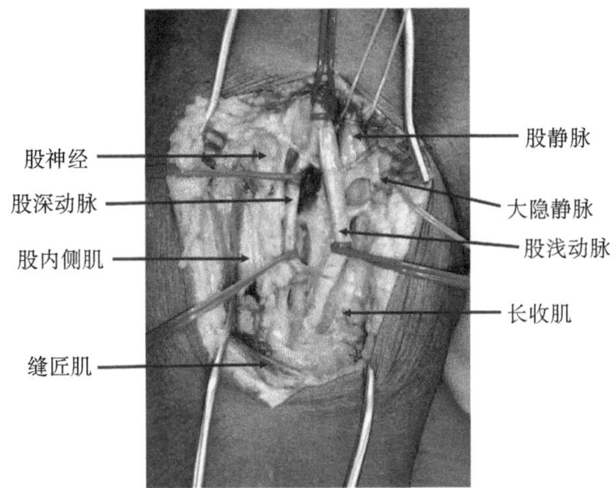

图 40-5　**右侧股血管显露**

股深动脉和股静脉都在股浅动脉后方进入收肌管，故向内、向外牵拉股浅动脉可显示股深动脉和股静脉

5. 在大腿中段显露股浅动脉需要切开其顶部的腱膜，将缝匠肌和股内侧肌牵向外侧，并将长收肌牵向内侧以打开收肌管。

6. 在远端，需要通过打开收肌管的腱膜顶暴露股浅动脉。更远端动脉部分从内收肌管通过大内收肌裂孔穿出（图 40-6）。

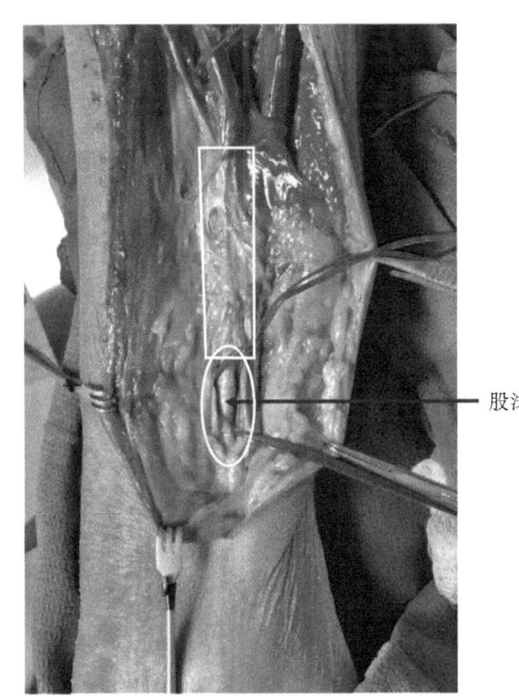

图 40-6　**显露右股浅动脉远端需要打开收肌管的腱鞘顶（方框）。动脉通过大收肌裂孔从收肌管穿出（圆圈）**

7. 对于严重损伤或生命体征不稳定的患者，或外科医师的技术不允许进行彻底修复时，可以使用分流管暂时恢复血流。损伤的股总动脉和股浅动脉最终必须进行彻底重建。

8. 股静脉结扎不会造成严重的威胁生命或肢体的问题。只有在可以用简单的技术进行修复且不会产生明显狭窄的情况下才考虑修复。修复后的严重狭窄可能会增加深静脉血栓和肺栓塞的风险，在这种情况下，结扎可能是一个更安全的选择。

9. 在手术完成时应评估小腿的肌肉间隔情况，在必要时进行筋膜切开术。

六、提示与陷阱

1. 合并静脉和动脉损伤的患者，发生筋膜室综合征的风险特别高。

2. 虽然不推荐预防性筋膜切开术，但必须在术后密切监测，以防发展为筋膜室综合征。

3. 血流动力学稳定的患者，可以在术中、术后给予甘露醇，以降低发生筋膜室综合征的风险。

4. 由于该区域淋巴管丰富，如果能观察到淋巴管，应结扎或用小的血管钳夹闭淋巴管，以减少淋巴囊肿或淋巴瘘的形成，但不能以牺牲出血患者的时间为代价。

5. 在血栓形成和没有脉搏的情况下，识别股总动脉和近端股浅动脉可能较为困难。此时，记住腹股沟韧带中点到股骨内侧髁连线这一体表标志。

（蒋耀文　桑锡光　译）

第41章 腘血管

Demetrios Demetriades, Gregory A.Magee

一、外科解剖

1. 腘窝呈菱形，内上界为半腱肌和半膜肌，外上界为股二头肌腱，内下界和外下界分别为腓肠肌内侧头和外侧头。腘窝内含腘动脉、静脉，胫神经和腓总神经，并被皮下组织和皮肤所覆盖（图 41-1A、B）。

2. 腘动脉是股浅动脉通过收肌管后的延续，收肌管开口位于大腿下 2/3 处。腘动脉向下、外侧沿股骨两侧髁之间膝部中线移动，进入腘窝。

3. 腘动脉有 3 段：膝上段，腘中段（膝后段）和膝下段。腘动脉的每一段的显露情况不同。

4. 腘动脉有膝上支和膝下支，为膝关节周围组织提供血液供应，并在股浅动脉或腘动脉闭塞时提供重要的侧支循环。

5. 在膝以下，腘动脉首先分出胫前动脉，随后在下方 2 ～ 3cm 处是腓动脉分支，该分支进一步分为腓动脉和胫后动脉（图 41-1C）。

6. 胫前动脉穿过骨间膜上部，在前肌间室走行于骨间膜前方，远端变为足背动脉。

7. 胫腓干是腘动脉的直接延续，约 3cm 后，有分支向外侧形成腓动脉，向内侧形成胫后动脉。

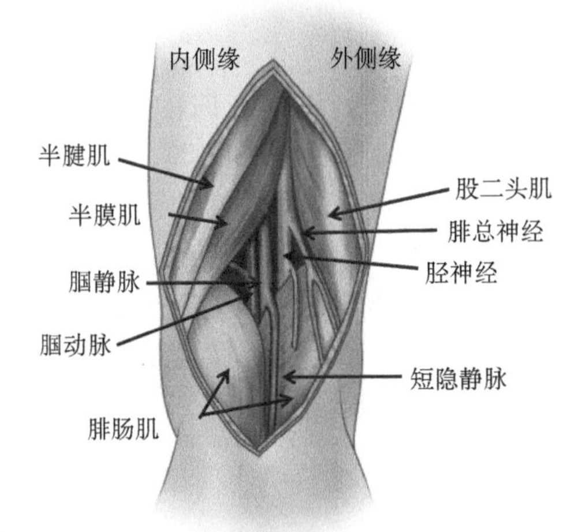

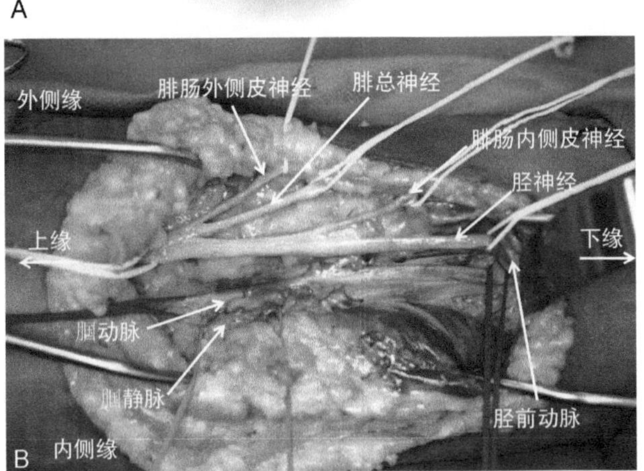

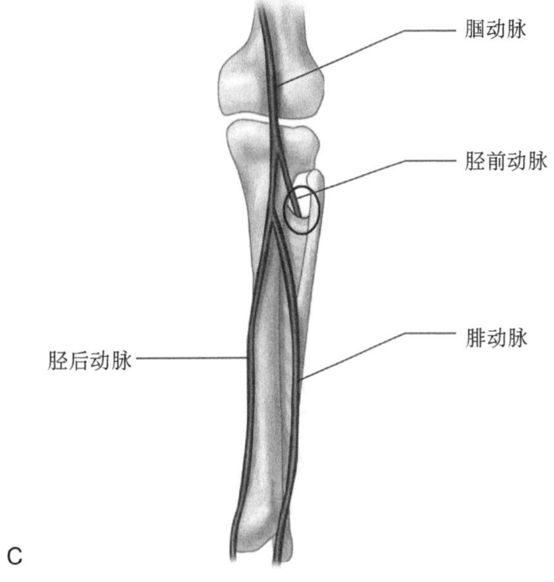

图 41-1 A. 右侧腘窝后视图解剖图。腘静脉和胫神经相对腘动脉更浅。B. 右侧腘窝后视图解剖：注意腘血管与胫神经和腓总神经的毗邻关系。C. 右腘动脉的后视图：胫前动脉穿过骨间膜上部，在前肌间室走行于骨间膜前方（圆圈）。然后，腘动脉移行成为胫腓动脉干后分叉为腓动脉和胫后动脉

胫前动脉和胫后动脉分别位于腓骨和胫骨后部的后深间室。

8. 胫后动脉直接延伸至踝部，位于内踝后方，而腓动脉在踝部上方分支，形成足背侧支和胫后动脉足底支的侧支。

9. 腘静脉位于动脉的后部（上方更偏向外侧，下方更偏向内侧）。胫神经在动脉的外后方。

二、基本原则

1. 腘动脉损伤是对肢体威胁最大的外周血管损伤，下肢截肢发生率高。

2. 影响保肢的预后因素包括损伤到治疗的时间间隔小于6h，损伤机制，相关的软组织、静脉和神经损伤，以及慢性血管疾病。

3. 膝关节后脱位大约20%有腘动脉损伤。应立即复位脱位，持续评估脉搏和测量踝臂指数（ABI）。ABI < 0.9 时，应该用 CT 血管造影来进一步评估，因为当患者疼痛或有骨科支具限制了评估时，动脉双功能超声检查通常是不适用的。

4. 血管损伤的严重体征包括活动性出血、扩大或搏动性血肿、杂音或震颤、无脉搏，远端缺血的特点是足出现花斑或发绀、皮温降低、感觉或运动减弱。

5. 大多数腘动脉损伤，由火器伤或钝器损伤导致，需要介入重建或旁路静脉移植。罕见刺伤情况下，可能能够行一期修复。

6. 如果合并重大骨折的情况下，可以通过临时的血管分流来恢复血流。骨折固定以后，可进行最终的血管重建术。

7. 对于需要进行损伤控制或外科医师技能不足以进行彻底重建的患者，血管分流是恢复血流的首选方法。务必使用多普勒探头检查分流管的血流量。由于血管结扎后截肢率高，不应进行血管结扎。

8. 在血管内分流之前，应该轻轻插入一长 3F 的 Fogarty 球囊导管轻轻通过，确定血管内有无血栓形成，同时可用其来取血栓。Fogarty 导管应该同时通过近端和远端，直至不再有血栓被取出。如果由于凝血功能障碍而不能用普通肝素进行全身性抗凝，在放置分流管之前，动脉的近端和远端应该用肝素化的生理盐水，或至少用生理盐水冲洗动脉的近端和远端。

9. 如果血管重建后没有恢复可触及的脉搏，则应在手术台上完成血管造影，因为并非所有血栓都已被清除。

10. 应经常对下肢筋膜室的压力做临床评估，在适当的情况下进行筋膜室测压。所有筋膜室综合征和筋膜室压 > 30 mmHg 的病例均应行四筋膜室切开术。不建议常规进行预防性筋膜切开术。然而，对于无法密切观察的患者，例如长途转运或处在恶劣环境中，应考虑放宽预防性筋膜切开术的指征。

三、特殊仪器

1. 头灯，放大镜很有帮助。

2. 主要血管托盘，血管弹力带，长 3French 的 Fogarty 球囊导管，无菌多普勒探头，Argyle 或 Pruitt-Inahara 分流器。

3. 测量肌间室压力的装置。

4. 用于局部肝素化的肝素生理盐水（100ml 生理盐水中含 5000U 肝素），用于局部应用的罂粟碱及水溶性造影剂。

四、定位

1. 患者取仰卧位，髋部屈曲，外展、外旋，膝盖屈曲，由无菌枕撑垫（图 41-2）。

2. 对患侧腿部和对侧腹股沟的皮肤进行全部准备，以防需要自体静脉移植。

3. 如果需要外部骨固定器，应在临时动脉分流充分恢复远端血流后放置，膝盖处于轻微弯曲的位置，以使血管充分显露。

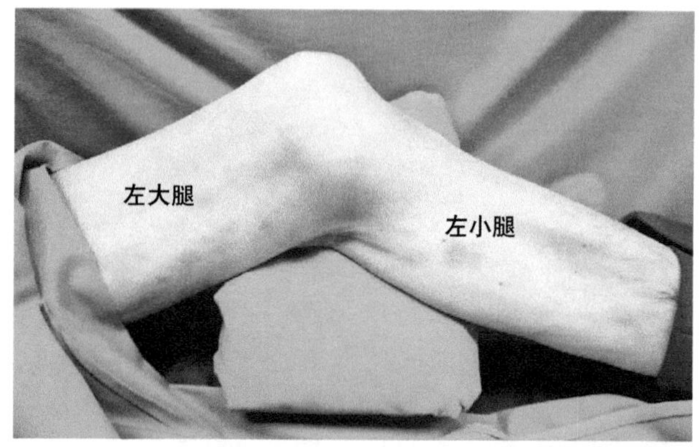

图 41-2　左侧腘血管的显露体位：仰卧位，髋关节屈曲，外展，外旋膝关节屈曲和用无菌枕支撑

五、切口

1. 腘动脉的膝上段、腘中段、膝下段有明显的切口和显露标志。

2. 腘动脉膝上段（膝关节以上）的内侧显露在股内侧肌和缝匠肌之间的沟做纵切口，该切口位于股骨后约 1cm 处。

3. 腘动脉膝下段（膝关节以下）的内侧显露可在胫骨内侧髁到小腿上近端 1/3 做纵向切口，该切口位于胫骨后 1cm。

4. 腘动脉中段（膝关节后方）可经后入路（患者俯卧位）或内侧入路显露，但在患者外伤的情况下，内侧入路最实用。腘动脉中段的内侧入路需要一个连接膝上动脉切口和膝下动脉切口的切口（图 41-3）。

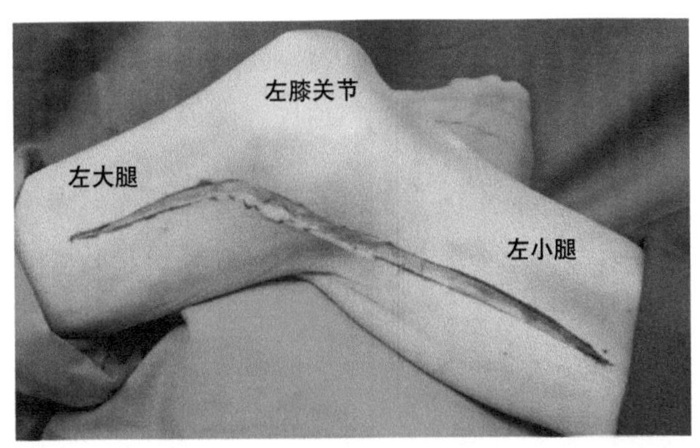

图 41-3　切口从股骨后侧约 1cm 处开始，远端穿过膝盖褶皱处到达远端下肢，约胫骨后 1cm 处

六、显露

1. 在分离皮下组织和筋膜时，注意识别和保留大隐静脉，在腘静脉损伤结扎治疗的情况下，为改善肢体静脉引流，可能需要进行血管重建（图 41-4）。

2. 为了显露腘动脉膝上段，向后牵拉缝匠肌，以显露股骨后侧脂肪平面，其中含有膝上腘神经血管束（图 41-5）。

3. 将腓肠肌内侧头向后牵拉，并分离比目鱼肌胫骨附着点，显露腘神经血管束。

4. 如果需要显露腘中动脉，可以切开附着于膝内侧的肌腱，包括半膜肌、半腱肌和股薄肌。应该在肌腱的近端和远端用不同颜色的缝线标记，以便在闭合伤口时重新缝合，以获得最佳的功能结果。

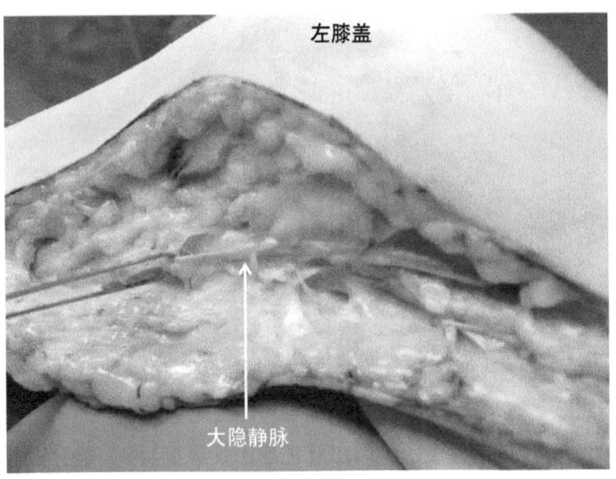

图 41-4　腘静脉损伤结扎时，大隐静脉的分离和保留对于肢体的静脉引流至关重要

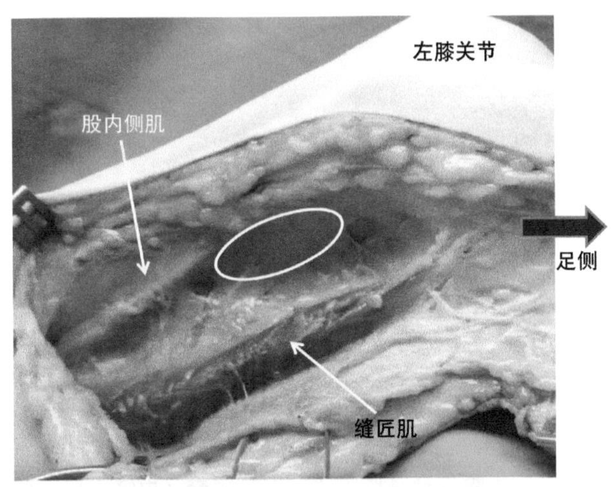

图 41-5　显露左腘动脉膝上段。分离大腿筋膜，显露缝匠肌（下方）和股内侧肌（上方）。腘血管膝上段位于股骨干远端正下方的脂肪组织平面（圆圈）

5. 因为腘动脉是最内侧的结构，故在膝关节上方，最先显露出腘动脉，接着是腘静脉。

随着解剖继续向外侧进行，会遇到胫神经。应游离并牵拉腘静脉以显露腘动脉（图 41-6）。

6. 如果需要，可继续向近端解剖，直至腘动脉穿过收肌管。

7. 腘动脉有几个膝部分支应予以保留，因为它们提供重要的侧支循环。

8. 在膝关节以下，胫前动脉向外侧（远离显露处）分支，立即穿过胫骨和腓骨之间的骨间膜。此后，要显露胫前动脉之后，需要在前间室做一单独的纵向切口（图 41-7）。

9. 胫前动脉分支后，胫腓干向下直线延伸约 3cm，然后分叉为胫后动脉和腓动脉，分别直接向胫骨和腓骨后方走行（图 41-8）。

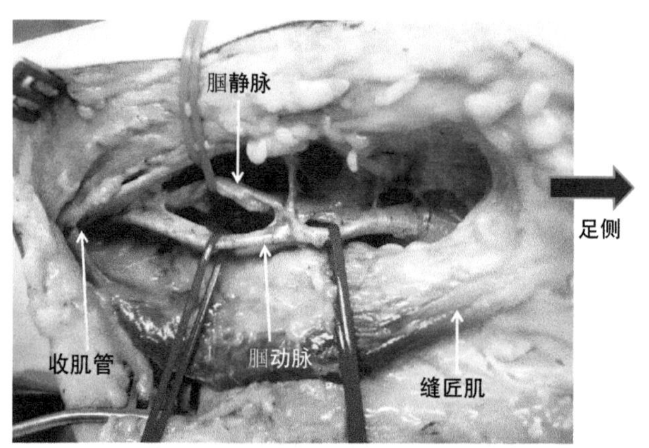

图 41-6 腘动脉膝上段（由红色血管袢环绕）和腘静脉（蓝色血管袢）及其伴随的膝状体分支显露。注意两条血管的解剖关系，动脉位于膝上静脉的内侧

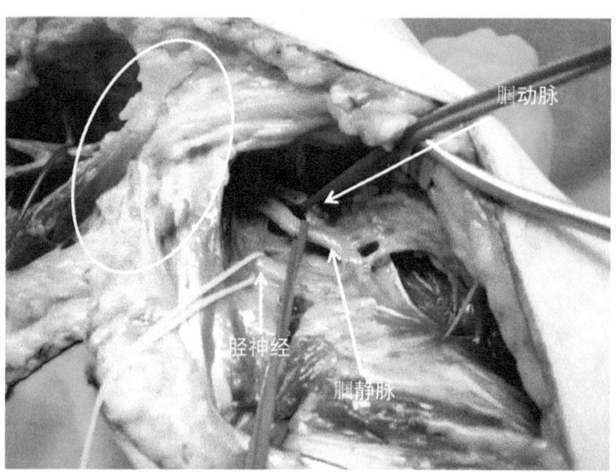

图 41-7 显露腘动脉膝下段。鹅足韧带（由缝匠肌、股薄肌和半腱肌肌腱组成）（圆圈）保持原位以便确定方向。从胫骨上剥离比目鱼肌，以便显露腘静脉（蓝色血管环）、腘动脉（红色血管环）和胫神经（黄色拉环）。上述是从内到外解剖过程中的显露顺序

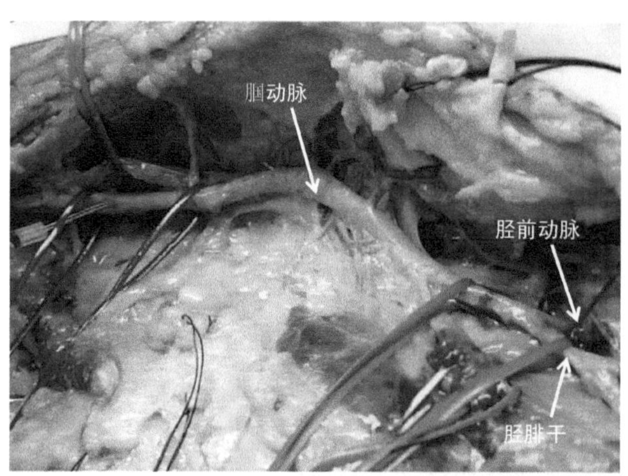

图 41-8 显露整个腘动脉。鹅足韧带被分开后每一端都用丝线标记，以便在血管修复后重新对合。腘动脉分为胫腓干和膝下胫前动脉的部分用红色血管袢标记

七、损伤血管的管理

1. 当控制了损伤血管的近端和远端控制后，显露血管的受损部分（图 41-9）。

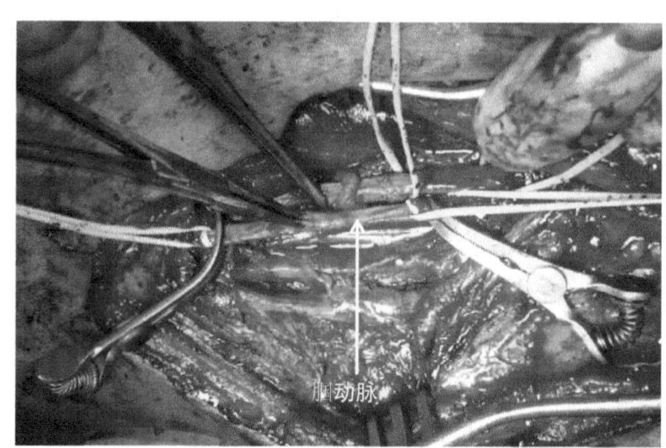

图 41-9 使用动脉夹近端和远端控制动脉损伤

2. 将长 3F Fogarty 球囊导管向近端和远端推进取栓，直至所有血栓被清除。然后将肝素化生理盐水注入动脉两端。

3. 动脉的小破口可以首先修复，然而，在大多数情况下，重建与逆行大隐静脉移植是必要的（图 41-10）。

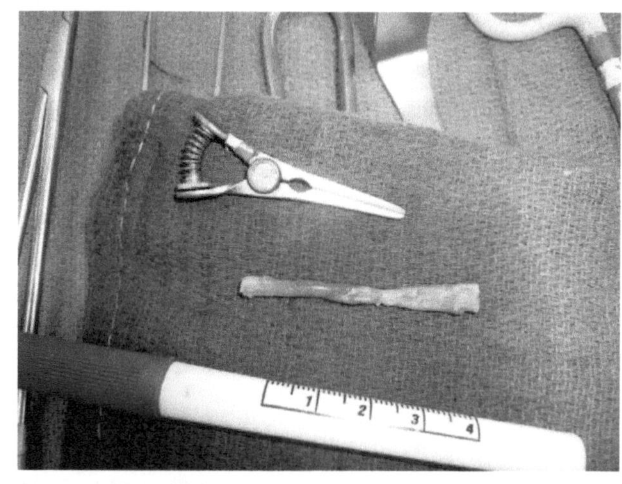

图 41-10 对于腘动脉修复术，反向自体静脉移植物是唯一应该使用的管路

4. 用 Potts 剪刀修剪动脉近端和远端，直至露出健康的内膜。

5. 按照第 42 章的大隐静脉切除术中描述的采集和准备大隐静脉移植血管。

6. 使用 5-0 或 6-0 聚丙烯单层缝线连续或间断缝合近端动脉和远端动脉、静脉，形成一个宽而

无张力的吻合口。针头应从动脉的内膜侧穿至外膜，以减少内膜夹层的风险。

7. 在进行远端吻合之前，首先进行近端吻合，并检查移植血管的血流情况。

8. 小口径动脉可以在管腔内轻轻插入 Fogarty 导管扩张。局部用罂粟碱可对抗血管痉挛。或者，可以用 200μg 的硝酸甘油注入动脉中，以减少血管痉挛。

9. 通过触诊胫后动脉和足背动脉远端脉搏，并使用无菌多普勒探头来确认远端血流。

10. 如果患者病情严重不稳定或需要骨科手术，可先进行临时分流，然后再进行动脉重建。选择你最熟悉的分流器类型，如果使用 Argyle 分流器，不需要切断分流器，因为它的末端是无创伤性的。Argyle 分流器应使用湿润的 Rumme 止血带或 0 号丝线固定近端和远端。在 Argyle 分流器的中间固定一条丝线，并将近端和远端动脉每一端都绑在丝带上，以防止脱离。Pruitt-Inahara 分流器是使用近端和远端血管腔内球囊固定，始终使用多普勒探头确认分流器中血流量（图 41-11）。

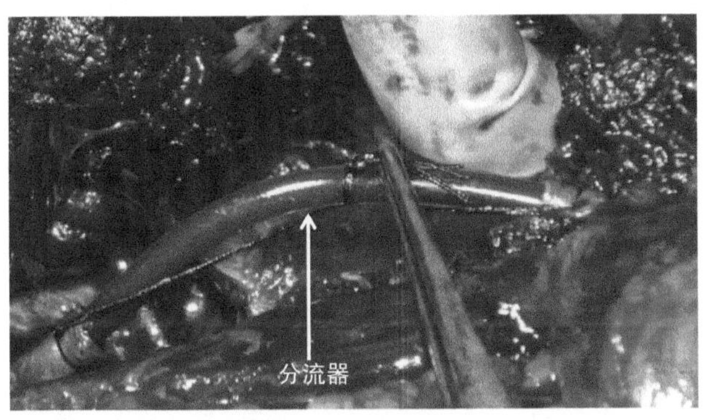

图 41-11　临时分流管可用于控制损伤或在静脉移植物采集或骨科干预过程中恢复灌注

八、其他注意事项

1. 若血管修复或重建后不能触及足背动脉和胫后动脉，应该完成血管造影术。

2. 术前、术中、术后均应评估腿部 4 个肌间室的筋膜室综合征的所有体征和症状。如果临床上有任何疑问，在适当的情况下，应测量室压。对于有筋膜室综合征的病例，应行治疗性四筋膜室切开术。在无法密切和持续观察的情况下，应考虑预防性筋膜切开术。术后应监测血清肌酸激酶（CK）水平以发现隐匿性骨筋膜室综合征。

3. 若存在广泛的软组织损伤，应该分离后切除失活组织，血管修复后周围应有健康组织覆盖。

九、提示与陷阱

1. 当使用外固定器进行骨折固定时，若不能允许 30° 的屈曲，会造成显露腘血管困难。

2. 显露腘血管时保护大隐静脉是很重要的，因为其可以在腘静脉受伤和结扎时，它可以提供代偿性静脉回流途径，或可能用于血管重建时的移植材料（图 41-10）。

3. 在显露腘上动脉时，缝匠肌必须保持在解剖面的后方，以便定位动脉。

4. 若在手术结束时未能清除所有失活组织和无组织并覆盖吻合口，可能发生感染和吻合口破裂，导致移植血管失败。

5. 动脉修复或重建必须在无张力的情况下进行。在清洁撕裂的情况下动脉的近端和远端段可允许一期吻合。然而，在大多数情况下，需要逆行插入静脉移植。

6. 若断裂的肌腱没有重新对合，可能导致膝关节不稳定。

7. 术后常规监测血清 CK 水平。未行筋膜切开术的患者血清 CK 水平持续升高符合筋膜室综合征，应紧急行筋膜切开术。筋膜切开术的患者血清 CK 水平持续升高提示筋膜切开不完全或遗漏肌肉间隔室。这些患者应该送回手术室再次探查。

（蒋耀文　桑锡光　译）

第 42 章 大隐静脉切除术

Aaron Strumwasser, Gregory A. Magee

一、外科解剖

1. 下肢静脉系统由浅静脉（大隐静脉）和深静脉（股静脉）组成。约 25% 的患者的小腿和大腿存在双大隐静脉系统（图 42-1）。

2. 在远端，大隐静脉位于内踝前端。它跨越胫骨，沿膝关节内侧走行，上升进入大腿后内侧，在腹股沟水平，从内侧汇入股总静脉（隐股点）。

3. 在大腿部位，大隐静脉位于筋膜深面（与副静脉或支流不同）。这可能有助于在解剖时辨别大腿的静脉。

4. 在大腿近端，大隐静脉汇入旋髂浅静脉、腹壁下静脉和阴部外静脉，形成隐股点，隐股点的一个有用的解剖学标志是耻骨结节下方内侧两指宽处（图 42-2）。

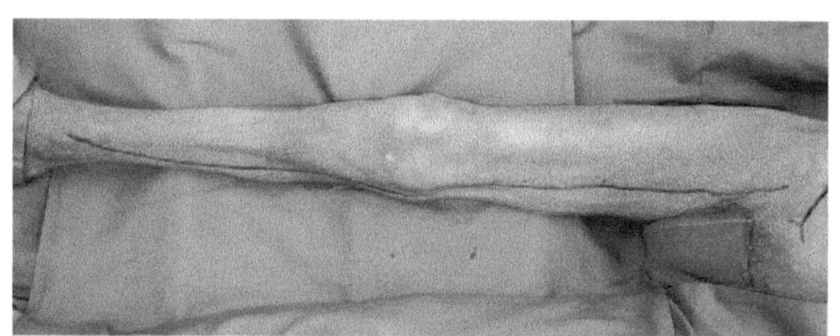

图 42-1 用记号笔标记大腿内侧隐静脉的走行

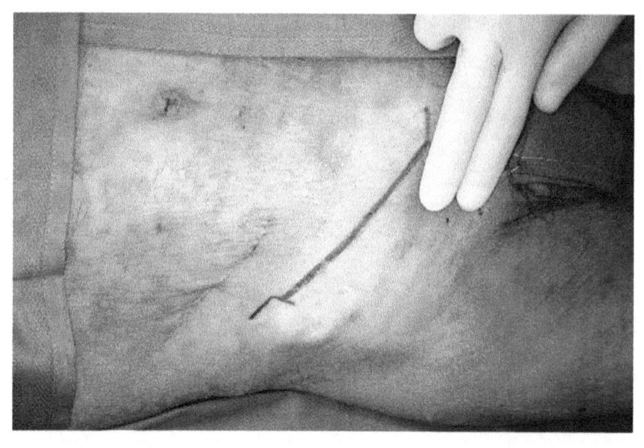

图 42-2 腹股沟韧带的位置从髂前上棘到耻骨结节。隐股交界处位于耻骨结节下方内侧的两横指宽度处

二、基本原则

1. 自体静脉移植物优于人工移植物，大多数部位，如果尺寸匹配合理，通常采用膨化聚四氟乙烯（ePTFE）。少数值得注意的例外是主动脉，颈总动脉和锁骨下动脉。

2. 在下肢血管损伤的情况下，使用对侧大隐静脉历来被推荐，因为这种策略维持静脉侧支循环，理论上可以降低静脉高压。然而这一经验最近受到了挑战，因为在选择性下肢搭桥术中，更优先使用同侧静脉。

3. 静脉倒置术是最快速的技术，然而，有些学者更倾向于采用瓣膜切开术进行非倒置静脉移植物植入，特别是静脉直径与受体动脉直径存在明显的大小不匹配时。

4. 小心处理静脉移植物对于防止损伤和随后的移植物失败至关重要。

5. 在动脉吻合的近端和远端位置被充分显露并被认为适合搭桥之前，始终将移植物留在原位，以确保静脉移植物具有足够的长度和口径。

三、患者的准备与定位

1. 标准的创伤术前准备。

2. 保持房间温暖，四肢覆盖，尽量减少外周静脉血管收缩（直至手术准备阶段）。

3. 必要时，无菌“垫枕”支撑膝关节，以便更容易显露大隐静脉和腘动脉或胫骨受体动脉。

四、设备

1. 血管托盘和缝线（5-0 和 6-0 双臂聚丙烯）。

2. 8MHz 探头超声（有用，但不是绝对必要的，以标出大隐静脉的体表走行）。

3. Fogarty 球囊（3F、4F、5F，视动脉大小而定）。

4. 血管袢。

5. 冠状动脉扩张器（2mm、2.5mm、3mm）。

6. 肝素化平衡电解质溶液（5000U/100ml 生理盐水）。

7. 外用罂粟碱。

8. 腔内注射用硝基神经碱（50 ～ 200μg/ml），用于严重血管痉挛。

五、外科技术

1. 髋部应屈曲、外展、外旋，膝部应屈曲，以更好地显露大隐静脉，并放置一个垫枕，显露腹股沟和大腿内侧的血管（图 42-3）。

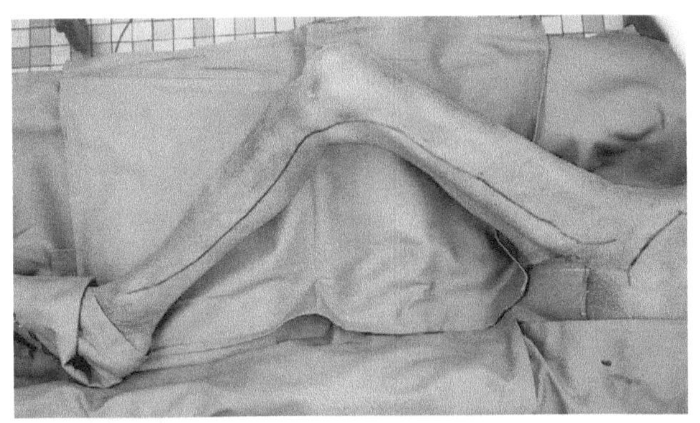

图 42-3　**在膝关节下放置一个无菌的垫枕，膝关节屈曲，臀部屈曲，外展和外旋可以更容易地显露大隐静脉**

2. 术前超声定位隐股点可帮助确定适当的切口位置。检查是否有腔内回声、血栓、网状物或外伤引起的静脉损伤。需要接近口径为 3mm 或更大的容器。

3. 大隐静脉，在隐股点之外，可以在股动脉内下方两横指宽度处找到。垂直切口应该从这里开始，沿着大隐静脉上至隐股交界处（图 42-4）。

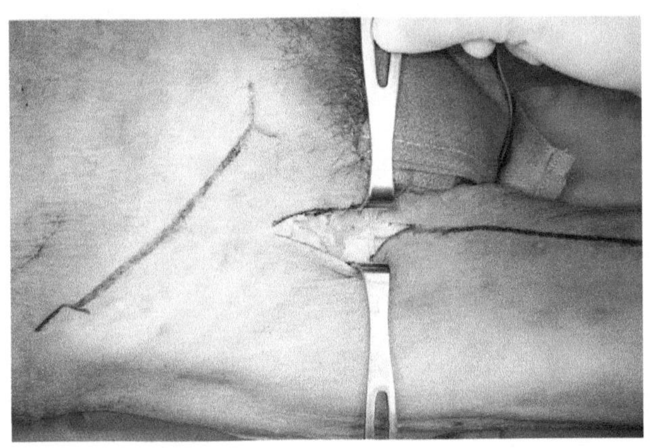

图 42-4　**沿股血管的内侧，耻骨结节的外侧下方两横指宽度，做一个垂直切口**

4. 对静脉精细和轻柔的操作对减少内皮损伤和因内皮损伤导致的早期移植物失败至关重要（图 42-5）。

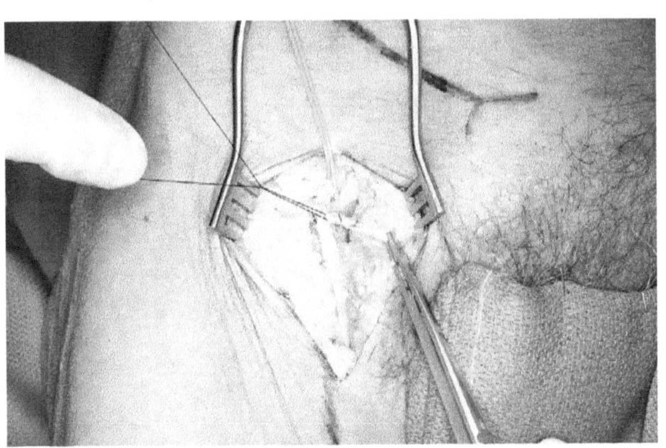

图 42-5　**皮下脂肪钝性剥离，显露大隐静脉**

5. 应在系带之间和远离血管腔的地方进行侧支结扎，以最大限度地减少血管腔狭窄，并允许其在动脉流入加压时扩张（图 42-6）。

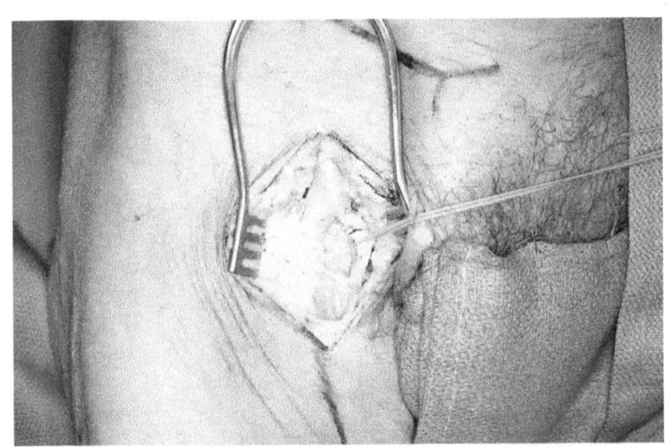

图 42-6　**在大隐静脉进入股静脉时，识别并结扎大隐静脉分支**

6. 术中需精确定位隐股静脉结合部，以避免将副隐静脉误判为目标结构（图 42-7）。

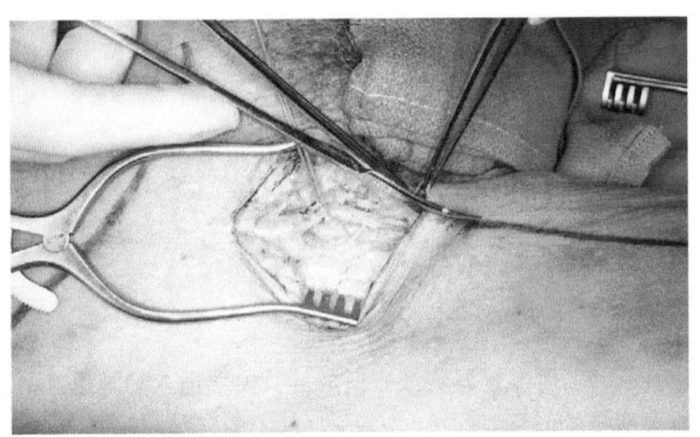

图 42-7　**识别隐股交界处，确保其不是副大隐静脉**

7. 沿大隐静脉延伸切口。侧支显露的时候进行结扎。使用自制牵开器来帮助显露（图 42-8A、B）。

8. 向远端游离大隐静脉直至所需长度。验证静脉的质量（直径和长度）是否适合移植。

9. 如果移植物在加压时不能很好地扩张，某些部位的静脉外膜带可能需要松解。

10. 只有在确认近端和远端动脉端是旁路手术的合适部位后，才能从近端和远端吻合大隐静脉，以确保静脉长度足够（图 42-9A、B）。

11. 标记静脉移植物的尾侧。用橄榄型针头插入移植物尾端，用丝线缝合固定。用肝素化的平衡电解质溶液加压移植物，以评估有无渗漏及管腔不规则、狭窄和大小差异。不要使天然移植物过度膨胀，因为这会引起内皮损伤，而内皮损伤在移植物的外表面上是看不到的（图 42-10A、B、C）。

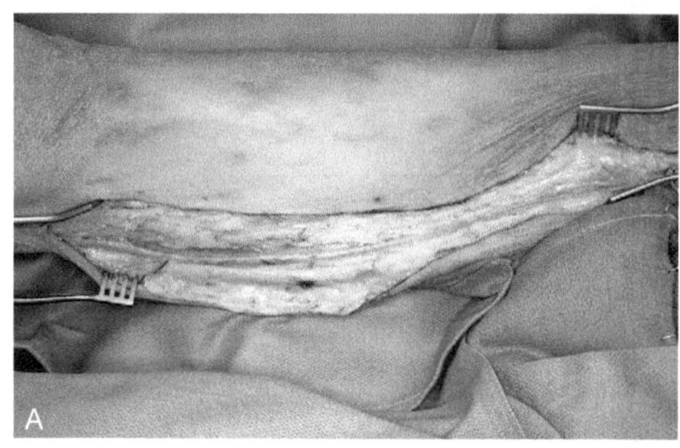
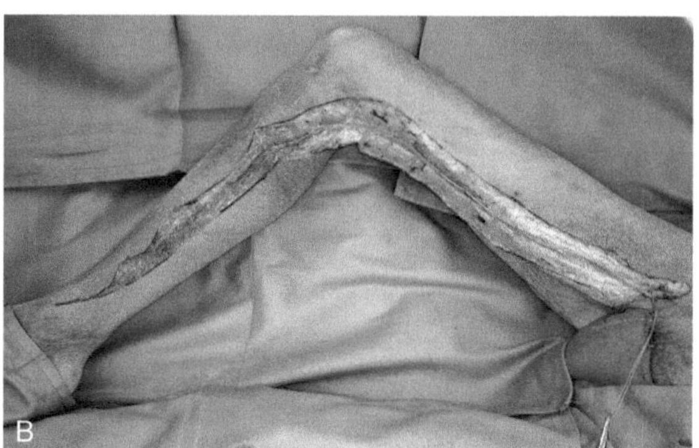

图 42-8 沿大隐静脉延伸切口，侧支显露的时候进行结扎。使用自制牵开器来帮助显露

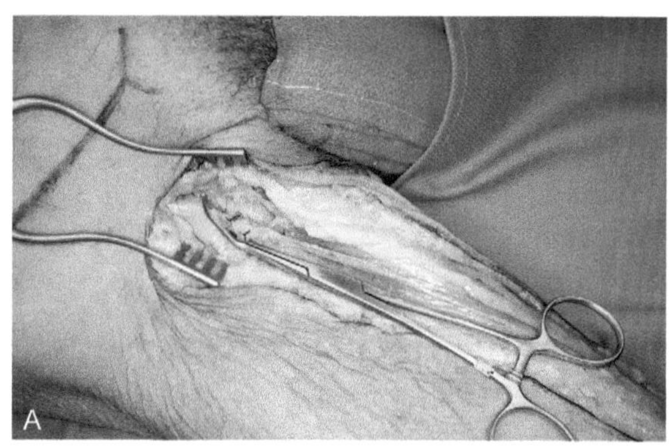
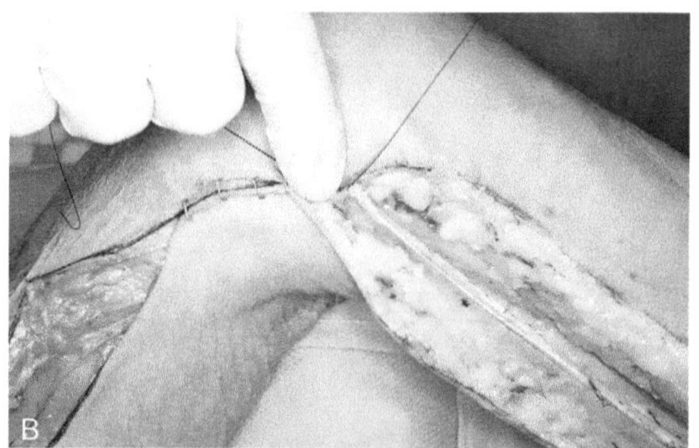

图 42-9 在隐股交界处的远端分离大隐静脉，缝合 - 结扎近端静脉，用丝线远端结扎大隐静脉

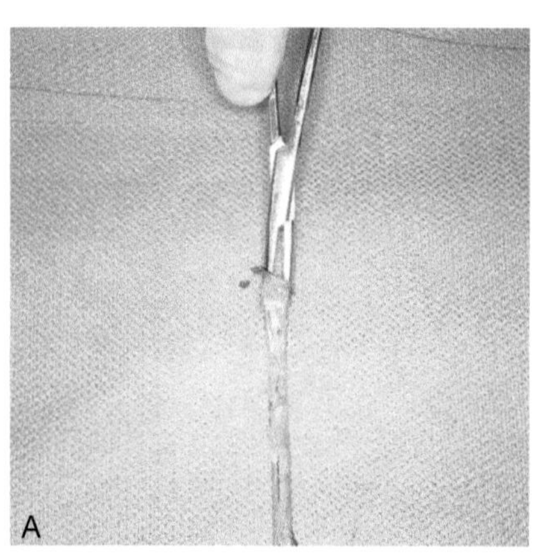
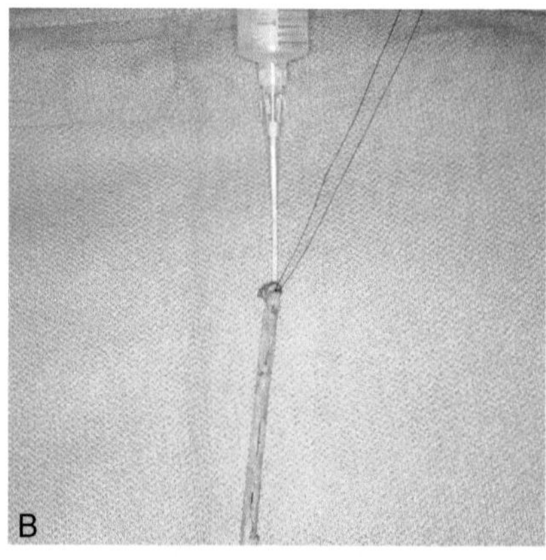
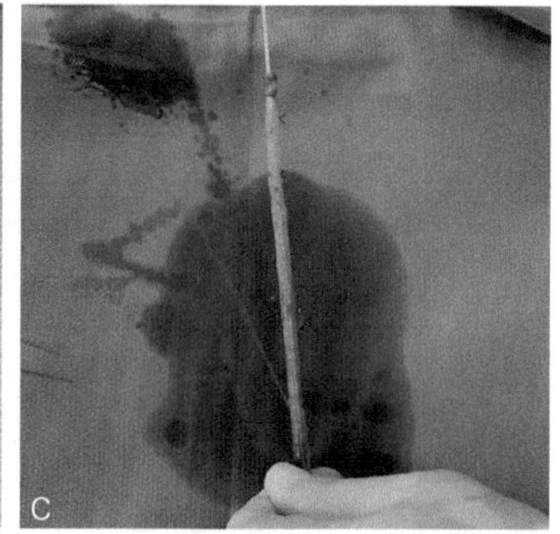

图 42-10 用血管导管或橄榄形针头尖端插入静脉远端，并用肝素化的平衡电解质溶液灌注以评估用 6-0 聚丙烯缝合线修复侧支的渗漏

12. 确保大隐静脉扩张到足够的管径（至少 3mm），并评估有足够的流量流过移植物且无过度阻力（图 42-11）。

13. 尽量减少从切除到植入的时间。植入前始终将移植物保存在肝素化平衡电解质溶液或肝素化自体血中。

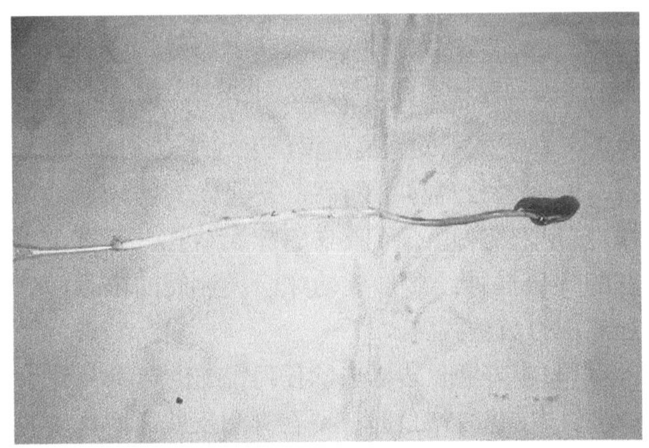

图 42-11　**确保大隐静脉扩张到足够的直径（至少 3mm），并评估有足够的流量流过移植物而无过度阻力**

六、提示与陷阱

1. 在腹股沟近端获取大隐静脉优于远端。

2. 强烈建议使用超声定位（尤其既往存在腹股沟切口的情况下）。

3. 副大隐静脉可能被误认为是主大隐静脉，从而产生质量较差的移植物。副大隐静脉通常走行于大隐静脉的前面，口径较小，与筋膜上方的静脉主干平行。

4. 移植物插入不当（未能逆转或裂开瓣膜）。

5. 在贯通过程中，移植物旋转、扭曲，将导致血栓形成。

6. 移植物扭结（在测量移植物长度时未能伸直和弯曲膝关节）。

7. 移植物狭窄（直径不匹配）。

8. 用夹子结扎大隐静脉移植物的侧支（夹子可能在贯通过程中或在动脉压力下发生脱落，导致出血）。

9. 在评估移植物是否渗漏时过度扩张可能造成移植物内皮损伤并导致移植物早期失败。

10. 未能结扎深部股血管伴行主要淋巴管（导致淋巴管漏）。

（蒋耀文　桑锡光　译）

第43章 下肢截肢

Jackson Lee, Jessica A. Keeley, Stephen Varga

一、外科解剖

1. 膝上及膝下截肢需要熟悉下肢肌肉、神经及动脉的解剖特点。

2. 大腿肌肉分为前群、后群和内侧群3个部分；小腿肌肉分为4个部分：前侧肌群、外侧肌群、后侧群的腓侧深群和浅群。

3. 下肢血供由股浅动脉和股深动脉供应。股浅动脉继续向下形成腘动脉。腘动脉分成胫前动脉和胫腓干动脉。胫腓干动脉继续分成腓动脉和胫后动脉。下肢由股神经和坐骨神经支配。

二、基本原则

1. 截肢手术的目标是保留残端功能，使其适应未来假肢和外部环境。

2. 尽量保留长度的原则并不总是适用于下肢截肢。较长的残端通常因为血供不畅不能良好愈合，且不能很好地耐受假肢。

3. 短的膝下残端比膝关节离断更合适，但短于6cm的残端可能没有功能。

4. 最佳的膝上截肢水平是在大转子以下12～18cm。

5. 用止血带尽量减少失血，袖带不应直接放置在骨隆起上，如腓骨头或踝骨，以避免直接压迫和损伤神经的风险。在止血带袖带充气前抬高小腿，以排空静脉血，减少失血。可以使用绷带或驱血带进行该操作。在成人中，袖带压力通常设定在250mmHg左右，或比收缩压高100mmHg左右。

6. 必须清除所有不能存活或被污染的组织，保证足够的动脉灌注以使其愈合。

7. 应保留足够的软组织无张力覆盖在骨头上。然而，过多的软组织可能会干扰假肢安装。

8. 负重残端的瘢痕建议位于残端边缘的后方。

9. 神经分离尽可能高，并允许其回缩，采用锐性分离，并用不可吸收的缝线结扎，以减少潜在的疼痛性神经瘤形成的风险。神经的末端应该远离压力负重区域。

10. 应打磨骨边缘去除任何锐利的边缘。

11. 在缝合伤口时，要在骨和皮肤之间保留肌筋膜层。

12. 伤口进行无张力缝合，缝合线应尽可能远离负重表面。

13. 引流可用于减少无效腔和排出残余出血。

三、特殊手术器械（图43-1）

1. 气压止血带和绷带、驱血带。

2. 电锯或Gigli线锯。

3. 磨平骨边缘必不可少的骨锉或锉刀。

4. 用于术后加压包扎的敷料，有助于减少水肿并使残端成形，以便于修复术的早期进行。

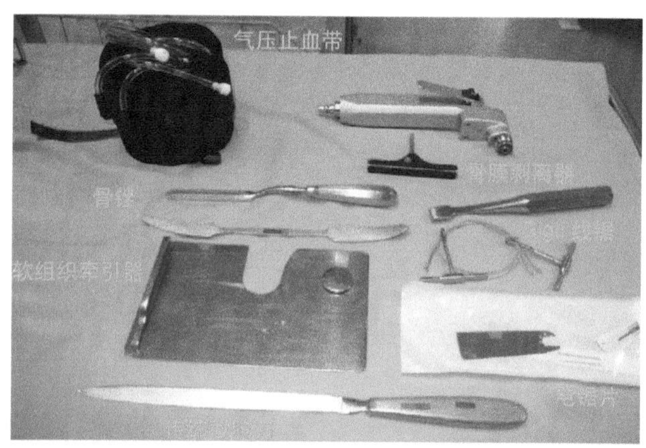

图43-1　创伤截肢的基本器械：气压止血带、绷带或驱血带、电锯或Gigli线锯、骨锉或锉刀

四、患者体位

1. 患者取标准仰卧创伤位，双臂成90°，以允许上肢麻醉。

2. 腿部四周准备好，并在伤口的近端使用气压止血带，以最大限度地减少手术出血。可以在大腿下放置手术垫或手术巾，以抬高肢体。

3. 手术医师站在腿的内侧，以便更好地观察血管和神经。

五、膝上截肢

1. 股骨可以按任何需要的长度离断；最常见的具有最佳假肢交互作用功能的位置是在股骨干中段和远段的 1/3 交界处（大转子下方 12 ～ 18cm）。

2. 如果有足够的股骨长度，需使用气压止血带。

3. 用皮肤笔标记横向开口切口。前、后皮瓣可以相等，或者前瓣更长。皮肤切口应在计划离断的骨头下方约 15cm 处（图 43-2）。

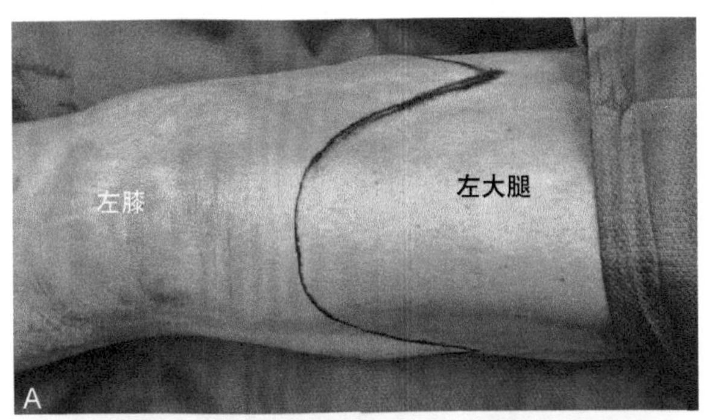

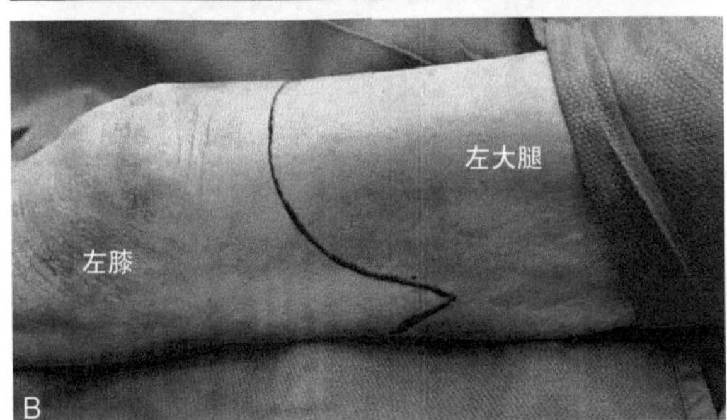

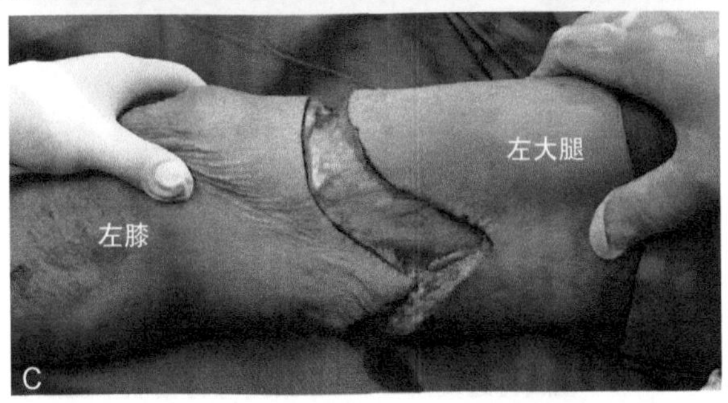

图 43-2 A 和 B. 左膝上截肢切口。横向鱼嘴形切口。前、后皮瓣可以相等，或者前瓣更长。C. 鱼嘴形切口皮肤及皮下组织与四周锐性剥离

4. 皮肤和皮下组织周向离断。在大腿内侧确认大隐静脉并结扎。

5. 在缝匠肌深处结扎并离断股动脉和股静脉（图 43-3）。

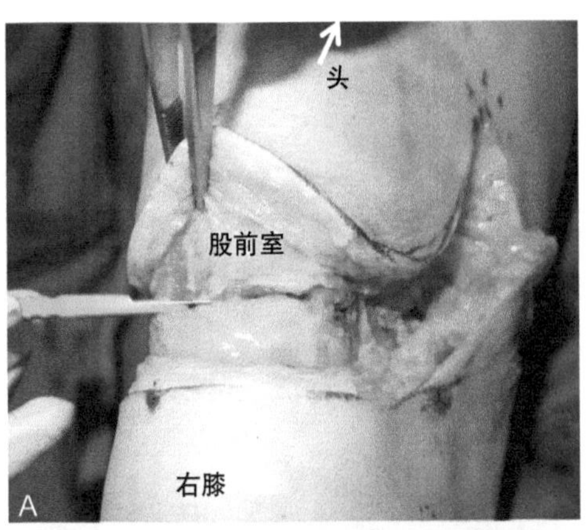

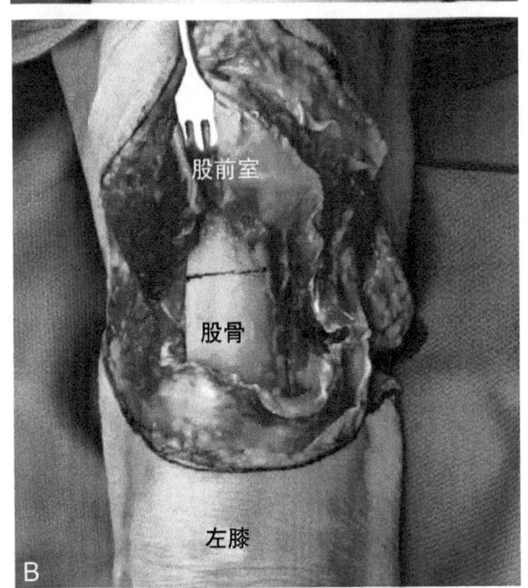

图 43-3 A. 大腿前群肌锐性分离至骨骼；B. 大腿群肌肉向近端反折，以显露股骨，离断位置进行标记

6. 使用线锯或电锯进行横向截骨术，骨锉修整锐利的边缘（图 43-4）。

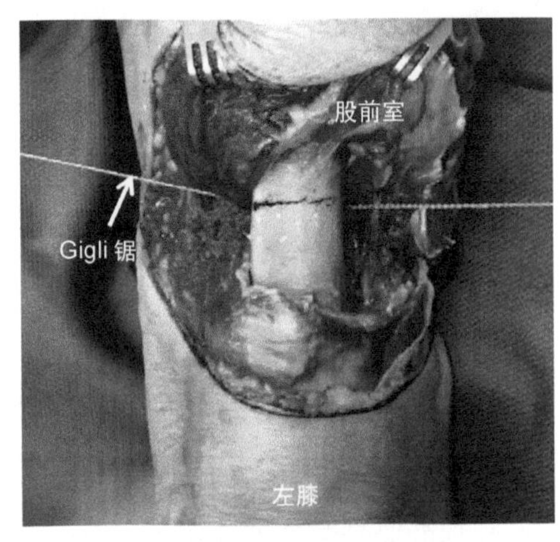

图 43-4 线锯用于离断股骨

7. 在截肢部位远端约3cm处的股骨处锐性离断大腿后群肌。根据截肢水平的不同，在遇到股深动脉时应结扎股深动脉。确认坐骨神经，尽可能高地锐性分离并结扎（图43-5）。

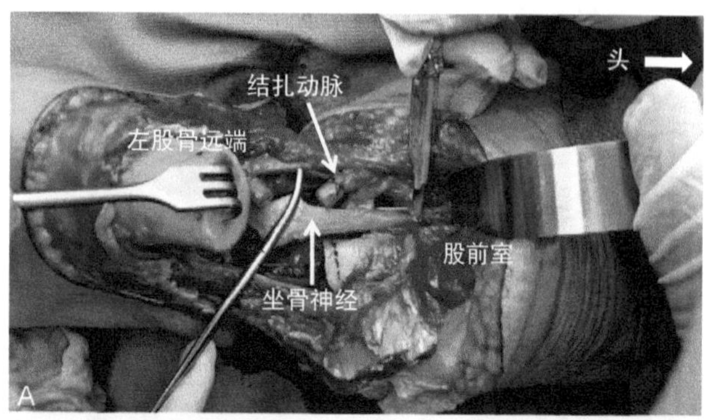

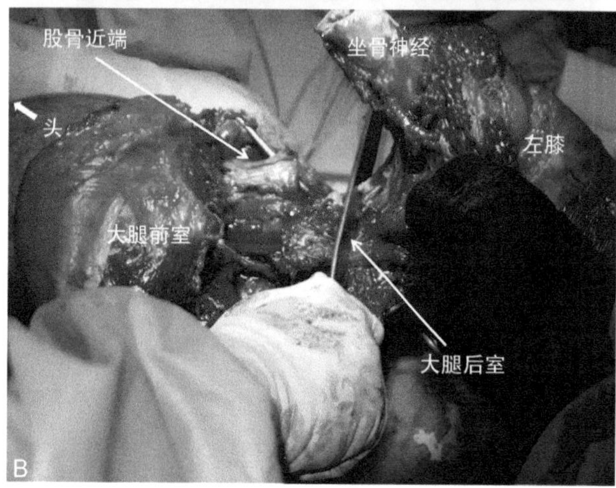

图43-5 A. 确认并结扎股浅股动脉，远端牵引和切断坐骨神经；B. 锐性离断大腿肌肉群

8. 骨膜剥离器用于将骨膜与骨分离（图43-6）。

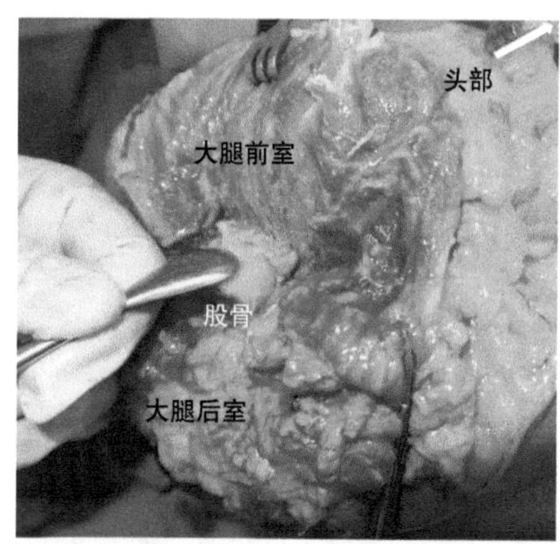

图43-6 骨膜剥离器用于将骨膜与股骨分离，为肌肉固定做准备

9. 在计划的股骨截骨术远端3～5cm处锐性离断大腿前群肌。离断的肌肉向近侧反折。

10. 肌固定术是为了将肌肉直接连接并稳定到骨骼上，从而提供肌肉运动所需的固定阻力，以维持功能，并提供截骨远端填充物。肌固定术在股骨远端用2.5mm钻孔螺钉钻4个单皮质孔，用可吸收缝线将内收肌和内侧腘绳肌固定到股骨上（图43-7）。

11. 肌成形术是将股四头肌覆盖在股骨上，采用可吸收缝线间断将后群肌肉筋膜缝合，并进行引流（图43-8）。

12. 皮肤缝合采用缝合钉或3-0尼龙线无张力垂直间断缝合（图43-9）。

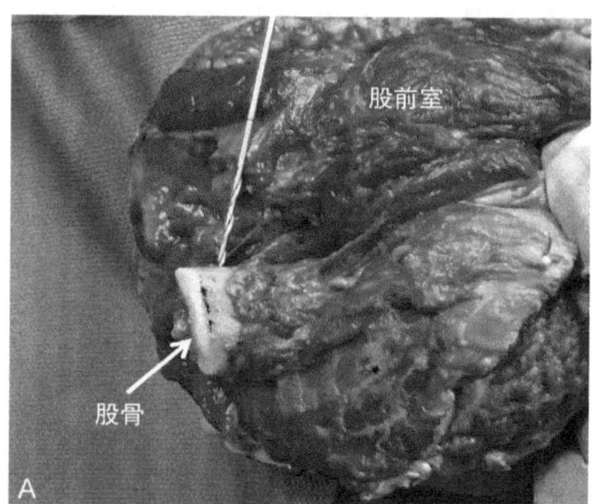

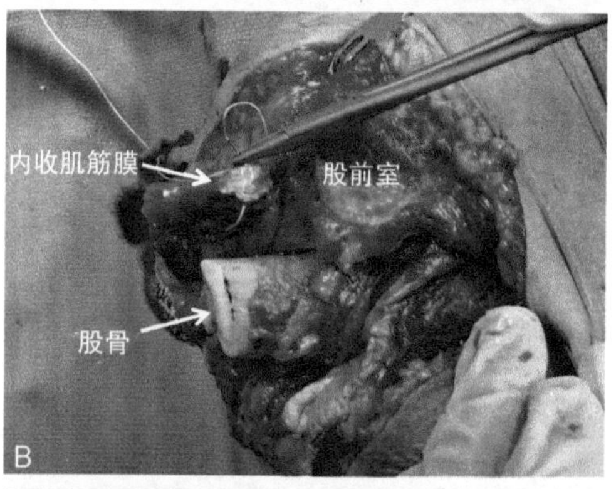

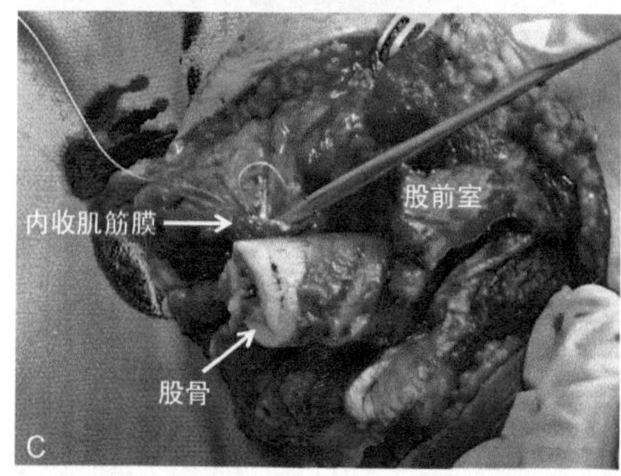

图43-7 A. 在股骨远端用2.5mm钻孔螺钉钻取单皮质孔，用于肌固定术；B. 找到内收肌和内侧腘绳肌的筋膜，并使用可吸收缝线将筋膜固定到股骨；C. 用缝线穿过先前钻的单皮质孔将内收肌筋膜固定到股骨

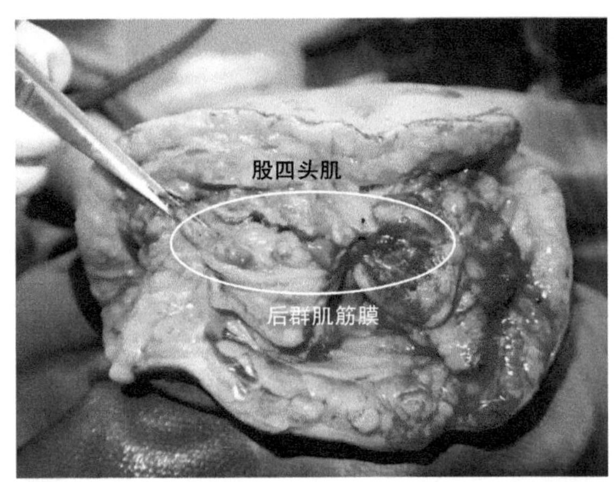

图 43-8　股骨肌成形术（白色圆圈）。将股四头肌覆盖于股骨上，用可吸收缝线间断缝合后群肌筋膜

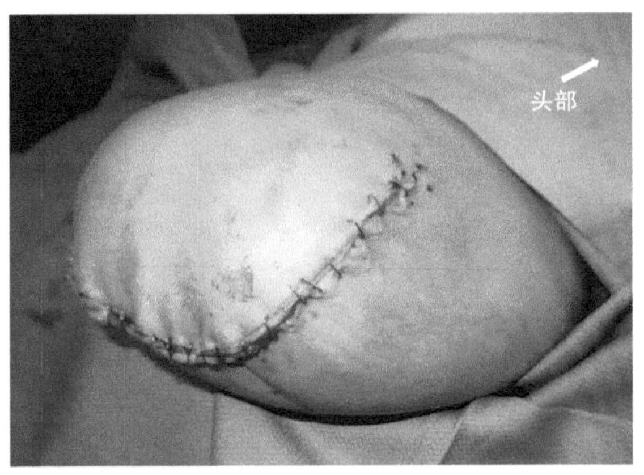

图 43-9　膝上截肢术完成

六、提示与陷阱

保留尽可能多的股骨干长度，以保留肢体功能和假体的舒适性。

1. 在制作前后皮瓣时，确保有足够的组织足以覆盖股骨，并且皮瓣能够在无张力的情况下缝合。

2. 屈曲患者的臀部，检查皮肤缝线上是否有张力，如果存在张力，需要进一步缩短股骨干。

3. 行将内收肌和内侧腘绳肌固定在骨上的肌固定术，以防止形成无功能和不稳定的股骨残端。

七、膝下截肢术

1. 最常用的截肢包括创建一个长的后肌皮瓣。

2. 用记号笔标记皮肤切口（图 43-10）。

3. 使用气压止血带止血。

4. 在胫骨结节下方 10 ～ 12cm 或约一掌宽处横向切开做前侧皮肤切口，并延伸至小腿两侧，距离约为小腿周经的一半。在小腿内侧结扎大隐静脉（图 43-11）。

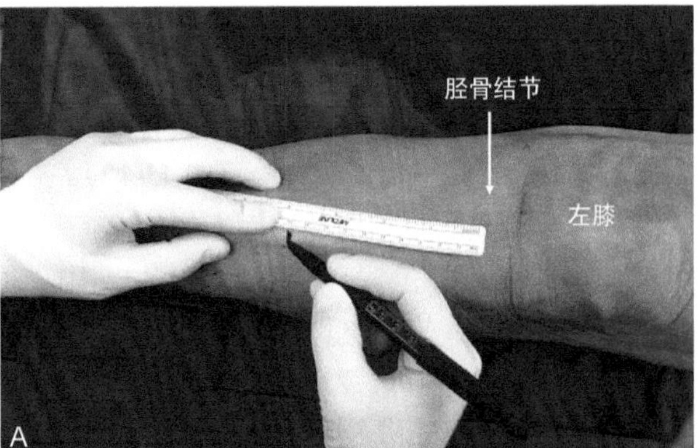

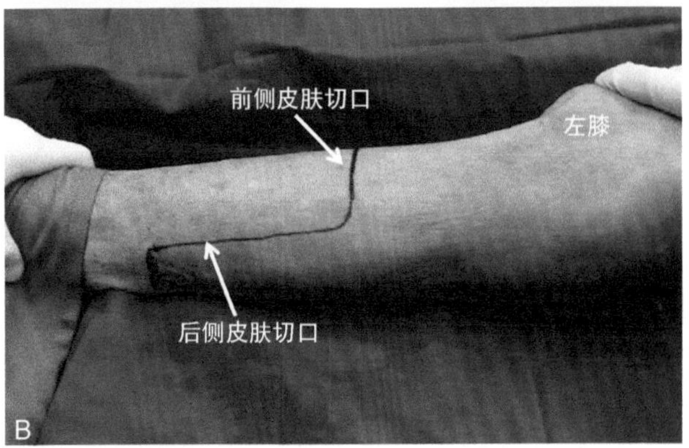

图 43-10　A. 左膝下截肢。前侧皮肤在胫骨结节下方 10 ～ 12cm 或约一掌宽处做横向切口，并延伸至小腿两侧，距离约为小腿周径的一半；B. 后侧皮肤切口沿小腿的纵轴，长度为横切口的 1.5 倍（12 ～ 15cm）。切口应柔性弯曲，以减少闭合处折角

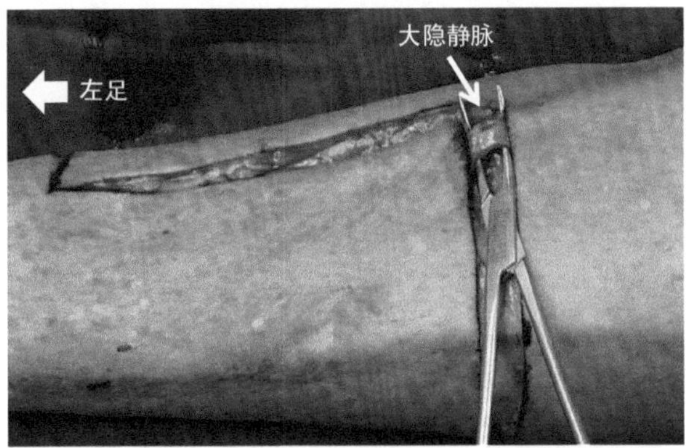

图 43-11　在小腿内侧确认并离断大隐静脉

5. 皮肤切口沿下肢纵轴向下延伸约 1.5 倍的横切口（12 ～ 15cm）长度，作为后瓣。后侧皮瓣应柔性弯曲以减少闭合处折角。

6. 将前侧肌群在与横切口相同的平面上锐性分离，并向下进行解剖，直到确定胫前动静脉和腓深神经。血管用 2-0 丝线缝扎，回缩并锐性离断神经。

骨膜剥离器用于清除胫骨上的肌肉附着物，

对骨间膜进行锐性离断。

7. 然后在垂直于骨长轴的平面上使用电锯或线锯在皮肤切口近端离断胫骨。然后将胫骨前缘斜向下锉平去除所有的锐利边缘（图 43-12）。

8. 在皮肤横切口相同的平面上锐性离断外侧肌群。找到腓骨，用骨膜剥离器清除其周围的肌肉附着物。用电锯或 Gigli 锯在胫骨横断处近端 2 ～ 3cm 处横断腓骨；锉平所有锐利边缘，在青年人群，腓骨可以切除（图 43-13）。

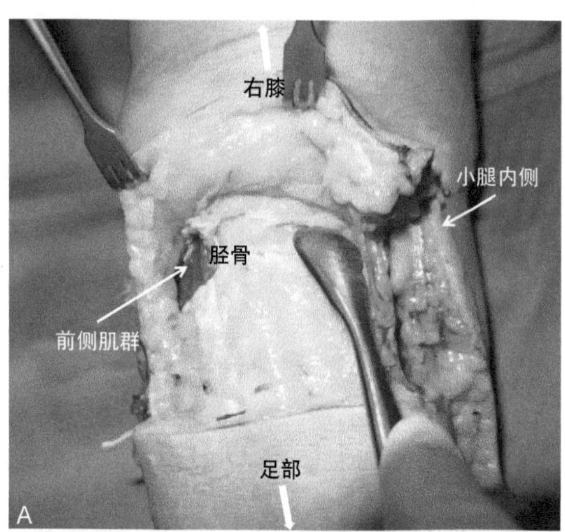

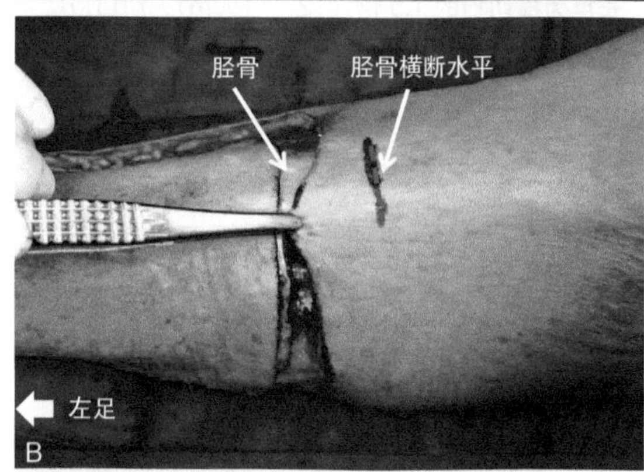

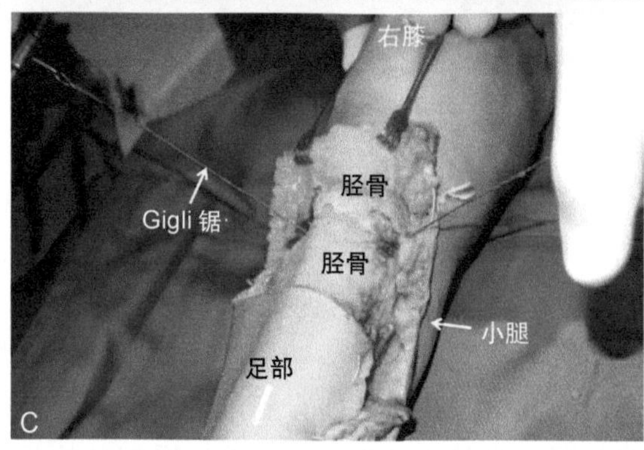

图 43-12 A. 用骨膜剥离器从肌肉附着处环形清除胫骨；B. 胫骨的离断水平应在皮肤切口平面上约 2cm；C. 用 Gigli 锯离断胫骨

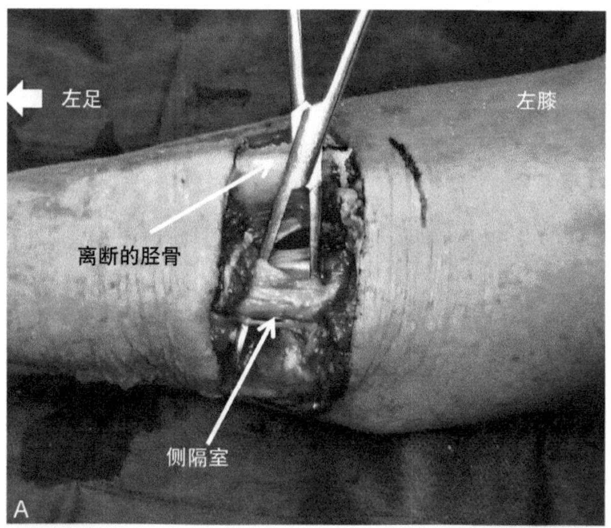

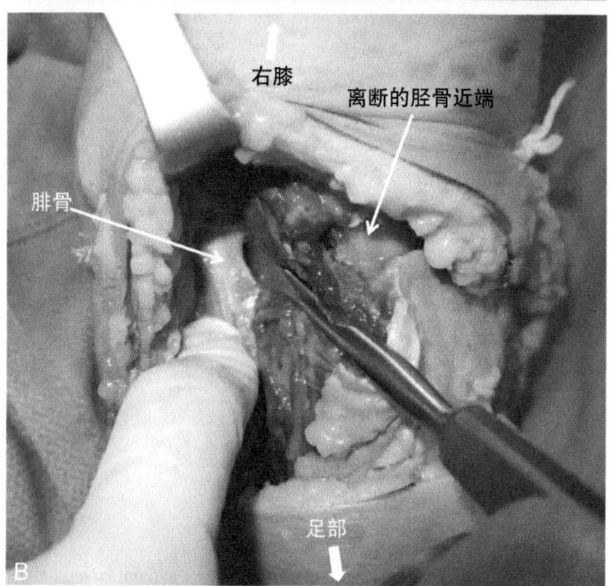

图 43-13 A. 离断外侧肌群以显露腓骨；B. 用骨膜剥离器环形清除软组织，找到腓骨，并在胫骨分割平面上方 2 ～ 3cm 处离断腓骨

9. 分别在胫骨远端和腓骨下方平面离断后侧肌群，并形成后肌皮瓣。去除足够的比目鱼肌，以防止皮瓣闭合处过大的体积或张力。

10. 找到胫后动脉和腓动脉，用 2-0 丝线缝扎。胫骨神经和腓神经应在张力状态下锐性离断，并允许其回缩（图 43-14）。

11. 然后松开止血带，检查止血和缝结。然后冲洗伤口，在引流处，翻转后皮瓣覆盖胫骨和腓骨（图 43-15A）。

12. 用 2-0 可吸收缝线间断缝合深筋膜，确保无张力闭合。

13. 皮肤用缝合钉或 3-0 尼龙线间断垂直褥式缝合（图 43-15B）。

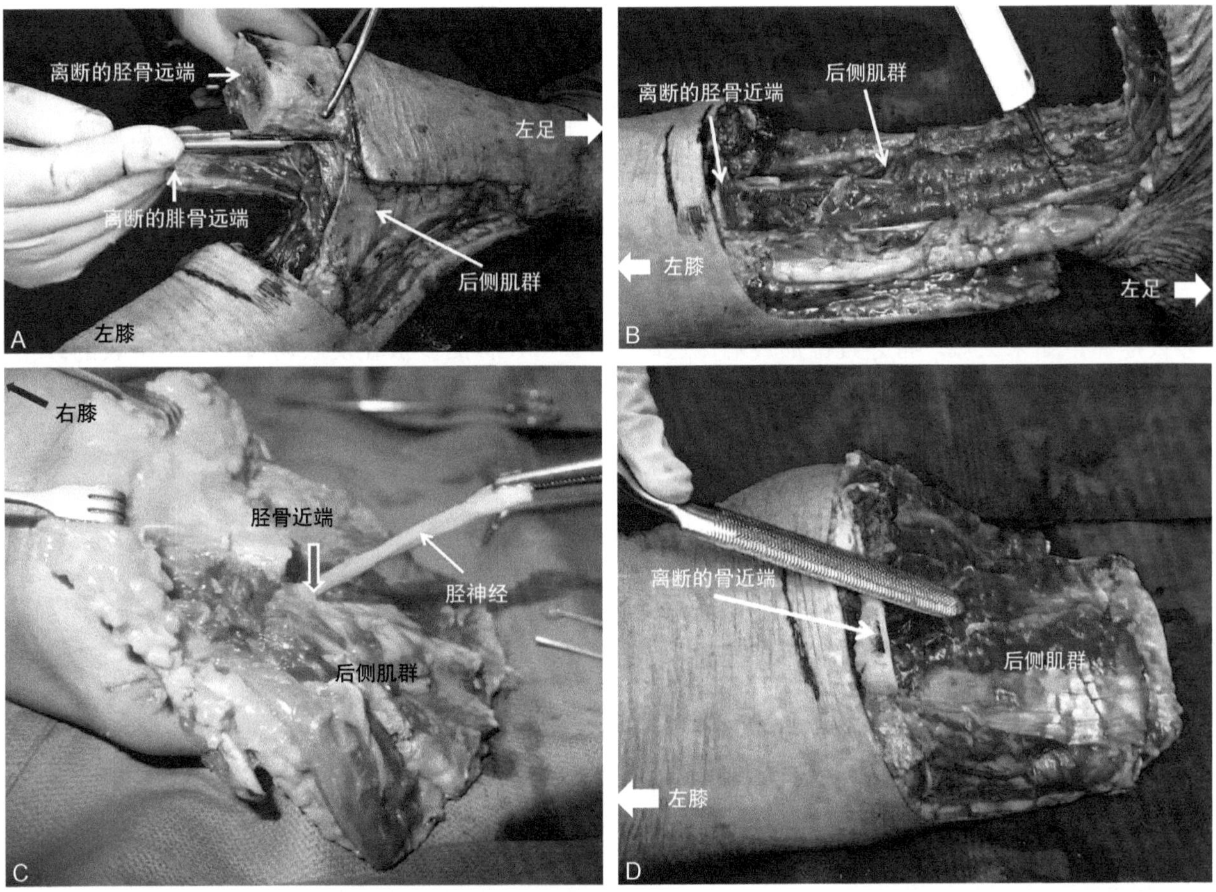

图 43-14　A. 在胫骨和腓骨远端下方的平面锐性离断后侧肌群，形成后皮肌瓣；B. 在后侧皮肤切口水平上离断后皮肌瓣；C. 牢固地牵引胫神经后在近端锐性离断（红色箭头），然后允许神经残端回缩；D. 在胫骨前缘斜向下锉平去除所有锐利边缘

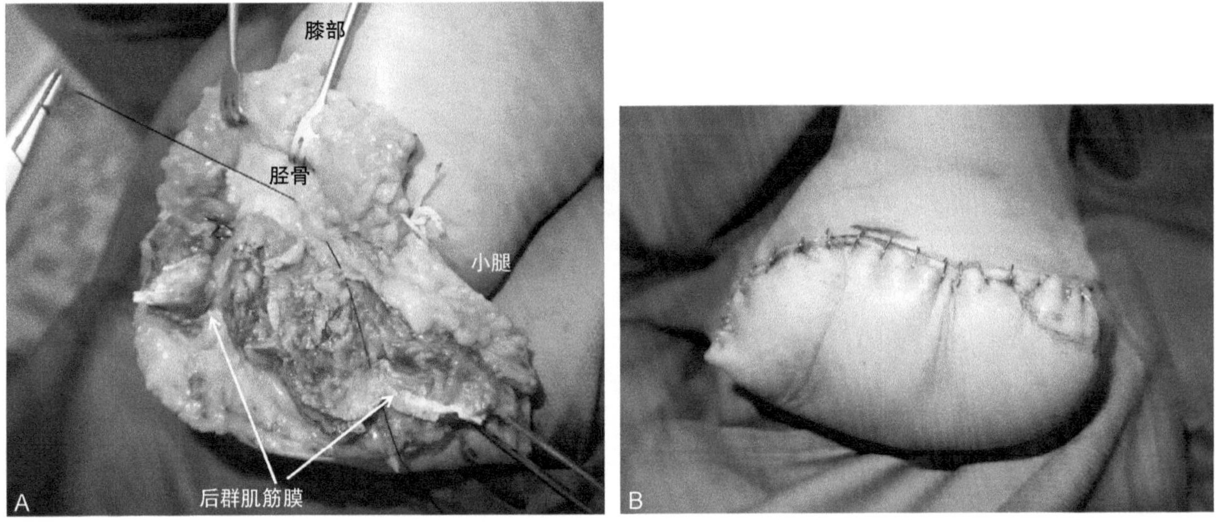

图 43-15　A. 翻转后皮肌瓣，将后侧肌筋膜覆盖在胫骨上；B. 完成膝下截肢

八、提示与陷阱

1. 如果不能使后皮瓣足够长地覆盖胫骨，将使缝合线处于张力状态，并且不能提供足够的软组织覆盖骨骼。

2. 不能在后侧切口形成平缓的弧度将导致闭合处过多的皮肤和多余组织。

3. 在胫骨近端 1～2cm 处离断腓骨，如果太长，将导致疼痛，如果太短，将导致锥形残端，这两种情况都将很难适应假肢。

4. 在后侧皮瓣中切除太多比目鱼肌会导致覆盖骨骼的软组织过薄，并可能引起皮肤的疼痛和刺激；留下太多的比目鱼肌会造成一个粗大的残端，并可能增加闭合处张力。

5. 如果不能将神经置于张力状态下并将其锐性离断，就会阻止神经回缩，并可能导致神经瘤的形成。

九、离断术（膝下）

离断术的目的是在创伤时需损伤控制的情况下迅速切除受损的肢体，并计划以后返回手术室进行择期手术。然而，这种类型的截肢应避免，并应采取各种措施，以保留尽可能多的皮肤。

十、术后护理

1. 将油纱敷在皮肤切口上，用柔软的纱布敷料包裹残端，并用轻度的压力压迫包扎，以帮助减轻水肿，保护伤口免受创伤。如果需要，可以使用半刚性的可拆卸敷料来防止挛缩。

2. 截肢患者的术后护理需要康复医学、理疗、精神病学服务和外科团队的多学科合作。所有人都必须协调一致地工作，尽快让患者能够活动并适应永久假肢。

（朱　丹　周毅武　桑锡光　译）

第44章 下肢筋膜切开术

Elizabeth R. Benjamin, James Bardes

一、外科解剖

1. 下肢筋膜室包括臀部3个间室，大腿3个间室，小腿4个间室和足部9个间室。这些筋膜室包含肌肉、神经和血管。

2. 臀部间室包括臀大肌间室、臀中肌间室、臀小肌间室及延伸至臀部的大腿阔筋膜。坐骨神经是臀部唯一的主要神经血管结构。

3. 大腿有3个间室。

（1）前间室包含股四头肌、缝匠肌及股骨血管和股神经。

（2）后间室包含股二头肌、半腱肌、半膜肌和坐骨神经。

（3）内侧间室包含内收肌群和股薄肌。

4. 小腿有4个间室。

（1）前间室包含胫前肌、䠒长伸肌、趾长伸肌、胫前动脉和腓深神经。

（2）外侧间室包含腓骨长肌和短肌，以及腓浅神经。

（3）后浅间室包含腓肠肌、比目鱼肌、足底肌和腓肠神经。

（4）后深间室包含䠒长屈肌、趾长屈肌、胫后肌、腘肌、胫后动脉和胫神经。

5. 足部共有9个间室，包括4个骨间间室（内侧、外侧、深部和中央浅部）及足部挤压伤时可能需要减压的䠒收肌间室。内侧间室、外侧间室和浅部间室贯穿足的整个长度，而骨间间室和跟骨间室分别位于前足和后足。

二、基本原则

1. 筋膜室综合征是一种威胁肢体，有时甚至危及生命的疾病，必须迅速诊断。如果延误诊断或治疗，肌红蛋白血症和肌红蛋白尿导致的肾衰竭是常见的严重并发症。

2. 四肢筋膜室综合征可能发生于严重骨折、挤压伤、血管损伤引起的缺血、静脉流出道阻塞、环形烧伤及绷带或石膏压伤的患者。在罕见的情况下，在创伤或烧伤患者大量液体复苏可能引起继发性筋膜室综合征。

3. 影响筋膜室综合征严重程度的变量包括低血压、筋膜室压力升高的持续时间、灌注压和个体易感性。

4. 对于筋膜室综合征的临床关注，应该有一个较低的筋膜室直接测量阈值。

5. 室间灌注压定义为患者舒张压与测量的室间压之间的压力差（mmHg）。灌注压为30mmHg或压力更低与筋膜室综合征的高风险相关。

6. 室间压 > 30mmHg 或室间灌注压 < 30mmHg 提示需评估是否行急诊筋膜切开术。

7. 缺血4～6h后出现可逆性肌肉缺血和神经退行性变。缺血6h后出现不可逆的肌肉缺血和神经轴索断裂。

8. 小腿前侧和外侧间室易发生筋膜室综合征。

9. 有限的皮肤切口可能导致肌间室减压不足。

10. 筋膜切开术的皮肤切口应始终保持开放。

11. 在筋膜室减压之后，用电凝诱导收缩评估肌肉的活力。无活力的肌肉组织应清除并充分止血。

三、专用仪器

1. 带有18号侧孔针的Stryker筋膜间室内压力测量系统。

2. 此外，动脉换能器可与标准18号针共同使用。

3. 基本骨科托盘。

4. 闭合选择：血管袢、皮肤缝合钉或负压敷料系统（VAC 系统）。

筋膜室压力测量技术

1. 了解肌肉的解剖学知识是至关重要的。应分别在所有筋膜室测量压力。相邻的筋膜室压力可能有很大的差别。

2. 最常用的技术是手持式 Stryker 设备。重症监护病房中的替代方案是设置一个压力传感器，连接到可能插入肌筋膜室的针头上（图 44-1）。

3. 侧孔针在测量筋膜室压力时比常规针更精确（图 44-2）。这是由于软组织阻塞了标准针的管腔。

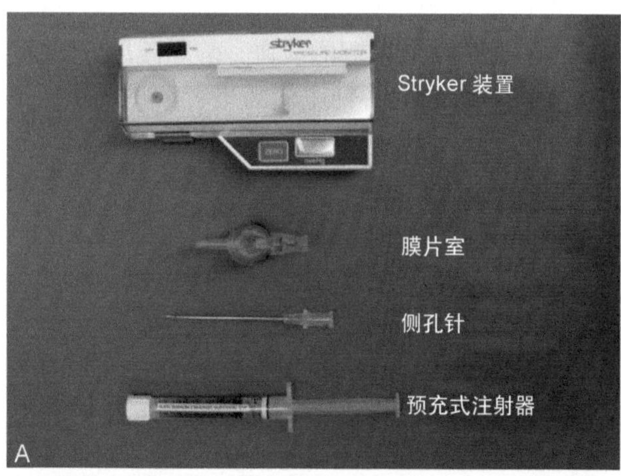

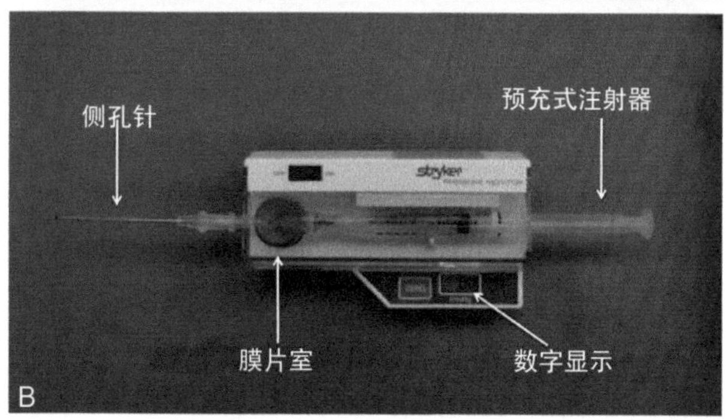

图 44-1 A. 用于测量筋膜室压力的 Stryker 装置的部件；B. 装配好的 Stryker 组件，并准备使用

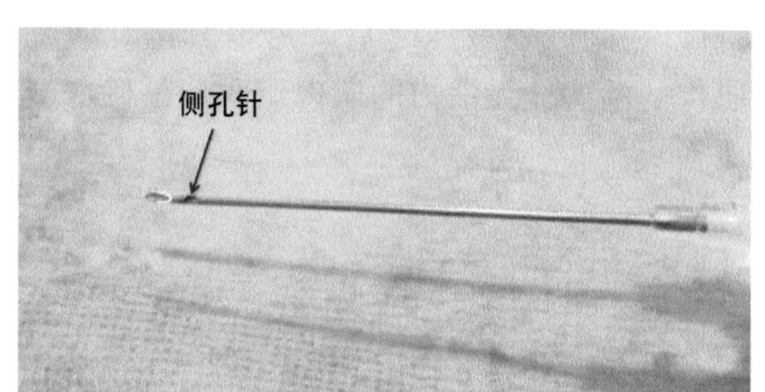

图 44-2 侧孔针提供了最精确的筋膜室压力测量，针孔的位置防止软组织压闭管腔

4. 使用 Stryker 装置测量筋膜室压力的步骤：

（1）将侧孔针头连接到隔膜室，并将隔膜连接到预充式注射器。将组装好的系统插入装置中，并关闭装置，打开单元。

（2）按下调零按钮并直至显示器显示为 0。

（3）垂直将针头插入皮肤和肌肉。

（4）缓慢注入 0.3ml 到筋膜室。

（5）等待几秒钟，使显示器达到平衡，然后再读取压力值。

四、臀筋膜切开术

（一）患者体位

臀筋膜切开术患者采用俯卧位或侧卧位进行。

（二）切口

臀间室减压既可以通过传统的问号切口，也可以通过中轴纵行切口（图 44-3A）。

1. 问号切口起于髂后上棘，沿髂嵴走行，经过大转子后转向内侧，在臀部下方延伸至大腿后上部中线。

2. 中轴纵向切口开始于髂后上棘外侧，向后向大腿外侧延伸。在大转子水平上，切口沿大腿外侧向下转动，以提供进入阔筋膜的通道（图 44-3B）。

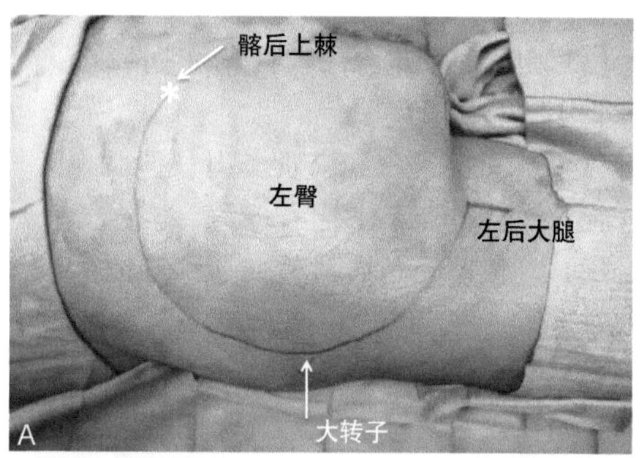

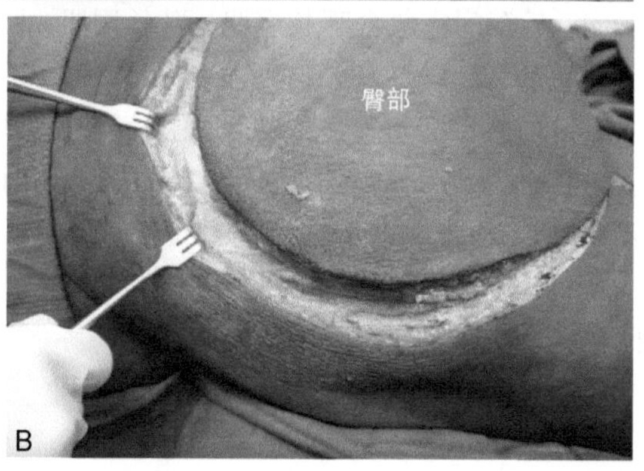

图 44-3 A. 臀筋膜切开术左臀问号切口。切口从髂后上棘开始，沿髂嵴走行，并跨过大转子上向内侧翻转。B. 切口向下延伸至臀筋膜

（三）步骤

1. 皮肤切口通过皮下组织至筋膜。直接到达臀大肌，松解筋膜（图 44-4 和图 44-5）。

2. 臀大肌肌肉被分开，进入下方的臀中肌、臀小肌间室（图 44-6）。

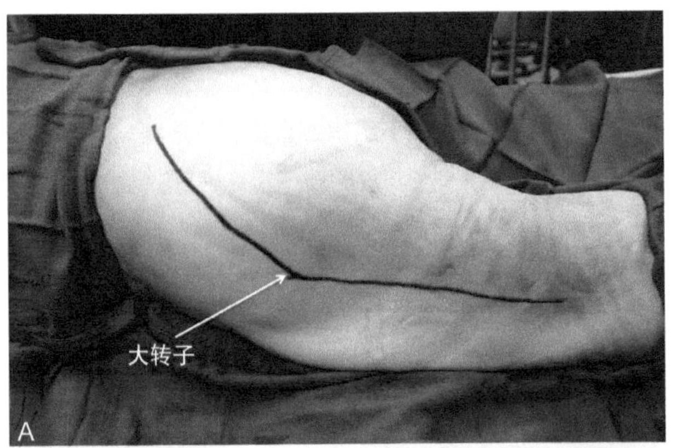

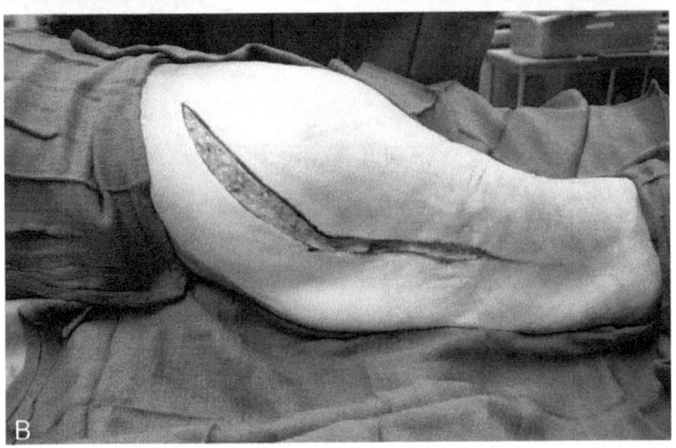

图 44-4　A. 臀筋膜切开术左臀部中轴纵切口（俯卧位患者）。切口从髂后上棘外侧开始，向后向大腿外侧延伸，在大转子处，切口沿大腿外侧向下转弯。B. 切开皮肤后，继续解剖，直至确认筋膜

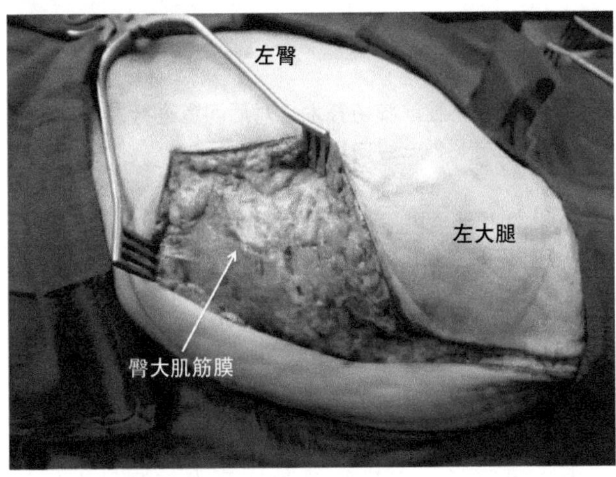

图 44-5　左臀部筋膜切开术（俯卧位患者）。皮肤切口通过皮下组织，直至确认臀大肌筋膜

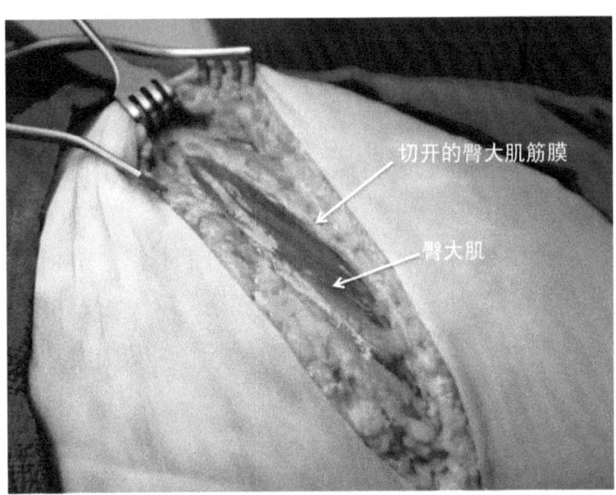

图 44-6　确定臀大肌筋膜后，切开筋膜以减压

3. 切口的下外侧部分用于松解阔筋膜张肌。

4. 在筋膜切开术后，通过电凝诱导肌肉收缩确保肌肉的活力（图 44-7）。

5. 无活力的肌肉组织被清除并充分止血。伤口覆盖负压敷料或由湿到干的敷料。

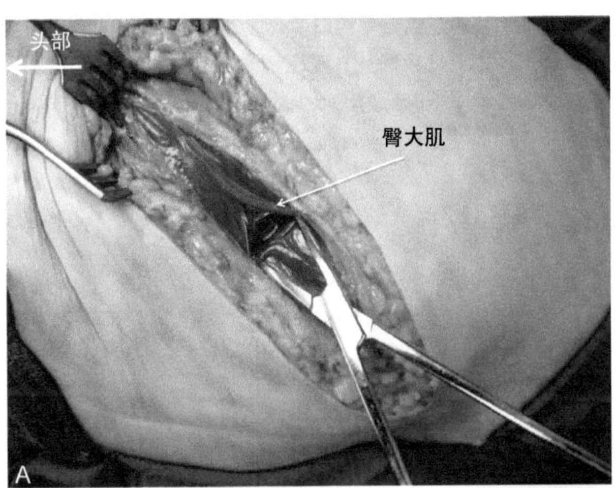

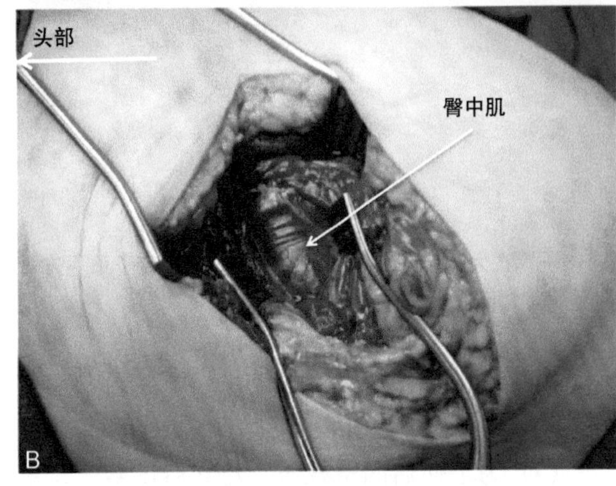

图 44-7　A. 进入间室后，分离臀大肌以便于进入臀中肌和臀小肌的深层间室；B. 确认臀中肌便于进入深部间室

五、大腿筋膜切开术（图 44-8）

（一）患者体位

患者取仰卧位，自髂嵴至足部做下肢术前准备。

（二）切口

大多数情况下,一个外侧切口同时进行大腿前、后两室的减压。内侧间室很少需要减压，但如果需要，可以通过内侧切口完成。

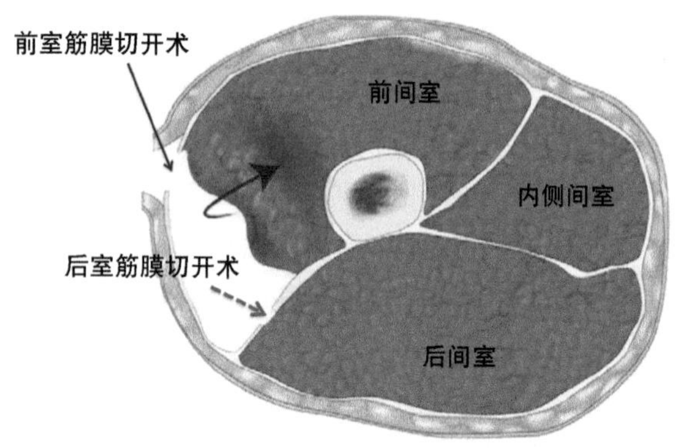

图 44-8　**大腿筋膜切开术是通过外侧切口进行的。前间室和后间室均可通过这一单切口牵开股外侧肌（黑色曲线箭头）和切开室间隔（红色箭头）减压。通过前间室和后间室减压将减少在内侧间室的压力。很少需要内侧间室筋膜切开术**

（三）步骤

1. 外侧切口

（1）皮肤切口从大转子正下方延伸至股骨外侧髁上方几厘米处。它通过皮下组织，向下到达阔筋膜（图 44-9）。

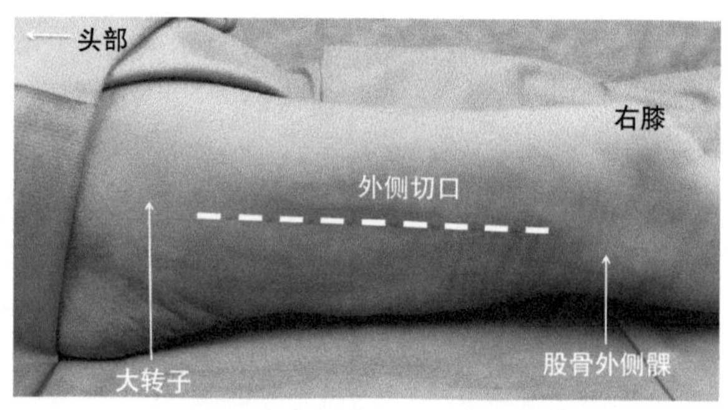

图 44-9　**右大腿筋膜切开术，外侧切口从大转子正下方延伸至股骨外侧髁上方几厘米处**

（2）用纵向切口分离阔筋膜，使前间室减压（图 44-10）。

（3）为了使后间室减压，建立后皮瓣，在室间隔膜后的筋膜上切开（图 44-11）。

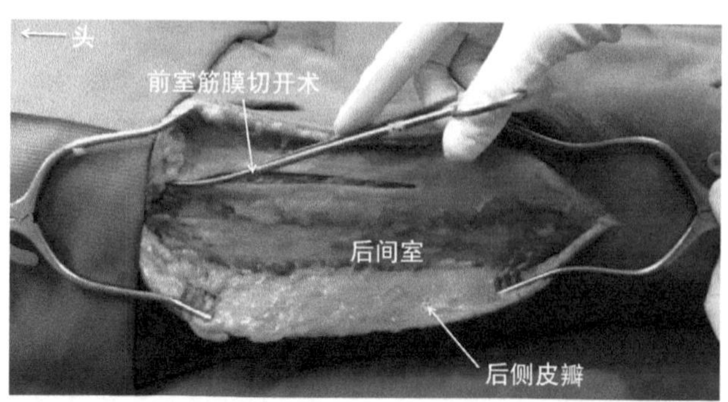

图 44-10　**切口穿过皮下组织，直至到达筋膜。前间室筋膜切开术是通过纵向切口分离阔筋膜来进行的**

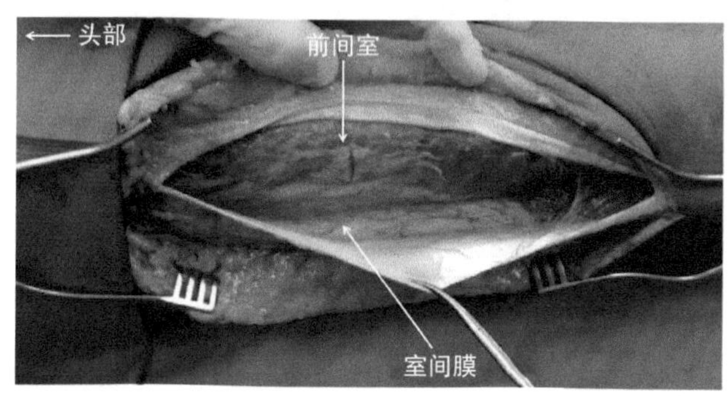

图 44-11　**右大腿筋膜切开术，牵开前间室筋膜可以识别出室间隔**

1）或者，用大型牵引器向上向内将显露的股外侧肌牵开，进入室间隔并切开（图 44-12）。

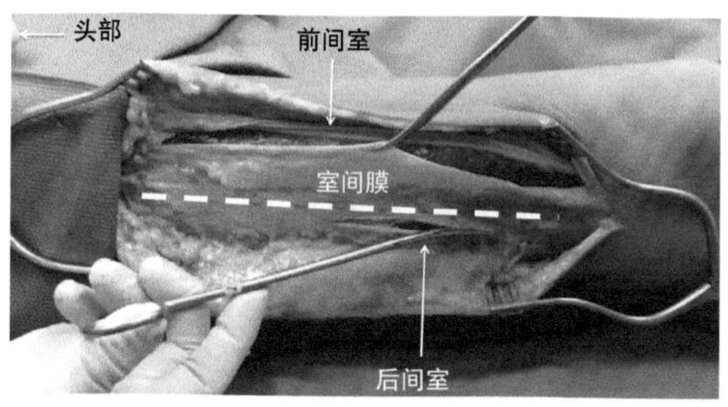

图 44-12　**右大腿筋膜切开术，对后间室进行减压，并可在室间隔后方另做一纵向切口**

2）前间室和后间室之间的外侧肌间膜按切口长度切开（图 44-13）。

2. 内侧切口

（1）这种切口很少需要，因为内侧间室通常是不受影响的。

（2）通过前间室和后间室减压，内侧间室的压力也可降低。在进行筋膜切开术前测量内侧间室压力。

（3）在平均体型的男性患者中，沿着大隐静脉走行，做一个 20 ～ 25cm 的内侧切口，延伸至股骨内侧髁上数厘米处（图 44-14）。

（4）既便必须行内侧室减压，也应保留大隐静脉（图 44-15）。

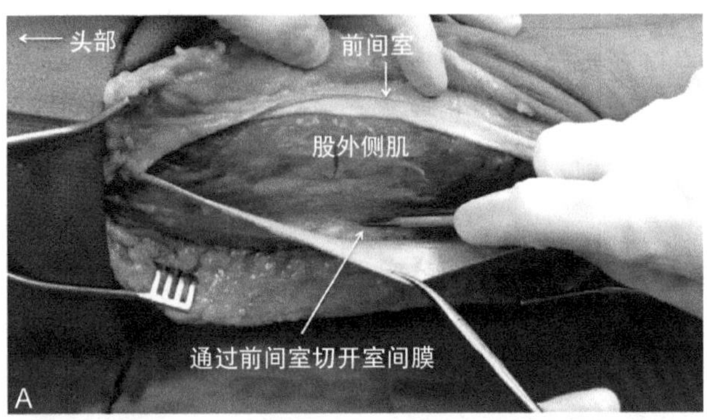

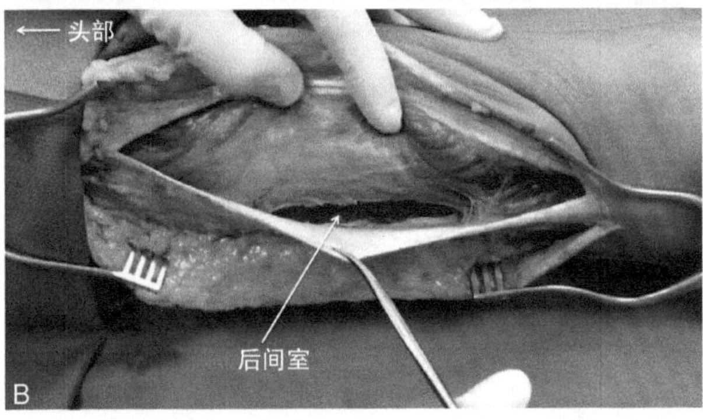

图 44-13　A. 右大腿筋膜切开术。从前间室牵开股外侧肌以显露室间隔，然后将室间隔锐性离断。B. 应根据切口的长度将室间隔切开，以确保后间室的充分减压

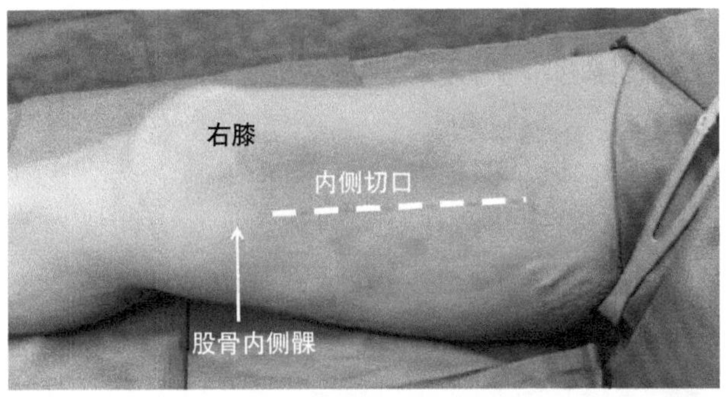

图 44-14　右大腿筋膜切开术。内侧切口顺着大隐静脉走行，止于股骨内侧髁上数厘米处

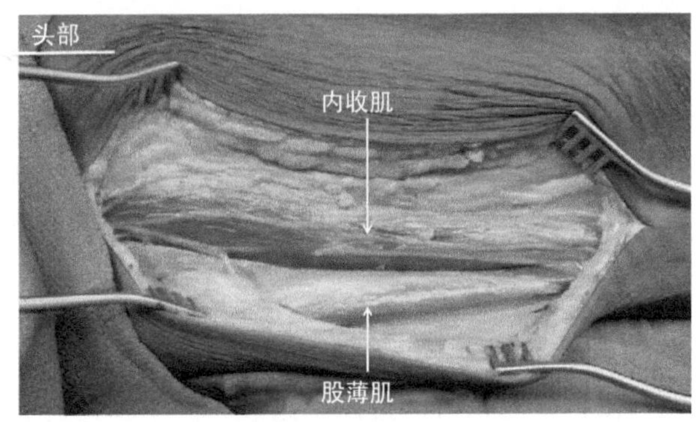

图 44-15　右大腿筋膜切开术。切开内侧间室的筋膜，确定内收肌

六、小腿筋膜切开术（图 44-16）

（一）患者体位

将患者置于仰卧位，为患者整个小腿做术前准备，可以在膝盖和小腿下放置一个无菌手术垫，以增加手术视野。

（二）切口

标准的小腿四室筋膜切开术是通过两个切口实现的。①外侧切口对前间室和外侧间室进行减压。②内侧切口对后浅间室和后深间室减压。

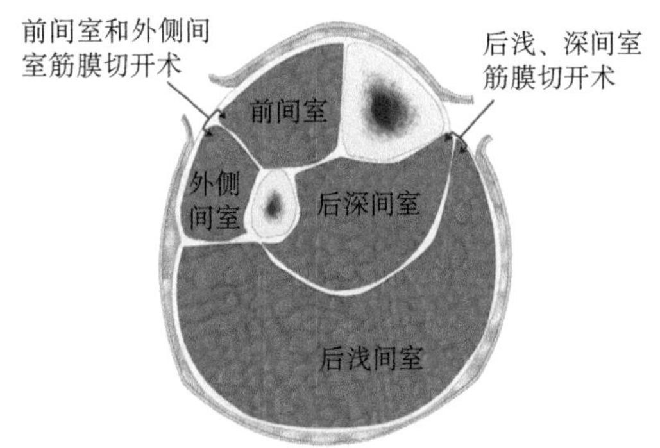

图 44-16　小腿四室筋膜切开术的双切口。外侧切口松开前间室和外侧间室，内侧切口松开后浅间室和后深间室

1. 外侧切口

（1）外侧切口在腓骨和胫骨外侧边缘中间（腓骨前约两横指宽），从胫骨粗隆以下两横指宽开始，一直延伸至踝关节以上两横指宽处。这个切口大约在分隔前间室和外侧室的肌间隔上。从腓骨头到外踝的一条线将成为腓骨的一个有用的标志（图 44-17）。

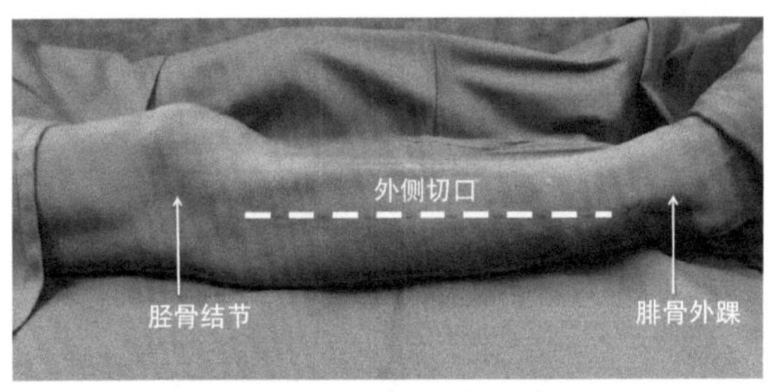

图 44-17　右小腿筋膜切开术

外侧切口在腓骨和胫骨外侧边缘之间进行，从胫骨粗隆下方两横指宽处延伸至外踝上方两横指宽处

（2）皮肤切口应通过皮下组织，并向下至小腿筋膜。皮瓣抬高，显露覆盖小腿前间室和

外侧间室的筋膜，以及它们之间的肌间隔（图 44-18）。

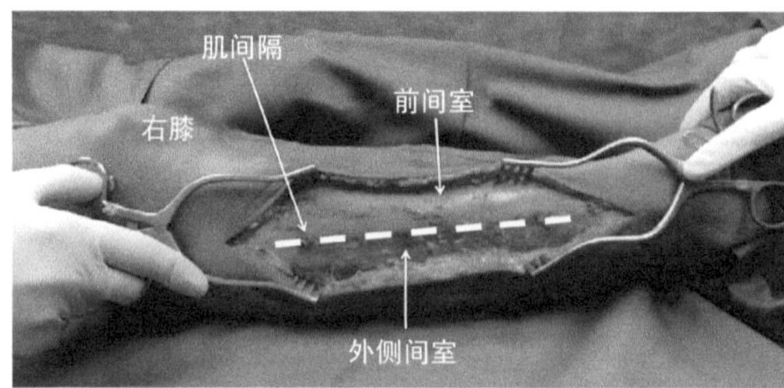

图 44-18 **右小腿筋膜切开术外侧切口，可见覆盖前间室和外侧间室上的筋膜，注意肌间隔**

（3）确定肌间隔对于确保两个间室减压都是至关重要的。穿行于肌间隔间的血管有助于确认肌间隔。另一种确认肌间隔的方法是在估计的手术部位上做一个横向切口。如果做横向切口，应注意识别腓浅神经，以避免造成损伤（图 44-19）。

（4）前间室减压通过前方的肌肉筋膜到肌间隔完成（2 ～ 3 横指宽，通常在皮肤切口正下方）。前间室减压是通过用长的钝性尖剪刀纵行切开筋膜来实现的。剪刀尖总是远离腘膜。筋膜切开的方向沿着踇趾远端和髌骨近端连线（图 44-20）。

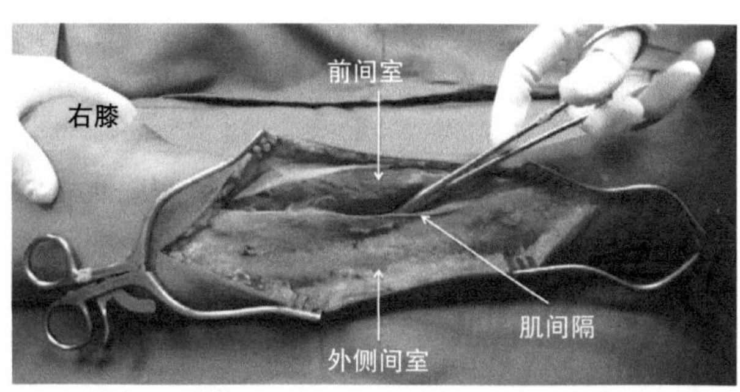

图 44-19 **肌间隔的识别对于确保两个间室减压都至关重要**

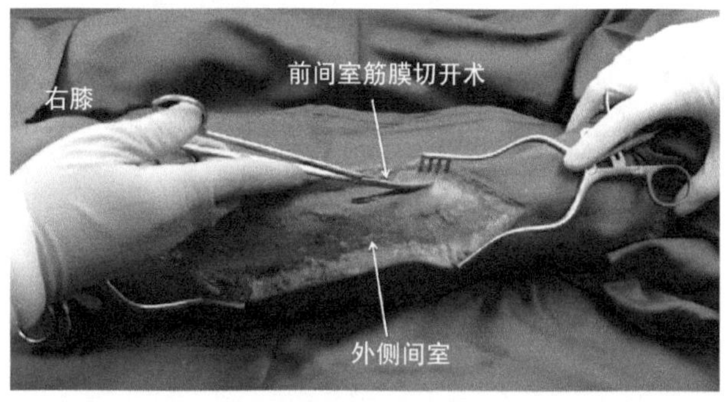

图 44-20 **前间室筋膜切开术是用钝性长尖剪刀通过纵向切口进行的。剪刀尖应远离腘膜以避免损伤腓浅神经**

（5）外侧间室通过肌间隔后方的纵向切口减压。筋膜切开的方向沿着腓骨外踝远端和腓骨头近端连线。远端筋膜切开术时朝向外髁是关键，以避免损伤腓浅神经，因为它在小腿远端 1/3 处穿过腘膜，沿着皮下走行（图 44-21）。

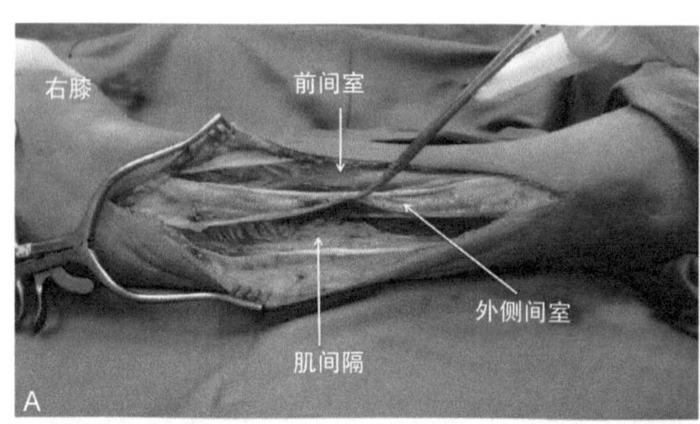

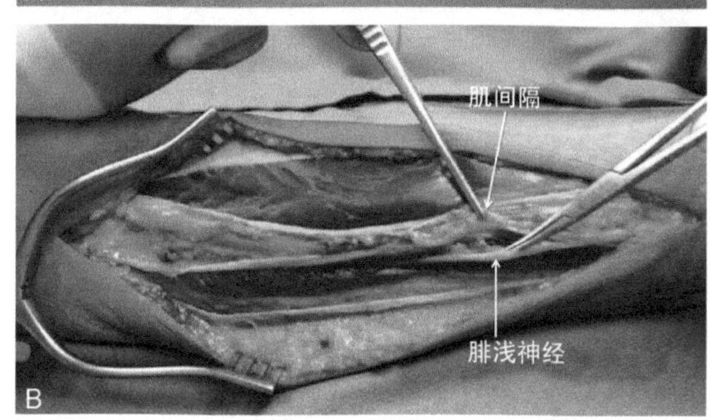

图 44-21 A. **外侧间室筋膜切开术是在肌间隔后方纵行切口进行的**；B. **在外侧肌间室减压时，必须注意避免损伤此处的腓浅神经，该神经穿行在小腿远端 1/3 的腘膜内**

2. 内侧切口

（1）内侧切口在胫骨内侧边缘后方两横指宽处进行，开始于膝关节以下两横指宽处，延伸至踝关节以上两横指宽处（图 44-22）。

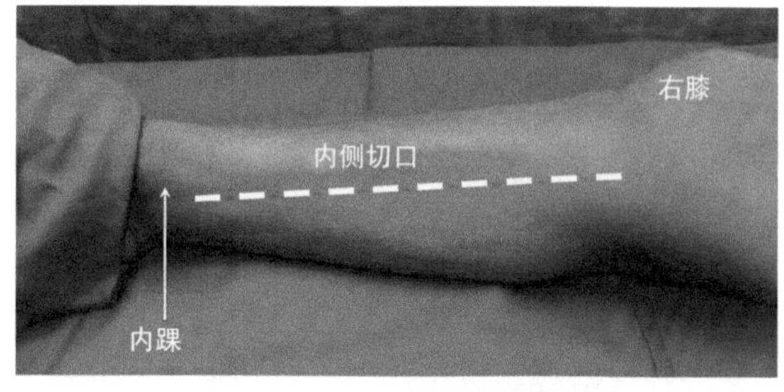

图 44-22 **右小腿筋膜切开术**
内侧切口距胫骨后缘 2 指宽

（2）皮肤切口通过皮下组织，向下到达筋膜，注意识别和保留大隐静脉。保留大隐静脉有利于静脉从小腿流出（图 44-23）。

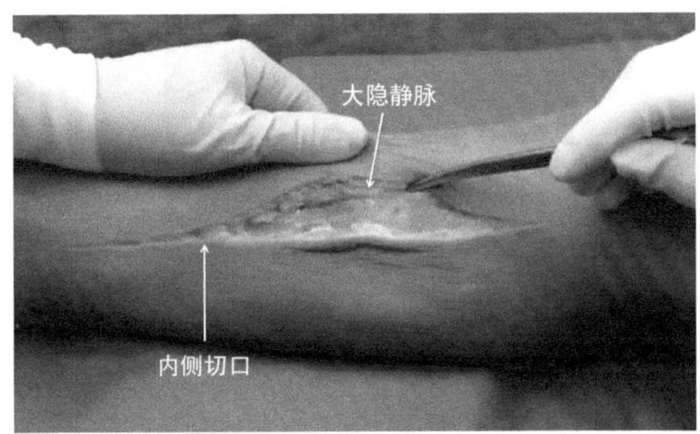

图 44-23 **在进行小腿筋膜切开术的内侧切口时，应识别并保留大隐静脉**

（3）后浅筋膜室采用筋膜切口减压，该切口在深筋膜室切开术的切口后约两横指宽，并与之平行处（图 44-24）。

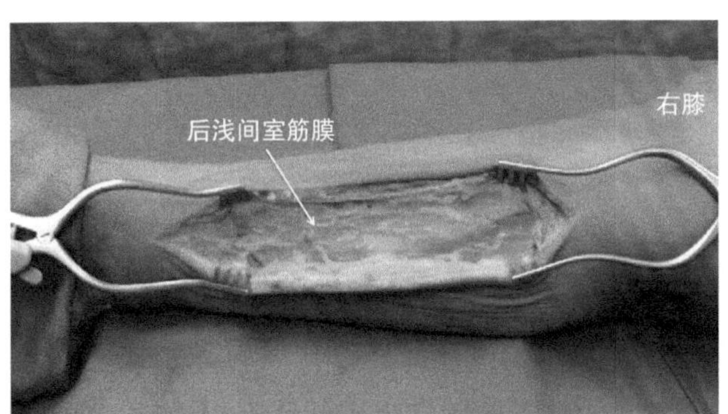

图 44-24 **内侧切口穿过皮下组织，直至识别出覆盖在后浅间室上方的筋膜**

（4）通过胫骨边缘后方的筋膜切口，对后深间室进行减压。胫骨后神经血管束和骨表面的识别确保了后深间室被正确识别（图 44-25 和图 44-26）。

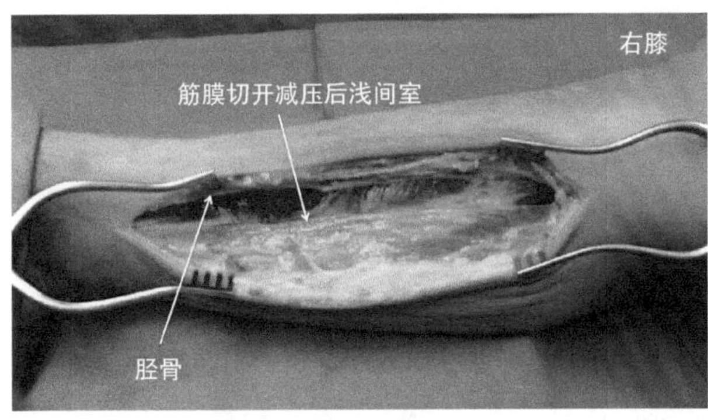

图 44-25 **通过胫骨后方两横指宽的纵向筋膜切口对后浅间室进行减压**

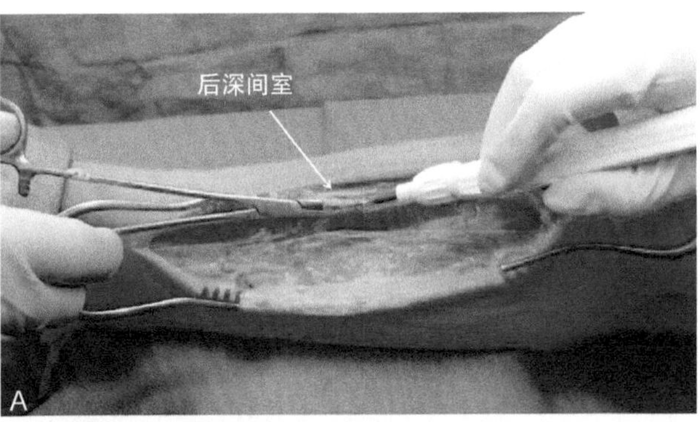

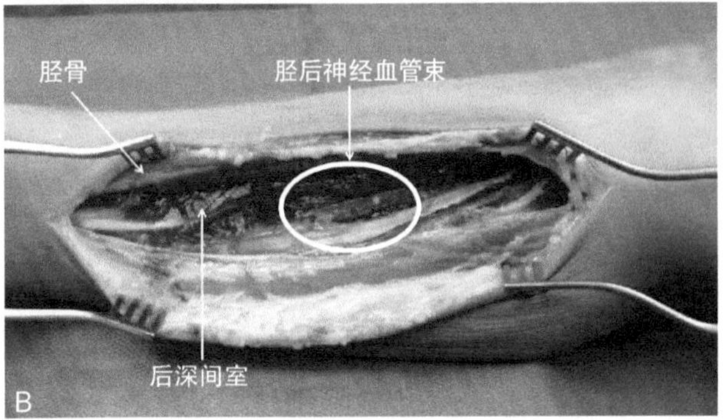

图 44-26 **A. 通过胫骨边缘后方的筋膜切口对后深间室进行减压；B. 确认胫骨后神经血管束和胫骨后表面，以确保对后深间室减压**

七、足筋膜切开术

足部筋膜室综合征最常见的原因是挤压伤。

（一）切口

足部各间室减压通常通过 3 个切口：一个内侧切口和两个骨间室上的背侧切口（图 44-27）。

（二）步骤

1. 内侧切口从内踝以下一点延伸至跖趾关节。这种切口有损伤神经血管束的风险，一些外科医师避免了这种手术，只选择两个背侧切口。

2. 两个背侧切口置于第二跖骨干和第四跖骨干上方。保持较宽的皮桥，避免坏死。翻起皮瓣以识别每一个骨间间隔（图 44-28）。

（三）筋膜切开伤口处理

1. 应用负压治疗敷料（VAC）是处理筋膜切开部位的有效方法，可防止伤口回缩，去除软组织水肿，并有助于延迟一期皮肤闭合。然而，在不充分止血的情况下应用负压治疗敷料可能导致严重出血。建议再次手术且充分止血后使用这种敷料（图 44-29）。

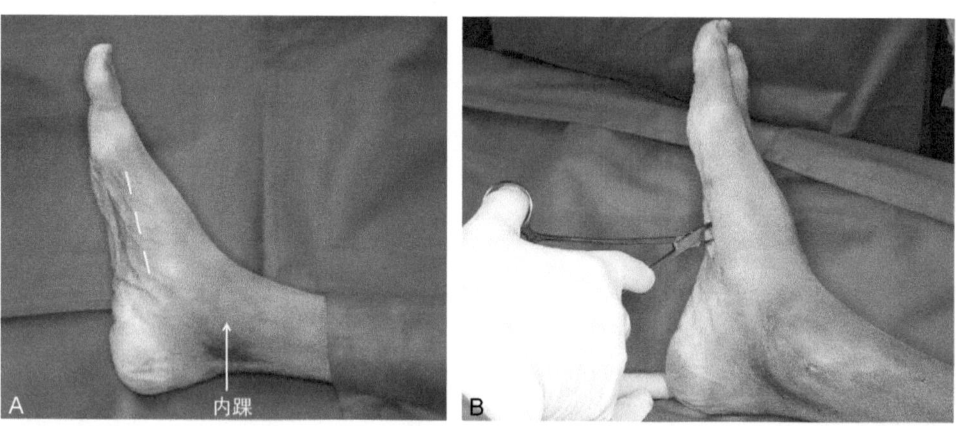

图 44-27　A. 右足筋膜切开术，内侧切口从内踝上方一点延伸至跖趾关节；B. 足筋膜切开术，经内侧切口减压

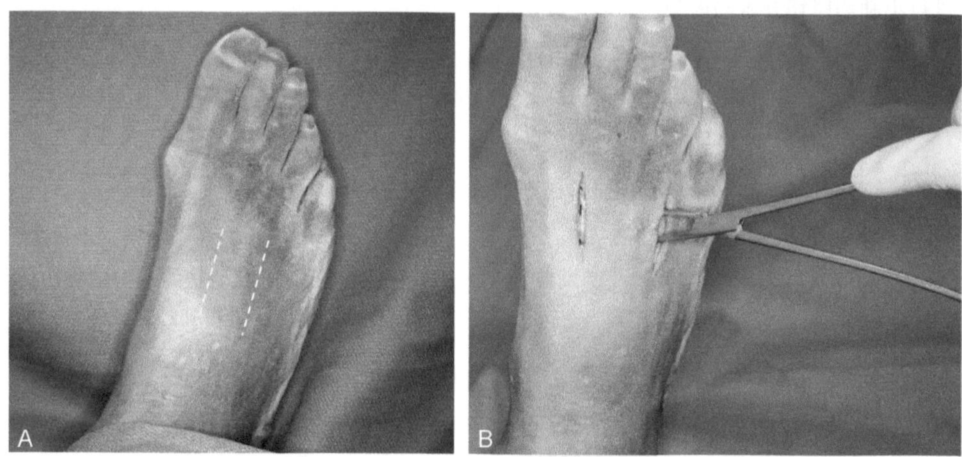

图 44-28　A. 足筋膜切开术，在第二跖骨干和第四跖骨干上方做两个背侧切口；B. 确认骨间间隔并钝性切开

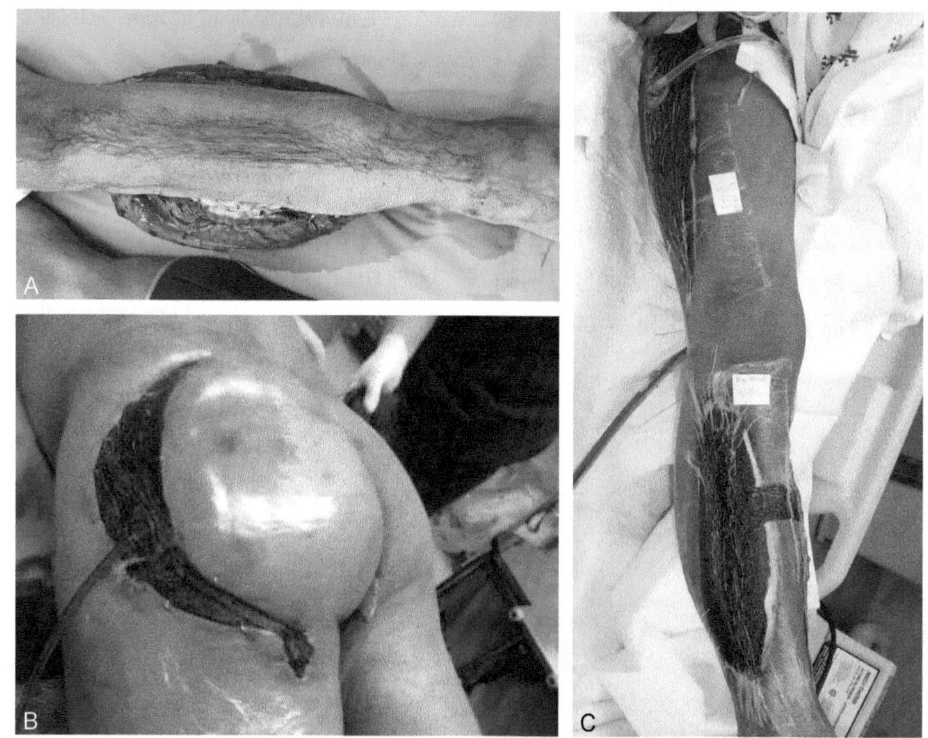

图 44-29　A. 左小腿筋膜切开术后肌肉重度肿胀。负压治疗敷料有助于消除软组织水肿，防止伤口进一步回缩。在这些重症病例中，负压治疗敷料继续应用，直至形成足够的肉芽组织以允许植皮。B. 左臂部筋膜切开术的负压治疗。C. 右下肢筋膜切开术

2. 血管弹力带伤口闭合技术是延迟一期皮肤闭合的有效方法，可被用作手术索引。使用皮肤缝合钉，将红色血管环沿着伤口的长度从伤口一侧绕至另一侧。持续轻柔地牵引直至伤口边缘闭合（图 44-30）。

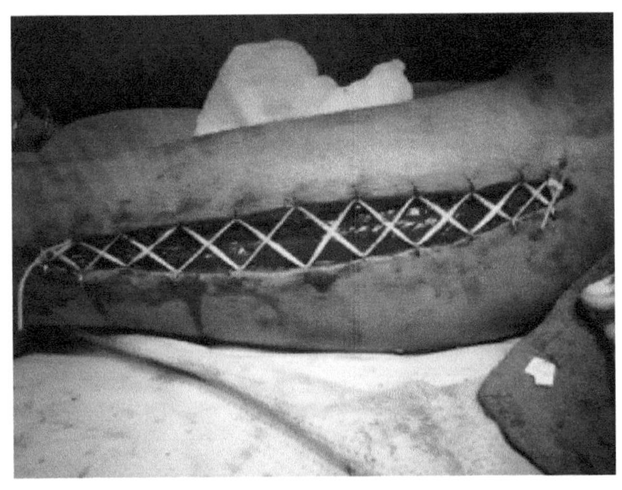

图 44-30　**筋膜切开伤口上应用血管袢绑鞋带术闭合伤口**

3. 如果出现过度肿胀，或者患者机体要求迅速离开手术室，可以从湿到干的敷料简单覆盖伤口。

4. 一旦肿胀消退，皮肤切口可以用间断褥式缝合，不要缝合下面的筋膜。

5. 在某些情况下，肿胀的程度不允许一期缝合伤口。这些患者可以用负压治疗敷料，直至伤口内形成足够的肉芽组织，然后可以行中后皮片移植（图 44-31）。

（四）提示与陷阱

1. 延迟诊断是筋膜室综合征治疗中最常见的问题。高度疑似，系列临床检查，筋膜室测压和连续的血清 CPK 水平测定仍然是早期诊断和及时筋膜切开术的基础。

2. 血清 CPK 水平在筋膜室综合征和完全坏死的肌肉的延迟诊断时可能是正常的。

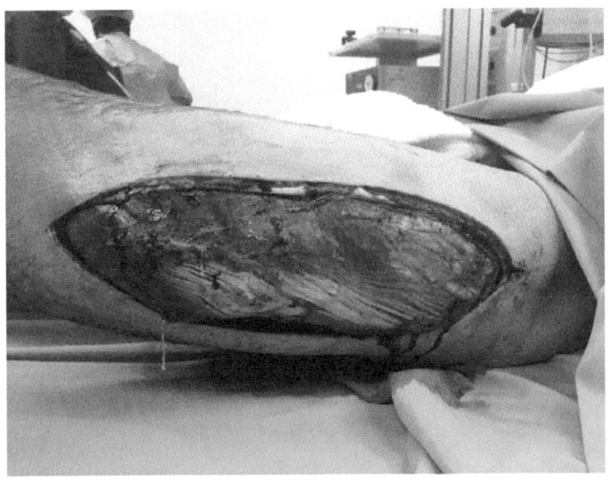

图 44-31　**大腿外侧筋膜切开不充分。注意明显的肌肉肿胀。短的皮肤切口可导致筋膜室减压不足**

3. 在怀疑筋膜室综合征时，应测量所有室间隔的压力。一个室的压力可能正常，而相邻室的压力可能异常。

4. 缺乏对四肢肌筋膜室的解剖学知识是造成筋膜切开不完全或神经血管束医源性损伤的最常见原因。腓浅神经是最常见的损伤神经。

5. 小腿后深间室是最常遗漏或不完全减压的筋膜室。最容易识别后深间室的位置是小腿远端。

6. 短的皮肤切口可能导致筋膜切开不充分、缺血性神经肌肉损伤、横纹肌溶解和肾衰竭。

7. 小腿筋膜切开术的皮肤切口不能太靠近。狭窄的皮桥会导致坏死。

8. 开放性骨折并不排除在受影响的筋膜室内发生筋膜室综合征。

9. 肿胀可能进行性加重，最初的筋膜室低压力可能导致临床误判。

（朱　丹　周毅武　桑锡光　译）

第十部分

骨科损伤控制

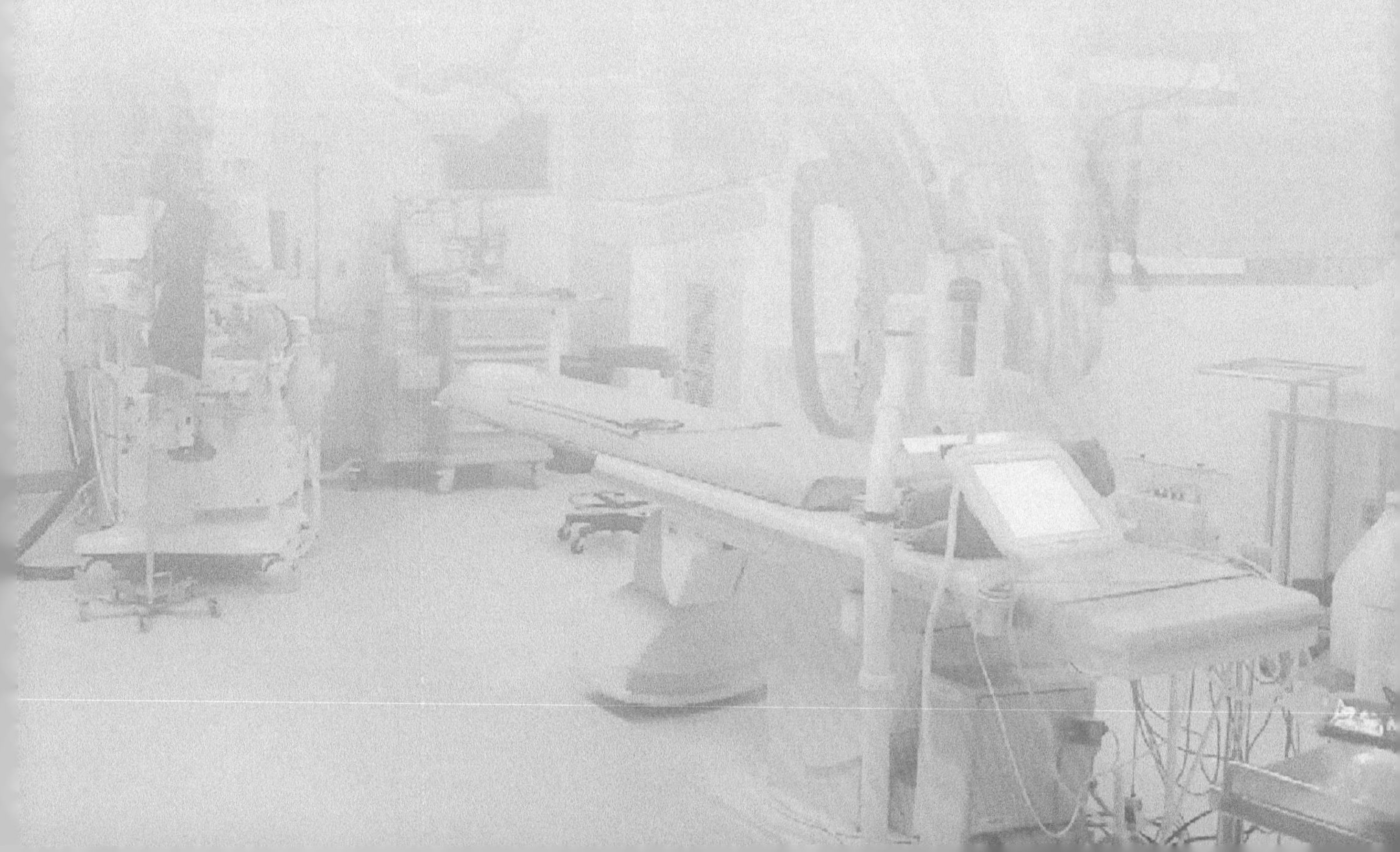

第45章 骨科损伤控制

Eric Pagenkopf, Daniel Grabo, Peter M. Hammer

一、基本原则

骨科损伤控制性手术（DCO）的治疗目标：

1. 优先考虑其他严重并威胁生命的相关损伤。

2. 通过长骨骨折复位和力线纠正改善血流和组织灌注。

3. 对长骨骨折进行临时性固定，当患者的总体状况得到改善时，可选择限期的确定性内固定术。

二、特殊手术器械

1. 骨科的损伤控制性手术主要是针对长骨骨折和部分骨盆骨折使用外固定架。放置这些外固定架需要一组特殊的工具（图 45-1），这些工具基本上可适用于任何骨科损伤患者。

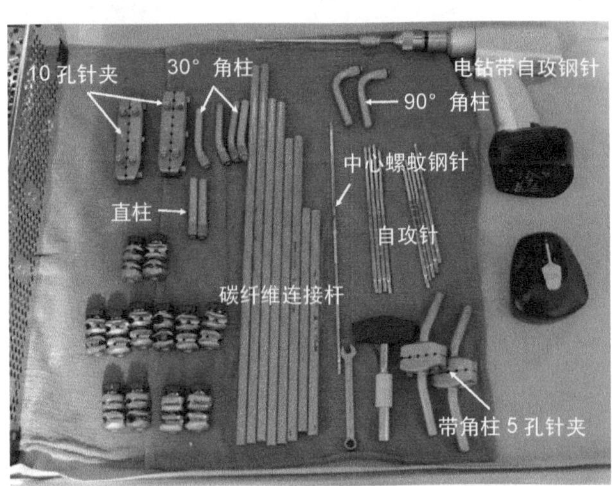

图 45-1　标准外固定架的代表性配件

2. 虽然器械托盘由很多不同公司制造，但均有相似的构件可以通用。

（1）针：外固定时作为锚定点置入骨皮质。

（2）针夹：可牢固夹住两枚置入骨骼的针，为针和连接杆提供桥接。每个针夹带有 2 枚附柱（分直柱、30° 角柱、90° 角柱）并可旋转呈现 12 个不同位置，这使外固定器具有最大的灵活度。

（3）针 - 杆夹：在不使用针夹时，用此夹连接固定针和连接杆。

（4）杆 - 杆夹：用于连接一个连接杆到附柱或到另一根连接杆。

（5）钻：气动钻或者电动钻。

（6）针的选择上主要有钝针和自攻针（图 45-2A）。钝针需要预先在骨皮质上钻孔。自攻针可直接安装于电钻上并置入。

（7）另一个可能需要的螺钉是中心螺纹针。这种长针有自攻针的尖端，但螺纹位于针的中间，而不是末端。当使用桥接踝关节的外固定器时，需要将这种针置入跟骨（图 45-2B）。

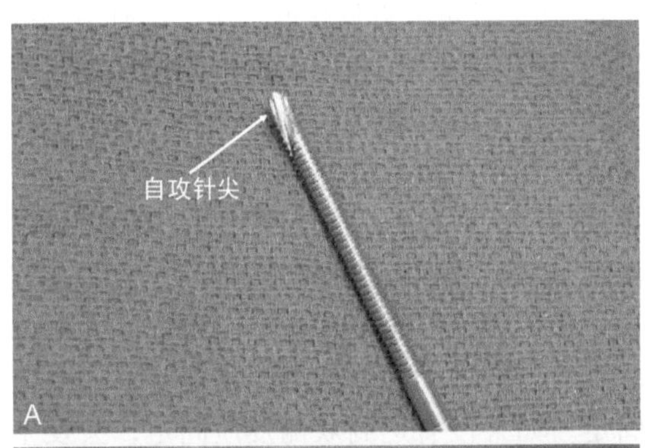

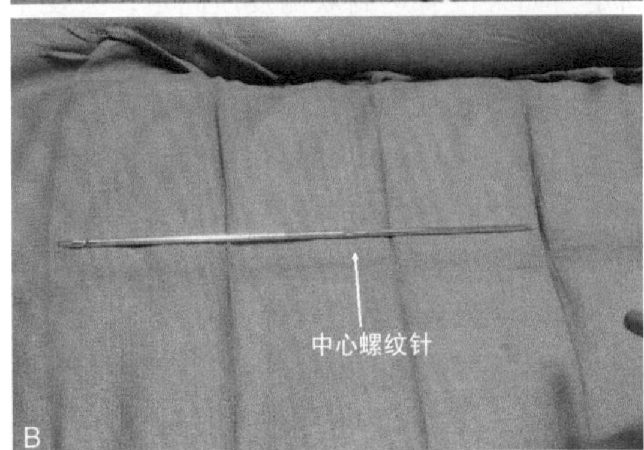

图 45-2　A. 自攻针，置入前不需要预先骨钻孔。B. 置入桥接踝关节的外固定器时用的中心螺纹针。置入跟骨时用中心螺纹针与两侧骨皮质紧密接触

三、体位

下肢外固定器置入时要求患者取仰卧位，下肢中立位。

特殊骨折处理

1. 胫骨中部骨折

（1）在决定进行胫骨骨折外固定后，应确定锚针的进针位点。骨折两侧分别置针，一枚针不能提供足够的稳定性。

1）选择进针点时，需距离骨折处 2cm 以上，过于靠近骨折处将妨碍稳定性（图 45-3）。

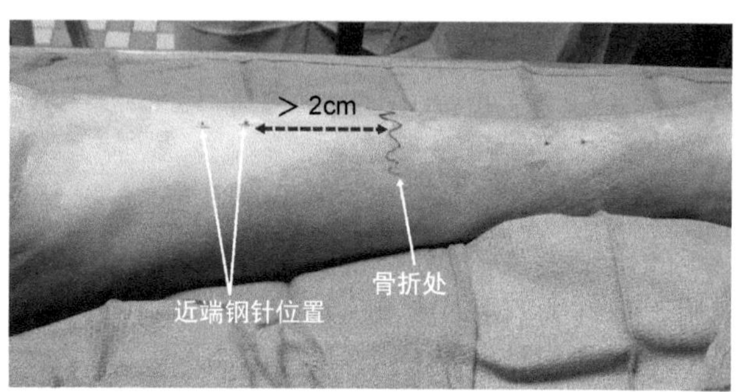

图 45-3　**骨折处与置针点的关系。安全的置针点为沿胫骨前缘，距骨折处 2cm 以上。避免置入干骺端**

2）注意避免将针置入干骺端及关节内。

3）如果骨折靠近近端或远端，没有足够的空间置针，应使用跨关节固定器。胫骨前方及内侧 60° 区域置针均为安全范围。

（2）于置针点做 4mm 切口，切开至骨膜。安装自攻针，针尖对准骨皮质（图 45-4A）。适当用力使针进入骨皮质，增加钻入力量。当针突破一侧皮质进入髓质时，阻力减小。当针进入对侧皮质时阻力再次增加。允许更多的旋转保证双侧皮质固定。如果没有达到双侧皮质固定，会发生松针及外固定失效。

（3）用 5 孔或 10 孔针夹来帮助确定第 2 枚针置入距离。应尽量使针间距增加，但保证能够使用同一针钳。第 2 枚针应与第 1 枚针平行（图 45-4B）。

（4）同样在胫骨远端置针（图 45-4C）。

（5）针夹必须扣紧两针。针夹距皮肤保持 1.5 ～ 2cm，或两横指宽（图 45-5A）。

（6）用扳手上紧所有固件，并用对抗扳手防止外固定器损伤（图 45-5B）。

（7）在针夹的两侧，将杆 - 杆连接器连接在角柱上（图 45-6），再连接至每一侧的针夹上。连接器最佳放置位置是角柱中部（图 45-7）。

（8）平行于长骨至少放置两根连接杆，建议一根在内侧，另一根在外侧，放置连接杆时，另一人应牵拉肢体并复位骨折。骨折复位后，拧紧杆 - 杆连接器，以保证肢体复位。

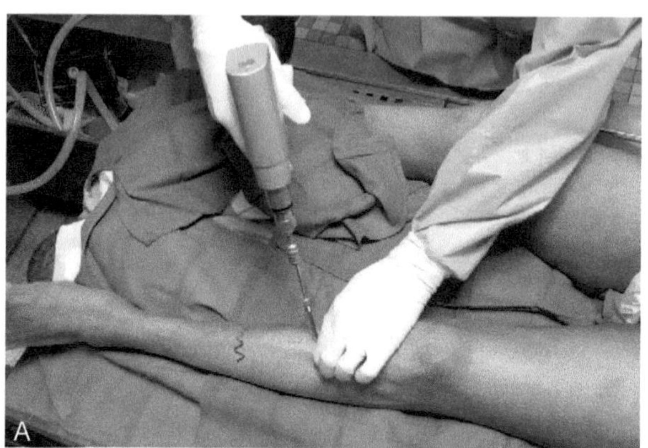

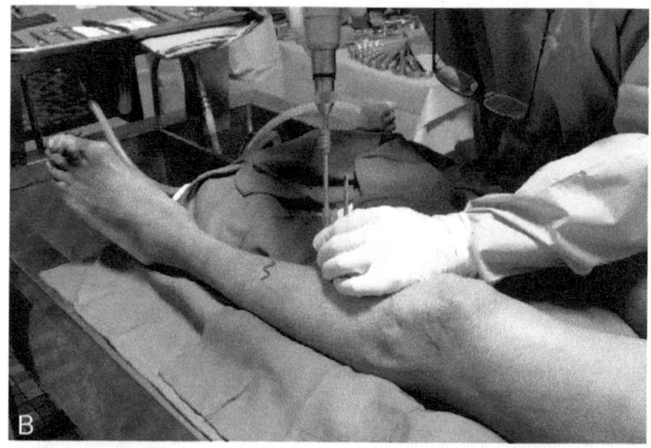

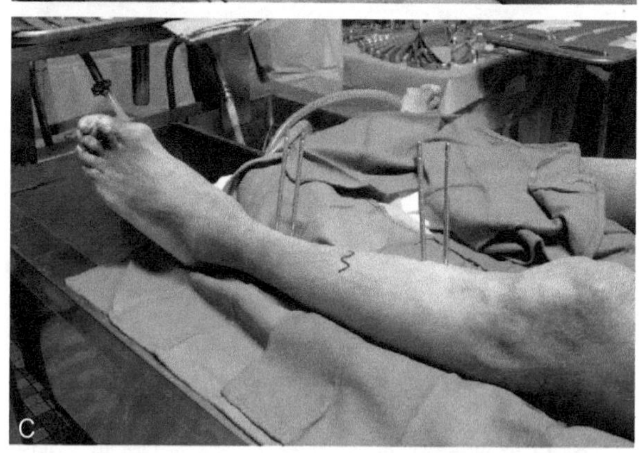

图 45-4　**A. 胫骨置针。保证针打入双侧皮质至关重要。B. 置入第 2 枚针。与第 1 枚针平行，在钳夹允许范围内尽可能保持最大距离。C. 同样于胫骨远端置入两枚针**

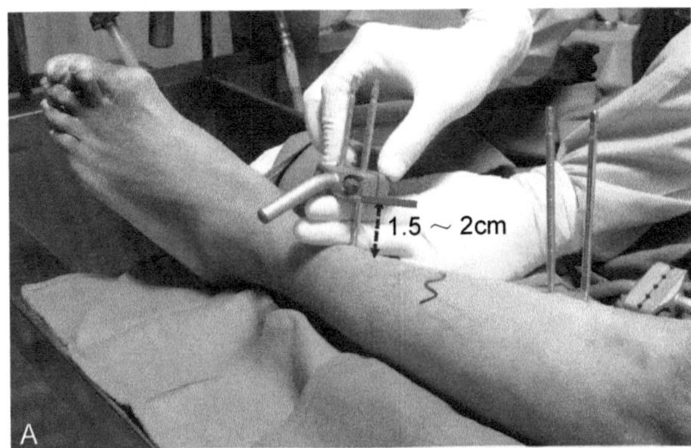

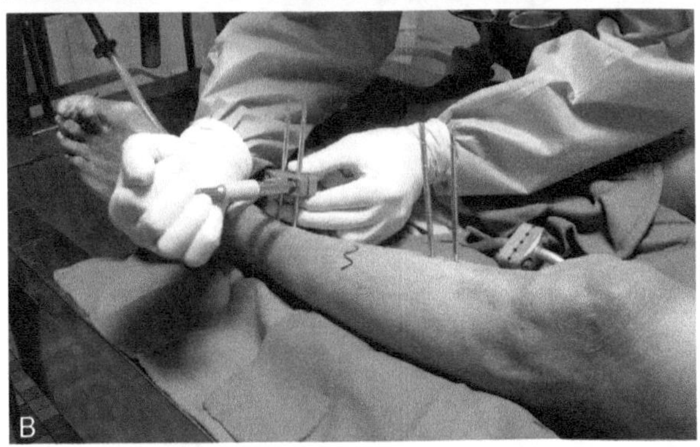

图 45-5　A. 放置针夹。此处用的 5 孔针夹带有 30° 角柱。钳夹允许带不同角度的附柱，并可指向任意方向，钳夹放置距离皮肤或软组织 1.5 ～ 2cm，即两横指的宽度。B. 将螺栓拧紧后再对抗拧紧以避免损伤外固定器

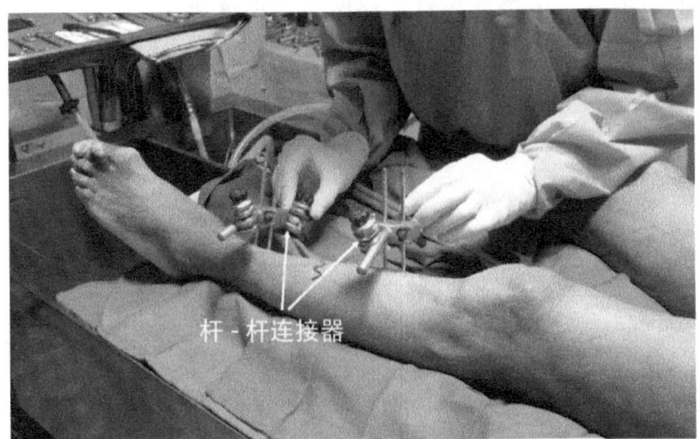

图 45-6　将连接器连接在角柱上。连接器放置在角柱中部可提供更强的稳定性

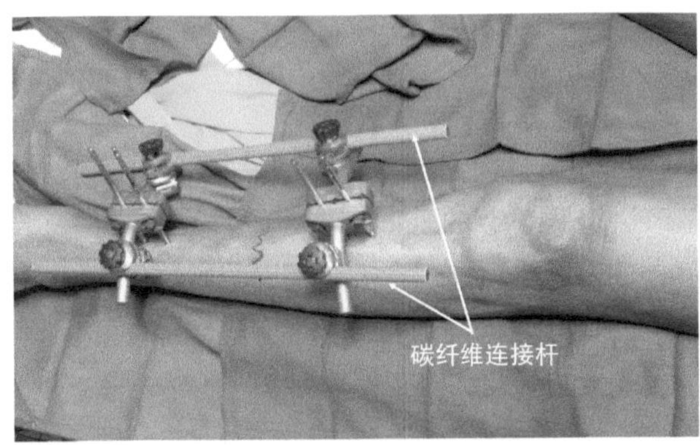

图 45-7　放置连接棒并上紧扣件后的外固定器的最终样式

2. 胫腓骨远端 / 踝不稳定

（1）当胫骨远端骨折部位过远，无法在干骺端置针时，应使用踝部桥接外固定器。胫骨近端置针方法如前，远端针放置于跟骨。在跟骨中央内侧做切口（图 45-8A）。

（2）中心螺纹针，自内侧向外侧钻入。注意避开胫后动脉（图 45-8B）。置入针后应保证螺纹位于跟骨双侧皮质内（图 45-9A）。

（3）每枚针置入后，随即安装针 - 杆连接器。针 - 杆连接器应在足部两侧分别放置（图 45-9B）。

（4）胫骨中部骨折时用同样方法放置连接棒（图 45-10A）。

（5）如担心踝部上方的皮肤坏死，可从后侧放置半圆形连接杆（图 45-10B）。

3. 股骨中部骨折

（1）当稳定股骨中段骨折时，处理原则同胫骨骨折。针的位置距骨折处不小于 2cm。安全的股骨入路为外侧入路（图 45-11 和图 45-12）。

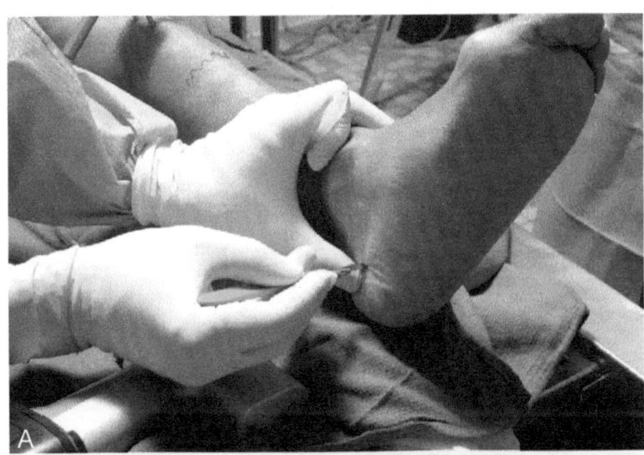

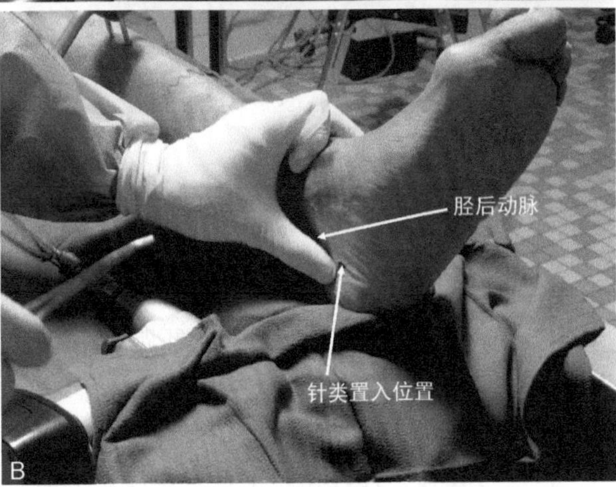

图 45-8　A. 在跟骨内侧上方做远端针置入的切口。B. 用中心螺纹自攻针，远端固定针自内侧安全钻入。注意避免损伤胫后动脉

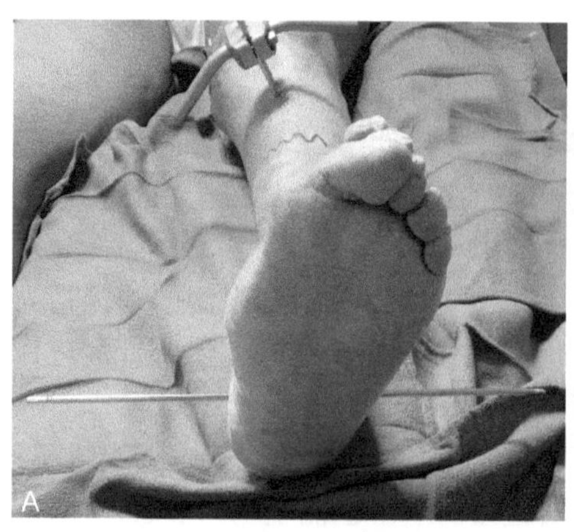

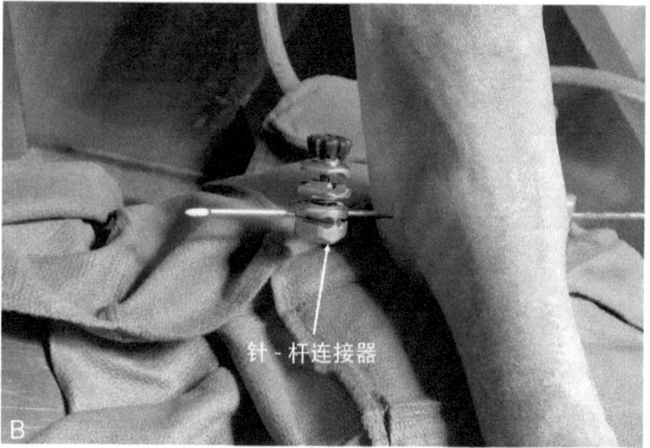

图 45-9　A. 中心螺纹针置入保证螺纹穿过跟骨的双侧皮质；B. 放入 1 枚针时安装针 - 杆连接器

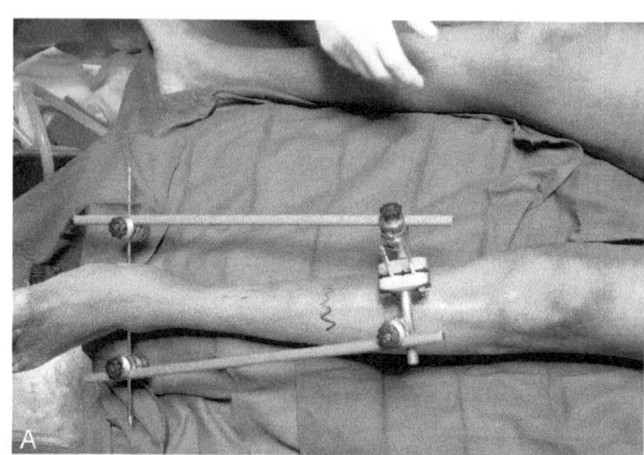

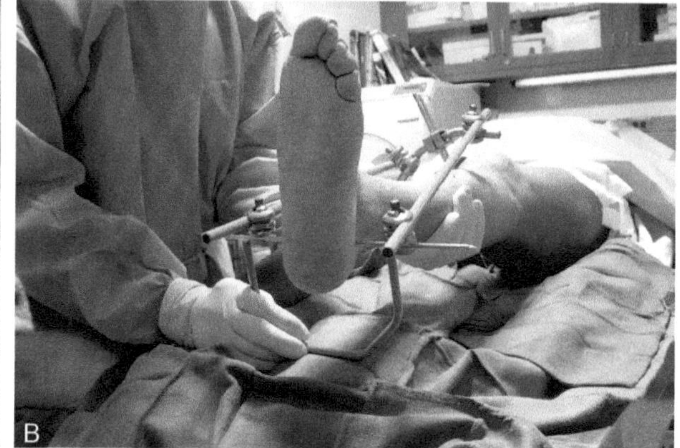

图 45-10　A. 带双侧连接棒的远端固定器；B. 自后方放置半圆形连接杆，以防止压疮发生

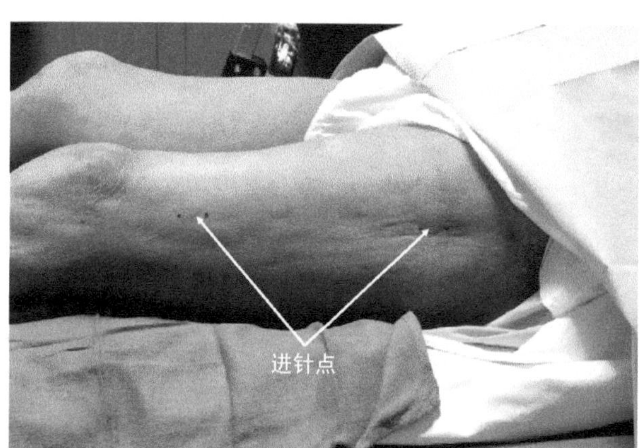

图 45-11　股骨中段骨折时进针点的选择。安全入路是股骨外侧入路

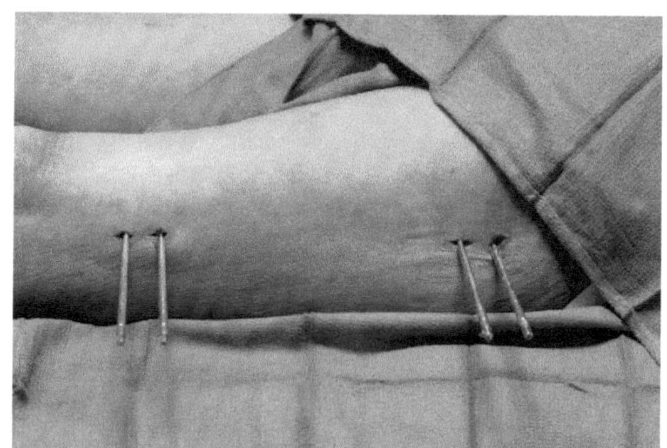

图 45-12　股骨置针

(2) 针夹选择同胫骨。保证针距皮肤两横指宽（图 45-13）。

(3) 可用直柱或角柱。

(4) 与胫骨一样，在完全拧紧连接棒上的扣件之前，应牵拉股骨至一定长度。

4. *股骨远端 / 胫骨近端*　对于涉入股骨远端及胫骨近端且通过膝关节无法安全置针的骨折，需采用跨膝关节的外固定器。置针点选择的标准同股骨中段骨折置针标准（图 45-14）。由于下肢远端所有的重量都由跨膝外固定器承受，需要在胫骨远端外置针（图 45-15，图 45-16）。

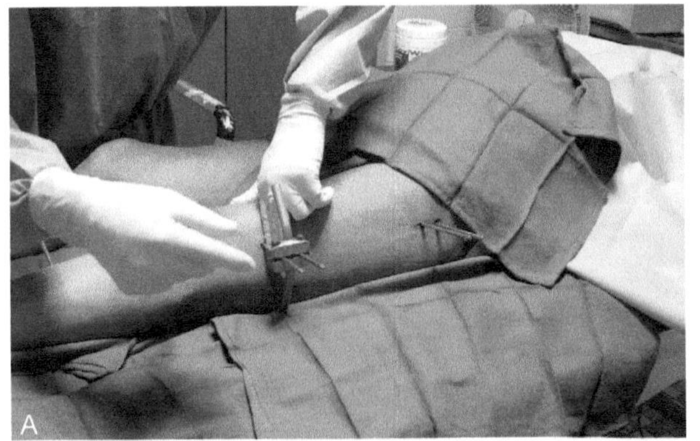

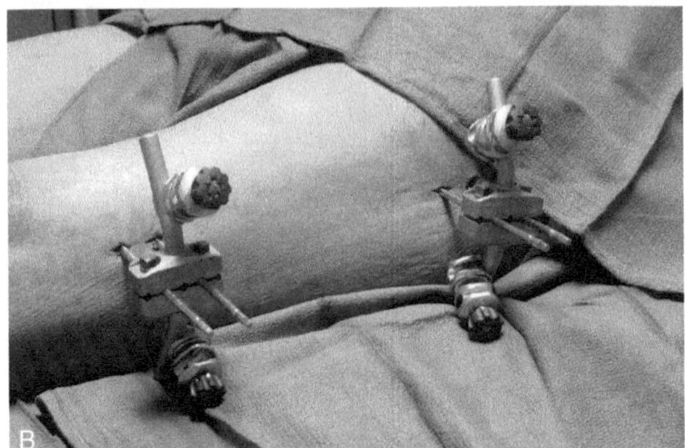

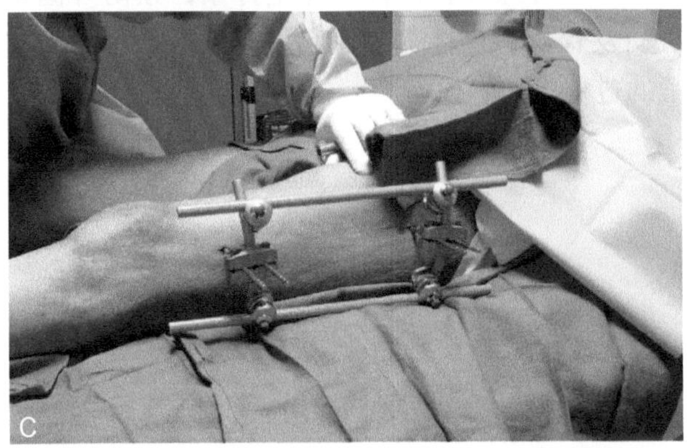

图 45-13 A. 针夹装上角柱后放置于距皮肤两横指宽处；B. 两枚钳夹上置入柱 - 杆连接器；C. 安装连接器后的股骨外固定器的最终样式

5.“漂浮膝” “漂浮膝”见于同时合并股骨远端及胫骨近端骨折的特殊病例。跨膝外固定器可为小腿提供稳定性，但膝关节的骨性结构仍缺乏稳定。这种情况下除了跨膝外固定以外，另需一长腿夹板。

6. 针道管理 外固定器的针道可成为感染发生的途径，因此，进针点需每天用氯己定葡萄糖酸盐消毒，并用聚维酮碘纱布包扎。

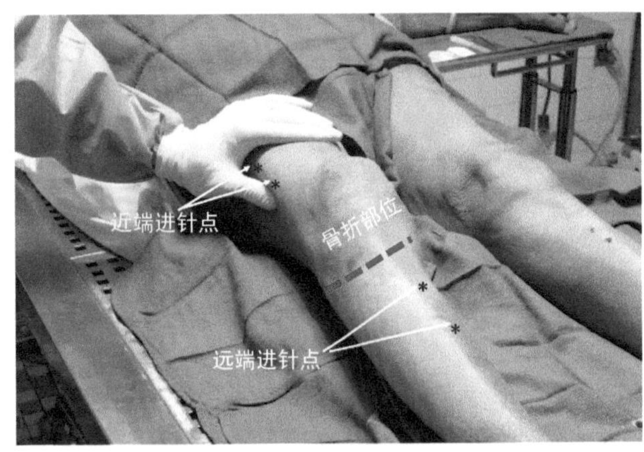

图 45-14 用于股骨远端 / 胫骨近端骨折外固定的远端和近端进针点。近端进针时，外侧入路是安全的

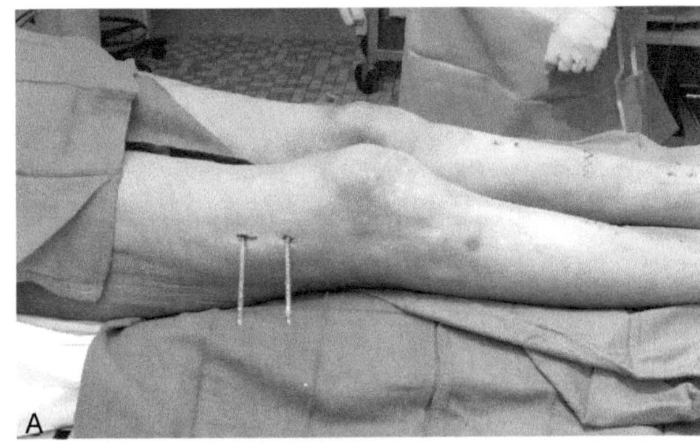

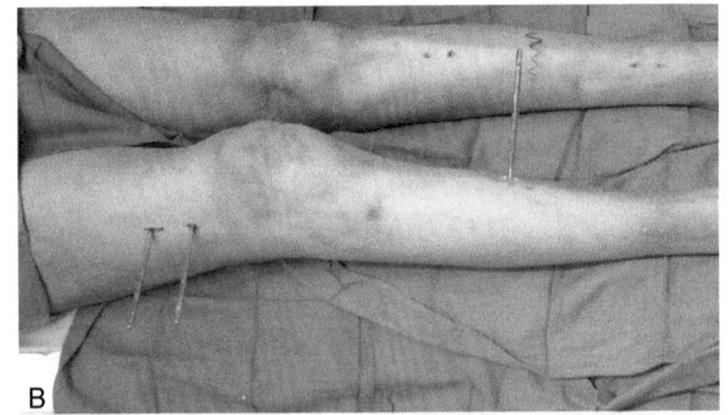

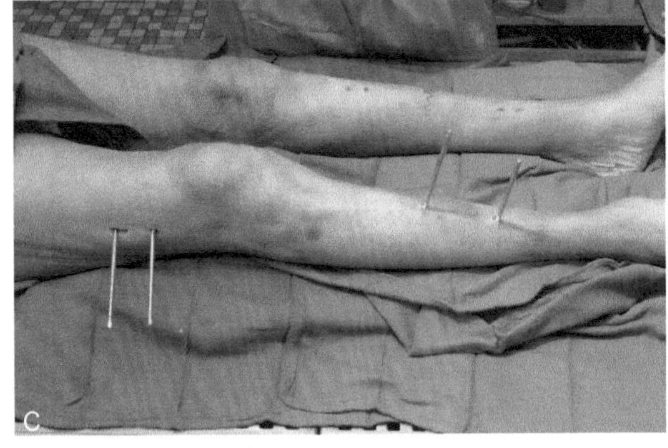

图 45-15 A. 放置近端针。B. 远端针置入胫骨。胫骨骨折时，安全的进针入路为沿着胫骨前方的表面。C. 远端针置入后。当外固定器跨过膝关节的距离较长时，稍增加两枚远端针之间的距离可增加外固定器的稳定性

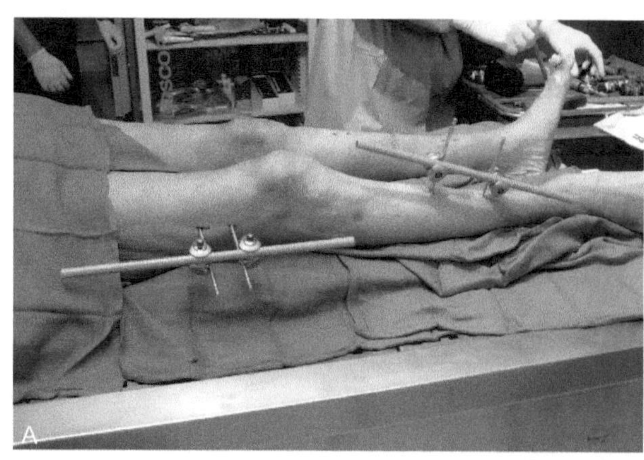

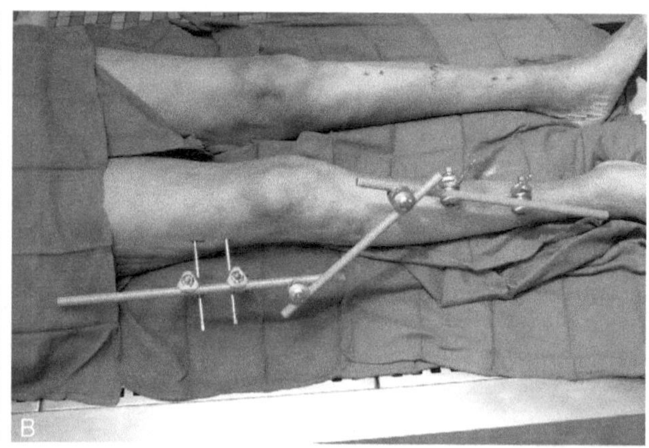

图 45-16　A. 放置针 - 杆连接器。因为增加置针间隔，可增加固定器的稳定性，钳夹长度不足，因此需要连接器固定连接。B. 放置跨膝外固定器。此图上只包含 1 根跨膝连接杆。如术者认为欠稳定，可再安装 1 根

四、提示与陷阱

1. 不是所有的长骨骨折患者都需要损伤控制的干预。在处理这些骨折时，选择给予早期确定性内固定术还是应用骨科损伤控制，都需要具备一定临床知识与技巧。团队内所有成员的沟通对治疗多系统损伤并达到最优效果至关重要。

2. 对于粉碎性骨折，外固定后应继续探查神经血管并记录。

3. 置针间距与骨折部位密切相关。针距过近将无法提供足够的稳定性来稳定骨折。当放置两枚针时，使两针的距离在钳夹覆盖的范围内应尽量远离。

4. 安置踝关节外固定支架时，必须注意解剖关系，避免胫后动脉等神经血管损伤。

5. 所有螺钉和螺栓须完全拧紧，预防外固定滑动及骨折稳定性丧失。应用对抗扳手可预防拧紧的过程中发生损伤。

（张燕姿　桑锡光　译）

第十一部分

软　组　织

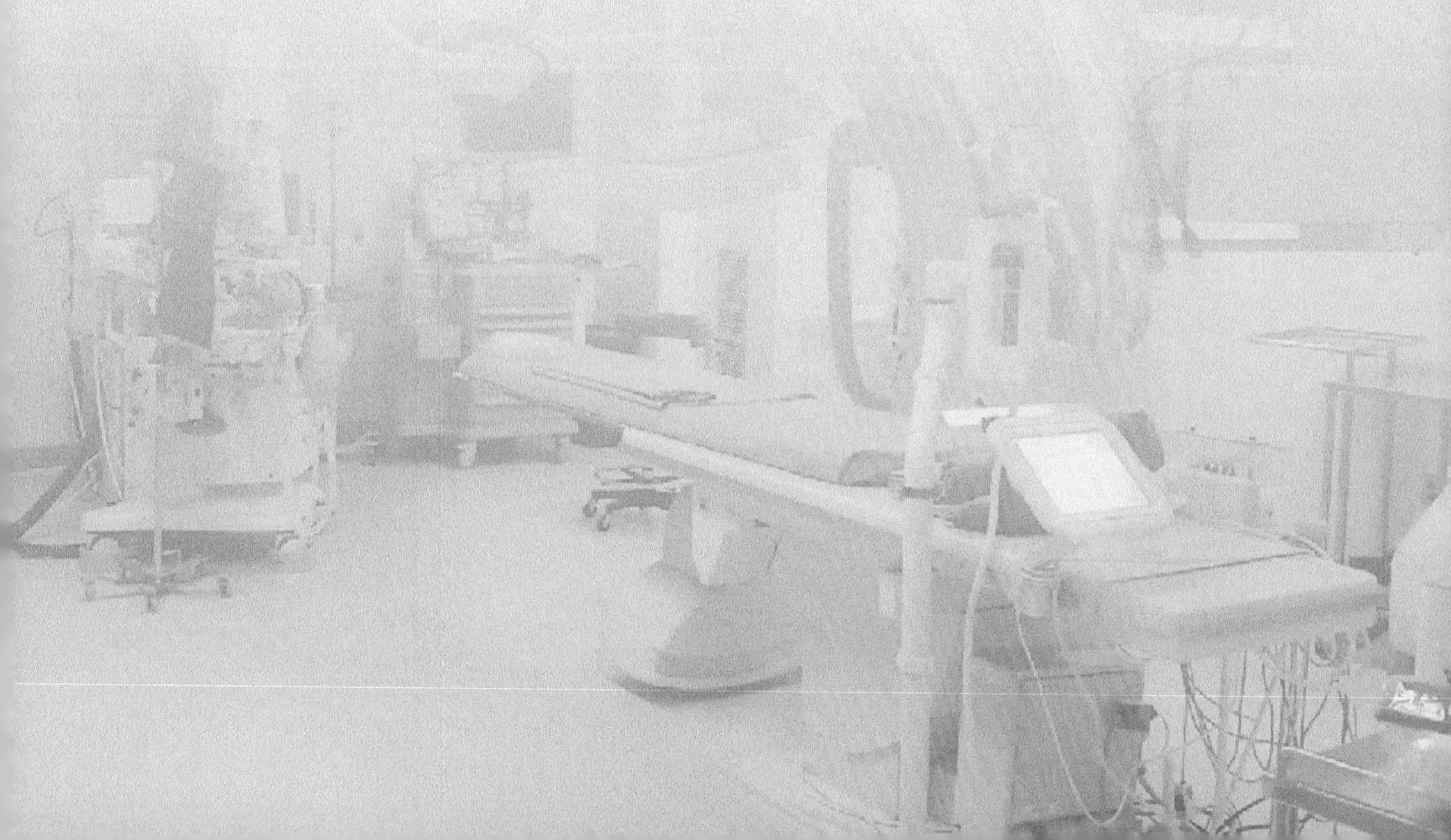

第46章 植皮技术

Justin Gillenwater, Warren Garner

一、基本原则

1. 对于底层有血管床的深Ⅱ度或Ⅲ度皮肤创面，可采用自体皮肤移植来闭合伤口，特别是如果挛缩愈合会导致愈合时间延长，或功能性、外观畸形时尤其如此。中厚皮片（STSG）常用于大创面，可以取薄（0.15 ～ 0.25mm）、中（0.25 ～ 0.33mm）和厚（> 0.35mm）3 种厚度。在较少的血管床上，较薄的皮片更易存活，并且供皮区愈合更快。然而，与较厚的皮片相比，较薄的皮片更易挛缩，并且美观度较差。大多数 STSG 是中等厚度，为 0.30mm。由于儿童和老年人的真皮层较薄，应考虑使用较薄的皮片（0.25mm）。

2. 通过适当的伤口护理，STSG 供皮区通过再上皮化而愈合。尽管 STSG 几乎可从任何未受伤的解剖区域（包括臀部、腹部、阴囊和头皮）获取，但大腿外侧或背部是最常见的供皮区。

3. 与片状皮片相比，网状 STSG 可扩展且需要更少供皮，但易挛缩，美观度欠佳。片状皮片用于儿童或不挛缩的部位。

4. 全厚皮片很少用于急性伤口的闭合，主要用于关键部位的延迟重建，如手和面部。

5. 精细操作对移植成功至关重要，包括止血、敷料的放置和术后充分地固定。

二、特殊手术器械

1. 取皮片需要一把带有多种取皮宽度保护板和一次性刀片的电动或气动取皮刀（图 46-1）。

2. 取皮前在供皮区涂抹矿物油或其他润滑剂。

3. 术后可在供皮区使用稀释的肾上腺素溶液，以减少失血。

4. 取网状皮片，需要一件皮片成网器和相应的皮片载板（图 46-2）。

5. 应有皮片垫材料，如果使用负压伤口治疗（NPWT），应提前备好机器。

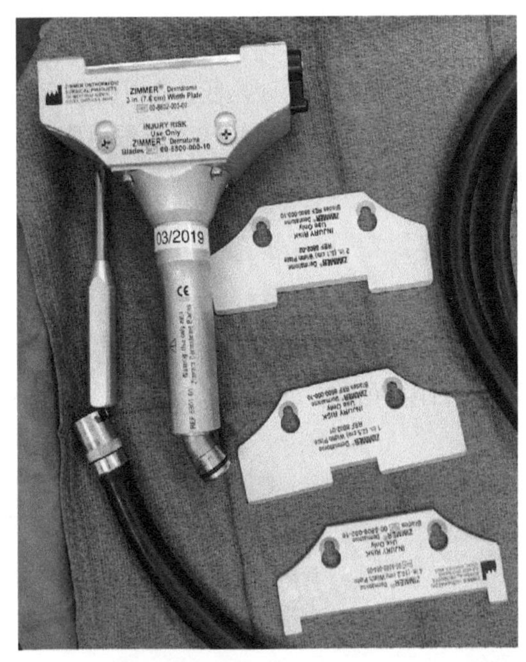

图 46-1　配有多种宽度保护板的 Zimmer 气动取皮刀

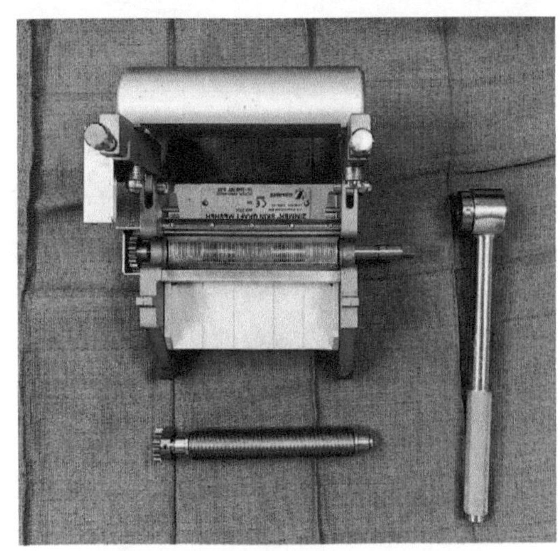

图 46-2　带轮的皮片成网器以不同比例手柄和皮片载板制作网状皮片

三、术前注意事项

1. 在皮肤移植之前，应优先治疗影响伤口愈合的合并症。

2. 因为许多大伤口患者呈高代谢状态，皮肤移植前应评估和处理营养需求。入院时血清白蛋白水平反映慢性营养状况，而前白蛋白水平用于监测当前需求。首选肠内营养，如果患者无法满足自己的热量需求，则需要鼻胃管管喂，不能耐受肠内营养的患者考虑肠外营养。

3. 慢性伤口或感染性伤口需要连续或分期清创以减少伤口的菌量。术前可以进行定量组织培养，以确定为低菌量。菌量 $> 10^5$ 会造成较高概率的移植失败。如果菌量计数低且伤口无临床感染，存在特定微生物（例如葡萄球菌或假单胞菌）不是移植的禁忌证。

四、外科操作步骤

（一）切除 / 创面准备

伤口需手术切除或清创至健康的血管化组织，以减少伤口中的细菌（图 46-3）。所有坏死的或有可疑的血管组织均应去除。如果清创后，伤口仍存在可疑的血管形成或切除后残留感染，可以应用局部伤口治疗或进行系列清创术直至获得足够条件。如果在清创中显露出关键或无血管的结构（如大血管、神经、肌腱或关节），则应考虑采用其他闭合方法。准备好后测量和记录创面的最终大小和解剖位置。

（二）止血

准备好创面床后，对其进行细致的止血。应慎用电灼术，以免引起热损伤并给血管创面增加坏死组织。

（三）取皮

1. 应在确定伤口最终大小后取皮。

2. 安装取皮刀并调节至所需的深度和宽度。使用取皮刀侧面的可调旋钮，以 1/1000in（1in=2.54cm）的增量精度设置取皮深度（图 46-4）。防护板的宽度为 1 ～ 4in，牢固地（用手拧紧）拧入取皮刀底部，并紧贴在一次性刀片上。如果防护板没有妥善固定，则取皮深度不可靠。取皮前检查深度旋钮和螺钉松紧度非常重要。

3. 用湿纱布清洁供皮区，清除任何残留的、

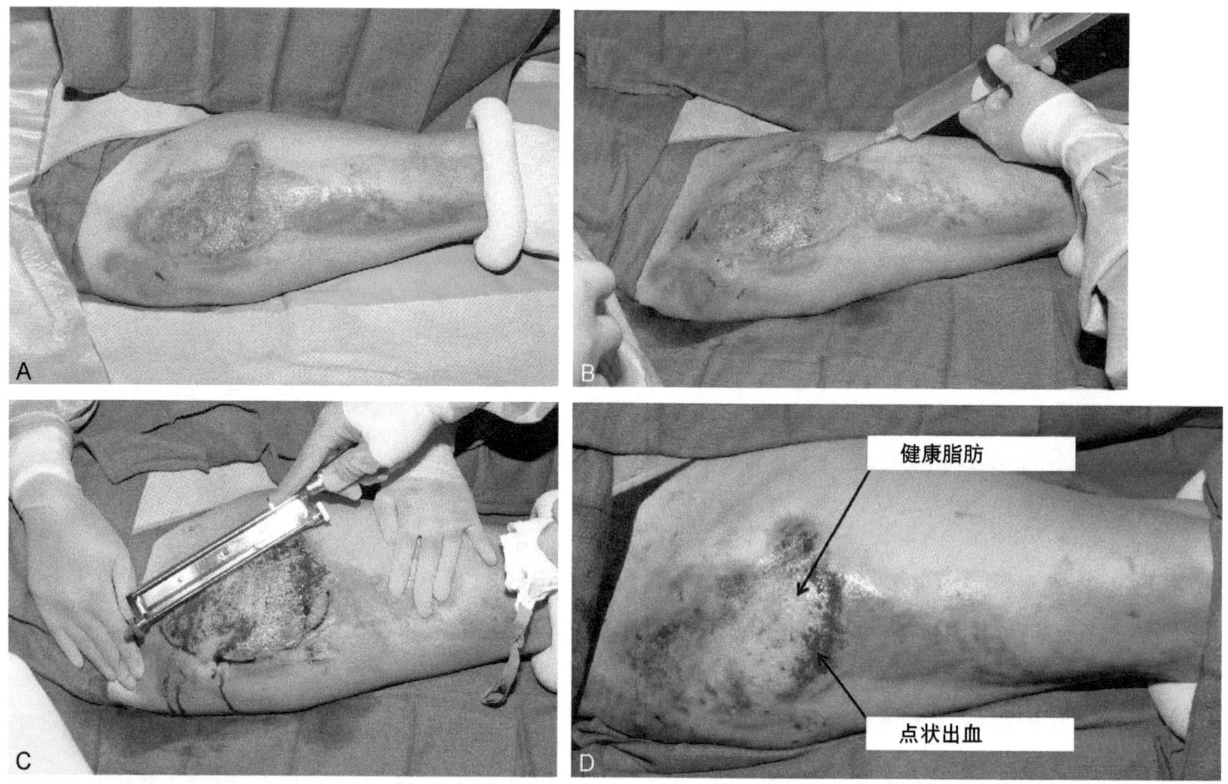

图 46-3　A. 右侧大腿Ⅲ度烧伤伤口需切除坏死组织和植皮；B. 注射稀释的肾上腺素溶液；C. 切除坏死的烧伤组织，为植皮准备创面床；D. 右侧大腿Ⅲ度烧伤伤口切除坏死组织后露出健康、可移植的创面床

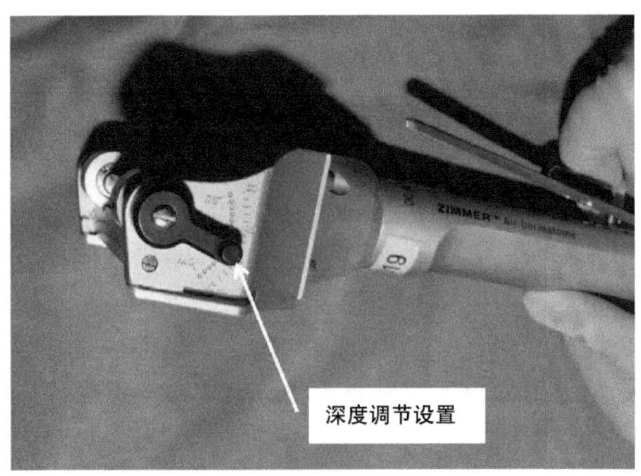

图46-4 具备可调深度旋钮的取皮刀

可引起取皮刀跳动或跳开的黏性外科准备溶液（如氯己定）。在皮肤上涂抹矿物油或其他润滑剂。

4. 启动取皮刀，松开安全装置并按下手柄上的杠杆。如果是气动的，启动取皮刀时，压力设置应为100psi（1psi=6.895kPa）。尖利的呜呜声表明动力充足。

5. 外科助手协助创造一个宽而平坦的表面，使取皮刀可轻松通过。在取皮困难的区域，使用手术巾或巾钳有助于拉伸皮肤并提供牵引力。可将生理盐水注入皮下组织使轮廓的变化区域（如后胸廓）变得平滑（图46-5）。

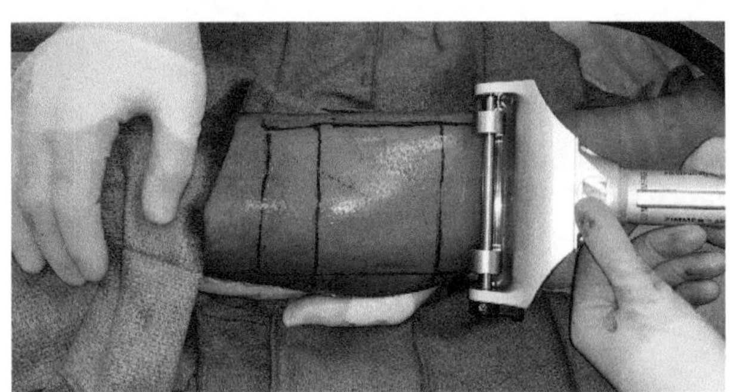

图46-5 获取皮片技术需要助手用张力使皮肤表面宽而平坦。标记线提示获取皮片的尺寸

6. 现在，开始取皮。先将取皮刀通电并启动，再接触皮肤，直至离开身体。取皮片时，取皮刀以45°与皮肤接触，沿取皮刀的前缘，保持均匀向下的压力。将取皮刀与皮肤的角度降低至30°，施加缓慢、稳定的压力向前推进以获取皮片。当到达取皮终点时，手向下压，以“飞走”或“起飞”样动作将取皮刀从皮肤上提起。取皮后，取皮刀不再接触皮肤，松开杠杆，关闭取皮刀，启用安全装置。

7. 立即用浸泡过肾上腺素稀释液的不粘纱布垫包扎供体部位，以减少失血（图46-6）。

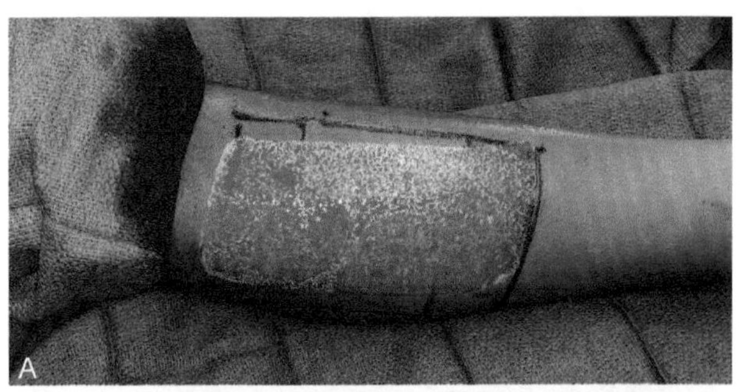

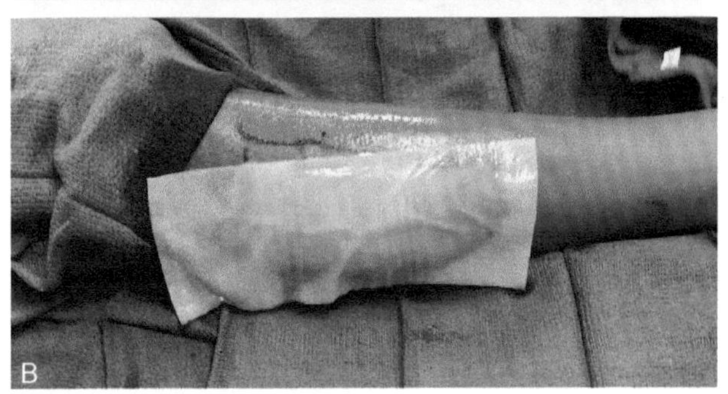

图46-6 A. 取皮后的右腿供皮区；B. 右腿供皮区用浸润过肾上腺素的纱布止血

8. 如果要对皮片进行网格化，将皮片从皮肤刀上取下后转移到载板上。将皮片均匀平铺，注意真皮层朝向。真皮层是白色、有光泽和湿润的；表皮层则是哑光的、有色素的，并且可能有毛发。皮片边缘向真皮层翻转（图46-7）。

9. 确保将皮片成网器或载板校准至适当的网眼比，不同设备的校准方法有所不同，因此，需要熟悉产品。将载板插入制网机中，通过转动控制杆，使载板和皮片随制网机辊轴向前推进。

（四）放置皮片

1. 将皮片的真皮层朝下放置于伤口上，并精确地勾勒出三维轮廓，使其与创面床完全接触（图46-8）。消除皮片下方的气泡或无效腔。修剪皮片边缘，使其与正常皮肤对齐，或略微重叠。皮片边缘和伤口边缘之间的任何间隙都会延长愈合时间，并可能发展为肥厚性瘢痕。

2. 用缝线或缝钉将皮片固定在伤口边缘。在固定皮片之前，可在创面上喷涂一层薄薄的、缓慢凝固的纤维蛋白胶。纤维蛋白胶价格昂贵，但可提高皮片的黏附性，并减少或消除缝钉固定伤口边缘的需求。

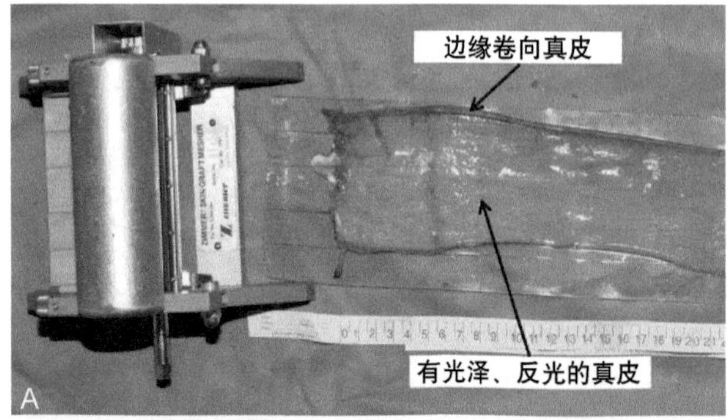

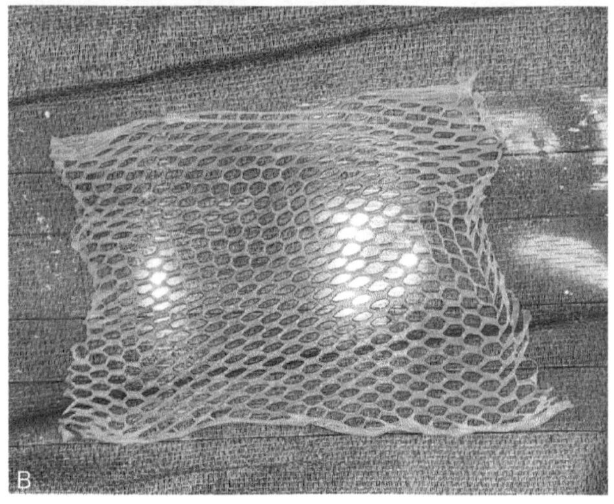

图 46-7 A. 真皮层朝上的皮片装入皮片成网器；B. 2 ∶ 1 网格化皮片外观

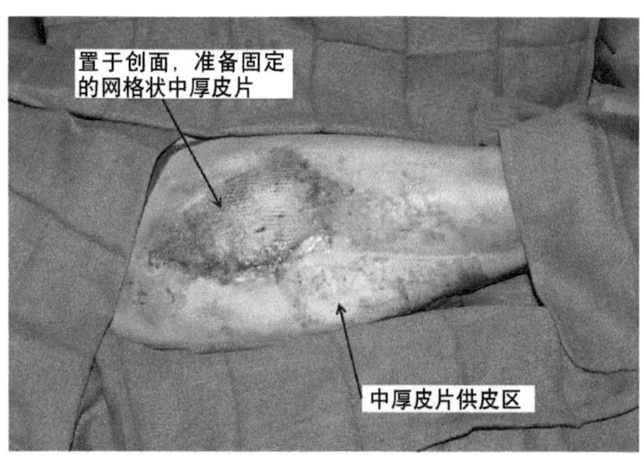

图 46-8 网格状中厚皮片置于创面，准备固定

（五）皮片包扎和固定

1. 在皮片和外层敷料之间放置一个非黏附性接触层，以防止在移除敷料时将皮片从下面的创面床拉出。建议在敷料中加入局部抗菌治疗，如缓释银或冲洗液，以限制细菌生长并减少皮片移植期间的感染。

2. 用加压敷料包扎皮片，以保持其湿润和固定在移植区。加压敷料应在整个伤口上对皮片施加相等且均匀的向下压力。

3. 放置皮片区域的上下一个关节处均使用夹板或其他固定装置。皮片愈合期间，关节运动可能导致皮片失活。

4. 包扎技术有很多，包括四肢的环形加压包扎、泡沫垫、绑扎垫和 NPWT。尽管尚不确定哪种技术更好，但由于 NPWT 技术为人所熟悉且易于使用，故其使用越来越多。此方法可减轻移除时的疼痛，但如果真空密封不充分，则可能会导致装置故障。

（六）供皮区敷料

有很多供皮区敷料可供使用，不同机构和临床医师的做法也有所不同。伤口愈合适用的基本原则：最佳敷料应能保持一个潮湿、无病原体的环境，抑制过多渗出物，并减少痛苦换药的次数。缓释银泡沫是我们首选的供皮区敷料（图 46-9）。

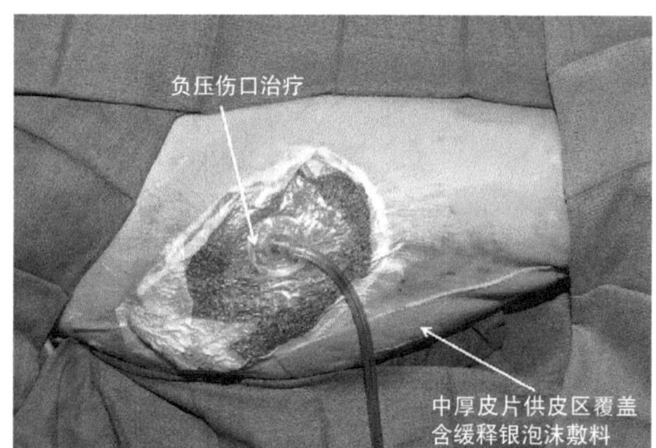

图 46-9 用 NPWT 覆盖植皮处，供皮区覆盖不黏性缓释银泡沫

五、术后处理

（一）片状皮片

1. 2d 后去除敷料，评估皮片下方是否存在血肿或血清肿。如有血肿或血清肿，用 18 号针头刺入，并用棉签轻轻碾开挤出。

2. 用加压敷料重新包扎皮片，并留置 2 ～ 3d（图 46-10）。

（二）网状皮片

1. 皮片成熟期间，保持外科敷料 4 ～ 5d。初次换药后，继续在皮片和间隙上使用局部抗菌剂进行换药，直至伤口完全愈合并且间隙收缩至闭合（图 46-10）。

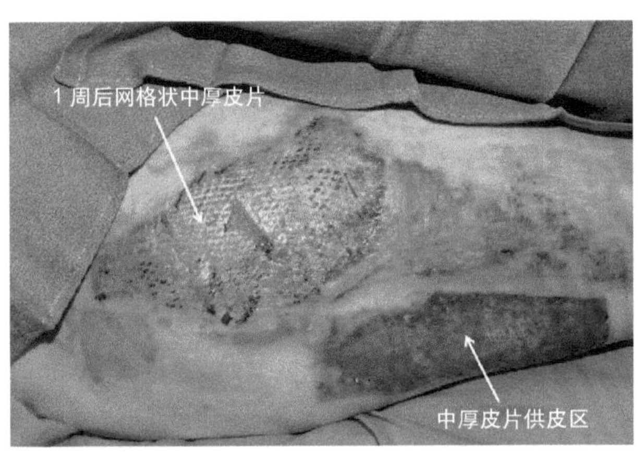

图 46-10　**右大腿术后 7d，显示皮片存活良好**

2. 上皮屏障修复后湿润皮片和供皮区。由于真皮附件缺失，皮片本身无法保湿，因此需要在皮片上使用保湿剂。

3. 固定和敷料包扎时间由临床医师决定。皮片足够成熟和稳定后，才开始一定范围的运动。此时应开始物理治疗和作业治疗，以防止与皮片挛缩相关的功能性畸形。

六、提示与陷阱

1. 皮片移植存活依赖于一个含血管的创面床。真皮、脂肪、筋膜、肌肉、腱旁组织、骨膜和肉芽组织一起支持一个成功的皮肤移植。不含骨膜的骨、无腱旁组织的肌腱、骨板或血管皮片等显露的异物，或辐照过的真皮均不能支持皮肤皮片，需要采用其他闭合伤口的方法。

2. 术中和术后充分固定皮片并仔细包扎敷料，并在术中精细止血，以防止取的皮片不佳。

3. 如果伤口没有充分清除病原体，则可能发生感染和皮片失活。在放置皮片之前，可采用局部伤口护理，包括使用局部抗菌剂或手术切除获得干净创面床。

4. 取皮刀“跳跃”常见于经验不足的医师，可能会导致皮片无法使用。对取皮刀施加相等且稳定的向下压力，正确的取皮角度及足够的牵引力和皮肤润滑可以预防这种并发症。

（张海宏　曹　钰　译）

第47章 用于软组织伤口的负压治疗

Elizabeth R. Benjamin, Demetrios Demetriades

一、基本原则

1. 负压伤口治疗（negative pressure wound therapy，NPWT）通过给创面提供一个密闭的、湿润的可调节负压环境，促进灌注和肉芽组织形成，减轻局部水肿，清除脓液及伤口缩小。

2. NPWT 可用于各种伤口，包括大型创伤伤口、筋膜切开部位、皮肤移植伤口或烧伤、坏死软组织感染、骨科植入物或关节感染，以及显露或感染的骨骼或肌腱伤口。

3. 建议最佳负压为 125mmHg。

4. Veraflo 系统是用一种专门的伤口敷料，将负压疗法与自动间歇性伤口冲洗相结合。该系统将冲洗液注入伤口，允许伤口浸泡一段设定的时间（通常为 10 ~ 20min），然后在规定的时间段内（通常为 3 ~ 4h）给予负压。可以按需自主设置参数和灌注量。

5. 根据是否存在感染，软组织伤口处理的原则有很大差异。

（1）对于未感染的软组织缺损（例如大的创伤伤口），手术处理原则是尽可能清除坏死或缺血组织和可能的伤口。负压疗法可以作为促进肉芽组织形成和伤口收缩的辅助手段。

（2）对于感染伤口，手术处理原则是清除所有感染的和坏死组织。通常使用全身性抗生素治疗侵入性感染。可局部应用 NPWT 加间断冲洗（VAC Veraflo 系统），以促进伤口肉芽组织形成和闭合，并减少菌量及清创频率。

6. 在应用 NPWT 之前，必须进行适当的手术清创和伤口止血。

7. NPWT 减少手术清创的次数，比传统敷料更舒适，缩短伤口闭合和住院时间，并降低成本。

二、设备

市售的 NPWT 系统包括专门针对伤口需要的一个泵和一次性用品（图 47-1）。

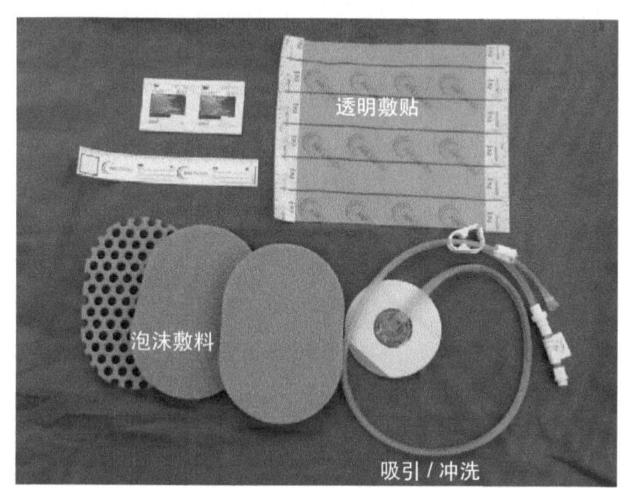

图 47-1 市售 NPWT 系统，含标尺、泡沫敷料（图中所示为 Cleanse Choice 敷料）、透明敷贴、吸引和冲洗接口

1. *泡沫敷料* 用定制裁剪的海绵充填伤口。伤口的情况决定所用海绵的类型。

（1）Granufoam 泡沫敷料：标准黑色泡沫敷料。

（2）Granufoam 银泡沫敷料：浸银渍泡沫敷料。不建议与冲洗系统一起使用。

（3）白色泡沫敷料：聚乙烯醇泡沫，旨在减少组织粘连，是血管、神经或内脏肉芽组织形成的首选海绵。

（4）Cleanse Choice 华夫格泡沫敷料：用于机械清创伤口过程中的吸引和冲洗治疗。

2. *冲洗液* 生理盐水、达金（Dakin）氏液、磺胺、乙酸或抗生素溶液都是可用于伤口冲洗的溶液。没有一种溶液优于另一种溶液。溶液类型的选择取决于使用者的判断和从伤口培养的生物类型。

三、技术

1. 在进行负压治疗之前，必须手术切除所有坏死组织，并引流或清除脓腔顶部。

2. 血管、神经和显露的内脏应采用凡士林浸渍纱布和（或）专门的非黏附性白色泡沫敷料覆盖。

3. 剪裁泡沫敷料以适合伤口的大小和深度。将泡沫敷料修整得比观察到的伤口小一些，一旦施加负压，可有助于减小伤口大小。

4. 黑色 Granufoam 是最常用的敷料。但在严重感染的伤口中选择 Cleanse Choice 敷料（图 47-2A）。当使用 Cleanse Choice 敷料时，华夫格泡沫敷料上再覆盖一层额外的泡沫（图 47-2B）。

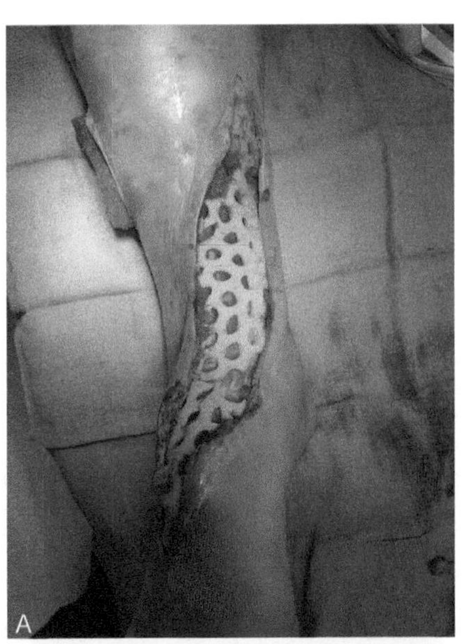

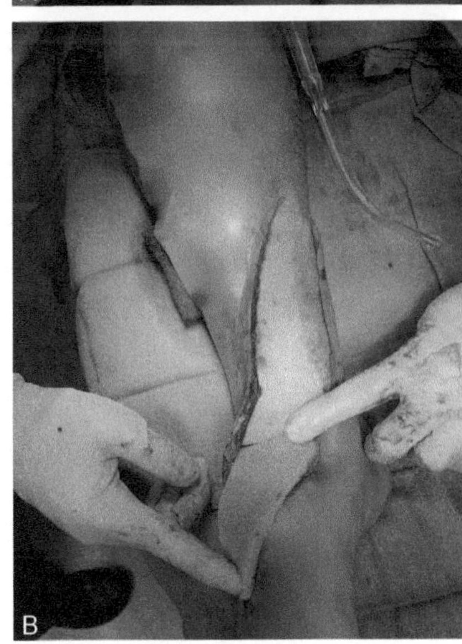

图 47-2　A. 感染的坏死软组织在手术清创后，选择 Cleanse Choice 华夫格泡沫作为基础层；B. 这一层上覆盖第二层泡沫，适当裁剪以适合伤口

5. 用透明黏性敷料覆盖泡沫，确保伤口周围防水密封。泄漏将影响有效的 NPWT，并随着冲洗治疗阶段的进展而进展。

6. 在透明黏合敷料上切一个 1cm 孔，以连通吸引 / 冲洗口和泡沫敷料（图 47-3A、B）。

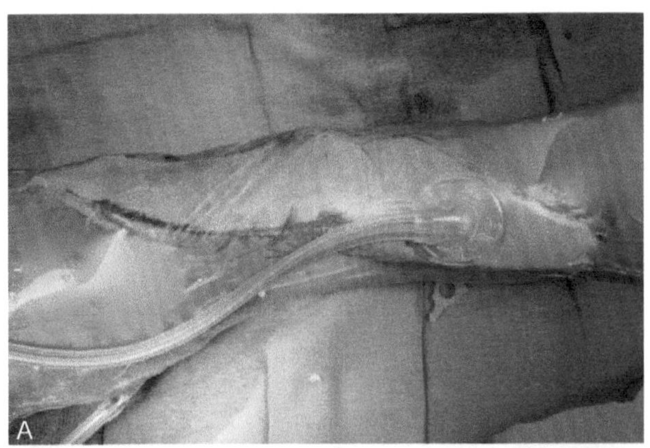

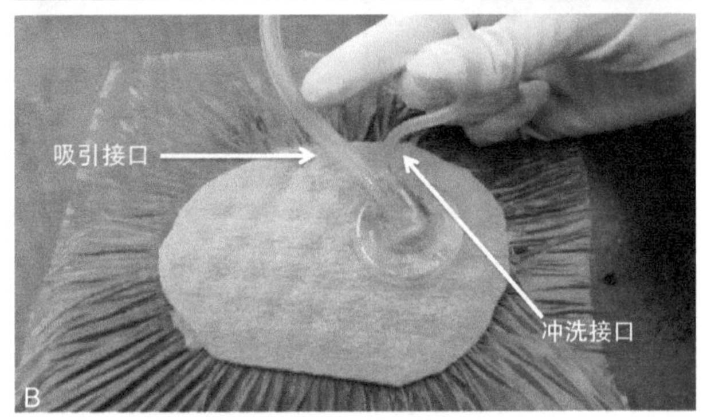

图 47-3　A. 透明敷料覆盖泡沫并在敷料上切一个 1cm 的孔后，将吸引 / 冲洗接口接在伤口敷料上；B. 这是一种双组件设备，吸引和冲洗接口连在一起

7. 如果使用 Veraflo 系统，可以选择合并或分开的冲洗口和吸引口用于较大伤口。如果使用单独的冲洗口和吸引口，则将冲洗口放在伤口上方，吸引口置于一个独立的位置。

8. 确定泵的冲洗量、浸泡和间隔时间及负压治疗水平的设置（图 47-4）。

9. 使用“辅助填充”功能估算灌注量。初始安装时，当灌注量导致泡沫几乎完全变色时，手动停止灌注（图 47-5）。该滴注量将由泵计算并存储，以备将来使用。可以随时手动更改灌注量，但此功能允许根据伤口大小进行初步估算。另一种估算灌注量的方法是采用 $0.2ml/cm^2$ 的伤口面积。

10. 标准初始预设。①灌注量：10ml。体积由伤口大小决定。②浸泡时间：10min。③负压治疗：3.5h。④目标压力值：－ 125mmHg。

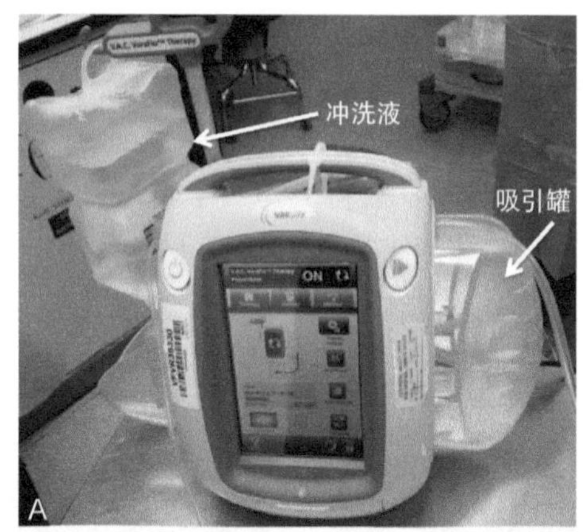

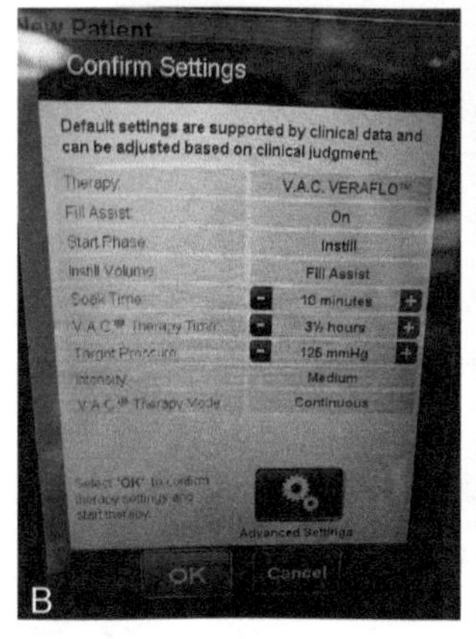

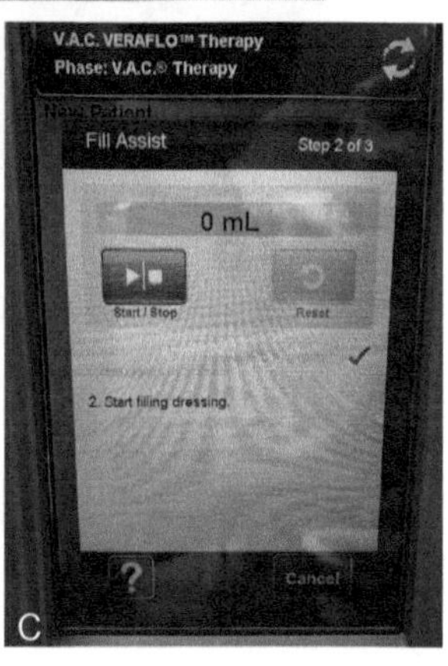

图 47-4　A. 使用 Vaculta 机器时，可选择 Veraflo 模式。将冲洗液和吸引罐连接到底泵上，并根据临床情况修改设置。B. Veraflo 系统的默认设置。C. 使用填充辅助功能，可以设置冲洗液量并存储于机器中，以备将来使用

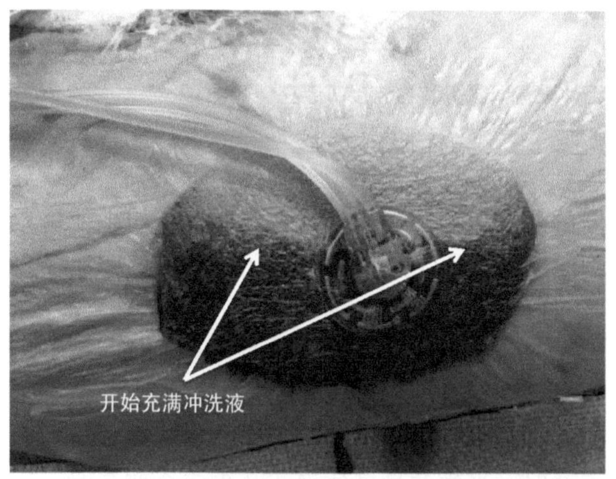

图 47-5　当灌注量增加，伤口饱和状态出现时，注意观察泡沫的颜色变化。以泡沫几乎完全变色决定所需灌注量

11. 对于相邻的伤口，可以采用桥接技术（图 47-6）。各伤口都用上述泡沫敷料覆盖，使用凡士林浸渍的纱布或一块透明的黏性敷料作为皮肤保护层置于伤口之间。在该保护层上放置一块标准的 Granufoam，以连接两个相邻的泡沫敷料，作为冲洗和吸引接口的桥接通道跨越两个伤口。

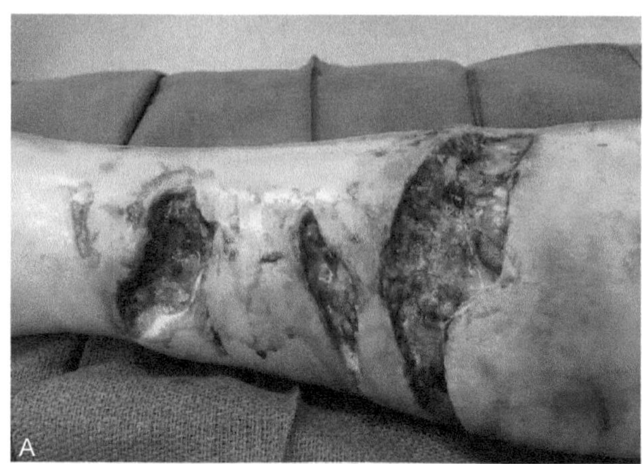

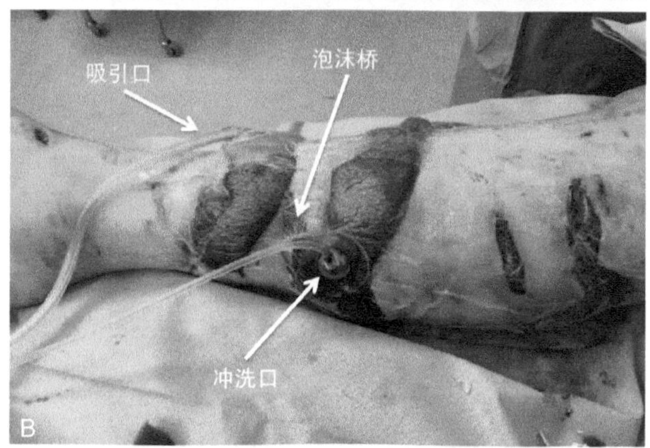

图 47-6　A. 需要 Veraflo 系统的多个相邻伤口。B. 伤口被桥接，使多个伤口使用一套冲洗和吸引系统。单独的冲洗口和吸引口，便于充分分配和清除冲洗液

（1）切勿将感染和未感染伤口连接在一起。

（2）如果采用 Veraflo 系统与这种桥接技术一起使用，则应巧妙地放置冲洗口，依靠重力作用使冲洗液流向伤口敷料的所有区域。

12. NPWT 敷料可以每 3 ～ 5 天更换一次，这取决于伤口的稳定性、局部组织失活程度和全身性疾病情况。5d 后，肉芽组织长进泡沫敷料，去除敷料将变得非常困难和疼痛。

13. 一旦伤口清洁并且有足够的肉芽床，就可以用中厚皮片覆盖伤口（图 47-7）。

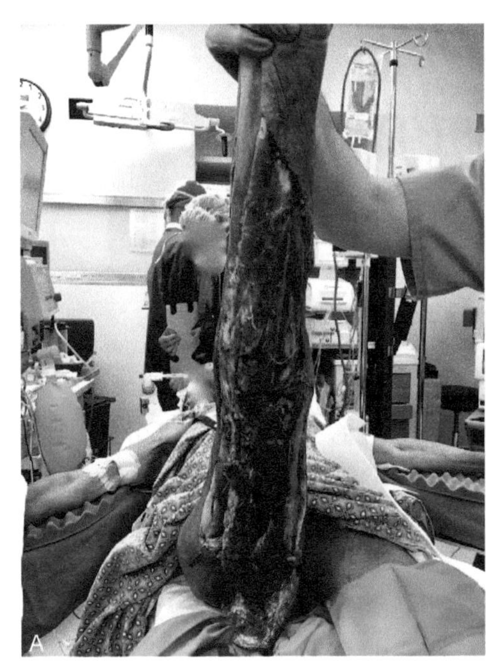
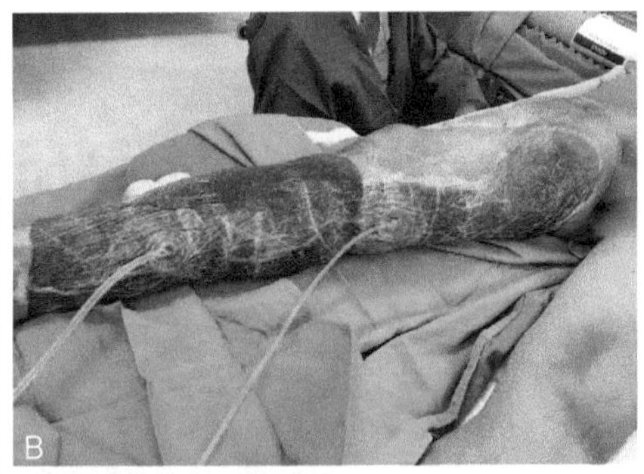
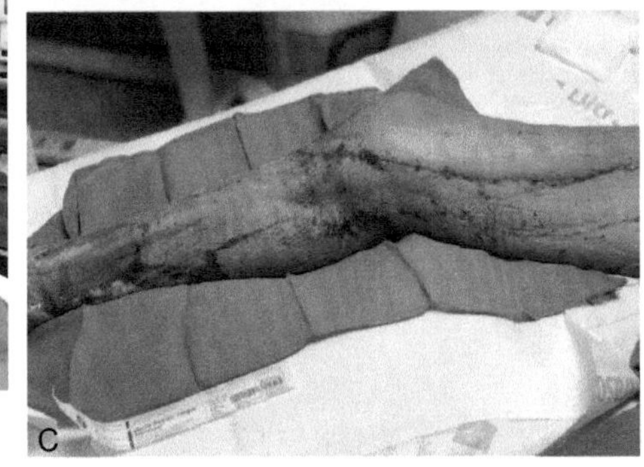

图 47-7　A. 下肢严重坏死性软组织感染，需要扩大清创术；B. 清创后，Veraflo 系统处理伤口；C. 最后用中厚皮片覆盖

四、提示与陷阱

1. 负压治疗绝对禁忌用于止血不充分患者，在这种情况下应用负压疗法，可能会导致严重的出血和死亡。定期监测吸引罐内是否有出血，并在发现任何明显出血迹象时，立即停止负压治疗。

2. 在任何情况下，黑色泡沫敷料都不得接触血管、神经或显露的内脏。

3. Veraflo NPWT 可以挽救感染的骨科植入物。

4. 如果在 NPWT 阶段由于密封不良而发出警报，请在泄漏点再粘贴透明黏性敷料。如果无法实现充分密封且无法保持吸力，取下泡沫敷料并更换为标准纱布或其他敷料。

（张海宏　曹　钰　译）

第48章 烧伤焦痂切开术

Justin Gillenwater, Warren Garner

一、基本原则

1. 颈部、胸部、腹部或四肢的深Ⅱ度和Ⅲ度环形或近环形烧伤会造成严重的局部或全身并发症，需要手术切开烧伤焦痂以缓解梗阻或高张力并恢复灌注（图48-1）。

（1）颈部环形烧伤可导致气道阻塞。

（2）胸部环形烧伤可表现为吸气峰压升高、缺氧和高碳酸血症的呼吸功能恶化。

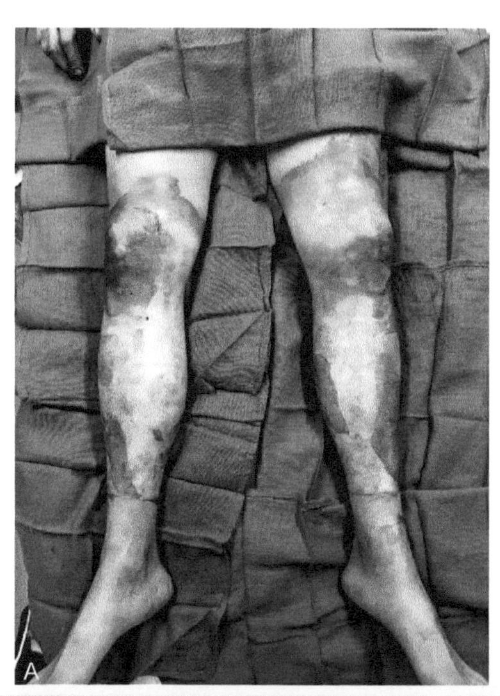

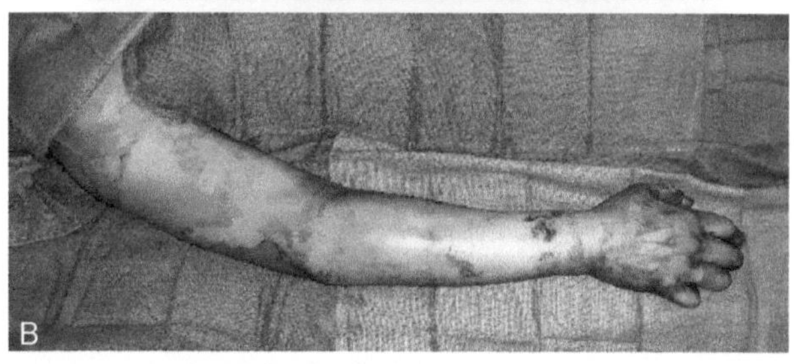

图48-1 A. 双腿环形Ⅲ度烧伤，需行焦痂切开术；B. 右上肢环形Ⅲ度烧伤，需行焦痂切开术

（3）腹部环形烧伤可引起腹内高压和腹腔间隔室综合征。

（4）四肢环形烧伤可导致肌筋膜室综合征。

2. 四肢深Ⅱ度和Ⅲ度环形烧伤需要进行预防性焦痂切开术。

3. 近环形四肢烧伤需反复进行神经血管检查，以评估是否需行焦痂切开术。神经血管检查结果恶化或压力测量大于30mmHg时，应紧急行患肢焦痂切开术。

4. 严重烧伤需要大量液体复苏时，即使不是环形烧伤，腹部或四肢也可能发生筋膜室综合征。重要的是，要密切监测这些高危患者，并在适当的情况下及时进行减压剖腹手术或四肢筋膜切开术。

5. 除焦痂切开术，电灼伤或挤压伤相关的烧伤可能还需要行筋膜切开术，以恢复足够的灌注。

二、器械

1. 焦痂切开术无须特殊器械，所有医院和手术室都可提供所有设备。

2. 使用加热毯或加热灯防止体温过低。

三、技术

（一）总则

1. 在手术过程中，应盖好患者以保持正常体温。暴露每一个受累的身体部位，完全减张，并依序再包扎，避免全身暴露，防止低体温。

2. 使用手术标记笔标记减张切口，标记应延长超过烧伤处至少1cm，进入正常皮肤（图48-2）。

3. 用电灼术将烧伤皮肤分开直至皮下组织。通常浅筋膜也需切开，不涉及深筋膜。如下所述，减张是否充分由功能或灌注的恢复程度确定。减张区总体上应该是软的，且任何地方都没有收缩，必要时可再次行减张术。

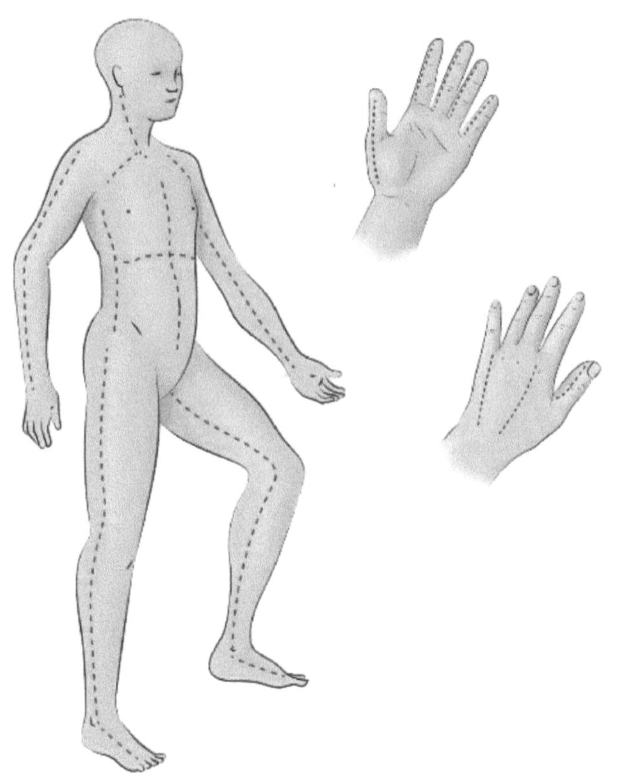

图 48-2　**躯干和四肢焦痂切开术的常规切口**

4. 减张后，触诊下方的肌筋膜室是柔软且可压紧的。如果是紧绷的，则对深筋膜进行评分，查看是否出现肌肉凸起，如有，预示需要进行筋膜切开术。如果焦痂切开充分，但灌注未恢复时，可能需要以标准方式行筋膜切开术。

5. 在确认充分减张后，使用电灼或缝合结扎进行细致的止血。

6. 与处理烧伤创面一样，包扎并覆盖切口部位。

（二）躯干

1. 在胸壁和腹部上画一个盾牌样图案。解剖学标志：从腋窝到髂前上棘的双侧腋中线，上界横跨锁骨上方，下界在肋缘和耻骨上区域（图 48-3）。

2. 如上所述，用电灼法进行减张。减张后，要观察胸壁双侧对称的活动度，并触诊腹部。胸壁和腹部应可自由活动，通气不受烧伤创面的限制。若先前膀胱压力升高，可重新测定。

3. 如果初次减张不足以恢复胸壁顺应性，可根据需要，对未减张的焦痂再行减张切口或交叉线切口。

（三）手臂和前臂

1. 沿着手臂和前臂长度，绘制内、外侧的中

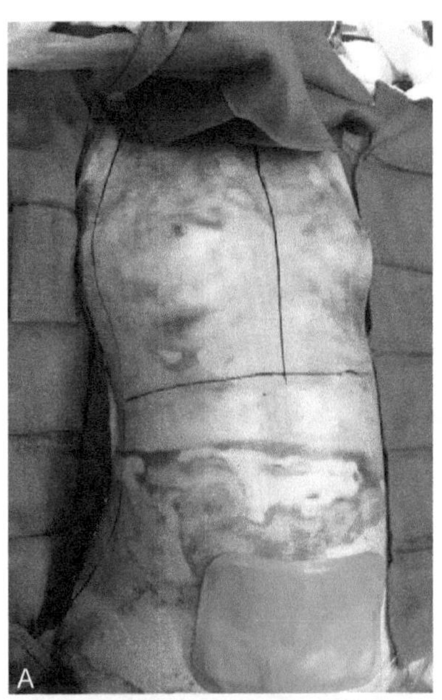

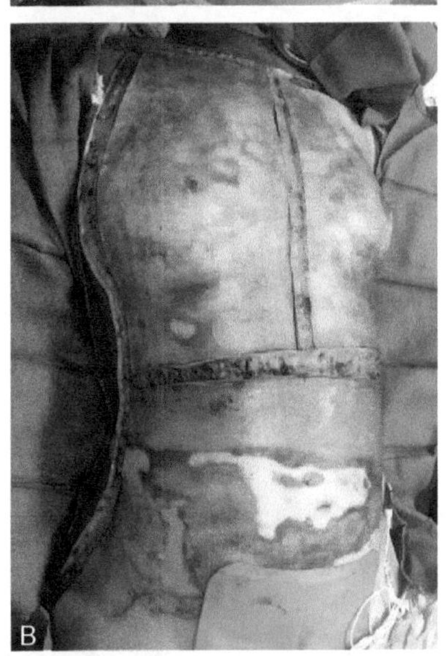

图 48-3　**胸部焦痂切开术。切口应包括腋中线和腹侧中线，应完全切开焦痂和真皮，直至皮下脂肪**

轴切口，这种切口设计可避免损伤浅表组织，包括位于肘部内上髁的尺神经、腕部的桡动脉、肘窝的肱动脉和大静脉，以及肱二头肌间的内侧肌间沟（图 48-4）。

2. 如上所述，使用电灼法减张。再次检查远端灌注。血管检查提示远端灌注改善和脉搏搏动恢复表明减张充分。如果灌注未恢复，需考虑再行筋膜切开术。

（四）手和手指

1. 画出从手臂一直到手和手指背面的焦痂切开标记，作为一连续减张切口。如仅是手烧伤，则画两个背侧减张切口。手指减张应将切口从第 2 ～ 4 指蹼间隙扩张到手指。手指标记在中轴线，

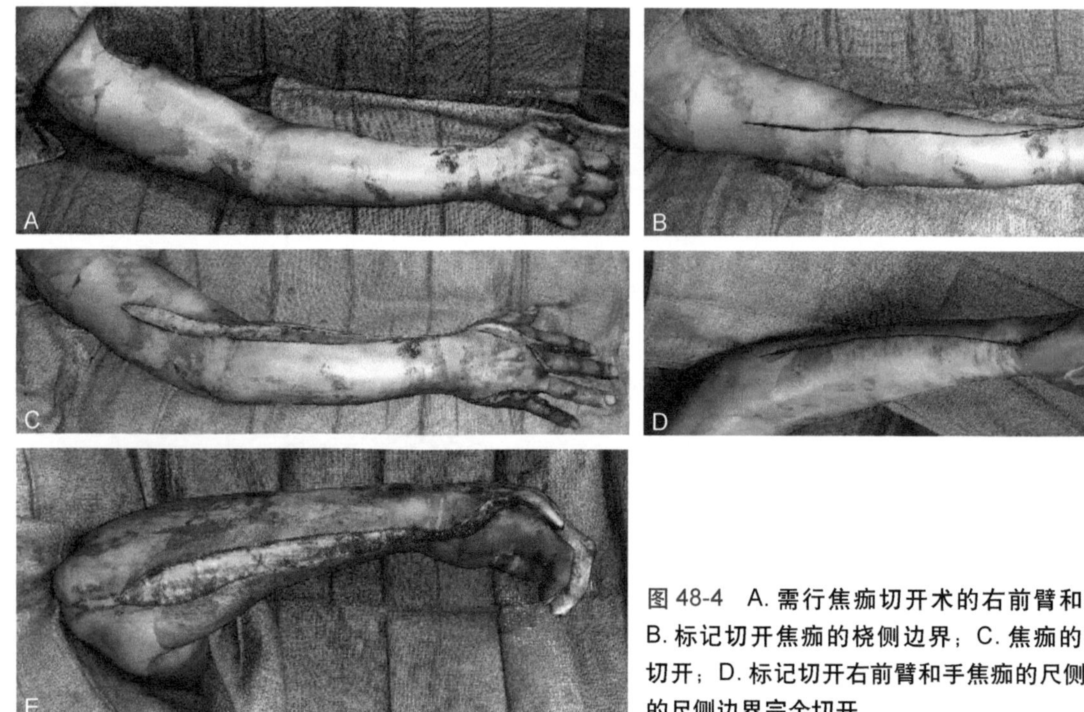

图 48-4 A. 需行焦痂切开术的右前臂和手环形烧伤；B. 标记切开焦痂的桡侧边界；C. 焦痂的桡侧边界完全切开；D. 标记切开右前臂和手焦痂的尺侧边界；E. 焦痂的尺侧边界完全切开

从无毛发的皮肤过渡到带有毛发的皮肤。选择示指、长指和环指的尺侧和小指的桡侧，以最大限度地降低在减张时损伤手指神经血管束的发生。

2. 使用电灼进行减张。浅表减张后可用止血钳扩张深层组织，以避免损伤手指的神经血管束。焦痂切开术后要重新检查远端灌注。可用经皮多普勒评估掌深弓和指动脉，检查甲床观察毛细血管充盈，监测指尖（如果未烧伤）脉搏血氧饱和度确认血流恢复。如果灌注未恢复，考虑再行手指筋膜切开术。

（五）下肢

1. 沿着下肢的内侧和外侧轴标记切口。此切口设计可避免对浅表结构的损害，包括腘窝中的神经血管结构、腓骨颈部处走行的腓神经及内踝后方的胫后动脉和神经。如有可能，应识别并保护大隐静脉和小隐静脉及腓肠神经（图 48-5）。

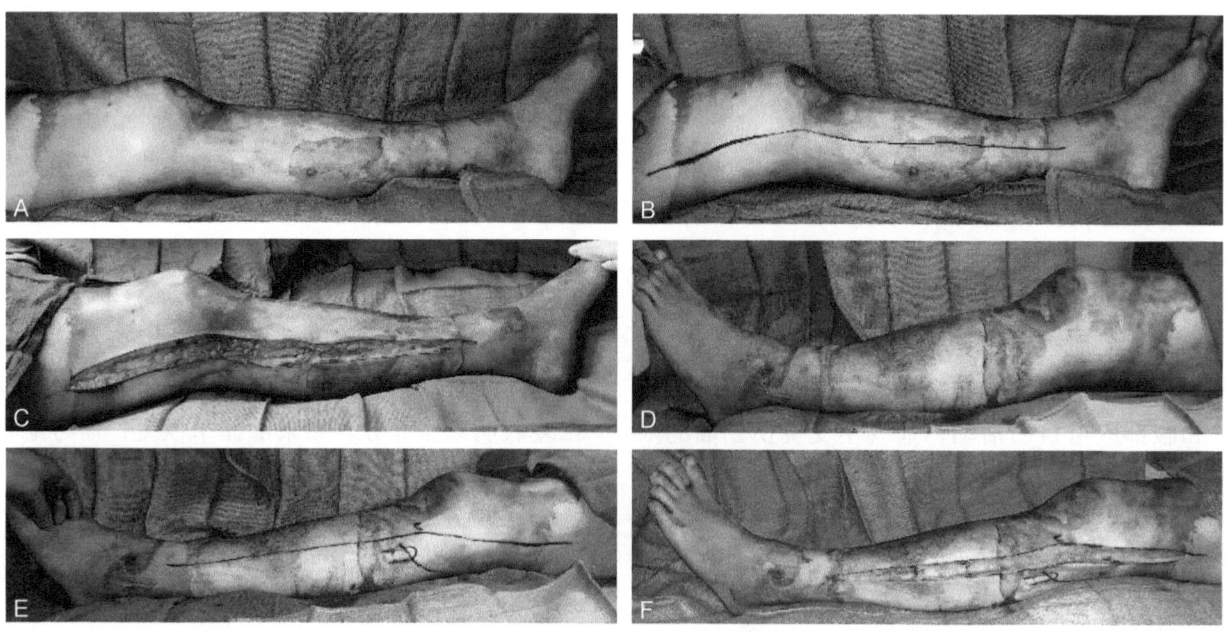

图 48-5 A. 需行焦痂切开术的左下肢环形烧伤；B. 标记左下肢焦痂的内侧切口；C. 左下肢焦痂的内侧完全切开；D. 焦痂切开术前的左下肢外侧；E. 标记左下肢焦痂的外侧切口，注意腓神经位置；F. 左下肢外侧焦痂完全切开

2. 如果有足部环形烧伤，应进行足背松解术，但通常不对足趾减张。

3. 用电灼进行减张。焦痂切开术完成后，重新检查远端灌注。可触诊足背和胫骨后动脉搏动，或者在极度肿胀的情况下，通过经皮多普勒评估。足弓也可通过经皮多普勒仪评估，检查甲床观察毛细血管充盈，并且在足趾上使用脉搏血氧饱和度仪确认血流是否恢复。

四、提示与陷阱

1. 如果操作正确，焦痂切开术简单、安全，且无并发症。良好的表面解剖学知识和适当的切口设计有助于避免损伤下层结构。

2. 焦痂切开术最常见的并发症是减张不充分（图 48-6）。

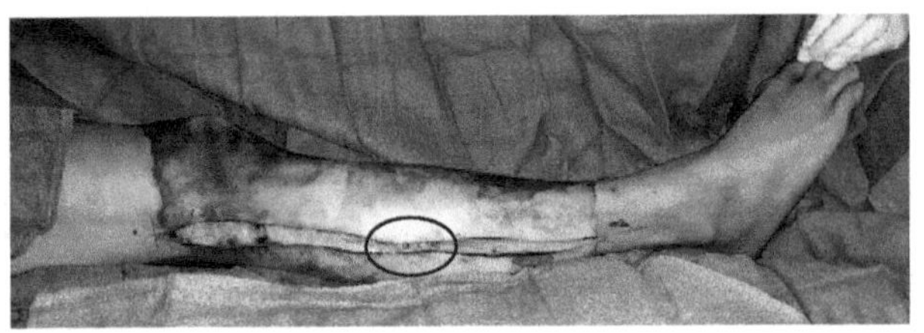

图 48-6　焦痂切开术，减张不充分，并出现挛缩

3. 止血不充分可能导致术后大出血。

4. 在需要大量液体复苏的严重烧伤中，可单独出现腹部或四肢间隔室综合征。在这种情况下，除行焦痂切开术，还要监测膀胱和四肢间隔压力，以及行减压剖腹术或四肢筋膜切开术。

（张海宏　曹　钰　译）

第49章 临时性血管分流

Morgan Schellenberg, Travis M. Polk, Paul Wisniewski

一、基本原则

1. 血管损伤后分流术的适应证包括对危重患者的损伤控制、需固定的骨折、需运送到专门的中心进行确定性重建治疗，或在资源有限的严峻环境中发生的损伤。

2. 市面上有许多血管分流器。任何直径足以匹配相应血管的塑料管都可以用作临时分流器，如胸腔管、静脉输液管和鼻饲管。临时分流器必须足够坚硬，以便当其固定到位时，缝合线不会使分流器的管腔塌陷。

3. 选择临时旁路的分流器尺寸时，应选择适合受损血管而非强行置入的最大尺寸，使远端血流最大化（图 49-1）。

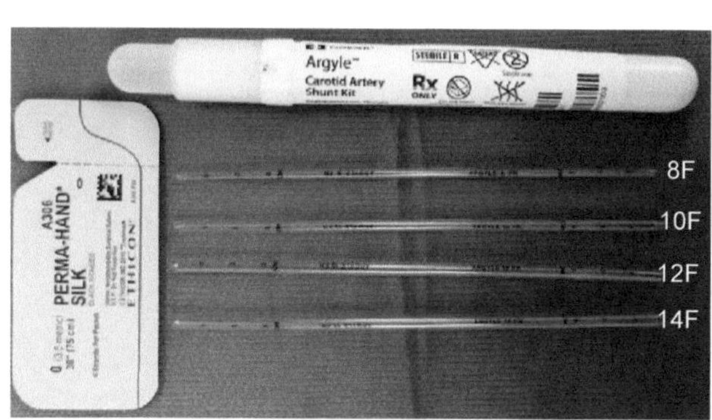

图 49-1　菱形分流器

菱形分流器是一种市售分流器，包装中含一组 4 个分流器，大小从 8F 到 14F 不等。为使远端灌注最大化，应选择适合分流血管的最大尺寸

4. 不应修剪市售的分流器。这些市售分流器设计的边缘光滑，旨在避免损伤动脉内膜。

5. 临时分流器应留足够长，在近端和远端血管中均应留有多余的长度。这将减少分流器意外脱落的风险。

6. 尚不清楚血管分流器保留在原位的最长时间。一旦患者的生理状况和其他情况允许，应立即实施确定性的修复。大多数分流器可以使用 24 ～ 48h。远端可扪及脉搏或通过多普勒信号可确认分流管的通畅。

二、特定器械

1. 处理四肢血管损伤，外周血管器械包即可，器械包中应包括血管环、各种类型和大小的血管夹 DeBakey 和 Gerald 钳、橄榄尖注射器、肝素化盐水、各种大小的 Fogarty 导管、不同大小的血管分流器，以及 0 号丝线。

2. 处理中心血管损伤，如主动脉损伤，需要使用开胸术或剖腹手术器械包，以适当显露损伤部位。分流术所需器械与四肢损伤的相同。

3. 应配备无菌四肢止血带和无菌多普勒探头。

三、患者体位

患者体位应按照受伤血管显露的标准体位摆放。有关具体说明，请参阅本书的相关章节。

四、技术

1. 安置血管分流器的第一步是显露受损的血管段，并控制血管的近段和远端（图 49-2）。

2. 第二步是将受损血管两端从周围组织中分离出来。不应清创受损血管末端，尽可能保留血管长度，便于后期重建和（或）修复。

3. 放置分流器时，应在血管的两端放置血管夹，以阻断血流。外周四肢血管损伤常用 Bulldog 血管夹，也可用双环血管环。确保血管环或血管夹离血管末端足够远，以利于插入分流器。

4. 接下来应准备分流器。如上所述，选择合适尺寸的分流器。将一条 0 号丝线牢固固定在分流器中间（图 49-3），然后用橄榄尖注射器抽取肝素化盐水冲洗分流器。中间的线结稍后将用于防止分流器移位或移动。

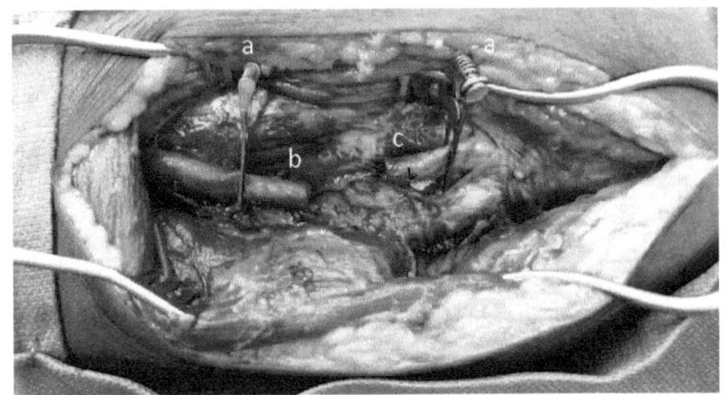

图 49-2 损伤的显露和控制。以受损的股浅动脉（SFA）为例，首先显露血管。接下来必须分离，并使用血管夹（如 Bulldog）（a）控制受伤血管的两端。这便于控制受损动脉的近端（b）和远端（c），从而有利于在干燥的手术视野中放置分流器

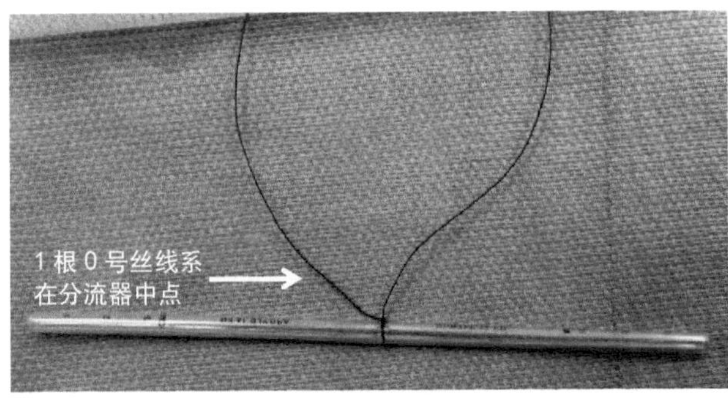

图 49-3 分流器准备

在受损血管的近端和远端得到控制后，准备分流器。将 0 号丝线在分流器中点打结，并用肝素化盐水冲洗分流器

5. 首先准备血管远端，取走 Bulldog 血管夹，在插入分流器前，通过 Fogarty 导管去除任何近端或远端血凝块（图 49-4）。然后用肝素化盐水冲洗血管末端。在分流器插入前确认有回血。

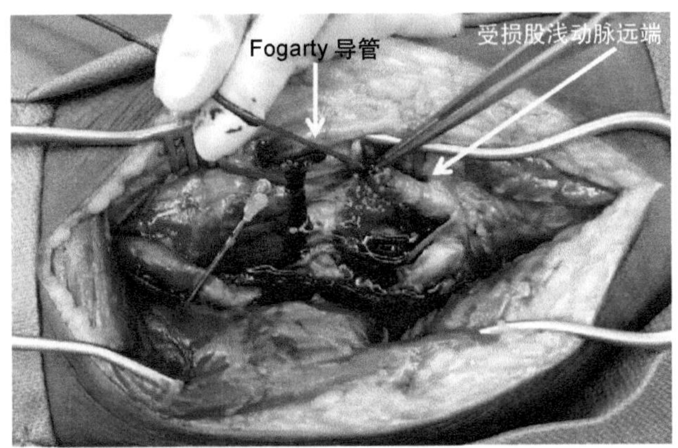

图 49-4 清理血管

Fogarty 导管从近端和远端通过，以吸取所有血栓，并在分流器安置前确认是否存在回血

6. 将分流器插入血管的远端，使其在血管内留有 1 ～ 2cm 长度。回血将分流器内的盐水柱排出（图 49-5A）。必须在分流器的中间放置一个血管夹，以避免在分流器近端插入之前，分流器过多失血。

7. 血管近端的制备方法与远端相同（图 49-5B）。在插入分流器之前，必须确认明显的前向血流，然后将分流器插入血管腔内 1 ～ 2cm。

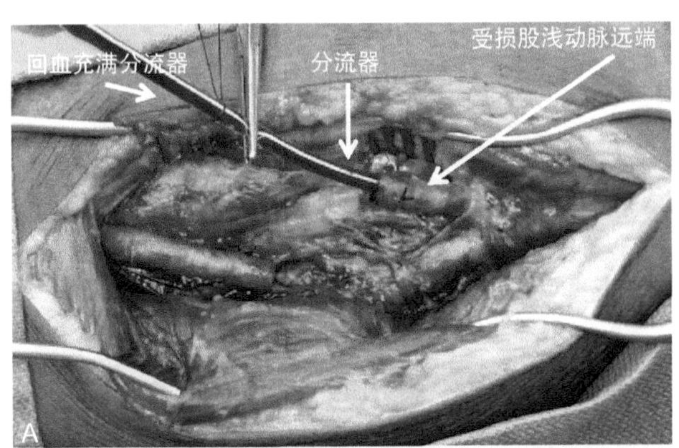

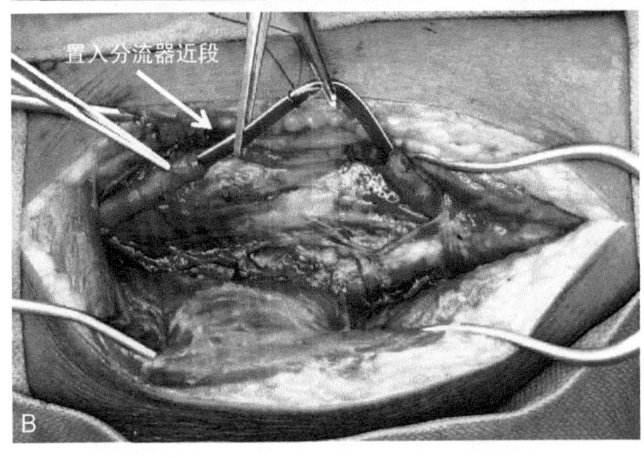

图 49-5 A. 置入临时血管分流器，分流器远端置入血管的距离至少为 12cm。分流器的中部应使用血管钳，以避免近端出血。B. 分流器的近端以相同的方式置入

8. 将分流器插入血管的近端和远端后，用一根 0 号丝线绕在血管每一端（图 49-6A）。分流器在近端和远端系紧，以确保将其固定在血管腔内（图 49-6B）。缝合线不剪，血管近端和远端上的线结固定在之前留在分流器中部的线结上（图 49-6C），这有助于防止分流器移动和移位。

9. 然后必须通过可扪及脉搏搏动或多普勒信号确认远端血流。如果两者均不存在，取出分流器尝试清除远端血凝块或行术中血管造影。如果没有经过远端脉搏或血管造影确认远端血流，患者不应离开手术室。

10. 使用临时敷料，直至确定修复。

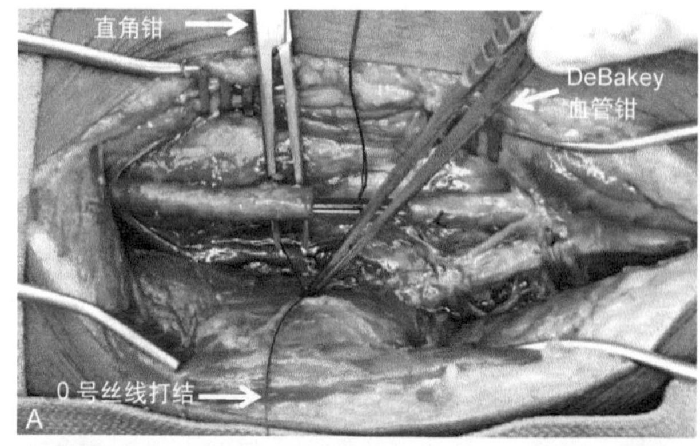

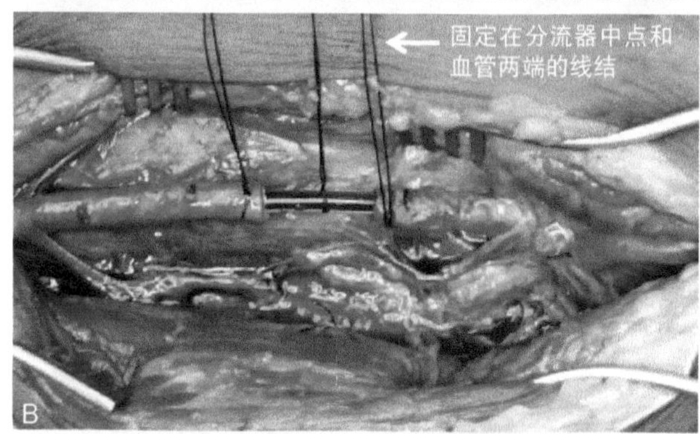

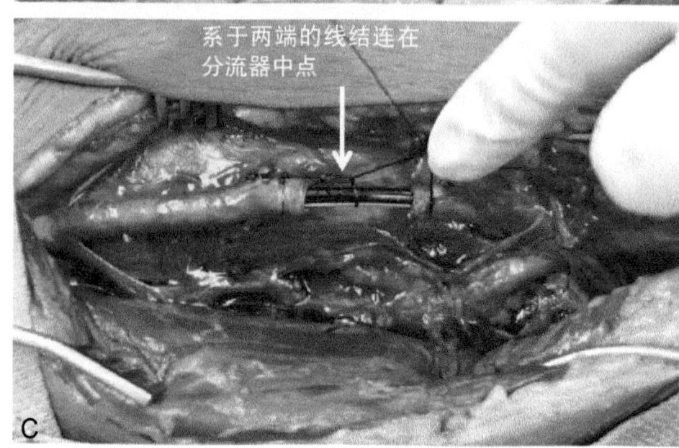

图 49-6 固定临时血管分流器

A 和 B. 将缝合线绑在血管的近端和远端的分流器周围；C. 将缝合线末端固定在分流器中点的线结上，以防止移位或栓塞

五、提示与陷阱

1. 选择最大尺寸的分流器，并可轻松插入损伤血管中，使远端血流最大化。

2. 请勿修剪市售的分流器，它们的设计对动脉内膜是无损伤的，如果进行切割，就失去这一特点。

3. 在插入分流器之前，请勿修剪受伤的血管边缘。此外，在血管近端和远端，用靠近血管边缘的线结确保分流器在位。如果需要以任何方式操作或移动分流器，请在分流器放置稳妥后进行操作。这些技术可保留最大的血管长度，以备将来血管重建，并减少分流器放置后的操作。

4. 在血管近端和远端固定分流器后，将这些线结固定在分流器中点的线结上，避免分流器移动和意外移位。

5. 确认远端血流（即触及远端血管的脉搏或发现多普勒信号）后，才可将患者转出手术室。

（张海宏 曹 钰 译）